全国卫生专业技术资格考试通关宝典

妇产科学（中级）资格考试

精选题集与解析

卫生专业职称考试研究专家组　组织编写

吴春虎　主　编

中国健康传媒集团

中国医药科技出版社

内容提要

本书严格按照新版妇产科学（中级）考试大纲的要求编写，内容主要涉及女性生殖系统解剖与生理、妊娠生理及诊断、产前保健、正常分娩、正常产褥、病理妊娠、女性生殖器肿瘤等。针对高频考点选题，题型全面，题量丰富，题目的难易程度适中，方便考生随学随测，检测学习成果。部分重点、难点题目附有详尽解析，使考生透彻理解知识点，轻松掌握答题关键。本书是全国卫生专业技术资格考试考前冲刺的制胜题集。

图书在版编目（CIP）数据

妇产科学（中级）资格考试精选题集与解析/卫生专业职称考试研究专家组组织编写；吴春虎主编．—北京：中国医药科技出版社，2022.9

全国卫生专业技术资格考试通关宝典

ISBN 978－7－5214－3332－6

Ⅰ.①妇…　Ⅱ.①卫…　②吴…　Ⅲ.①妇产科学－资格考试－题解　Ⅳ.①R71－44

中国版本图书馆CIP数据核字（2022）第139149号

美术编辑　陈君杞
责任编辑　樊　莹　张欢润
版式设计　友全图文

出版　**中国健康传媒集团**｜中国医药科技出版社
地址　北京市海淀区文慧园北路甲22号
邮编　100082
电话　发行：010－62227427　邮购：010－62236938
网址　www.cmstp.com
规格　787×1092 mm $^{1}/_{16}$
印张　25 $^{3}/_{4}$
字数　687千字
版次　2022年9月第1版
印次　2022年9月第1次印刷
印刷　北京市密东印刷有限公司
经销　全国各地新华书店
书号　ISBN 978－7－5214－3332－6
定价　78.00元

获取新书信息、投稿、为图书纠错，请扫码联系我们。

前言

为贯彻《关于加强卫生专业技术职务评聘工作的通知》（人发〔2000〕114号）等相关文件精神，自2001年起卫生专业初、中级技术资格以考代评工作正式开展。专业技术资格考试原则上每年进行1次，一般在4月中旬举行。考试科目包括“基础知识”“相关专业知识”“专业知识”“专业实践能力”，各科目的考试成绩满分为100分，成绩达到60分即为合格，考试成绩有效期为2年。考生在2年内通过4个科目者可申请相应的专业技术资格。

为帮助广大考生顺利通过考试，我们特别组织专家编写了《妇产科学（中级）资格考试精选题集与解析》。本书以新版考试大纲的要求为依据，按照高频考点基本全覆盖、重难点突出的原则，合理安排题量、题型，帮助考生巩固知识点，提高专业知识水平。

全面模拟考试真题是本书的一大特点。结合考试大纲，挑选经典试题，其仿真度极高，使考生练习更具针对性，并且在部分重点、难点题目后附有详细解析，提供答题思路和方法，帮助考生达到强化训练之目的。此外，与本书配套的《妇产科学（中级）资格考试全真模拟试卷与解析》题型与试题难度紧贴真题，并附精选解析，利于考生熟悉命题规律，查漏补缺，轻松备考。

为使考前复习更高效，本书免费赠送优质视频课程，考生可扫码获取，课程内容实用性强，是考试顺利通关的得力助手。

为表示对读者的感谢与支持，微信搜索查找账号：xtyxcn，可免费获取学习资料及答疑解惑服务！

总之，本书是考生复习备考的必备辅导书。由于编者水平有限，书中难免有疏漏之处，诚请考生批评指正。

目 录

第一章　女性生殖系统解剖

一、单选题：以下每道试题有五个备选答案，请选择一个最佳答案。

1. 关于骨盆腔的定义，叙述正确的是
   A. 骨盆的入口平面和出口平面之间
   B. 大骨盆以下的腔
   C. 骨盆出口平面以上的腔
   D. 骨盆入口平面和中骨盆平面之间
   E. 中骨盆平面和出口平面之间

2. 关于外生殖器的发育，叙述正确的是
   A. 尿生殖窦两侧会合成为阴蒂
   B. 胚胎初期的泄殖腔分化为后方的直肠和前方的尿生殖结节
   C. 外生殖器的始基性别分化依赖于睾酮和雌二醇的作用
   D. 睾丸分泌睾酮，外生殖期向男性分化
   E. 外阴局部雄激素靶器官组织中有5α－还原酶，睾酮经5α－还原酶的作用，衍化为二氢睾酮，并与外阴始基细胞中相应的受体结合，使外阴向雄性分化

3. 关于输卵管结构，叙述正确的是
   A. 平滑肌蠕动方向是自内向外
   B. 内膜上皮为低柱状上皮，有纤毛
   C. 壶腹部是管腔最狭窄的部分
   D. 间质部是管壁最厚的部位
   E. 由浆膜层、肌层、黏膜下层及黏膜层4层构成

4. 关于大阴唇的叙述，错误的是
   A. 起自阴阜，止于会阴
   B. 其前端为子宫圆韧带的终点
   C. 其内侧面皮肤湿润似黏膜
   D. 其皮下脂肪层含丰富血管、淋巴管和神经
   E. 大阴唇不含有汗腺

5. 关于女性外生殖器解剖的叙述，错误的是
   A. 阴阜皮下有丰富的脂肪组织
   B. 大阴唇向两侧分开
   C. 小阴唇为一对纵形皮肤皱襞，表面湿润
   D. 阴蒂为与海绵体相似的组织
   E. 阴道前庭为两侧小阴唇之间的菱形区

6. 不属于盆膈范畴的肌肉及筋膜的是
   A. 耻尾肌
   B. 髂尾肌
   C. 坐尾肌
   D. 会阴浅横肌
   E. 覆盖肛提肌筋膜

7. 关于卵巢解剖的叙述，错误的是
   A. 表面无腹膜
   B. 表面为单层立方上皮
   C. 分为皮质及髓质两部分
   D. 髓质内含大量始基卵泡
   E. 髓质内含少量平滑肌纤维

8. 关于子宫的描述，正确的是
   A. 重约80g
   B. 容量约10ml
   C. 子宫大小长7～8cm，宽5～6cm，厚3～4cm
   D. 子宫腔为上宽下窄的三角形
   E. 子宫颈分为上下两部，各占1/2

9. 正常情况下，宫颈下端处于
   A. 坐骨结节水平
   B. 阔韧带下部水平
   C. 坐骨棘水平

D. 坐骨棘稍下方
E. 坐骨棘稍上方

10. 关于阴道形态学特征的叙述，错误的是
A. 前壁长7～9cm
B. 后壁长10～12cm
C. 位于真骨盆下部中央
D. 肌层由三层平滑肌构成
E. 呈上宽下窄的管道

11. 骨盆测量值低于正常值的是
A. 骶耻外径18cm
B. 髂棘间径23cm
C. 髂嵴间径25cm
D. 坐骨结节间径8.5cm
E. 出口后矢状径7.5cm

12. 行广泛性子宫切除术时，不容易损伤输尿管部位的是
A. 切断骨盆漏斗韧带时
B. 切断子宫动脉时
C. 切断圆韧带时
D. 切断主韧带时
E. 切断骶韧带时

13. 关于耻骨联合的叙述，错误的是
A. 位于两耻骨之间
B. 位于骨盆前方
C. 为纤维软骨
D. 为结缔组织
E. 为骨盆的关节

14. 卵巢囊肿发生蒂扭转时，其蒂的组成是
A. 骨盆漏斗韧带、输卵管、圆韧带
B. 骨盆漏斗韧带、卵巢固有韧带、输卵管、圆韧带
C. 骨盆漏斗韧带、卵巢固有韧带、输卵管
D. 骨盆漏斗韧带、卵巢固有韧带、圆韧带
E. 输卵管、卵巢固有韧带

15. 关于盆腔淋巴回流，下列说法正确的是
A. 阴道上段淋巴回流主要入腹股沟淋巴结
B. 阴道上段淋巴主要汇入闭孔淋巴结和髂内淋巴结
C. 阴道上段淋巴主要汇入闭孔淋巴结和髂外淋巴结
D. 阴道上段淋巴主要汇入骶前淋巴结
E. 外生殖器淋巴汇入腹股沟深淋巴结

16. 从宫颈两侧到骨盆侧壁的韧带是
A. 圆韧带 B. 阔韧带
C. 主韧带 D. 宫骶韧带
E. 卵巢固有韧带

17. 关于卵巢的形态学特征，叙述正确的是
A. 成年妇女卵巢大小约4cm×3cm×1cm
B. 卵巢表面有腹膜覆盖
C. 卵巢白膜是一层平滑肌组织
D. 髓质内含数以万计的原始卵泡
E. 卵巢内侧以骨盆漏斗韧带与子宫相连

18. 临床上寻找卵巢血管的标志是
A. 卵巢悬韧带－卵巢门
B. 卵巢子宫索
C. 子宫阔韧带
D. 卵巢系膜
E. 卵巢固有韧带

19. 盆底浅层肌肉的肌腱在阴道外口与肛门之间会合形成
A. 泌尿生殖膈 B. 中心腱
C. 会阴浅筋膜 D. 盆腹膜
E. 盆膈

20. 宫体两侧淋巴结沿圆韧带汇入

A. 腹股沟深淋巴结
B. 腹股沟浅淋巴结
C. 骶前淋巴结
D. 闭孔淋巴结
E. 髂内淋巴结

21. 子宫的正常位置为
A. 轻度前倾前屈位
B. 轻度后倾后屈位
C. 前倾前屈位
D. 后倾后屈位
E. 水平位

22. 下列哪种结构没有参与会阴两侧的构成
A. 耻骨联合下缘
B. 尾骨尖
C. 耻骨下支
D. 坐骨棘
E. 骶结节韧带

23. 髋骨是由
A. 坐骨与耻骨融合而成
B. 髂骨与耻骨融合而成
C. 髂骨与坐骨融合而成
D. 髂骨、坐骨与耻骨融合而成
E. 髂骨与骶骨融合而成

24. 关于卵巢的描述，哪项不恰当
A. 为一对扁椭圆形的性腺
B. 成年妇女的卵巢大小4cm×3cm×1cm
C. 卵巢门是指卵巢系膜连接于阔韧带后叶的部位
D. 卵巢外侧以卵巢固有韧带连于骨盆壁
E. 卵巢表面无腹膜，由单层立方上皮覆盖，称为生发上皮

25. 有关前庭大腺的描述，哪项不恰当
A. 前庭大腺又称巴氏腺
B. 位于大阴唇后部
C. 腺管细，长4~5cm
D. 开口于前庭后方小阴唇与处女膜之间的沟内
E. 正常情况下不能触及此腺

26. 关于输卵管的叙述，恰当的是
A. 与圆韧带邻近
B. 是精子游走的通道
C. 包括间质部、峡部、壶腹部和伞端
D. 黏膜层有三种细胞
E. 黏膜无周期性变化

27. 关于子宫，下列哪项描述不恰当
A. 子宫肌壁外层纵向，内层环形，中层各方向交织
B. 非孕时，子宫肌壁厚约0.8cm
C. 为空腔器官，腔内覆有黏膜
D. 子宫内膜表面1/3受卵巢激素的影响发生周期性变化
E. 子宫浆膜层即为与肌层紧贴的腹膜

28. 外生殖器包括
A. 大阴唇、小阴唇、阴道口和处女膜
B. 大阴唇、小阴唇和阴道前庭
C. 阴阜、大阴唇、小阴唇、阴蒂、尿道口和阴道口
D. 阴阜、大阴唇、小阴唇、阴蒂、前庭大腺、尿道口和阴道口
E. 阴阜、大阴唇、小阴唇、阴蒂及阴道前庭

29. 维持子宫前倾的韧带是
A. 圆韧带　B. 阔韧带
C. 主韧带　D. 骶骨韧带
E. 圆韧带+骶骨韧带

30. 关于输尿管解剖的描述，正确的是
A. 在骶髂关节处跨髂外动脉起点的前方进入腹腔内
B. 在位于宫颈阴道上部的外侧1.5~2.0cm处，斜向外穿越输尿管隧道进入

膀胱
C. 输尿管全长约20cm
D. 内径最粗达4mm
E. 在子宫颈部外侧约2.0cm，于子宫动脉下方穿过

31. “小桥流水”，“桥”和“水”交界处位于子宫峡部外侧
A. 1cm　B. 2cm
C. 3cm　D. 4cm
E. 5cm

32. 关于卵巢的描述，正确的是
A. 卵巢表面有腹膜覆盖
B. 卵巢以骨盆漏斗韧带与子宫相连
C. 成年女性卵巢约4cm×3cm×1cm大小
D. 卵巢白膜是一层平滑肌组织
E. 卵巢髓质内含有数以万计的始基卵泡

33. 大阴唇是以下哪个韧带的止点
A. 骨盆漏斗韧带　B. 阔韧带
C. 主韧带　D. 骶韧带
E. 圆韧带

34. 关于外生殖器发生的描述，正确的是
A. 在胚胎第9周以前男女外生殖器结构相同，不能分辨性别
B. 在男性，只要睾酮的存在就能使生殖器官向雄性个体分化
C. 胚胎第5周始，在尿生殖窦膜的头侧出现生殖结节，又称生殖嵴
D. 两性外生殖器发育的始基不同
E. 两侧尿生殖褶合并，形成阴道前庭

35. 以下哪一结构不是由腹膜构成
A. 卵巢悬韧带
B. 卵巢系膜
C. 输卵管系膜
D. 卵巢固有韧带
E. 阔韧带

36. 女性盆腔淋巴分组不包括
A. 髂内淋巴结
B. 腹股沟深淋巴组
C. 骶前淋巴组
D. 腹主动脉旁淋巴组
E. 腰淋巴组

37. 固定宫颈位置的主要韧带是
A. 圆韧带　B. 主韧带
C. 骨盆漏斗韧带　D. 阔韧带
E. 宫骶韧带

38. 输卵管的组织解剖及生理作用正确的是
A. 全长约6～8cm
B. 峡部为输卵管腔最狭窄的部分
C. 伞部有“拾卵”的作用
D. 内层为复层柱状上皮
E. 输卵管肌肉的收缩不受性激素的影响

39. 关于女性尿道的叙述，下列哪项是正确的
A. 尿道长9～10cm
B. 尿道穿过泌尿生殖膈
C. 从膀胱底发出
D. 女性尿道狭窄又长
E. 不易引起泌尿道感染

40. 关于女性生殖系统的叙述，下列哪项不正确
A. 内生殖器官全部位于盆腔腹膜内
B. 骨盆的大小、形状对分娩有直接影响
C. 骨盆底组织承托盆腔脏器
D. 阴部内动脉为髂内动脉前干终支
E. 阴道壁富有静脉丛，损伤后易形成血肿

41. 骨盆腔的最短径线是
A. 入口前后径 B. 入口斜径
C. 中骨盆横径 D. 出口前后径
E. 中骨盆前后径

42. 下列哪项与中骨盆狭窄无关
A. 骶骨曲度 B. 坐骨切迹
C. 骶尾关节 D. 坐骨棘间径
E. 骨盆侧壁倾斜度

43. 子宫体壁的组织结构中哪层最厚
A. 内膜层 B. 功能层
C. 基底层 D. 肌层
E. 浆膜层

44. 阴道前庭包括
A. 前庭球、前庭大腺及尿道口
B. 前庭球、前庭大腺、尿道口、阴道口及处女膜
C. 阴蒂、前庭球及前庭大腺
D. 阴蒂、前庭球、前庭大腺及尿道口
E. 前庭大腺、尿道口及阴道口

45. 维持子宫在盆腔内正常位置的是
A. 骨盆底肌肉及其上下筋膜的支托作用
B. 膀胱和直肠的支撑
C. 子宫四对韧带及盆底组织的支托作用
D. 腹腔压力的作用
E. 子宫四对韧带的作用

46. 成年女子子宫颈管的长度为
A. 2.0～2.5cm
B. 1.0～2.0cm
C. 2.5～3.0cm
D. 2.5～3.5cm
E. 3.0～3.5cm

47. 对于宫颈的描述，下列哪项不正确
A. 宫颈阴道部为复层鳞状上皮覆盖
B. 宫颈管黏膜上皮细胞呈单层高柱状
C. 主要由结缔组织构成
D. 宫颈黏膜不受性激素影响
E. 宫颈管内黏液栓呈碱性

48. 骶结节韧带位于
A. 骶骨与坐骨棘之间
B. 骶骨与闭孔之间
C. 骶骨与尾骨之间
D. 骶骨与坐骨结节之间
E. 骶骨与耻骨联合之间

49. 骨盆的关节包括
A. 耻骨联合与骶尾关节
B. 耻骨联合与骶髂关节
C. 耻骨联合、骶髂关节与骶尾关节
D. 骶髂关节与骶尾关节
E. 骶尾关节

50. 对于子宫阔韧带，下列哪项描述不恰当
A. 外 1/3 部移行为骨盆漏斗韧带
B. 内 1/3 包围输卵管
C. 分为前、后两叶
D. 富含血管、神经及淋巴管
E. 两侧达盆壁

51. 肛提肌位于骨盆底的
A. 内层 B. 中层
C. 外层 D. 浅层
E. 深层

52. 下列哪项不是组成骨盆的骨骼
A. 骶骨 B. 髂骨
C. 耻骨 D. 腰椎
E. 尾骨

53. 骨产道是指
A. 大骨盆
B. 小骨盆
C. 大骨盆＋小骨盆
D. 骨盆入口平面以上
E. 骨盆出口平面以上

二、共用题干单选题：以下提供若干个案例，每个案例下设若干道试题，每道试题有五个备选答案，请选择一个最佳答案。

（54～56 题共用题干）

女，30 岁。近半年外阴部发现肿块，两天前出现疼痛。检查：体温 38℃，在大阴唇后有一囊性肿物，约 7cm×5cm×4cm 大小，表面红、肿、热，触痛明显，有波动感。

54. 本例最可能的诊断是
    A. 前庭大腺炎
    B. 外阴囊肿
    C. 前庭大腺囊肿
    D. 外阴肿瘤
    E. 前庭大腺脓肿

55. 本例最恰当的处理是
    A. 观察
    B. 局部用抗生素湿敷
    C. 局部热敷
    D. 切开引流术并用抗生素控制感染
    E. 抗生素控制感染，暂不考虑行切开引流术

56. 本例不恰当的处理是
    A. 中药活血化瘀治疗
    B. 卧床休息
    C. 选用广谱抗生素
    D. 确定病原体
    E. 囊肿剥除

三、共用备选答案单选题：以下提供若干组试题，每组试题共用试题前列出的五个备选答案，请为每道试题选择一个最佳答案。每个备选答案可能被选择一次、多次或不被选择。

（57～58 题共用备选答案）

A. 卵巢固有韧带
B. 主韧带
C. 骶韧带
D. 骨盆漏斗韧带
E. 圆韧带

57. 从输卵管伞端下方向外侧延伸达骨盆壁的韧带是
58. 从子宫双角前面止于双侧大阴唇的韧带是

（59～61 题共用备选答案）

A. 阴道上段淋巴
B. 阴蒂淋巴
C. 输卵管淋巴
D. 髂内淋巴
E. 会阴淋巴

59. 注入腹股沟浅淋巴结的是
60. 注入腹股沟深淋巴结的是
61. 汇入腰淋巴结的是

（62～66 题共用备选答案）

A. 阴阜　　B. 阴蒂
C. 大阴唇　　D. 小阴唇
E. 阴道前庭

62. 具有勃起性的海绵体组织应为
63. 表面湿润、色褐的部位为
64. 外阴部受伤时易形成血肿的部位为
65. 耻骨联合前方的皮肤隆起应为
66. 两侧小阴唇的菱形区应为

（67～69 题共用备选答案）

A. 腹主动脉
B. 髂内动脉前干分支
C. 髂内动脉前干终支
D. 肾动脉
E. 髂总动脉

67. 阴部内动脉来自
68. 子宫动脉来自
69. 卵巢动脉来自

（70～71 题共用备选答案）

A. 大阴唇　　B. 小阴唇
C. 阴阜　　D. 阴蒂

E. 前庭大腺

70. 当外阴部发生炎症时，最易形成囊肿的部位是

71. 当外阴部受损伤时，最易形成血肿的部位是

（72～75 题共用备选答案）

A. 宫骶韧带　　B. 圆韧带

C. 主韧带　　D. 阔韧带

E. 骨盆漏斗韧带

72. 起自宫角前面、输卵管近端下方，止于大阴唇前端的是

73. 位于子宫两侧呈翼状的双层腹膜皱襞，由覆盖子宫前后壁的腹膜自子宫侧缘向两侧延伸达盆壁而成的是

74. 在阔韧带下部，横行于宫颈两侧和骨盆侧壁之间的是

75. 起自宫体宫颈交界处后面上侧方，止于第 2、3 骶椎前面筋膜的是

（76～78 题共用备选答案）

A. 圆韧带　　B. 主韧带

C. 阔韧带　　D. 宫骶韧带

E. 骨盆漏斗韧带

76. 起自子宫角前，终于大阴唇前端的韧带为

77. 维持子宫前倾的主要韧带为

78. 卵巢动静脉穿过的韧带为

（79～80 题共用备选答案）

A. 阴道动脉

B. 阴部内动脉

C. 痔中动脉

D. 子宫动脉宫体支

E. 子宫动脉的宫颈－阴道支

79. 阴道上段的血供来自

80. 阴道中段的血供来自

（81～83 题共用备选答案）

A. 高柱状上皮

B. 有纤毛的高柱状上皮

C. 鳞状上皮化生

D. 复层鳞状上皮

E. 生发上皮

81. 阴道黏膜是

82. 子宫颈管黏膜是

83. 输卵管黏膜是

（84～85 题共用备选答案）

A. 骨盆轴　　B. 骨盆倾斜度

C. 坐骨切迹　　D. 骶骨岬

E. 耻骨弓角度

84. 与中骨盆及出口横径有关的是

85. 站立时骨盆入口平面与地面形成的角度称为

（86～88 题共用备选答案）

A. 圆韧带

B. 主韧带

C. 子宫骶韧带

D. 卵巢固有韧带

E. 骨盆漏斗韧带

86. 从子宫颈到达骨盆侧壁的是

87. 从子宫底部前壁到两侧大阴唇的是

88. 将宫颈向上牵引，间接维持子宫前倾的是

（89～90 题共用备选答案）

A. 子宫动脉

B. 卵巢动脉

C. 子宫动脉＋卵巢动脉

D. 阴道动脉

E. 阴部内动脉＋痔中动脉

89. 以下生殖器官血供来源于子宫

90. 以下生殖器官血供来源于输卵管

（91～93 题共用备选答案）

A. 髂总动脉

B. 肾动脉

C. 卵巢动脉

D. 髂内动脉前干分支

E. 髂内动脉前干终支

91. 阴道动脉来自
92. 阴部内动脉来自
93. 子宫动脉来自

（94～95题共用备选答案）
A. 起于子宫角，止于腹股沟管
B. 从宫颈后面外上方绕过直肠到达第2、3骶椎前的筋膜
C. 位于阔韧带下方，固定宫颈位置
D. 起于宫颈前方，向前呈弓形绕过膀胱外侧
E. 是覆盖在子宫前后壁的腹膜的延伸

94. 宫骶韧带
95. 主韧带

（96～97题共用备选答案）
A. 阴阜　　B. 阴蒂
C. 前庭球　　D. 阴道前庭
E. 大阴唇

96. 外伤时易形成血肿的部位是
97. 耻骨联合前面隆起的脂肪垫指

（98～100题共用备选答案）
A. 阴道动脉
B. 会阴动脉
C. 痔下动脉
D. 子宫动脉子宫颈-阴道支
E. 阴部内动脉和痔中动脉

98. 供应阴道上段的动脉是
99. 供应阴道中段的动脉是
100. 供应阴道下段的动脉是

（101～102题共用备选答案）
A. 生发上皮
B. 鳞状上皮化生
C. 复层鳞状上皮
D. 高柱状上皮
E. 纤毛柱状上皮

101. 阴道黏膜
102. 子宫颈黏膜

（103～105题共用备选答案）
A. 圆韧带　　B. 阔韧带
C. 主韧带　　D. 宫骶韧带
E. 卵巢悬韧带

103. 卵巢动静脉由内穿行的韧带是
104. 固定宫颈，保持子宫不致下垂的主要韧带是
105. 将子宫向上向后牵引，维持子宫前倾的韧带是

参考答案与解析

1. A　2. E　3. D　4. E　5. B　6. D
7. D　8. D　9. E　10. D　11. E　12. C
13. D　14. C　15. B　16. C　17. A　18. A
19. C　20. B　21. A　22. D　23. D　24. D
25. C　26. C　27. D　28. E　29. E　30. E
31. B　32. C　33. E　34. A　35. D　36. B
37. B　38. C　39. B　40. A　41. C　42. C
43. D　44. B　45. C　46. C　47. D　48. D
49. C　50. B　51. A　52. D　53. B　54. E
55. D　56. E　57. D　58. E　59. E　60. B
61. C　62. B　63. D　64. C　65. A　66. E
67. C　68. B　69. A　70. E　71. A　72. B
73. D　74. C　75. A　76. A　77. A　78. E
79. E　80. A　81. D　82. A　83. B　84. C
85. B　86. B　87. A　88. C　89. A　90. C
91. D　92. E　93. D　94. B　95. C　96. E
97. A　98. D　99. A　100. E　101. C
102. D　103. E　104. C　105. D

1. A。**解析：**真骨盆有上下两口，上口为骨盆入口，下口为骨盆出口，两口之间为骨盆腔。

4. E。**解析：**大阴唇邻近两股内侧的一对纵长隆起的皮肤皱襞，起自阴阜，止于会阴。大阴唇外侧面为皮肤，有色素沉着和阴毛，内含皮脂腺和汗腺；大阴唇内侧面湿润似黏膜，皮下为疏松结缔组织和脂肪组织，含有丰富的血管、淋巴管和神

经，受伤后易形成血肿。未产妇女的两侧大阴唇自然合拢，产后向两侧分开，绝经后可呈萎缩状。

5. B。**解析**：未产妇女两侧大阴唇自然合拢，产后向两侧分开。

6. D。**解析**：盆膈是骨盆底最坚韧的一层，由肛提肌及其内、外面各覆一层筋膜组成，自前向后依次有尿道、阴道和直肠穿过。每侧肛提肌由前内向后外由3部分组成，分别是耻尾肌、髂尾肌和坐尾肌。

7. D。**解析**：卵巢分为外层的皮质和内层的髓质。皮质是卵巢的主体，由大小不等的各级发育卵泡、黄体和它们退化形成的残余结构及间质组织组成；髓质与卵巢门相连，由疏松结缔组织及丰富的血管、神经、淋巴管以及少量与卵巢韧带相延续的平滑肌纤维构成。

8. D。**解析**：成年妇女的子宫重约50~70g，长7~8cm，宽4~5cm，厚2~3cm。宫腔容量约5ml。子宫腔为上宽下窄的三角形，两侧通输卵管，尖端朝下接子宫颈管。子宫颈以阴道为界，分为上、下两部，上部占子宫颈的2/3，两侧与子宫主韧带相连，称为子宫颈阴道上部；下部占子宫颈的1/3，伸入阴道内，称为子宫颈阴道部。

10. D。**解析**：阴道肌层由内环和外纵两层平滑肌构成，纤维组织膜与肌层紧密粘贴。

11. E。**解析**：①髂棘间径：测量两髂前上棘外缘的距离，正常值为23~26cm。②髂嵴间径：测量两髂嵴外缘最宽的距离，正常25~28cm。③骶耻外径：孕妇取左侧卧位，右腿伸直，左腿屈曲，测第5腰椎棘突下（相当于米氏菱形窝上角）至耻骨联合上缘中点的距离，正常值为18~20cm。④坐骨结节间径：孕妇取仰卧位，两腿弯曲，双手紧抱双膝，使髋关节和膝关节屈曲，测量两坐骨结节内侧缘间的距离，正常值为8.5~9.5cm。⑤出口后矢状径：坐骨结节间径中点至骶骨尖端的距离，正常值为8~9cm。

13. D。**解析**：骨盆的关节包括耻骨联合、骶髂关节和骶尾关节。在骨盆的前方、两耻骨之间由纤维软骨连接，称为耻骨联合。

15. B。**解析**：阴道上段淋巴回流和宫颈相似，主要引流入闭孔淋巴结和髂内淋巴结。

16. C。**解析**：主韧带又称子宫颈横韧带，横行于宫颈两侧和骨盆侧壁之间。它是固定子宫颈位置以维持子宫正常位置使之不致向下脱垂的重要组织。

17. A。**解析**：成年女性卵巢大小约4cm×3cm×1cm。卵巢表面无腹膜，由单层立方上皮覆盖，称生发上皮。上皮的深面有一层致密纤维组织，称卵巢白膜。髓质在中央，无卵泡。卵巢内侧以卵巢固有韧带与子宫相连。

18. A。**解析**：卵巢动脉经卵巢悬韧带向内横行，再经卵巢系膜进入卵巢门。

19. C。**解析**：会阴浅筋膜主要由盆底浅层肌肉的肌腱在阴道外口与肛门之间会合形成。

20. B。**解析**：子宫体两侧淋巴沿圆韧带汇入腹股沟浅淋巴结。

21. A。**解析**：子宫是有腔壁厚的肌性器官，呈前后略扁的倒置梨形，当膀胱空虚时，成人子宫的正常位置呈轻度前倾前屈位。

22. D。**解析**：广义的会阴是指封闭骨盆出口的所有软组织，前为耻骨联合下缘，后为尾骨尖，两侧为耻骨降支、坐骨支、坐骨结节和骶骨节韧带。

23. D。**解析：**每块髋骨由髂骨、坐骨和耻骨融合而成。

24. D。**解析：**卵巢由外侧的骨盆漏斗韧带，即卵巢悬韧带和内侧的卵巢固有韧带悬于盆壁与子宫之间。

25. C。**解析：**前庭大腺细且长，约长1～2cm。

26. C。**解析：**输卵管为一对细长而弯曲的肌性管道，为卵子与精子结合场所及运送受精卵的通道。位于阔韧带上缘内，内侧与子宫角相连通。由内向外依次为间质部、峡部、壶腹部和伞端。输卵管内层为黏膜层，由单层高柱状上皮覆盖。上皮细胞分为纤毛细胞、无纤毛细胞、楔状细胞和未分化细胞4种。输卵管肌肉的收缩和黏膜上皮细胞的形态、分泌及纤毛摆动，均受性激素的影响而有周期性变化。

27. D。**解析：**子宫内膜表面2/3为致密层和海绵层，统称为功能层，受卵巢性激素影响，发生周期性变化而脱落；基底层为靠近子宫肌层的内1/3内膜，不受卵巢性激素影响，不发生周期性变化。

28. E。**解析：**女性外生殖器包括阴阜、大阴唇、小阴唇、阴蒂及阴道前庭。

30. E。**解析：**输尿管全长约30cm，粗细不一，内径最细3～4mm，最粗7～8mm；在骶髂关节处跨髂外动脉起点的前方进入骨盆腔（盆段）；在子宫颈部外侧约2.0cm，于子宫动脉下方穿过，位于宫颈阴道上部的外侧1.5～2.0cm处，斜向前内穿越输尿管隧道进入膀胱。

31. B。**解析：**输尿管走行分为腰段、盆段和壁内段。腰段起自肾盂，在腹膜后沿腰大肌前面偏中线下行，在骶髂关节处跨髂外动脉起点的前方移行为盆段，沿髂内动脉下行，达阔韧带基底部转向前内方，距子宫峡部外侧约2cm处在子宫动脉后下方与之交叉，再经阴道侧穹隆顶端绕向前内方，进入膀胱底，在膀胱肌壁内斜行1.5～2.0cm形成壁内段，开口于膀胱内面膀胱三角处。子宫动脉跨输尿管，比喻为“小桥流水”。

32. C。**解析：**卵巢表面无腹膜，由单层立方上皮覆盖，称生发上皮；其内有一层纤维组织，称卵巢白膜。卵巢组织分为皮质与髓质两部分。卵巢皮质含有数以万计的原始卵泡（又称始基卵泡）；成年女性卵巢约4cm×3cm×1cm大小；卵巢以卵巢固有韧带与子宫相连。

33. E。**解析：**子宫圆韧带起于双侧子宫角前面，止于大阴唇前端。

35. D。**解析：**子宫阔韧带、卵巢系膜（子宫阔韧带的一部分）、输卵管系膜（子宫阔韧带的一部分）、卵巢悬韧带都是腹膜形成的结构。卵巢固有韧带由结缔组织和平滑肌纤维构成，包在子宫阔韧带内。

36. B。**解析：**盆腔淋巴又分为髂内外淋巴组、骶前淋巴组和腰淋巴组（也称腹主动脉旁淋巴组）。

37. B。**解析：**主韧带是固定宫颈位置保持子宫不下垂的主要结构；圆韧带有维持子宫呈前倾位置的作用；阔韧带可限制子宫向两侧倾斜；宫骶韧带间接维持子宫处于前倾位置；骨盆漏斗韧带将卵巢连于骨盆壁。

38. C。**解析：**输卵管全长8～14cm；输卵管的间质部管腔最窄；伞部管口处有许多指状突起，有“拾卵”作用；内层为黏膜层，由单层高柱状上皮覆盖；输卵管肌肉的收缩和黏膜上皮细胞的形态、分泌及纤毛摆动，均受性激素的影响而有周期性变化。

39. B。**解析：**女性尿道为一肌性管道，从膀胱三角尖端开始，穿过泌尿生殖隔，终于阴道前庭部的尿道外口。长 4～5cm，直径约 0.6cm。由于女性尿道短而直，又接近阴道，易引起泌尿系统感染。

41. C。**解析：** 中骨盆平面是骨盆最小平面，故中骨盆横径为骨盆腔最短径线，长约 10cm。

42. C。**解析：** 骶尾关节活动度与骨盆出口平面相关。

43. D。**解析：** 子宫肌层是子宫体壁组织结构中最厚的部分。

44. B。**解析：** 阴道前庭包括前庭球、前庭大腺、尿道外口和阴道口及处女膜。

46. C。**解析：** 成年女子子宫颈管的长度为 2.5～3.0cm。

47. D。**解析：** 子宫颈黏液栓成分及性状受性激素影响，发生周期性变化。

48. D。**解析：** 骶结节韧带是由骶尾骨至坐骨结节之间的韧带，是构成骨盆出口后壁肛三角的重要韧带。

49. C。**解析：** 骨盆的关节包括耻骨联合、骶髂关节和骶尾关节。

50. B。**解析：** 子宫阔韧带有前、后两叶，其上缘游离，内 2/3 部包绕输卵管，外 1/3 部包绕卵巢动静脉。

51. A。**解析：** 内层为盆膈是骨盆底最坚韧的一层，由肛提肌及其内、外面各覆一层筋膜组成。

52. D。**解析：** 骨盆由骶骨、尾骨及左右两块髋骨组成；每块髋骨又由髂骨、坐骨和耻骨融合而成。

53. B。**解析：** 真骨盆又称小骨盆，是胎儿娩出的骨产道。

56. E。**解析：** 前庭大腺脓肿一般不做囊肿剥除术。

67～69. C、B、A。**解析：** 阴部内动脉为髂内动脉前干终支，经坐骨大孔的梨状肌下孔穿出骨盆。子宫动脉为髂内动脉前干分支，在腹膜后沿骨盆侧壁向下向前行，经阔韧带基底部、宫旁组织到达子宫外侧。卵巢动脉自腹主动脉发出。在腹膜后沿腰大肌前行，向外下行至骨盆缘处，跨过输尿管和髂总动脉下段，经骨盆漏斗韧带向内横行，再向后穿过卵巢系膜，分支经卵巢门进入卵巢。

70～71. E、A。**解析：** 前庭大腺位于大阴唇后部，被球海绵体肌覆盖，如黄豆大，性兴奋时，分泌黏液起润滑作用。正常情况下不能触及此腺，若腺管口闭塞，可形成前庭大腺囊肿或前庭大腺脓肿。大阴唇皮下为疏松结缔组织和脂肪组织，含丰富血管、淋巴管和神经，外伤后易形成血肿。

72～75. B、D、C、A。**解析：** 圆韧带由平滑肌和结缔组织构成，起自宫角的前面、输卵管近端的稍下方，在阔韧带前叶的覆盖下向前外侧走行，到达两侧骨盆侧壁后，经腹股沟管止于大阴唇前端。阔韧带位于子宫两侧呈翼状的双层腹膜皱襞，由覆盖子宫前后壁的腹膜自子宫侧缘向两侧延伸达盆壁而成，能够限制子宫向两侧倾斜。主韧带在阔韧带的下部，横行于宫颈两侧和骨盆侧壁之间。宫骶韧带起自子宫体和子宫颈交界处后面的上侧方，向两侧绕过直肠到达第 2、3 骶椎前面的筋膜。

89～90. A、C。**解析：** 子宫动脉为营养子宫的主要动脉，起自髂内动脉的前干，沿盆侧壁向前内下方走行。卵巢动脉在进入卵巢前，尚有分支走行于输卵管系膜内供应输卵管。

94～95. B、C。**解析：** 宫骶韧带自宫颈后面上部两侧起，绕过直肠而终止于第 2～3 骶椎前面的筋膜内。子宫主韧带位于阔韧带下部，横行于宫颈阴道上部与子宫体下部侧缘达盆壁之间，与宫颈紧密相连，起固定宫颈的作用。

98～100. D、A、E。**解析：**阴道上段由子宫动脉子宫颈－阴道支供应，阴道中段由阴道动脉供应，阴道下段主要由阴部内动脉和痔中动脉供应。

101～102. C、D。**解析：**阴道壁自内向外由黏膜、肌层和纤维组织膜构成。黏膜层由非角化复层鳞状上皮覆盖，无腺体，淡红色，有许多横行皱襞，有较大伸展性，受性激素影响有周期性变化。子宫颈管黏膜为单层高柱状上皮，黏膜内腺体分泌碱性黏液，形成黏液栓堵塞子宫颈管。

第二章　女性生殖系统生理

一、单选题：以下每道试题有五个备选答案，请选择一个最佳答案。

1. 卵母细胞完成第二次减数分裂是在
   A. 初级卵母细胞
   B. 次级卵母细胞
   C. 排卵前卵母细胞
   D. 成熟卵母细胞
   E. 受精后

2. 围绝经期妇女尿中促性腺激素排出量倾向于
   A. 增多　　B. 减少
   C. 不变　　D. 变化无常
   E. 变化较小

3. 雌激素对丘脑下部及脑垂体前叶的反馈是
   A. 雌激素－负反馈，孕激素－正反馈
   B. 雌激素－正反馈，孕激素－负反馈
   C. 雌激素－负反馈，孕激素－负反馈
   D. 雌激素－正负反馈，孕激素－负反馈
   E. 雌激素－负反馈，孕激素－正负反馈

4. 关于女性体内雄激素的叙述，错误的是
   A. 女性雄激素主要来自肾上腺皮质
   B. 雄激素不是维持女性生殖功能的激素
   C. 雄激素是雌激素的前身物质
   D. 雄激素促进女性阴毛、腋毛的生长
   E. 雄激素在女性青春期体格发育中起作用

5. 下列器官或组织中，不受激素影响的是
   A. 骨骺区　　B. 胰腺
   C. 乳腺　　D. 阴道
   E. 垂体

6. 雌孕激素在以下哪个方面具有协同作用
   A. 促进子宫收缩
   B. 促进输卵管蠕动
   C. 促使阴道上皮细胞角化脱落
   D. 使宫颈黏液分泌量不断增加并呈拉丝状变化
   E. 促进女性生殖器官和乳腺发育

7. 胎儿血循环建立是在受精后的
   A. 第 1 周　　B. 第 2 周
   C. 第 3 周　　D. 第 4 周
   E. 第 5 周

8. 关于子宫内膜的描述，下列哪项正确
   A. 表面 1/3 能发生周期性变化
   B. 靠近子宫肌层的内膜为功能层
   C. 子宫峡部黏膜组织与宫颈黏膜相同
   D. 基底层无周期性变化
   E. 功能层于月经期部分脱落

9. 绒毛膜促性腺激素的产生来自
   A. 底蜕膜
   B. 羊膜
   C. 细胞滋养层细胞
   D. 合体滋养层细胞
   E. 真蜕膜

10. 关于经前期综合征的病因，不正确的表述是
    A. 精神神经因素与其严重程度相关
    B. 雌、孕激素的代谢异常可能是 PMS 的病因之一
    C. 患者黄体后期循环中的类阿片肽浓度异常降低
    D. 患者体内存在孕激素绝对或相对不足

E. 可以补充雌孕激素合剂减少性激素周期性波动

11. 不属于雄激素生理作用的是
A. 减缓子宫内膜的生长
B. 刺激骨髓中红细胞生成
C. 可引起水肿
D. 促使子宫发育及肌层变厚
E. 促进蛋白合成的作用

12. 关于月经的描述，下述叙述错误的是
A. 月经初潮多在13～15岁之间
B. 两次月经的第一天间隔的天数称月经周期
C. 月经血量一般在100ml左右
D. 月经色呈暗红，有小凝血块
E. 大多数妇女月经期无特殊症状

13. 关于促性腺激素，下列哪种情况是正确的
A. 多囊卵巢患者黄体生成素值高
B. 先天性卵巢发育不全患者促卵泡素值低
C. 闭经后妇女促卵泡素和黄体生成素都降低
D. 在小儿期，黄体生成素比促卵泡素先开始增加
E. 子宫性闭经患者促卵泡素呈高值

14. 当发育中的卵原细胞进入减数分裂双线期时，称为
A. 初级卵母细胞
B. 次级卵母细胞
C. 排卵前卵母细胞
D. 成熟卵母细胞
E. 受精卵

15. 对于月经规律者，未受孕的基础体温高相期持续多长时间
A. 7天　　B. 14天
C. 21天　　D. 10天
E. 1个月

16. 属于子宫内膜分泌期中期变化的是
A. 腺上皮细胞呈立方形或低柱状
B. 腺上皮细胞核下开始出现含糖原小泡
C. 内膜腺体开口面向宫腔，有糖原等分泌物溢出
D. 见到顶浆分泌
E. 在月经周期第15～19天

17. 卵泡内膜细胞主要产生
A. 绒毛膜促性腺激素
B. 黄体生成素
C. 孕激素
D. 雌激素
E. 卵泡刺激素

18. 下述哪项内容不符合性周期生理情况
A. 月经期终了时，丘脑下部的黄体生成素释放激素立即发生作用
B. 黄体生成素释放激素作用于垂体前叶，由垂体前叶分泌黄体生成素
C. 黄体生成素使成熟卵泡发生排卵
D. 黄体分泌雌激素和孕酮
E. 如无受精卵着床，则甾体性激素急速下降，出现月经

19. 关于雌激素的周期性变化，叙述恰当的是
A. 排卵后分泌量继续减少
B. 随着卵泡发育成熟，雌激素分泌逐渐增多
C. 于排卵前分泌量突然减少
D. 卵泡开始发育时，雌激素处于中等水平
E. 黄体退化时，分泌量急剧上升

20. 下列组合，错误的是
A. hCG—人绒毛膜促性腺激素
B. HMG—尿促性素

C. HBV—乙型肝炎病毒
D. HCV—丙型肝炎病毒
E. PRL—胎盘生乳素

21. 下述各项中哪项说法错误
A. 给予甾体类激素引起子宫出血，有撤退性出血和突破性出血两种
B. 妊娠期间给予雌激素和孕酮也不会发生撤退性出血
C. hCG 和 hPL 是胎盘产生的甾体类激素
D. 妊娠时出现甲状腺素结合蛋白量的增加，是由于大量分泌雌激素的结果
E. 测定血中碱性磷酸酶活性值，可用于检查胎盘功能

22. 关于蜕膜的叙述，正确的是
A. 受精卵着床后，宫颈黏膜发生蜕膜变
B. 致密层蜕膜样细胞增大变成蜕膜细胞
C. 底蜕膜为胎膜的组成部分
D. 包蜕膜最终发育成胎盘的母体部分
E. 真蜕膜高度伸展，缺乏营养而退化

23. 月经周期为 32 天，排卵通常发生在
A. 月经第 14 天　　B. 月经第 16 天
C. 月经第 18 天　　D. 月经第 12 天
E. 月经第 20 天

24. 下述哪种脏器对放射线具有较高的敏感性
A. 骨　　B. 卵巢
C. 食管　　D. 心脏
E. 肾脏

25. 对于催乳激素描述恰当的是
A. 促甲状腺激素释放激素能抑制催乳激素分泌
B. 为糖蛋白激素
C. 功能与促进乳汁合成有关
D. 由神经垂体催乳细胞分泌
E. 催乳激素是由 166 个氨基酸组成的激素

26. 关于卵巢周期性变化的叙述，正确的是
A. 成熟卵泡是卵泡发育的最后阶段
B. 颗粒细胞间血管丰富
C. 卵泡内膜层无血管存在
D. 卵泡外膜与卵巢间质有明显界限
E. 卵泡外膜细胞演变为放射冠

27. 属于雌激素生理作用的是
A. 降低子宫对缩宫素的敏感性
B. 使子宫内膜增殖
C. 使宫颈黏液减少变稠，拉丝度增大
D. 使阴道上皮细胞脱落加快
E. 兴奋下丘脑体温调节中枢，有升温作用

28. 下述叙述中错误的是
A. 卵子的寿命一般在 48 小时内
B. 卵子是人类正常细胞中最大的细胞
C. 孕卵的内层是滋养层
D. 孕卵着床通常在子宫体部内膜
E. 宫内节育器的避孕效果是妨碍着床

29. 成熟卵泡分泌大量雌激素是由于
A. 黄体生成素的作用
B. 在 LH 协同下卵泡刺激素的作用
C. 绒毛膜促性腺激素的作用
D. 雌激素的作用
E. 孕激素的作用

30. 关于母体内分泌调节的说法，错误的是
A. 前列腺素能诱发宫缩并能促进宫颈成熟
B. 前列腺素能改变肌细胞膜通透性，使细胞内 Ca^{2+} 增加，引起子宫收

缩，发动分娩

C. 妊娠处于高雌激素状态

D. 雌激素能抑制宫缩，维持继续妊娠

E. 内皮素是子宫平滑肌强诱导剂，能诱发宫缩

31. 关于正常阴道脱落细胞涂片像的叙述，正确的是

A. 角化系数受孕激素影响而升高

B. 角化上皮细胞的胞浆以巴氏染色为蓝色

C. 角化上皮细胞的细胞与核的比值是较大的

D. 腺上皮细胞一般比鳞状上皮细胞大

E. 阴道上皮细胞的核越到表层越大

32. 下面哪项不属于孕激素的生理作用

A. 使宫颈口闭合

B. 使阴道上皮细胞脱落加快

C. 使基础体温在排卵后升高1℃

D. 促使子宫内膜由增生期变为分泌期

E. 促进水钠排泄

33. 雌激素的作用是

A. 降低阴道酸度

B. 使宫颈腺分泌减少

C. 抑制输卵管运动

D. 促进乳腺腺泡上皮增生

E. 促进子宫内膜增生

34. 卵巢性闭经患者内分泌激素测定应表现为

A. FSH、LH 升高　B. E_2升高

C. P 升高　D. E_2降低

E. T 降低

35. 女性月经初潮时卵巢中约有20万～30万个卵母细胞，其中绝大多数最终成为

A. 闭锁卵泡　B. 始基卵泡

C. 初级卵泡　D. 次级卵泡

E. 成熟卵泡

36. 正常月经来潮是由于体内

A. 雌激素的撤退性出血

B. 孕激素的突破性出血

C. 雌孕激素撤退性出血

D. 雌孕激素的突破性出血

E. 孕激素的撤退性出血

37. 排卵是指哪些结构一起随卵泡液自卵巢排入到盆腔的过程

A. 颗粒层、透明带、初级卵母细胞和第一极体

B. 透明带、放射冠、次级卵母细胞和第一极体

C. 卵丘、初级卵母细胞和第一极体

D. 透明带、放射冠、初级卵母细胞和第一极体

E. 卵泡膜、次级卵母细胞和第一极体

38. 子宫内膜增生期中期的组织学特征为

A. 腺体数增多，腺上皮细胞增生活跃

B. 内膜表面略呈波浪状，腺体呈弯曲状

C. 内膜腺体开口面向宫腔，有糖原等分泌物溢出

D. 见到细胞内的糖原排入腺腔

E. 间质细胞呈星形，间质中小动脉较直、壁薄

39. 关于成熟卵泡的叙述，错误的是

A. 卵泡外膜为致密的卵巢间质组织

B. 卵泡内膜血管丰富，细胞由颗粒细胞衍化而来

C. 颗粒细胞无血管，其营养来自外周的卵泡内膜

D. 卵丘突出于卵泡腔，卵细胞深藏其中

E. 透明带存在放射冠与卵细胞之间

40. 黄体的形成、发育和功能，描述恰当

的是

A. 维持 14 天左右均退化

B. 分泌孕激素

C. 排卵后由卵泡内膜和卵泡颗粒细胞形成

D. 排卵后由卵泡膜形成

E. 排卵后由卵泡细胞形成

41. 排卵期的宫颈黏液，正确的是

A. 量少　　B. 水分少

C. 黏稠　　D. 拉丝度大

E. 镜下可见椭圆体

42. 雌激素的周期性变化中下列哪项正确

A. 孕激素在排卵前有一低峰，排卵后才有高峰

B. 雌激素有两峰值，排卵后的峰值较平坦

C. 雌、孕激素的峰值在排卵后的第 10 天形成

D. 黄体分泌物激素和孕激素，如不受精 20 天后退化

E. 雌孕激素均有 2 个峰

43. 阴道表层细胞脱落增加，受哪种激素影响

A. 孕激素

B. 雌激素

C. 雄激素

D. 黄体生成激素

E. FSH 卵泡刺激素

44. 雌激素的降解产物是

A. 雌二醇　　B. 雌酮

C. 求偶素　　D. 雌三醇

E. 激情素

45. 月经后子宫内膜的再生是

A. 功能层　　B. 基底层

C. 海绵层　　D. 致密层

E. 子宫肌层

46. 关于经前期综合征，哪项描述不恰当

A. 多见于围绝经期妇女

B. 发生周期性躯体、精神及行为方面的改变

C. 症状出现于月经前 1 周

D. 常因家庭不和睦或工作紧张而加重

E. 症状在月经来潮后迅速减轻至消失

47. 关于前列腺素的叙述，错误的是

A. 存在于子宫内膜、卵巢中

B. 月经血中可有前列腺素

C. 可能是产生痛经的原因

D. 不参与排卵

E. $PGF_{2\alpha}$可使子宫平滑肌收缩

48. 关于雌激素生理作用的叙述，正确的是

A. 扩张血管，改善血供

B. 使宫颈黏液性状变黏稠、拉丝度变短，不利于精子穿透

C. 促进水钠排泄

D. 加快阴道上皮角化及脱落，黏膜增厚

E. 促进输卵管收缩节律及振幅，不利于孕卵运行

49. 性周期的调节叙述不正确的是

A. 黄体萎缩，雌、孕激素量急剧减少

B. 雌激素使子宫内膜呈分泌期变化

C. 排卵前雌激素水平达高峰

D. 排卵在下次月经前 14 天

E. 排卵后雌激素水平开始下降

50. 有关胎盘的激素，下列哪项是错误的

A. hCG 是一种蛋白激素

B. hPL 是一种蛋白激素

C. 放免法测定 hPL 是诊断早孕的敏感方法

D. 妊娠特异 B1 糖蛋白是从合体滋养细胞分化的

E. 妊娠特异 B1 糖蛋白在母血中含量

比羊水中高 100 倍

51. 关于性腺轴的叙述，错误的是
A. FSH，LH 在下丘脑产生的激素控制下分泌
B. 卵巢周期性变化，直接受到下丘脑和垂体控制
C. FSH 在整个周期中都产生
D. 孕激素在月经周期中出现两个峰值，后面峰值较高
E. 雌激素在月经周期中表现为排卵后的峰值比前面低

52. 下列哪种说法是正确的
A. 雄激素在青春期可导致骨骺的闭合
B. 雌激素与孕激素可代表全部卵巢功能
C. 女性睾酮主要来自卵巢
D. 睾酮是合成孕酮的前体
E. 睾酮是维持女性正常生殖功能的重要激素

53. 卵巢皮质内约有 200 万个始基卵泡出现在
A. 新生儿期　　B. 儿童期
C. 青春期　　D. 绝经过渡期
E. 老年期

54. 关于排卵的叙述，错误的是
A. 排卵前，初级卵母细胞完成第一次减数分裂，成为次级卵母细胞
B. 排卵前出现 FSH 高峰，是即将排卵的可靠指标
C. 排卵时卵泡液中前列腺素达高峰
D. 前列腺素可促进卵泡壁释放蛋白溶酶，有助于排卵
E. 卵细胞及其周围的卵丘颗粒细胞一起被排出的过程称为排卵

55. 关于雌激素周期性变化的叙述，正确的是
A. 卵泡开始发育时雌激素处于中等水平
B. 随卵泡发育雌激素分泌迅速增多
C. 排卵前分泌量逐渐减少
D. 排卵后分泌量持续减少
E. 黄体萎缩时分泌量急剧上升

56. 判断排卵日最简单的辅助检查方法为
A. 尿孕二醇测定
B. 孕激素试验
C. 基础体温测定
D. 子宫内膜活检
E. 检测血 LH 值

57. 关于女性生殖系统生理的叙述，正确的是
A. 排卵发生在月经周期第 14 天
B. 月经来潮时基础体温升高 0.3 ~ 0.5℃
C. 月经期子宫内膜基底层脱落
D. 排卵后的卵泡称为闭锁卵泡
E. 28 天月经周期第 21 天为分泌期

58. 需检查治疗月经异常的项目为
A. 12 岁女孩，月经初潮后 2 年 5 ~ 7 天/2 ~ 3 个月
B. 月经期下腹及腰骶部酸痛，不影响学习
C. 本次月经前出现皮肤痤疮
D. 14 岁女孩，月经初潮为 13 岁，此次月经量多，伴贫血
E. 49 岁女性，近半年来月经不规律 5 天/2 ~ 3 个月，量不多，伴轻度潮热症状

59. 关于排卵的叙述，错误的是
A. 排卵前卵泡直径达 18 ~ 23mm
B. 排卵与卵泡液中的水解酶有关
C. 排卵是因卵泡内压力增大所致
D. 排卵与卵泡液中的前列腺素有关
E. 排卵发生在月经来潮前 14 天

60. 卵巢合成孕激素的部位为
   A. 卵泡膜黄体细胞
   B. 卵巢外膜细胞
   C. 卵巢内膜细胞
   D. 卵巢门细胞
   E. 卵巢间质细胞

61. 关于孕激素生理作用的叙述，错误的是
   A. 降低子宫平滑肌对缩宫素的敏感性
   B. 使宫颈黏液变稠
   C. 使子宫肌层增厚
   D. 使增生期子宫内膜转化为分泌期内膜
   E. 使阴道上皮细胞脱落加快

62. 关于类固醇激素的叙述，正确的是
   A. 因骨架与胆固醇相同，又称类固醇激素
   B. 孕酮促进水钠排泄
   C. 卵巢主要合成及分泌雌酮和雌二醇
   D. 雄烯二酮主要由卵巢分泌
   E. 孕激素含 19 个碳原子

63. 能使基础体温升高 0.3 ~ 0.5℃ 的激素为
   A. 雌二醇　　B. 雌酮
   C. 孕酮　　D. 糖皮质激素
   E. 睾酮

64. 卵子排出后未受精，卵巢黄体开始退化是在排卵后
   A. 5 ~ 6 天　　B. 7 ~ 8 天
   C. 9 ~ 10 天　　D. 11 ~ 12 天
   E. 13 ~ 14 天

65. 属于雌激素作用的是
   A. 宫颈黏液减少
   B. 阴道上皮细胞脱落加快
   C. 促进乳腺腺泡发育成熟
   D. 促进水钠潴留
   E. 减弱输卵管肌收缩的振幅

66. 关于肾上腺的叙述，不正确的是
   A. 肾上腺皮质分泌的雄激素为女性体内雄激素的次要来源
   B. 若雄激素分泌过多可致多囊卵巢综合征
   C. 先天性肾上腺皮质增生症会导致女性假两性畸形或女性男性化
   D. 少量雄激素为正常妇女的阴毛、腋毛、肌肉和全身发育所必需
   E. 雄激素分泌过多可致多毛、肥胖、痤疮等男性化表现

67. 雌激素在体内主要降解的部位为
   A. 血循环　　B. 脂肪组织
   C. 肾脏　　D. 肝脏
   E. 肠道

68. 关于性激素周期性变化的叙述，正确的是
   A. 孕激素在排卵前有一低峰，排卵后出现高峰
   B. 雌激素有两个高峰，排卵后的高峰较平坦
   C. 排卵后第 10 天形成雌激素、孕激素高峰
   D. 黄体如不受精 20 天后退化
   E. 在月经周期中均有孕激素

69. 关于前列腺素对女性生殖系统影响，不正确的叙述是
   A. PG 作用于下丘脑或更高级中枢，具有诱导释放 GnRH、LH 的功能
   B. PG 可促进卵泡发育、卵巢激素分泌
   C. PGE 可使非妊娠子宫肌松弛
   D. PG 通过影响输卵管的活动能力来调节卵子运输
   E. 子宫内膜不能合成 PG

70. 关于子宫内膜分泌期中期组织学特征的叙述，正确的是
A. 腺上皮细胞呈立方形或低柱状
B. 腺上皮细胞核下开始出现含糖原的小泡
C. 内膜腺体开口面向管腔，有糖原等分泌物溢出
D. 细胞内的糖原排入腺腔
E. 腺体数增多，腺上皮细胞增生活跃

71. 雌激素与下列哪项激素共同作用维护血中钙磷平衡
A. 肾上腺皮质激素
B. 降钙素
C. 甲状腺素
D. 甲状旁腺素
E. 雄激素

72. 黄体的组成细胞包括
A. 颗粒黄体细胞和门细胞
B. 膜黄体细胞和门细胞
C. 颗粒黄体细胞和卵泡膜黄体细胞
D. 颗粒黄体细胞和卵泡颗粒层
E. 膜黄体细胞和卵泡膜细胞

73. 性激素对下丘脑、垂体的反馈，恰当的是
A. 雌激素：正反馈，孕激素：负反馈
B. 雌激素：负反馈，孕激素：负反馈
C. 雌激素：负反馈，孕激素：正反馈
D. 雌激素：正、负反馈，孕激素：负反馈
E. 雌激素：负反馈，孕激素：正、负反馈

74. 有关绒毛膜促性腺激素的阐述，正确的是
A. 尿中浓度随妊娠月份而增加
B. 由子宫蜕膜细胞产生
C. 其分泌受垂体促性腺激素的影响
D. 是甾体激素
E. 与绝经期促性腺激素合用可诱发排卵

75. 不发生周期性变化的组织为
A. 阴道黏膜上皮
B. 卵巢生发上皮
C. 子宫内膜
D. 宫颈黏膜
E. 输卵管黏膜

76. 关于甲状腺激素错误的描述是
A. 甲状腺功能减退发生在青春期之前，可表现卵泡发育停滞、性器官萎缩、月经初潮延迟
B. 甲状腺功能减退发生在青春期之后，则表现为月经过少、稀发，甚至闭经
C. 甲状腺功能减退患者多合并不孕
D. 甲状腺功能轻度亢进时临床表现为月经过多、过频，甚至发生功能失调性子宫出血
E. 当甲状腺功能亢进进一步加重时，月经过多，易导致贫血

77. 关于经前期紧张综合征，哪项描述不恰当
A. 症状出现于月经前1周
B. 发生周期性躯体、精神及行为方面的改变
C. 多见于围绝经期妇女
D. 常因家庭不和睦或工作紧张而加重
E. 症状在月经来潮后迅速减轻至消失

78. 月经中期能够起正反馈作用于下丘脑–垂体的激素为
A. 孕激素
B. 雄激素
C. 雌激素
D. 甲状腺素
E. 促性腺激素

79. 关于绝经概念恰当的是
A. 子宫 + 一侧卵巢切除可导致人工

绝经
B. 停经6个月可判定绝经
C. 绝经年龄早晚与卵泡的储备数量和卵泡消耗量有关
D. 人工绝经者一般不发生绝经综合征
E. 用避孕药抑制排卵可使绝经延迟

80. 正常月经周期以28天为例，月经周期第20~23天称为
A. 增殖期晚期 B. 分泌期早期
C. 分泌期中期 D. 分泌期晚期
E. 月经中期

81. 以下描述不恰当的是
A. 有性生活的育龄女性，月经过期1周，即应怀疑妊娠
B. 哺乳期月经未恢复的女性，不可能怀孕
C. 早孕反应多在停经6周出现，妊娠12周消失
D. 妊娠早期可出现尿频症状，妊娠12周以后尿频症状可自行消失
E. 妊娠试验有假阳性和假阴性的可能

82. 宫颈黏液出现典型的羊齿状结晶，相当于正常月经周期（28天）的
A. 第6~7天 B. 第9~10天
C. 第12~13天 D. 第15~16天
E. 第18~19天

83. 关于月经的阐述，下列说法恰当的是
A. 以往月经正常，此次停经超过2个月经周期为继发性闭经
B. 年龄超过15岁有第二性征发育仍无月经来潮为原发性闭经
C. 闭经是卵巢内分泌功能失调导致的月经停止
D. 以往月经正常，月经停止6个月以上就是继发性闭经
E. 由于病理性原因月经停止为继发性闭经

84. 下丘脑垂体甲状腺轴对垂体分泌催乳素的影响是
A. TSH抑制催乳素分泌
B. 甲状腺激素抑制催乳素分泌
C. 促甲状腺激素释放激素抑制催乳素分泌
D. TSH刺激催乳素分泌
E. 促甲状腺激素释放激素刺激催乳素分泌

85. 羊水量、性状与成分恰当的是
A. 妊娠足月时比重为1.037
B. 妊娠足月时pH呈中性偏酸
C. 内含肌酐应视为病态
D. 妊娠38周时量最多
E. 于妊娠末期无色透明

86. 关于H-P-O轴的叙述，错误的是
A. 下丘脑是H-P-O轴的启动中心
B. 腺垂体可分泌FSH、LH及PRL
C. GnRH对其本身合成、分泌的抑制称为超短反馈
D. 卵巢在促性腺激素的作用下发生周期性排卵，并伴有性激素的周期性分泌
E. 卵巢只分泌类固醇激素

87. 正常情况下，妊娠期间不增加的凝血因子是
A. 凝血因子Ⅶ B. 凝血因子Ⅷ
C. 凝血因子Ⅸ D. 凝血因子Ⅹ
E. 凝血因子Ⅺ

88. 了解子宫内膜周期性变化最可靠的诊断依据是
A. 血清雌激素测定
B. 宫颈黏液检查
C. 尿雌二醇测定
D. 基础体温测定
E. 诊断性刮宫

89. 关于基础体温，下列哪项正确
A. 排卵后，促黄体生成激素升高，有致热作用，使体温升高
B. 排卵后体温升高0.5℃以上
C. 体温上升持续2周以上，提示有妊娠的可能
D. 体温上升持续短于11天，表示黄体功能不全
E. 体温上升前2~3天是排卵期

90. 关于卵巢功能的叙述，下列哪项不正确
A. 卵巢分泌雌、孕激素和雄激素
B. 新生儿的卵巢内含有约200万个始基卵泡
C. 女性一生中有400个左右卵泡发育成熟而排卵
D. 卵巢每月有数个卵泡发育，但一般只有一个优势卵泡发育成熟并排卵
E. 青春期月经来潮提示有周期性排卵

91. 影响宫颈柱状上皮向外移位的激素为
A. 雌激素　　B. 孕激素
C. 雄激素　　D. 肾上腺皮质激素
E. 甲状腺激素

92. 正常月经周期中，宫颈黏液出现典型羊齿植物叶状结晶提示处于
A. 增生期早期
B. 增生期中期
C. 增生期晚期
D. 排卵期
E. 分泌期早期

二、共用题干单选题：以下提供若干个案例，每个案例下设若干道试题，每道试题有五个备选答案，请选择一个最佳答案。

（93~95题共用题干）

女，35岁。15岁月经初潮，月经规律，5/32天。结婚4年夫妻同居，有正常性生活，至今未怀孕。末次月经6月24日。

93. 从理论推算，该患者的排卵日是在
A. 7月1日左右
B. 7月6日左右
C. 7月9日左右
D. 7月12日左右
E. 7月18日左右

94. 判断该妇女有无排卵，最简单的检查方法是
A. 尿孕二醇测定
B. 放射免疫法测定血浆LH
C. 孕激素试验
D. 子宫内膜活检
E. 基础体温测定

95. 若该患者有排卵，检查结果能反映体内已受孕激素影响的是
A. 阴道上皮表层细胞角化
B. 宫颈黏液出现羊齿植物叶状结晶
C. 基础体温呈单相型
D. 子宫内膜腺上皮细胞出现核下空泡
E. 子宫内膜呈增殖期图像

（96~100题共用题干）

某妇女的月经周期可以被描述成13（3~5/29~30）天，末次月经来潮是在2002年11月29日。

96. 她的月经周期是
A. 3~5天　　B. 20~25天
C. 24~27天　　D. 29~30天
E. 30~32天

97. 她的初潮年龄是
A. 11岁　　B. 12岁
C. 13岁　　D. 29岁
E. 30岁

98. 今天是2002年12月2日，那么是她的

A. 月经期　　B. 增生期
C. 分泌期　　D. 月经前期
E. 初潮期

99. 一般情况下，2002 年 12 月 10 日应是她的
A. 月经期　　B. 增生期
C. 分泌期　　D. 月经前期
E. 初潮期

100. 一般情况下，该妇女下一次排卵发生在 12 月
A. 6~7 日　　B. 8~9 日
C. 10~12 日　　D. 13~14 日
E. 15~16 日

（101~102 题共用题干）
女，18 岁。至今未来月经，周期性下腹痛半年，清晨摸及下腹正中有一肿块来诊。查体：发育中等，第二性征发育良好。

101. 本例应该考虑诊断为
A. 卵巢肿瘤　　B. 子宫肌瘤
C. 膀胱充盈　　D. 处女膜闭锁
E. 先天性无阴道

102. 按上述诊断，正确的处理是
A. 用粗针抽取经血并造口
B. “X”切开处女膜，并用生理盐水冲洗
C. 将处女膜作“X”形切口，切缘肠线缝合
D. “X”切开处女膜后，置橡皮条引流 48 小时
E. 引流积血，抗生素预防感染

三、共用备选答案单选题：以下提供若干组试题，每组试题共用试题前列出的五个备选答案，请为每道试题选择一个最佳答案。每个备选答案可能被选择一次、多次或不被选择。

（103~104 题共用备选答案）
A. 雌二醇　　B. 雄烯二酮
C. 雌三醇　　D. 孕酮
E. 睾酮

103. 能使子宫内膜由增生期转变为分泌期的为
104. 妊娠末期含量比未孕时增加 1000 倍的激素为

（105~107 题共用备选答案）
A. 宫颈黏液干燥镜下见羊齿植物叶状结晶
B. 阴道脱落细胞为底层细胞和中层细胞
C. 基础体温呈双相曲线，且高温相时间延长
D. 子宫内膜腺上皮细胞呈高柱状
E. 子宫内膜腺上皮细胞的核下出现含糖原小泡

105. 早期妊娠时可见
106. 排卵后可见
107. 卵巢功能明显衰退时可见

（108~110 题共用备选答案）
A. 雌激素　　B. 孕激素
C. 前列腺素　　D. 黄体生成素
E. 雄激素

108. 使子宫肌层对催产素敏感性降低的是
109. 使宫颈黏液呈羊齿状结晶的是
110. 黄体期中期血中水平较低的激素为

（111~114 题共用备选答案）
A. 雌激素　　B. 孕激素
C. 雄激素　　D. FSH
E. LH

111. 颗粒细胞上有其受体，结合后可激活芳香化酶活性的是
112. 减缓子宫内膜的生长和增殖，抑制阴道上皮的增生和角化的是
113. 协同 FSH 促进卵泡发育的是
114. 卵泡膜细胞有其受体，结合后使细胞

内胆醇形成睾酮和雄烯二醇的是

（115～117 题共用备选答案）

A. 促卵泡素卵泡刺激素 FSH
B. 促黄体素黄体生成素 LH
C. 雌激素
D. 孕激素
E. 催乳素

115. 卵泡早期分泌量少，其后逐渐增高，排卵前达高峰，以后降低，黄体期再度升高
116. 卵泡前半期分泌少，以后逐渐上升，排卵前 24 小时迅速升高出现分泌陡峰，24 小时后骤降，黄体期维持低水平
117. 卵泡早期血含量甚微，排卵后分泌量显著增加，7～8 天后逐渐下降

（118～121 题共用备选答案）

A. 使阴道上皮细胞增生、角化
B. 使阴道上皮细胞脱落加快
C. 促使阴毛和腋毛生长
D. 使卵泡开始发育
E. 抑制腺垂体 FSH 分泌

118. 雄激素
119. 孕激素
120. 雌激素
121. 卵泡刺激素

（122～124 题共用备选答案）

A. 绝经过渡期　B. 绝经
C. 围绝经期　D. 绝经后期
E. 老年期

122. 卵巢功能开始衰退直至最后一次月经的时期指
123. 卵巢功能开始衰退至绝经后 1 年内的时期指
124. 绝经后的生命时期指

（125～127 题共用备选答案）

A. 雌激素　B. 孕激素
C. LH/FSH　D. 雄激素
E. 甲状腺素

125. 在排卵前 24 小时左右出现峰值的是
126. 在排卵前呈低值，排卵后出现峰值的是
127. 在卵巢周期中出现两个峰值的是

（128～131 题共用备选答案）

A. 雌激素　B. 孕激素
C. 雄激素　D. FSH
E. LH

128. 促进子宫内膜增生的是
129. 促进子宫内膜由增生期变为分泌期的是
130. 具有合成蛋白作用的是
131. 可活化颗粒细胞内芳香化酶的是

（132～135 题共用备选答案）

A. 与雌激素无关
B. 与孕激素无关
C. 与雌激素协同作用时
D. 与雌激素作用相反
E. 与孕激素作用相反

132. 孕激素促使水钠排出
133. 雌激素提高子宫平滑肌对催产素的敏感性及收缩力
134. 孕激素在何种条件下使乳腺进一步发育完善
135. 雄激素在卵泡内含量过高导致卵泡闭锁

（136～138 题共用备选答案）

A. 40 天　B. 2 个月
C. 4 个月　D. 30 周
E. 32～34 周

136. 一般情况下妊娠期早孕反应出现的时间是
137. 一般情况下妊娠期胎动出现的时间是
138. 妊娠期母体血容量达到高峰的时间是

（139～140 题共用备选答案）

A. 第 6～8 周　　B. 第 10 周

C. 第 32～34 周　　D. 第 34～36 周

E. 第 30 周

139. 妊娠期母体心搏出量开始增加的时间为

140. 妊娠期母体血容量开始增加的时间为

参考答案与解析

1. E　2. A　3. D　4. B　5. B　6. E
7. C　8. D　9. D　10. D　11. C　12. C
13. A　14. A　15. B　16. D　17. D　18. A
19. B　20. E　21. C　22. B　23. C　24. B
25. C　26. A　27. B　28. C　29. A　30. D
31. C　32. C　33. E　34. A　35. A　36. C
37. B　38. A　39. B　40. C　41. D　42. B
43. A　44. D　45. B　46. A　47. D　48. A
49. B　50. C　51. D　52. E　53. A　54. B
55. B　56. C　57. E　58. D　59. C　60. A
61. C　62. B　63. C　64. C　65. D　66. A
67. D　68. B　69. E　70. D　71. D　72. C
73. D　74. E　75. B　76. E　77. C　78. C
79. C　80. C　81. B　82. C　83. B　84. E
85. D　86. E　87. E　88. A　89. D　90. E
91. A　92. D　93. D　94. E　95. D　96. D
97. C　98. A　99. B　100. D　101. D　102. C
103. D　104. C　105. C　106. E　107. B　108. B
109. A　110. D　111. D　112. C　113. A　114. E
115. C　116. B　117. D　118. C　119. B　120. A
121. D　122. A　123. C　124. D　125. C　126. B
127. A　128. A　129. B　130. C　131. D　132. D
133. E　134. C　135. D　136. A　137. C　138. E
139. B　140. A

1. E。**解析：**卵母细胞在受精后完成第二次减数分裂。

2. A。**解析：**卵巢功能衰退的最早征象是卵泡对 FSH 敏感性降低，FSH 水平升高。

3. D。**解析：**雌激素对丘脑下部及脑垂体前叶的反馈是雌激素－正负反馈，孕激素－负反馈。雌激素对下丘脑产生负反馈和正反馈两种作用。在卵泡期早期，一定水平的雌激素负反馈作用于下丘脑，抑制 GnRH 释放，并降低垂体对 GnRH 的反应性，从而实现对垂体促性腺激素脉冲式分泌的抑制。在卵泡期晚期，随着卵泡的发育成熟，当雌激素的分泌达到阈值（≥200pg/ml）并维持 48 小时以上，雌激素即可发挥正反馈作用，刺激 LH 分泌高峰。在黄体期协同孕激素对下丘脑有负反馈作用。

4. B。**解析：**女性雄激素大部分来自肾上腺，小部分来自卵巢，包括睾酮、雄烯二酮。卵泡内膜细胞是合成分泌雄烯二酮的主要部位。卵巢间质细胞主要合成与分泌睾酮。排卵前 LH 峰作用下，卵巢合成雄激素增多，一方面可促进非优势卵泡闭锁，另一方面可提高性欲。

5. B。**解析：**骨骺区受甲状旁腺素的影响；乳腺受孕激素和雌激素的影响发育；阴道在雌激素的作用下上皮发生变化；垂体受多种激素的反馈调节。

7. C。**解析：**胎儿红细胞生成主要来自卵黄囊，约在受精后 3 周末建立。

8. D。**解析：**从青春期开始，子宫内膜受卵巢激素影响，表面 2/3 能发生周期性变化，即增生与脱落，称为功能层；余下的 1/3 即靠近子宫肌层的内膜，无周期性变化，称为基底层；功能层由基底层再生而来；宫颈管黏膜为单层高柱状上皮。

9. D。**解析：**胎盘合体滋养细胞能合成多种激素、酶和细胞因子，对维持正常妊娠起重要作用。激素有蛋白、多肽和甾体激素，如人绒毛膜促性腺激素、人胎盘生乳素、雌激素等。

10. D。**解析：**近年研究发现，经前期综合征患者体内并不存在孕激素绝对或相对不足，补充孕激素不能有效缓解症状。目前认为可能与黄体后期雌、孕激素撤退有关。临床补充雌、孕激素合剂减少性激素周期性生理性变动，能有效缓解症状。

11. C。**解析**：雄激素的生理作用①促进女性生殖系统的发育②对机体代谢功能的影响：促进蛋白合成、促进肌肉生长、刺激骨髓中红细胞增生、性成熟前，促使长骨骨基质生长和钙的保留；性成熟后导致骨骺关闭。

12. C。**解析**：月经是生殖功能成熟的外在标志之一。月经初潮年龄多在 13 ~ 15 岁。出血的第 1 天为月经周期的开始，两次月经第一天的间隔时间称为一个月经周期，一般为 28 ~ 30 天。月经持续时间多为 3 ~ 5 天，月经量一般 50ml 左右，多于 80ml 即为病理状态。月经血色呈暗红，除血液外尚含有子宫内膜碎片、宫颈黏液及脱落的阴道上皮细胞。月经血的主要特点是不凝固，偶尔亦有些小凝血块。大多数妇女在月经期无特殊症状。

13. A。**解析**：多囊卵巢综合征患者由于垂体对促性腺激素释放激素敏感性增加，分泌过量黄体生成素，刺激卵巢间质、卵泡膜细胞产生过量雄激素。

14. A。**解析**：减数分裂期的卵原细胞是初级卵母细胞。

15. B。**解析**：未受孕者，基础体温高相期持续 14 天。

16. D。**解析**：子宫内膜周期的分泌期中期，腺体内的分泌上皮细胞顶端胞膜破裂，细胞内的糖原排入腺腔称顶浆分泌。腺上皮细胞呈立方形或低柱状为增生期早期内膜表现；腺上皮细胞核下开始出现含糖原小泡，称核下空泡，此为分泌期早期的组织学特征；内膜腺体开口面向宫腔，有糖原等分泌物溢出为分泌期晚期内膜表现；如月经周期为 28 天，分泌期中期在月经周期第 20 ~ 23 天。

17. D。**解析**：雌激素的合成由卵巢的卵泡膜细胞与颗粒细胞在 FSH 与 LH 的共同作用下完成。

18. A。**解析**：黄体生成素主要在分泌期发挥作用，故应该在月经周期第 15 ~ 28 天发生作用。

19. B。**解析**：卵泡开始发育时，雌激素分泌量很少；排卵前形成一高峰；排卵后分泌暂时减少，在黄体成熟时又形成一高峰；黄体退化时，雌激素水平急剧下降。

20. E。**解析**：PRL 是催乳激素，hPL 才是胎盘生乳素。

21. C。**解析**：hCG 由胚胎滋养细胞分泌，而不是胎盘分泌。

22. B。**解析**：受精卵着床后，子宫内膜发生蜕膜变。致密层蜕膜样细胞增大变成蜕膜细胞。

23. C。**解析**：排卵通常发生在月经来潮前 14 日左右。

24. B。**解析**：放射性检查对临床相关疾病诊断很有帮助，甚至是诊断骨折等疾病的金标准。放射性检查对人体的辐射强度比电脑、手机、电视等要大得多。这些辐射会使人体细胞出现基因变异、变性，甚至死亡。人体内的有些组织对放射线非常敏感，如睾丸、卵巢等。

25. C。**解析**：催乳激素由腺垂体催乳细胞分泌；为多肽激素；促甲状腺激素释放激素能刺激催乳激素分泌；催乳激素是由 198 个氨基酸组成。

26. A。**解析**：卵泡生长过程分为始基卵泡、窦前卵泡、窦状卵泡和排卵前卵泡 4 个阶段。排卵前卵泡即成熟卵泡，也称格拉夫卵泡。为卵泡发育的最后阶段。

27. B。**解析**：雌激素促进阴道、子宫、输卵管和卵巢本身的发育，同时子宫内膜增生而产生月经。雌激素还能促使皮下脂肪富集，体态丰满；乳腺增生，乳头、乳晕颜色变深，并产生性欲；促使体内钠和水的潴留，骨中钙的沉积等。

28. C。**解析：**受精卵着床过程：①定位：透明带消失，晚期囊胚以其内细胞团端接触子宫内膜；②黏附：晚期囊胚黏附在子宫内膜，囊胚表面滋养细胞分化为两层，外层为合体滋养细胞，内层为细胞滋养细胞；③侵入：滋养细胞穿透侵入子宫内膜、内肌层及血管，囊胚完全埋入子宫内膜中且被内膜覆盖。孕卵的内层是细胞滋养细胞，滋养细胞是提供营养物质，促进细胞生长，而滋养层细胞不仅提营养物质，却抑制其分化。

29. A。**解析：**成熟卵泡分泌大量雌激素是由于黄体生成素的作用。

30. D。**解析：**雌激素激活蜕膜产生大量细胞因子并刺激蜕膜及羊膜合成和释放前列腺素，继而促进宫缩及宫颈软化成熟。

31. C。**解析：**正常阴道脱落细胞涂片像中，角化上皮细胞的细胞与核的比值较大。

32. C。**解析：**孕激素不能使基础体温在排卵后升高。

33. E。**解析：**雌激素的作用是促进子宫内膜增生。

35. A。**解析：**女性月经初潮时卵巢中约有 20 万 ~ 30 万个卵母细胞，其中绝大多数最终成为闭锁卵泡。

36. C。**解析：**月经是指伴随卵巢周期性变化而出现的子宫内膜周期性脱落及出血。月经周期第 1 ~ 4 天，是子宫内膜海绵状功能层从基底层崩解脱落期，是孕酮和雌激素撤退的最后结果。

37. B。**解析：**排卵是透明带、放射冠、次级卵母细胞和第一极体一起随卵泡液自卵巢排入到盆腔的过程。

38. A。**解析：**增生期中期为月经周期第 8 ~ 10 天。此期特征是间质水肿明显；腺体数增多、增长，呈弯曲形；腺上皮细胞增生活跃，细胞呈柱状，且有分裂象。

39. B。**解析：**卵泡内膜从卵巢皮质层间质细胞衍化而来，细胞呈多边形，较颗粒细胞大。此层含丰富的血管。

40. C。**解析：**排卵后由卵泡内膜和卵泡颗粒细胞组成。

41. D。**解析：**排卵期的宫颈黏液拉丝度大。

42. B。**解析：**在卵泡开始发育时，雌激素分泌量很少，随着卵泡渐趋成熟，雌激素分泌也逐渐增加，于排卵前形成一高峰，排卵后分泌稍减少，在排卵后 7 ~ 8 天黄体成熟时，形成又一高峰，但第二高峰较平坦，峰的均值低于第一高峰。黄体萎缩时，雌激素水平急剧下降，在月经前达最低水平。

43. A。**解析：**阴道表层细胞脱落增加，受孕激素影响。

44. D。**解析：**雌激素的降解产物是雌三醇。

45. B。**解析：**月经后子宫内膜的再生是基底层。

46. A。**解析：**经前期综合征多见于 25 ~ 45 岁妇女，症状出现于月经前 1 ~ 2 周，月经来潮后迅速减轻直至消失。

47. D。**解析：**排卵前卵泡液中前列腺素显著增多，排卵时达高峰。前列腺素能促进卵泡壁释放蛋白溶酶，也能够促使卵巢内平滑肌收缩，均有助于排卵。

49. B。**解析：**雌激素不能使子宫内膜呈分泌期变化。

50. C。**解析：**测定 hCG 是诊断早孕的敏感方法。

51. D。**解析：**孕激素在月经周期中只有一个高峰。

52. E。**解析**：睾酮为血液循环中的主要雄激素。在女性，睾酮主要由肾上腺产生，卵巢也可少量分泌，为卵巢内雌二醇合成的前体；是维持女性生殖功能的重要激素。

53. A。**解析**：胎儿期的卵泡不断闭锁，出生时约剩 200 万个，儿童期多数卵泡退化，至青春期只剩下约 30 万个。

54. B。**解析**：排卵前，会出现 LH、FSH 高峰，LH 高峰是排卵的可靠的指标。

55. B。**解析**：卵巢开始发育只分泌少量雌激素，随卵泡发育雌激素分泌迅速增多，排卵前分泌量形成高峰，排卵后分泌量稍减，在月经期达最低水平。

56. C。**解析**：基础体温测定女性的排卵期，这是一种非常常见的排卵期计算方法，正常育龄女性的基础体温与月经周期一样，呈周期性变化。这种体温变化与排卵有关。在正常情况下，女性在排卵前的基础体温较低，排卵期后升高。当卵巢排卵后形成的黄体以及分泌较多的孕激素刺激下丘脑的体温调节中枢，导致基础体温升高，并一直持续到下次月经来潮前才开始下降。下一个月经周期的基础体温又重复上述这种变化。

57. E。**解析**：排卵发生在下次月经来潮前14天。排卵后基础体温升高0.3～0.5℃。月经期子宫内膜功能层脱落。妇女生育期每月发育一批卵泡，经过募集，选择，其中一般只有一个优势卵泡可达完全成熟，并排出卵子。其余的卵泡发育到一定程度通过细胞凋亡机制而自行退化，称卵泡闭锁。月经周期第15～28天为分泌期。

58. D。**解析**：月经期下腹及腰骶部酸痛，不影响学习。此选项考虑患者为痛经，但不影响正常的工作学习，所以考虑不用检查治疗，但 D 项中患者此次月经量多，已经出现了贫血，说明患者在短期内出血量大，所以需要检查治疗月经的异常。

59. C。**解析**：排卵是由于体内前列腺素的增加，卵泡液腔的压力增大，卵巢表面要发生破裂使卵子排出，这一破裂的过程对一些敏感的妇女会产生下腹疼痛。

60. A。**解析**：孕激素由颗粒黄体细胞、卵泡膜黄体细胞所分泌。雌激素排卵前由卵泡内膜细胞、颗粒细胞分泌，排卵后由黄体细胞分泌，肾上腺皮质亦能分泌少量雌激素。雄激素主要由肾上腺皮质产生，极少量由卵巢间质部分泌。

61. C。**解析**：雌激素促进子宫肌细胞增生、肥大，使肌层增厚。

63. C。**解析**：孕激素通过中枢神经系统有升温作用，正常妇女在排卵后基础体温可升高0.3～0.5℃，这种基础体温的改变，可作为排卵的重要指标，亦即排卵前基础体温低，排卵后由于孕激素作用基础体温升高。

64. C。**解析**：排卵后7～8天，黄体体积和功能达到高峰。若卵子未受精，黄体在排卵后9～10天开始退化，黄体功能限于14天。

65. D。**解析**：雌激素生理作用：①促使子宫发育，肌层变厚，血运增加，并使子宫收缩力增强以及增加子宫平滑肌对催产素的敏感性；②使子宫内膜增生；③使宫颈口松弛，宫颈黏液分泌增加，质变稀薄，易拉成丝状；④促进输卵管发育，加强输卵管节律性收缩的振幅；⑤使阴道上皮细胞增生和角化，阴唇发育、丰满；⑥使乳腺管增生，乳头、乳晕着色。促进其他第二性征的发育；⑦雌激素对卵巢的卵泡发育是必需的，从原始卵泡发育到成熟卵泡，均起一定的作用；有助于卵巢积储胆固醇；⑧雌激素通过对下丘脑的正负反馈调节，控制脑垂体促性腺激素的分泌；⑨促进钠与水的潴留；⑩促进骨中钙的沉积，青春期在雌激素影响下可使骨骺闭合；绝经期后由于雌激素缺乏而发生骨质疏松。

66. A。**解析：**肾上腺是除卵巢外合成并分泌类固醇激素最重要的器官。它具有分泌多种激素的功能，主要包括盐皮质激素、糖皮质激素和性激素。肾上腺皮质分泌的性激素有少量雄激素及极微量雌、孕激素，其分泌的雄激素为女性体内雄激素的主要来源。少量雄激素为正常妇女的阴毛、腋毛、肌肉和全身发育所必需。若雄激素分泌过多，可抑制下丘脑分泌 GnRH，并有对抗雌激素的作用，使卵巢功能受到抑制而出现闭经，甚至多毛、肥胖、痤疮等男性化表现。临床上常见的多囊卵巢综合征的病因之一，即是肾上腺源性的雄激素过多。先天性肾上腺皮质增生症患者由于存在 21－羟化酶缺陷，导致皮质激素合成不足，引起促肾上腺皮质激素（ACTH）代偿性增加，促使肾上腺皮质网状带雄激素分泌过多，临床上导致女性假两性畸形或女性男性化表现。

67. D。**解析：**雌激素在体内降解主要是在肝脏进行，雌激素在羟化酶作用下，生成雌三醇，孕酮被还原为孕二醇。

68. B。**解析：**雌激素有两个高峰，排卵后的高峰较平坦正确，而排卵后，即月经周期后半期才出现孕激素的分泌。

69. E。**解析：**前列腺素（PG）是一组具有相似化学结构而不同生理活性的不饱和羟基脂肪酸衍生物，广泛存在于机体的组织和体液中，含量极微，但效应很强。PG 在卵巢、子宫内膜、输卵管黏膜均有分布，对女性生殖功能有一定影响。子宫内膜能合成 PG，其量随月经周期而有所变化。$PGF_{2\alpha}$能促使子宫内膜螺旋小动脉收缩，加速内膜缺血、坏死、血管断裂，因此，月经来潮可能与 $PGF_{2\alpha}$。密切相关。原发性痛经妇女经血中 $PGF_{2\alpha}$含量异常增多，提示子宫内前列腺素失调可能为痛经的原因之一。

70. D。**解析：**分泌中期为月经周期第 20～23 天。子宫内膜较前更厚并呈锯齿状。腺体内的分泌上皮细胞顶端胞膜破裂，细胞内的糖原溢入腺腔，称顶浆分泌。内膜的分泌还包括血浆渗出，血液中许多重要的免疫球蛋白与上皮细胞分泌的结合蛋白结合，进入子宫内膜腔。

71. D。**解析：**雌激素与甲状旁腺激素共同协调血中钙磷平衡。

74. E。**解析：**人绒毛膜促性腺激素（hCG）是由合体滋养层细胞分泌的糖蛋白激素。hCG 于妊娠 8～10 周达到高峰，持续 10 天左右迅速下降，并且不受垂体促性腺激素的影响。hCG 与尿促性腺激素合用能诱发排卵。

75. B。**解析：**子宫内膜、宫颈黏膜、输卵管黏膜、阴道黏膜上皮都发生周期性变化。

76. E。**解析：**甲状腺分泌甲状腺素（T_4）和三碘甲状腺原氨酸（T_3）两种激素。甲状腺激素有增进发育及促进物质代谢的功能，还对生殖生理等过程有直接的影响。如甲状腺功能减退发生在青春期之前，可表现卵泡发育停滞、性器官萎缩、月经初潮延迟等；如发生在青春期之后，则表现为月经过少、稀发，甚至闭经，生殖功能受到抑制。患者多合并不孕，自然流产和畸胎发生率增加。甲状腺功能轻度亢进时甲状腺素分泌与释放增加，子宫内膜过度增生，临床表现为月经过多、过频，甚至发生功能失调性子宫出血。当甲状腺功能亢进进一步加重时，甲状腺素的分泌、释放及代谢等过程均受到抑制，临床表现为月经稀发、月经量少，甚至闭经。

78. C。**解析：**当卵泡发育接近成熟，循环中雌激素浓度≥200pg/ml 时，刺激下丘脑 GnRH 和垂体 LH、FSH 大量释放（正反馈）。

81. B。**解析：**产后来月经的时间有长有短，有些女性在整个哺乳期都不会来月经，但是会有排卵，有怀孕的可能。

82. C。**解析**：雌、孕激素可调节宫颈黏膜腺细胞的分泌功能。月经来潮后，体内雌激素水平降低，此时宫颈管分泌的黏液量很少。随着雌激素水平提高，黏液分泌量不断增加，至排卵期宫颈分泌的黏液变得非常稀薄、透明，拉丝度可达10cm以上。宫颈黏液图片干燥后置于显微镜下检查，可见羊齿植物叶状结晶。这种结晶在月经周期第6～7日即可出现，到排卵期结晶形状最清晰而典型。排卵期一般在下次月经来潮前14日左右。

83. B。**解析**：继发性闭经指以往曾建立规律月经，因病理原因出现月经停止6个月以上或按自身原来的月经周期计算停经3个周期以上。妊娠、哺乳期等月经不来潮属于生理现象，不在讨论之列。

85. D。**解析**：妊娠期羊水量逐渐增加，妊娠38周约1000ml，此后羊水量逐渐减少。

87. E。**解析**：妊娠期血液处于高凝状态。凝血因子Ⅱ、Ⅴ、Ⅶ、Ⅷ、Ⅸ、Ⅹ增加，凝血因子Ⅺ降低。

89. D。**解析**：排卵后基础体温应立即上升，且持续在高水平≥11天。若基础体温呈阶梯形上升，曲线需3天后才达高水平或基础体温稳定上升<11天，可诊断为黄体功能不足。

91. A。**解析**：宫颈柱状上皮异位是宫颈糜烂的同义词，宫颈糜烂发生机制主要是因为卵巢分泌的雌激素作用于宫颈使鳞、柱交界异位。柱状上皮细胞，就像立柱一样，立在宫颈表面，显的发红。因为受雌激素的影响，颈管的柱状上皮增生，从宫颈口向外移覆盖了鳞状上皮，使该部位的组织呈细颗粒状的红色区。

92. D。**解析**：宫颈黏液涂片干燥后置于显微镜下检查，可见羊齿植物叶状结晶。这种结晶在月经周期第6～7天即可出现，到排卵期结晶形状最清晰而典型。

96. D。**解析**：13（3～5/29～30）天指13岁月经初潮，月经周期29～30天，行经3～5天。

97. C。**解析**：13（3～5/29～30）天指：13岁月经初潮，月经周期29～30天，行经3～5天。

98. A。**解析**：末次月经来潮是在2002年11月29日，月经周期29～30天，行经3～5天。今天是2002年12月2日，应为月经周期第三天，故是月经期。

99. B。**解析**：月经周期29～30天，距下次月经18～19天，故为增生期。

100. D。**解析**：排卵一般发生在下次月经来潮前14天，下次月经应在2002年12月28～29日，故该妇女下一次排卵发生在12月13～14日。

108～110. B、A、D。**解析**：孕激素降低子宫平滑肌兴奋性及其对缩宫素的敏感性，抑制子宫收缩，有利于胚胎及胎儿宫内生长发育。雌激素使宫颈黏液分泌增加，质变稀薄，易拉成丝状，宫颈黏液出现羊齿状结晶。黄体期循环中黄体生成素急剧下降。

139～140. B、A。**解析**：循环血容量于妊娠6～8周开始增加，至妊娠32～34周达高峰，增加40%～45%，平均约增加1450ml，维持此水平直至分娩。心排出量自妊娠10周逐渐增加，至妊娠32～34周达高峰，左侧卧位测量心排出量较未孕时约增加30%，每次心排出量平均约为80ml，持续至分娩。

第三章　妊娠生理

一、单选题：以下每道试题有五个备选答案，请选择一个最佳答案。

1. 关于妊娠期母体循环系统变化的描述，下列哪项是错误的
   A. 血容量至妊娠末期增加30%～40%
   B. 心率从孕早期至末期每分钟增加10～15次
   C. 心搏出量至妊娠32～34周达高峰
   D. 妊娠后期心脏向左、向上、向前移位
   E. 第二产程期间，心搏出量略减少

2. 孕晚期孕妇每周体重应该增加多少
   A. 1kg　B. 0.5kg
   C. 0.75kg　D. 1.25kg
   E. 1.5kg

3. 原始性腺分化为卵巢是在胚胎第
   A. 6周　B. 7周
   C. 8周　D. 9周
   E. 10周

4. 妊娠期母体血液的改变恰当的是
   A. 白细胞总数增高，中性粒细胞减少
   B. 网织红细胞轻度减少
   C. 血容量于妊娠10周开始增加，妊娠36周达高峰
   D. 红细胞沉降加快，可达100mm/h
   E. 血浆纤维蛋白原稍增多

5. 关于人绒毛膜促性腺激素（hCG）错误的是
   A. 是由绒毛合体滋养细胞分泌
   B. 是糖蛋白激素
   C. 至妊娠末期血清浓度达高峰
   D. 其α亚基有与黄体生成激素类似的生物活性
   E. 维持黄体继续发育，成为妊娠黄体

6. 有关孕激素的生理功能，以下哪项是错误的
   A. 抑制子宫肌的自发性收缩
   B. 增加输卵管的收缩幅度和频率
   C. 轻度促阴道上皮增生
   D. 促进蛋白质分解，增加尿素氮的排出量
   E. 使正常女性的体温轻度升高

7. 关于妊娠期血液系统的改变，以下哪项是错误的
   A. 妊娠6周开始，血容量增加，32～34周达到高峰
   B. 妊娠期血液稀释，血红蛋白稍低，白细胞偏高
   C. 血小板增加
   D. 红细胞沉降率加快
   E. 纤维蛋白原增加

8. 胎盘完全形成在
   A. 妊娠1个月末
   B. 妊娠2个月末
   C. 妊娠3个月末
   D. 妊娠4个月末
   E. 妊娠5个月末

9. 关于胎盘产生的胎盘生乳素，下列正确的是
   A. 是一种甾体激素
   B. 是由合体滋养层细胞贮存及释放
   C. 随妊娠进展及胎盘增大，其分泌量逐渐减少
   D. 有抗胰岛素生成作用
   E. 胎盘功能低下时浓度增加

10. 羊水的pH约为

A. 8.0 B. 7.0
C. 6.5 D. 7.2
E. 9.0

11. 下述妊娠期母体生理变化错误的是
A. 黄体功能于孕10周后由胎盘取代
B. 不哺乳者垂体生乳素产生后3周内降至非孕时水平
C. 由于胰岛素分泌减少，孕妇易患糖尿病
D. 肾盂肾炎和胆石症发作与高水平雌激素有关
E. 妊娠32～34周时心搏出量及血容量达高峰

12. 对于妊娠期母体的变化，哪项是恰当的
A. 妊娠后肺活量减小，动脉血 PO_2 降低
B. 因受孕激素影响，输尿管增粗，蠕动减弱，尿流缓慢，加上子宫压迫，易发生肾盂肾炎
C. 垂体前叶增多，故促性腺激素分泌增多
D. 妊娠初期动脉血压增加，脉压减小
E. 孕妇心搏量随妊娠的进程而不断增加，到妊娠末期达峰值

13. 关于羊水的表述，正确的是
A. 正常情况下，足月妊娠时羊水量约300ml
B. 临产后，前羊水囊会抑制宫颈口的扩张
C. 妊娠足月羊水无色透明
D. 羊水中含有大量酶和激素
E. 妊娠38周后羊水量逐渐增多

14. 对于胎盘生乳素（hPL）下列哪项是恰当的
A. 随妊娠进展而增加，直至孕末期
B. 葡萄胎时hPL升高
C. 可用于促排卵
D. 是一种甾体激素
E. 主要南朗格汉斯细胞分泌

15. 羊水的功能不包括
A. 防止胎儿自身跟羊膜粘连而发生畸形
B. 缓冲外界对胎儿的机械性损伤
C. 临产时分散宫缩时压力，避免胎儿受压导致胎儿窘迫
D. 减少胎动对母体的不适感
E. 破膜后羊水冲洗阴道可增加感染

16. 妊娠期母体内分泌系统的变化恰当的是
A. 甲状腺功能低下
B. 腺垂体分泌促黑素细胞激素减少
C. 腺垂体不增大
D. 皮质醇轻度减少
E. 垂体催乳激素增多

17. 胎儿血液循环恰当的是
A. 上腔静脉血大部分通过卵圆孔流入左心房
B. 肺动脉血液小部分经动脉导管流入主动脉
C. 脐动脉生后闭锁成为肝圆韧带
D. 脐静脉血含氧浓度比肺动脉血高
E. 左心室的血液流入动脉导管

18. 对于滋养层发育，下列哪项恰当
A. 滋养层内层是基底膜
B. 细胞滋养细胞由合体滋养细胞分化而来
C. 合体滋养细胞是分裂生长的细胞
D. 滋养层外层是细胞滋养层
E. 细胞滋养细胞是执行功能的细胞

19. 关于妊娠期母体泌尿系统变化的叙述，正确的是
A. 夜尿量少于日尿量

B. 泌尿系统平滑肌张力降低
C. 肾小管对葡萄糖再吸收能力增加
D. 输尿管蠕动增强，尿流缓慢
E. 易患左侧急性肾盂肾炎

20. 氧分压最高的血液存在于以下哪种血管中
A. 胎儿主动脉　　B. 绒毛间隙
C. 脐动脉　　D. 动脉导管
E. 脐静脉

21. 脐动脉 S/D 比值在妊娠晚期的正常值为
A. ≤3　　B. ≥2
C. ≤2　　D. ≥3
E. ≤4

22. 正常脐带中的血管有
A. 5 根　　B. 4 根
C. 3 根　　D. 2 根
E. 1 根

23. 关于妊娠期母体心血管系统变化的叙述，正确的是
A. 心脏向左下方移位
B. 听到收缩期杂音可诊断为心脏异常
C. 孕妇心排出量对活动的反应与未孕妇相同
D. 收缩压无变化，舒张压轻度降低
E. 下肢静脉压无明显变化

24. 妊娠 32 周以后的早产儿及妊娠足月儿的红细胞数均增多，约为
A. $4.0\times10^{12}/L$　　B. $5.0\times10^{12}/L$
C. $6.0\times10^{12}/L$　　D. $7.0\times10^{12}/L$
E. $8.0\times10^{12}/L$

25. 不属于第二产程心脏负担最重的原因为
A. 血容量增加
B. 腹压增加，内脏血液涌向心脏
C. 肺循环压力增加
D. 周围阻力更增大
E. 心排血量及平均动脉压增加

26. 妊娠 28 周末的胎儿体重，估计为
A. 600g　　B. 800g
C. 1000g　　D. 1200g
E. 1400g

27. 足月胎儿胎头最短的前后径线是
A. 枕颏径　　B. 双颞径
C. 枕下前囟径　　D. 双顶径
E. 枕额径

28. 自卵巢排出的卵子，受精部位通常是在
A. 输卵管伞部与壶腹部联接处
B. 输卵管壶腹部与峡部联接处
C. 输卵管峡部与间质部联接处
D. 输卵管壶腹部
E. 宫腔

29. 关于滋养层发育过程正确的是
A. 滋养层外层是细胞滋养细胞
B. 细胞滋养细胞由合体滋养细胞分化而来
C. 合体滋养细胞是分裂生长的细胞
D. 细胞滋养细胞是执行功能的细胞
E. 合体滋养细胞能合成多种激素、酶和细胞因子

30. 下列关于产后循环系统及血液的变化描述正确的是
A. 产后 3 天内血容量增加 40%
B. 产褥早期血液仍为低凝状态
C. 红细胞计数及血红蛋白数值逐渐增加
D. 血小板数量减少
E. 红细胞沉降率改变不明显

31. 有关脐带的描述错误的是
A. 华通胶有保护脐血管的作用
B. 脐带过度扭曲可影响胎儿血供，导

致胎儿生长受限

C. 脐带绕颈 1 周易导致胎儿宫内死亡

D. 脐带是母、胎之间物质交换的重要通道

E. 少数胎儿为单脐动脉

32. 下列关于胎儿循环系统特点的叙述，正确的是

A. 有一条脐动脉，两条脐静脉

B. 脐动脉内为含氧量高的动脉血

C. 入右心的血为含氧量较低的静脉血

D. 胎儿体内无动脉血

E. 左右心房之间的卵圆孔于出生后数天开始关闭

33. 下列胎心监护变化哪项是有意义的

A. 胎心的基线率 110～120 次/分变异正常，有加速变化

B. 基线正常，变异平直，有加速反应

C. 基线 160 次/分，变异正常，有加速

D. 基线正常，变异部分显示正弦曲线，有加速反应

E. 基线正常，变异平直，有自然减速

34. 关于受精卵错误的是

A. 依靠输卵管蠕动和输卵管上皮纤毛推动被送入宫腔

B. 在输卵管运送期间发生减数分裂

C. 经桑葚胚发育为早期胚泡

D. 最外层是滋养层

E. 滋养细胞穿透侵入子宫内膜、囊胚完全埋入子宫内膜中完成受精卵的着床

35. 初乳与成熟乳的比较描述正确的是

A. 成熟乳中脂肪及糖类含量较高

B. 成熟乳汁中含有较多的胡萝卜素

C. 初乳及成熟乳中，均含有大量分泌型免疫球蛋白 IgA

D. 初乳持续约 3 天以后，逐渐变为成熟乳汁

E. 大多数药物不经母血渗入乳汁中

36. 有关妊娠期生殖系统的变化，错误的是

A. 子宫血流量增加，其中 80%～85% 供应胎盘

B. 妊娠 12 周后，增大的子宫可在耻骨联合上方触及

C. 妊娠期子宫增大主要是由于肌细胞数目的增加

D. 妊娠后子宫峡部逐渐伸展扩展成为产道一部分，称子宫下段

E. 妊娠期宫颈黏稠黏液栓，富含免疫球蛋白及细胞因子，有保护宫腔免受外来感染侵袭的作用

37. 胎儿血循环特点不正确的叙述是

A. 进入右心房的下腔静脉是混合血

B. 下腔静脉进入右心房的血液，绝大部分进经卵圆孔入左心房

C. 肺动脉的血液大部分经肺静脉入左心房

D. 胎儿体内无纯动脉血，而是动、静脉混合血

E. 各部位血氧含量在程度上有差异

38. 有糖尿病家族史的孕妇进行的 50g 葡萄糖筛查试验应在何时进行

A. 妊娠 16～20 周

B. 妊娠 20～24 周

C. 妊娠 24～28 周

D. 妊娠 28～32 周

E. 首次产前检查时

39. 妊娠足月胎盘的大体结构错误的是

A. 呈盘状多为圆形或椭圆形

B. 重约 450～650g

C. 中间厚，边缘薄，有胎儿面和母体面

D. 胎儿面有羊膜覆盖，脐带附着于中央附近

E. 母体面被绒毛膜隔形成若干浅沟分成母体叶

40. 妊娠期肾脏功能生理性改变，不包括
A. 肾小球滤过率在妊娠20周时较非妊娠期妇女增加40%～50%
B. 肾血流量自妊娠早期开始增加，至妊娠20周达高峰，较非妊娠期妇女增加60%～80%
C. 妊娠期肾血流量增加与妊娠期生理性血容量增加有关
D. 妊娠期肾血流量增加与泌乳素、肾上腺皮质激素、前列腺素等水平升高有关
E. 妊娠期肾血流量增加与肾血管阻力升高有关

41. 初乳中含蛋白质较多，尤其是
A. sIgA　　B. IgG
C. IgE　　D. IgC
E. IgM

42. 糖尿病对妊娠结局的影响下述哪项不正确
A. 死胎发生率增加
B. 易发生巨大儿
C. 胎儿生长受限增加
D. 胎位异常的发生率增加
E. 胎儿畸形的发生率增加

43. 关于胎盘产生人胎盘生乳素的叙述，正确的是
A. 为糖蛋白激素
B. 合体滋养细胞分泌
C. 随妊娠进展，其分泌量渐少
D. 有抗胰岛素生成作用
E. 胎盘功能低下时浓度增大

44. 植入后的子宫内膜称为
A. 胎膜　　B. 蜕膜
C. 基蜕膜　　D. 基膜
E. 黏膜

45. 有关羊水功能的描述错误的是
A. 羊水恒温，适宜胎儿的生长
B. 羊水过少可致胎儿肢体粘连
C. 羊水不可促进胎肺的发育
D. 羊水为酸性，破膜后羊水冲洗阴道，减少感染机会
E. 羊水为偏碱性，破膜后羊水冲洗阴道，减少感染机会

46. 关于产后乳腺分泌乳汁的神经体液调节错误的是
A. 乳汁的分泌很大程度上依赖于哺乳时的吸吮刺激
B. 产后雌、孕激素的急剧下降，促进对催乳素抑制因子的释放
C. 垂体催乳素是泌乳的基础
D. 吸吮动作能反射性的引起神经垂体释放缩宫素
E. 与产妇营养、睡眠、情绪、健康状况相关

47. 孕妇体内代谢改变正确的是
A. 蛋白质代谢呈负氮平衡状态
B. 基础代谢率于妊娠晚期增高15%～20%
C. 胰腺分泌胰岛素不足
D. 妊娠胎儿骨骼钙的储存主要在妊娠头3个月内积累
E. 血脂降低

48. 胎盘合成的激素中，哪种含有特异性β亚基
A. 胎盘激素
B. 绒毛膜促性腺激素
C. 雌激素
D. 孕激素
E. 绒毛膜促甲状腺激素

49. 下述哪项产生绒毛膜促性腺激素

A. 蜕膜
B. 合体滋养细胞
C. 羊膜
D. 细胞滋养细胞
E. 叶状绒毛膜

50. 孕妇如存在糖尿病的高危因素，在孕24～28周糖筛查正常，应在孕多少周再复查
A. 32～34周
B. 34～36周
C. 38～40周
D. 36～38周
E. 产后

51. 胎盘合成甾体激素错误的是
A. 主要有孕激素和雌激素
B. 主要生理作用是与分娩发动有关
C. 雌激素由胎儿－胎盘单位产生
D. 胎儿肾上腺及肝产生雌激素前身物质，是胎盘合成雌三醇的主要来源
E. 妊娠8～10周后，胎盘合体滋养细胞是产生孕激素的主要来源

52. 关于子宫下段的叙述，错误的是
A. 由子宫峡部形成
B. 非孕时长约1cm
C. 于妊娠末期逐渐扩展为宫腔的一部分
D. 妊娠末期可达7～10cm
E. 可与宫体形成生理缩复环

53. 关于胎盘功能错误的是
A. 胎儿，胎盘循环的建立为母胎之间物质交换的基础
B. 足月胎盘的绒毛表面积相当于成人肠道总面积，母儿之间有一个巨大的交换面积
C. 母儿间通过简单扩散进行 O_2、CO_2 交换
D. 胎盘屏障能有效防御有害因素对胎儿的影响
E. 胎盘的合成功能细胞为合体滋养细胞

54. 脐血S/D在妊娠晚期的正常值为
A. ＜4
B. ＞2
C. ＜2
D. ＞3
E. ＜3

55. 末次月经第1日是2013年10月26日，计算预产期是
A. 2014年8月2日
B. 2014年8月3日
C. 2014年8月1日
D. 2014年8月4日
E. 2014年8月5日

56. 关于胎儿发育过程正确的是
A. 受精后10周内的人胚称胚胎，是器官分化、形成的时期
B. 妊娠10周末：胎儿外生殖器已可初辨性别
C. 妊娠12周末：部分孕妇已能自觉胎动，自该孕周起胎儿体重呈线性增长
D. 妊娠24周末：胎儿出生后可有呼吸，但生存力极差
E. 妊娠28周末：出生后能啼哭及吸吮，能很好存活

57. 关于受精过程的叙述，正确的是
A. 精子获能部位主要在阴道
B. 卵子停留在输卵管壶腹部等待受精
C. 精子与卵子相遇时发生顶体反应
D. 精子与卵子相遇，标志受精过程已开始
E. 精原核与卵原核融合，标志受精过程即将完成

58. 关于妊娠期母体生殖系统的变化，以下叙述正确的是
A. 足月妊娠子宫重量增加至1500g左右
B. 足月妊娠子宫容量增加至4000ml左右

C. 子宫峡部足月妊娠时可延伸至7～10cm

D. 子宫颈肥大、变软，黏液分泌量减少

E. 妊娠期阴道pH升高，容易导致一般致病菌生长

59. 对于妊娠期母体的变化，不恰当的是

A. 胃肠道受孕激素影响，易腹胀、“烧心”、便秘等

B. 胆汁排出时间延长，易并发胆囊炎

C. 肾小球滤过率增加，而肾小管对葡萄糖再吸收能力未相应增加，孕妇饭后可能出现糖尿

D. 孕妇易患急性肾盂肾炎，以右侧多见

E. 受孕激素影响，泌尿系统平滑肌张力增加

60. 异位妊娠时，受精卵着床部位最多的是

A. 子宫颈管

B. 输卵管壶腹部

C. 剖宫产瘢痕处

D. 输卵管峡部

E. 输卵管间质部

61. 晚期囊胚形成于

A. 受精后第2～3天

B. 受精后第3～4天

C. 受精后第5～6天

D. 受精后第8～9天

E. 受精后第10～11天

62. 关于桑椹胚说法错误的是

A. 也称早期囊胚

B. 由16个细胞组成

C. 桑椹胚透明带消失之后开始着床

D. 约在受精第3天形成

E. 为实心细胞团

63. 关于着床后子宫内膜的变化正确的是

A. 受精完成后，子宫内膜迅速发生蜕膜化

B. 按照形成的先后顺序，将蜕膜分为3部分

C. 底蜕膜以后发育成胎盘

D. 约在妊娠28周，包蜕膜和真蜕膜相贴近，子宫腔消失

E. 真蜕膜是底蜕膜和包蜕膜以外覆盖子宫腔的蜕膜

64. 关于脐带，哪项是正确的

A. 妊娠足月（40周末）脐带一般长度为80cm

B. 脐带有一根脐动脉和两根脐静脉

C. 脐带表面由羊膜包围

D. 脐静脉的氧分压低于脐动脉

E. 脐带杂音的速率与胎心率不同

65. 单卵双胎的受精卵分裂极少发生在

A. 桑葚期

B. 晚期胚泡

C. 原始胚盘形成后

D. 羊膜囊形成后

E. 受精卵着床时

66. 晚期囊胚透明带消失以后，相当于受精后第几天开始着床

A. 2～3天　　B. 4～5天

C. 6～7天　　D. 8～9天

E. 10～11天

67. 受精卵着床后的子宫内膜发生变化后，称之为

A. 基膜　　B. 蜕膜

C. 基蜕膜　　D. 胎膜

E. 黏膜

68. 有关妊娠循环系统的变化，以下描述哪项正确

A. 心排出量自孕6～8周起逐渐增加
B. 增大的子宫将心脏向上移位，心尖搏动亦上移
C. 妊娠中期由于胎盘形成动静脉短路，血压偏低
D. 由于循环血量增加，孕期血压轻度增高
E. 妊娠期左侧卧位时心排出量增加约40%

69. 有关胎儿各系统的发育，以下正确的是
A. 在整个妊娠期胎儿红细胞均为胎儿血红蛋白
B. 足月新生儿的红细胞数与成人相同
C. 胎儿脑脊髓和脑干神经根的髓鞘形成主要发生在出生后1年内
D. 胎儿甲状腺对碘的蓄积低于母亲甲状腺，孕期补碘安全
E. 若胚胎细胞含Y染色体，由于缺乏副中肾管抑制物质使副中肾管系统发育，形成男性生殖系统

70. 妊娠期孕妇泌尿系统变化，正确的是
A. 泌尿系统肌张力降低
B. 输尿管蠕动增加
C. 孕妇易发生左侧肾盂肾炎
D. 夜尿量少于日尿量
E. 肾小管对葡萄糖再吸收能力相应增加

71. 正常妊娠28周末的胎儿体重大致为
A. 500g　　B. 1000g
C. 1500g　　D. 2000g
E. 2500g

72. 关于妊娠期循环系统变化，叙述恰当的是
A. 心脏容量至妊娠末期约增加30%
B. 心排出量自妊娠20周逐渐增加
C. 心排出量至妊娠32周达高峰
D. 妊娠晚期舒张压一般偏高
E. 妊娠晚期心率休息时每分钟增加5次

73. 以下哪项不是受孕的必备条件
A. 卵巢有正常的排卵功能
B. 正常的精子能通过宫颈进入子宫腔
C. 精子和卵子能在输卵管峡部相遇并结合成受精卵
D. 受精卵能够从输卵管进入子宫腔
E. 子宫内膜具备接受孕卵着床

74. 葡萄糖以下列哪种方式通过胎盘
A. 简单扩散　　B. 易化扩散
C. 主动转运　　D. 被动转运
E. 胞吞作用

75. 胎儿循环的特点描述不恰当的是
A. 胎儿肺动脉血大部分经动脉导管流入主动脉
B. 进入右心房的血是混合血
C. 下腔静脉血通过卵圆孔绝大部分进入左心房
D. 来自脐静脉的血进入肝、门脉和下腔静脉
E. 胎儿上半身血液与下半身血液含氧量无差异

76. 同妊娠期乳房变化无关的激素是
A. 孕激素　　B. 雌激素
C. 胰岛素　　D. 催乳激素
E. 甲状腺素

77. 关于中、晚期妊娠的检查与体征，下列哪项是错误的
A. 孕妇于妊娠18～20周开始感有胎动，妊娠周数越多，胎动越活跃，直至临产
B. 孕18～20周即可经腹用听筒听到胎儿心音
C. 孕24周时经腹壁可触到子宫内的胎

体

D. 妊娠 24 周时多能描记到较规律的心电图图形

E. 子宫增大与孕周相符

78. 有关胎盘的功能错误的是

A. 胎儿体内的葡萄糖均来自母体

B. 氨基酸经胎盘的转运从高浓度区向低浓度区扩散，不消耗能量，但需特异性载体转运

C. 缩宫素酶至妊娠末期达高峰

D. 妊娠期雌激素由胎儿肾上腺、肝及胎盘滋养细胞参与下合成

E. 胎盘合体滋养细胞能合成多种激素、酶和细胞因子

79. 关于胎盘的气体交换功能，哪项是不恰当的

A. CO_2的过绒毛间隙比是O_2的 20 倍左右

B. 脐静脉和脐动脉中 PO_2几乎相等

C. 母血中的 PO_2较胎儿脐动脉 PO_2明显高

D. 母体的血氧浓度远远高于胎盘中氧浓度

E. 胎盘的气体交换功能相当于胎儿的肺脏

80. 足月妊娠时，胎心率正常的范围是每分钟

A. 100～140 次　B. 100～150 次

C. 120～160 次　D. 140～170 次

E. 140～180 次

81. 对于孕妇体内代谢改变，下列哪项恰当

A. 血脂降低

B. 基础代谢率于孕晚期增加 15%～20%

C. 蛋白质代谢呈负氮平衡状态

D. 血中胰岛素值偏低

E. 妊娠全过程体重约增加 10kg

82. 关于孕妇用药，以下哪项是错误的

A. 任何途径用药，药物几乎都能经过母体血液、通过胎盘和脐静脉到达胎儿体内

B. 分子量小的药物能很快通过胎盘

C. 有些药物分子量虽小，但与血浆蛋白结合后分子量变大，不能很快通过胎盘

D. 脂溶性高的药物也容易通过胎盘

E. 药物在胎儿血液中的代谢及排泄与孕妇相同

二、共用题干单选题：以下提供若干个案例，每个案例下设若干道试题，每道试题有五个备选答案，请选择一个最佳答案。

（83～86 题共用题干）

初孕妇，27 岁。妊娠 43 周，自觉胎动减少已 2 天。血压 110/70mmHg，枕左前位，无头盆不称征象。

83. 该孕妇可以省略的检查项目是

A. 胎儿监护仪监测胎心变化

B. 测量子宫长度和腹围

C. B 型超声监测

D. 超声多普勒测胎心率

E. Bishop 宫颈成熟度评分

84. 为能恰当处理，最重要的检查项目是

A. 测羊水脂肪细胞百分率

B. 测孕妇尿液雌激素/肌酐比值

C. 测羊水胆红素类物质值

D. 测羊水肌酐值

E. 测羊水卵磷脂/鞘磷脂比值

85. 不能证明胎盘功能低下的项目是

A. 羊膜镜观察羊水性状

B. 测胎儿头皮血 pH

C. 测孕妇血胎盘生乳素值

D. 胎儿监护仪行缩宫素激惹试验

E. 超声多普勒检查胎心率

86. 该例于产前及产后，胎儿及新生儿不常发生的疾病是

A. 新生儿硬肿症

B. 新生儿吸入性肺炎

C. 胎儿窘迫

D. 新生儿颅内出血

E. 新生儿窒息

三、共用备选答案单选题：以下提供若干组试题，每组试题共用试题前列出的五个备选答案，请为每道试题选择一个最佳答案。每个备选答案可能被选择一次、多次或不被选择。

（87～88 题共用备选答案）

A. 2～3 天　B. 5～6 天

C. 8～9 天　D. 11～12 天

E. 2 周后

87. 受精后第几天植入开始

88. 受精后第几天植入结束

（89～91 题共用备选答案）

A. 底蜕膜、包蜕膜、真蜕膜

B. 底蜕膜、叶状绒毛膜、羊膜

C. 真蜕膜、叶状绒毛膜、滑泽绒毛膜

D. 底蜕膜、真蜕膜、壁蜕膜

E. 羊膜、叶状绒毛膜

89. 依据受精卵与蜕膜的部位关系，将蜕膜分为

90. 构成胎盘的是

91. 构成胎盘胎儿部分的是

（92～94 题共用备选答案）

A. 孕 8 周　B. 孕 16 周

C. 孕 18～20 周　D. 孕 28 周

E. 孕 40 周

92. 胎儿出现能使羊水进出呼吸道的呼吸运动的时间是

93. 孕妇自觉胎动的时间是

94. 胚胎初具人形，B 超可见早期心脏形成、搏动在

（95～98 题共用备选答案）

A. 受精卵在受精后 13 天后分裂

B. 受精卵在受精后 9～12 天内分裂

C. 受精卵在受精后 72 小时内分裂

D. 受精卵在受精后 9～13 天内分裂

E. 受精卵在受精后 72 小时后至 8 天内分裂

95. 双羊膜囊双绒毛膜单卵双胎

96. 双羊膜囊单绒毛膜单卵双胎

97. 单羊膜囊单绒毛膜单卵双胎

98. 联体双胎

（99～101 题共用备选答案）

A. 初级绒毛　B. 次级绒毛

C. 三级绒毛　D. 初级绒毛干

E. 次级绒毛干

99. 从绒毛膜板伸出的绒毛干是

100. 胚胎血管长入绒毛的间质中心索是

101. 合体滋养细胞小梁内出现细胞中心索是

（102～103 题共用备选答案）

A. 500～650ml/分

B. 500～700ml

C. 3600ml/小时

D. 1000ml

E. 800ml

102. 妊娠足月胎儿每天吞咽羊水

103. 妊娠 38 周时羊水的量约为

（104～105 题共用备选答案）

A. 受精卵着床于子宫体腔以外

B. 受精卵于输卵管着床发育

C. 受精卵种植于肠系膜

D. 受精卵于卵巢着床发育

E. 受精卵于子宫角着床发育

104. 卵巢妊娠是

105. 输卵管妊娠是

参考答案与解析

1. E	2. B	3. C	4. D	5. C	6. B
7. C	8. C	9. B	10. D	11. C	12. B
13. D	14. A	15. E	16. E	17. D	18. A
19. B	20. E	21. A	22. C	23. D	24. C
25. A	26. C	27. C	28. B	29. E	30. C
31. C	32. D	33. E	34. B	35. A	36. C
37. C	38. E	39. E	40. E	41. A	42. D
43. B	44. B	45. D	46. B	47. B	48. B
49. B	50. A	51. B	52. C	53. D	54. E
55. A	56. D	57. C	58. C	59. E	60. B
61. C	62. C	63. E	64. C	65. C	66. C
67. B	68. C	69. C	70. A	71. B	72. C
73. C	74. B	75. E	76. E	77. A	78. B
79. B	80. C	81. B	82. E	83. D	84. B
85. E	86. A	87. B	88. D	89. A	90. B
91. E	92. B	93. C	94. A	95. C	96. E
97. D	98. A	99. D	100. C	101. A	102. B
103. D	104. D	105. B			

1. E。**解析：**心排出量增加为孕期循环系统最重要的改变，临产后在第二产程心排出量也显著增加。

2. B。**解析：**孕晚期每周孕妇体重增加约 0. 5kg。

3. C。**解析：**若无睾丸决定因子存在，在胚胎第 8 周时，原始生殖腺即分化为卵巢，故女性卵巢及其生殖细胞发育和形成，是一种基本分化途径，也可以理解为缺乏睾丸决定因子基因所致。

5. C。**解析：**着床后的 10 周血清 hCG 浓度达高峰，持续约 10 天迅速下降，至妊娠中晚期血清浓度仅为峰值的 10%，产后 2 周内消失。

6. B。**解析：**孕激素主要是抑制输卵管肌节律性收缩的振幅。

7. C。**解析：**妊娠期血小板数轻度减少。

8. C。**解析：**一般在孕 10 周左右，胎儿长到 2. 83cm，胎儿各器官均已形成，胎盘雏形形成。B 超可见胎囊开始消失，月芽形胎盘可见，胎儿活跃在羊水中，妊娠 3 个月末，胎盘完全形成。

9. B。**解析：**胎盘生乳素由胎盘合体滋养细胞分泌，为分子量为 22279 的单链多肽激素，有 191 个氨基酸；胎盘生乳素随妊娠进展，其分泌量逐渐增加；有促进胰岛素生成作用，使母体血胰岛素值增高；当胎盘功能低下时，其分泌减少。

10. D。**解析：**足月妊娠时羊水比重为 1. 007 ~ 1. 025，pH 约为 7. 20，内含水分 98% ~99%，1% ~2% 为无机盐及有机物。

11. C。**解析：**妊娠期糖尿病的病因不是胰岛素分泌减少。

13. D。**解析：**妊娠 38 周时羊水约 1000ml，此后羊水量逐渐减少，妊娠足月时羊水量约 800ml。早期羊水为无色透明液体，妊娠足月羊水则略显混浊，不透明，可见羊水内悬有小片状物，包括胎脂、胎儿脱落上皮细胞、毳毛、毛发、少量白细胞、白蛋白、尿酸盐等。羊水中含有大量酶和激素。临产后，前羊水囊扩张子宫颈口及阴道。

15. E。**解析：**羊水的功能有：①保护胎儿：胎儿可在羊水中自由的活动；防止胎儿自身跟羊膜粘连而发生畸形；羊水的温度适宜，有一定的活动空间，可以缓冲外界对胎儿的机械性损伤；临产时分散宫缩的压力，避免胎儿受压导致胎儿窘迫。②保护母体：减少胎动所致的不适感；临产后，前羊水囊可扩张子宫颈口及阴道；破膜后羊水冲洗阴道可减少感染。

16. E。**解析：**腺垂体增生肥大明显；

促黑素细胞激素增加；甲状腺功能不低下；妊娠期雌激素大量增加，使由肾上腺中层束状带分泌皮质醇增多3倍。

19. B。**解析**：受孕激素影响，泌尿系统平滑肌张力降低。自妊娠中期肾盂及输尿管轻度扩张，输尿管增粗及蠕动减弱，尿流缓慢，且右侧输尿管受右旋子宫压迫，加之输尿管有尿液逆流现象，孕妇易患急性肾盂肾炎，以右侧多见。

20. E。**解析**：脐静脉血中氧分压最高。

21. A。**解析**：脐动脉S/D比值在妊娠晚期的正常值是≤3。S/D为收缩期最大血流速度与舒张末期血流速度比值，与胎儿供血相关，当胎盘功能不良或脐带异常时此比值会出现异常。脐血S/D比值升高时，也应考虑有胎儿生长受限的可能性。

22. C。**解析**：脐带内含1条脐静脉与2条脐动脉。

23. D。**解析**：妊娠早期及中期血压偏低，妊娠24～26周后血压轻度升高。一般收缩压无明显变化，舒张压因外周血管扩张、血液稀释及胎盘形成动静脉短路而轻度降低，使脉压稍增大。

24. C。**解析**：妊娠32周红细胞生成素大量产生，故妊娠32周以后的早产儿及妊娠足月儿的红细胞数均增多，约为$6.0\times10^{12}/L$。

25. A。**解析**：妊娠期时，血容量自孕6～8周母体血容量开始增加，孕32～34周时达高峰，约增加40%～45%，平均增加1450ml。维持此水平持续至分娩。

26. C。**解析**：28周末胎儿体重约1000g。

27. C。**解析**：足月胎儿胎头最短的前后径线为枕下前囟径。

28. B。**解析**：卵子从卵巢排出，经输卵管伞部进入输卵管内，停留在输卵管壶腹部与峡部连接处等待受精。

29. E。**解析**：合体滋养细胞能合成多种激素，酶和细胞因子。

30. C。**解析**：产妇产后3天内血容量增加15%～25%，产褥早期血液仍为高凝状态，红细胞、白细胞、血小板数量明显增加，红细胞沉降率于产后3～4周降至正常。

31. C。**解析**：脐带是连于胎儿脐部与胎盘间的条索状结构，脐带外覆羊膜，内含一条脐静脉和两条脐动脉。血管周围为华通胶，有保护脐血管的作用。妊娠足月胎儿的脐带长约30～100cm，平均55cm。脐带是胎儿与母体进行物质交换的重要通道。脐带受压可使血流受阻，导致胎儿缺氧。

32. D。**解析**：胎儿有两条脐动脉，一条脐静脉，脐静脉来自胎盘，进入胎儿肝脏和下腔静脉，含氧较充分，约80%。脐动脉来自胎儿，注入胎盘与母体进行物质交换，所含血属静脉血。进入右心房的有来自脐静脉养分高的血液和来自胎儿下半身含氧量较低的混合血，胎儿体内无动脉血。左右心房之间的卵圆孔；于出生后数分钟开始关闭；出生后肺循环建立后动脉导管闭锁。

34. B。**解析**：在输卵管运送期间，受精卵不发生减数分裂。

35. A。**解析**：初乳是指产后7天内分泌的乳汁。含有较多β－胡萝卜素，呈淡黄色；含较多蛋白质、大量免疫球蛋白IgA，尤其是分泌型。产后7～14天分泌的乳汁为过渡乳，14天后分泌的为成熟乳，含较多脂肪及糖类。大多数药物可经母血渗入乳汁中，因此哺乳期用药需慎重。

36. C。**解析**：子宫血流量增加，其中80%～85%供应胎盘。子宫属于肌性器官，有弹性，有伸缩作用，肌纤维随胎儿逐渐增大而拉伸，等胎儿娩出后，子宫由于收缩作用自然就会逐渐恢复到原来大小。

37. C。**解析**：血液循环特点为来自胎盘的血液沿胎儿腹前壁进入体内分三支：一支直接入肝，一支与静脉汇合入肝，此两支的血液经肝静脉入下腔静脉；另一支为静脉导管直接入下腔静脉。可见进入右心房的下腔静脉是混合血，有来自脐静脉含氧量较高的血液，也来自胎儿身体下部含氧量较低的血液。卵圆孔开口处正对着下腔静脉入口，下腔静脉进入右心房的血液，绝大部分进经卵圆孔入左心房。而上腔静脉进入右心房的血液，很少甚或不通过卵圆孔流向右心室，随后进入肺动脉。由于肺循环阻力较大，肺动脉的血液大部分经动脉导管流入主动脉，仅约 1/3 血液经肺静脉入左心房。左心房小部分血液进入降主动脉至全身，经腹下动脉再经脐动脉进入胎盘，与母血进行气体交换。可见胎儿体内无纯动脉血，而是动、静脉混合血，各部位血氧含量只有程度上的差异。进入肝、心、头部及上肢的血液，含氧量较高且营养较丰富，以适应需要，注入肺及身体下部的血液，含氧量及营养较少。

38. E。**解析**：孕期常规糖筛查应在孕 24 ~ 28 周进行，有高危因素者应在首次产检时进行，以便及早诊断。

39. E。**解析**：妊娠足月胎盘呈盘状，多为圆形或椭圆形。重 450 ~ 650g。直径 16 ~ 20cm，厚 1 ~ 3cm，中央厚，边缘薄。胎盘分胎儿面和母体面。胎儿面被覆羊膜，呈灰白色，光滑半透明，脐带动静脉从附着处分支向四周呈放射状分布直达胎盘边缘，其分支穿过绒毛膜板，进入绒毛干及其分支。母体面呈暗红色，蜕膜间隔形成若干浅沟分成母体叶。

40. E。**解析**：妊娠期肾血流量增加与肾血管阻力下降有关。

41. A。**解析**：初乳是产后 7 天内分泌的乳汁，其中含蛋白质较成熟乳多，尤其是 sIgA，脂肪和乳糖含量较成熟乳少，极易消化，是新生儿早期理想的天然食物。

43. B。**解析**：人胎盘生乳素由合体滋养细胞合成，由 191 个氨基酸组成，分子量为 22279 的蛋白类激素。

44. B。**解析**：受精卵着床后，在孕激素、雌激素作用下子宫内膜腺体增大，腺上皮细胞内糖原增加，结缔组织细胞肥大，血管充血，此时的子宫内膜称为蜕膜。

46. B。**解析**：产后雌激素、孕激素及胎盘生乳素水平急剧下降，抑制下丘脑分泌的催乳素抑制因子，使腺垂体催乳素呈脉冲式释放；垂体催乳素是泌乳的基础，吸吮动作能反射性的引起神经垂体释放缩宫素，增加乳腺管中的压力喷出乳汁，同时乳汁分泌与产妇营养、睡眠、情绪、健康状况密切相关，因此，保证产妇休息睡眠和饮食，避免精神刺激至关重要。

47. B。**解析**：基础代谢率于妊娠晚期增加 15% ~ 20%。

48. B。**解析**：人绒毛膜促性腺激素是由胎盘的滋养层细胞分泌的一种糖蛋白，它是由 α 和 β 二聚体的糖蛋白组成。

49. B。**解析**：人绒毛膜促性腺激素（hCG），由合体滋养细胞合成，是一种糖蛋白激素。

50. A。**解析**：孕 32 ~ 34 周，胎盘分泌的抗胰岛素激素水平达到第二个高峰，应再次行糖筛查。

51. B。**解析**：胎盘合成甾体激素是为了维持妊娠。

52. C。**解析**：妊娠 10 周时子宫峡部明显变软，妊娠 12 周以后，子宫峡部逐渐伸展拉长变薄，扩展为子宫腔的一部分，形成子宫下段。

53. D。**解析**：胎盘的屏障作用极为有限。各种病毒（如风疹病毒、巨细胞病毒等）及大部分药物均可通过胎盘，影响胎儿。细菌、弓形虫、衣原体、螺旋体不能通过胎盘屏障，但可在胎盘部位形成病灶，破坏绒毛结构后进入胎体感染胚胎及胎儿。

55. A。**解析**：推算预产期：按末次月经第1天算起，月份减3或加9，天数加7。若孕妇记不清末次月经日期或哺乳期月经尚无来潮而受孕者，可根据早孕反应开始出现时间、胎动开始时间、手测宫底高度、尺测子宫长度加以估计。预产期跨月的计算。月份减3或加9，算到某个月份时应该按照当月的天数进行计算。本题中，计算结果是：7月26日加7天。7月是31天，余2天（26+7-31=2），进到下一个月份，所以预产期是8月2日。临产实际工作中有时候是忽略的均按照每个月平均30天计算的。

56. D。**解析**：妊娠24周末胎儿可有呼吸，但生存力极差。

57. C。**解析**：精液射入阴道内，精子离开精液经宫颈管、子宫腔进入输卵管腔，在此过程中精子顶体表面的糖蛋白被生殖道分泌物中的α、β淀粉酶降解，同时顶体膜结构中胆固醇与磷脂比率和膜电位发生变化，降低顶体膜稳定性，此过程称为精子获能。卵子停留在输卵管壶腹部与峡部联接等待受精。当精子与卵子相遇，精子顶体外膜与精细胞膜顶端破裂形成小孔释放出顶体酶，溶解卵子外围的放射冠和透明带，称为顶体反应。已获能的精子穿过次级卵母细胞透明带为受精过程的开始。卵原核与精原核融合为受精过程的完成。

58. C。**解析**：足月妊娠子宫重量可由非妊娠期的50~70g增加至1000g，体积由非妊娠期的5~10ml增加至5000ml。子宫峡部非妊娠期0.8~1.0cm，足月妊娠延伸至7~10cm，是剖宫产的部位。子宫颈充血肥大、着色变软，黏液分泌量增多，形成黏液栓，预防外来的感染。妊娠期阴道上皮细胞含糖原增加，pH3.6~6.0，保持酸性，不利于一般致病菌生长，但容易引起嗜酸性念珠菌感染。

61. C。**解析**：受精后第4天早期囊胚进入宫腔，受精后第5~6天早期囊胚的透明带消失，总体积迅速增大，继续分裂发育，晚期囊胚形成。

62. C。**解析**：受精卵开始进行有丝分裂的同时，借助输卵管蠕动和纤毛推动，向子宫腔方向移动，约在受精后第3天，分裂成由16个细胞组成的实心细胞团，称为桑椹胚，也称早期囊胚。约在受精后第4天，早期囊胚进入子宫腔，在子宫腔内继续分裂发育成晚期囊胚。约在受精后第6~7天，晚期囊胚透明带消失之后开始着床。

63. E。**解析**：受精卵着床后，子宫内膜迅速发生蜕膜变，按蜕膜与受精卵的位置关系，将蜕膜分为3部分：①底蜕膜，指与囊胚极滋养层接触的子宫肌层之间的蜕膜，以后发育成为胎盘的母体部分；②包蜕膜，指覆盖在囊胚上面的蜕膜，约在妊娠12周包蜕膜和真蜕膜相贴近，子宫腔消失；③真蜕膜（壁蜕膜），指底蜕膜及包蜕膜以外覆盖子宫腔的蜕膜。

64. C。**解析**：脐带是连接胎儿与胎盘的条索状组织，胎儿借助脐带悬浮于羊水中。足月妊娠的脐带长30~100cm，平均约55cm，直径0.8~2.0cm。脐带表面有羊膜覆盖呈灰白色，内有一条脐静脉，两条脐动脉，脐静脉的氧分压高于脐动脉。

65. C。**解析**：原始胚盘形成后又复制者，将形成联体儿，极少见；桑葚期复制者，每个胎儿有各自的胎盘、羊膜和绒毛膜，约占1/3；在晚期胚泡期复制，两个胎儿有共同的胎盘和绒毛膜，但有各自的羊膜囊，约占2/3；在羊膜囊形成后复制，两个胎儿共有一个胎盘，共存在一个羊膜腔内，占1% ~2%。

66. C。**解析**：受精后2 ~3 天，受精卵向宫腔方向移动，形成早期胚囊；受精后4 ~5 天，进入宫腔形成晚期胚囊；约在受精后6 ~7 天，晚期胚囊透明带消失后侵入子宫内膜的过程，称受精卵着床。

67. B。**解析**：受精卵着床后，子宫内膜迅速发生蜕膜变。

68. C。**解析**：妊娠早期及中期血压偏低，妊娠24 ~26 周后血压轻度升高。一般收缩压无变化，舒张压因外周血管扩张、血液稀释及胎盘形成动静脉短路而轻度降低。

69. C。**解析**：胎儿脑脊髓和脑干神经的髓鞘形成主要发生在1 年内。

72. C。**解析**：伴随着外周血管阻力下降，心率增加以及血容量增加，心排出量自妊娠10 周逐渐增加，至妊娠32 ~34 周达高峰，持续至分娩。

74. B。**解析**：葡萄糖是胎儿代谢的主要能源，以易化扩散方式通过胎盘，胎儿体内的葡萄糖均来自母体。

75. E。**解析**：胎儿体内无纯动脉血，而是动静脉混合血。进入肝、心、头部及上肢的血液含氧量较高及营养较丰富以适应需要。注入肺及身体下半部的血液含氧量及营养相对较少。

76. E。**解析**：妊娠期间胎盘分泌大量雌激素刺激乳腺腺管发育，分泌大量孕激素刺激乳腺腺泡发育。乳腺发育完善还需垂体催乳素、人胎盘生乳素以及胰岛素、皮质醇等的参与。

77. A。**解析**：孕妇于妊娠18 ~20 周开始感有胎动，妊娠周数越多，胎动越活跃，但至妊娠晚期，胎动减少。

78. B。**解析**：主动运输即物质通过细胞质膜从低浓度区逆方向扩散至高浓度区，需要消耗能量及特异性载体转运，如氨基酸、水溶性维生素及钙、铁等；故胎盘运输氨基酸需要消耗能量。

79. B。**解析**：脐静脉血含氧量高于脐动脉血。

80. C。**解析**：足月妊娠时，胎心率正常的范围是每分钟120 ~160 次。

81. B。**解析**：基础代谢率于孕晚期增加15% ~20%。

82. E。**解析**：药物在孕妇体内主要经肝脏代谢和肾脏排泄；药物经脐静脉进入胎儿体内，约有60% ~80%的血液进入肝脏，其余通过静脉导管进入下腔静脉，然后进入右心房，通过卵圆孔进入左心房，再进入左心室，进入全身血液循环，故药物在肝脏和脑中较多，与孕妇代谢方式不一样。

87 ~88. B、D。**解析**：晚期囊胚植入子宫内膜的过程称为受精卵植入，或称着床，在受精后5 ~6 天开始，11 ~12 天完成。

第四章　妊娠诊断

一、单选题：以下每道试题有五个备选答案，请选择一个最佳答案。

1. 早孕出现最早及最重要的症状是
   A. 停经史　B. 恶心呕吐
   C. 尿频　D. 腹痛
   E. 乳房胀痛

2. 核对胎儿孕周，早孕期以测量头臀长为准，最佳测量时间为
   A. 12～12^{+6}周　B. 11～13^{+6}周
   C. 11～13周　D. 12～13^{+6}周
   E. 10～13周

3. 关于诊断妊娠的方法中哪项是恰当的
   A. 超声多普勒法，在孕妇下腹部听到吹风样声音可确定妊娠
   B. 胎心听诊器只能用于听胎心而听不到胎动
   C. 尿hCG（+）则可确诊妊娠
   D. 血hCG放免测定法用于诊断早孕是不敏感的
   E. B超检查时只要看到胎囊即可诊断妊娠，看到胎心搏动即可诊断活胎

4. 停经3个月，子宫大于孕周，鉴别正常妊娠、多胎、异常妊娠的最好方法是
   A. 腹部X线片
   B. 超声多普勒检查
   C. B超检查
   D. 胎儿心电图检查
   E. 羊水甲胎蛋白测定

5. 腹部检查能区别胎头、胎体的最早时期是
   A. 妊娠24周后
   B. 妊娠36周起
   C. 妊娠24～36周
   D. 妊娠30周后
   E. 妊娠16～20周

6. 关于早期妊娠的诊断，正确的是
   A. 已婚生育年龄女性，平时月经规则，一旦月经过期10天，应疑为妊娠
   B. 月经过期未来潮，黄体酮试验阳性，应疑为妊娠
   C. 哺乳期妇女月经尚未恢复，不会再次妊娠
   D. 于停经6周左右都具有“早孕反应”
   E. 子宫增大稍软是确定早孕最可靠的依据

7. 女，27岁。已婚，以往月经正常，因月经过期1周，前来就诊，想明确自己是否已经怀孕，下列哪项检查对确诊帮助最大
   A. 黄体酮试验　B. 基础体温测定
   C. 宫颈黏液检查　D. B超检查
   E. 妊娠试验

8. 女，25岁。初产妇，末次月经2015年3月10日，于2015年10月13日就诊，检查：宫底在脐上3横指，枕右前位，胎心率正常，血压160/110mmHg，尿蛋白2.9g/24h。本例现在应是
   A. 妊娠30周，宫底高度低于正常
   B. 妊娠30周，宫底高度符合正常情况
   C. 妊娠31周，宫底高度低于正常
   D. 妊娠31周，宫底高度符合正常情况
   E. 妊娠32周，宫底高度符合正常情况

9. 女，28岁。停经2个月，阴道出血2天，下腹痛1天，检查子宫增大如鹅蛋大小，宫口闭，下列哪项检查最有确诊意义

A. 尿妊娠试验　　B. A型超声
C. 诊断性刮宫　　D. B型超声
E. 基础体温测定

10. 女，28岁。G_1P_0，末次月经记不清。产科检查：宫高34cm（宫底位于剑突下2横指），胎头入盆，胎心位于脐右下方。其孕周是
A. 孕24周　　B. 孕30周
C. 孕20周　　D. 孕40周
E. 孕34周

11. 女，25岁。已婚，平素月经规律，现停经54天，黄体酮试验无出血。最可能的诊断是
A. 继发闭经　　B. 子宫内膜结核
C. 早期妊娠　　D. 卵巢早衰
E. 垂体性闭经

12. 女，28岁。孕36周，产前检查胎背位于母体腹部左侧，胎心位于左上腹，宫底可触及浮球感，诊断胎方位为
A. LOA　　B. LOT
C. RSA　　D. LSA
E. LOP

13. 女，30岁。第二胎，孕39周，临产12小时，宫口开全1小时，胎头未下降。腹部检查，胎儿肢体在右前方明显触及，胎背在左后方，耻骨联合上触及胎头，不能推动，额隆突明显。此时做阴道检查可以出现
A. 胎头矢状缝与骨盆横径一致，后囟在左方
B. 胎头矢状缝与骨盆横径一致，后囟在右方
C. 胎头矢状缝与骨盆斜径一致，后囟在左方
D. 胎头矢状缝与骨盆斜径一致，后囟在右方
E. 胎头矢状缝与骨盆前后径一致，后囟在后方

14. 女，26岁。妊娠33周，触诊检查先露部宽而软，剑突下圆而硬，有浮球感，应诊断为
A. 肩先露　　B. 臀先露
C. 枕先露　　D. 面先露
E. 额先露

15. 妊娠剧呕其表现为
A. 疲乏　　B. 头晕
C. 恶心　　D. 食欲不振
E. 呕吐频繁至不能进食

16. 早孕反应消失时间
A. 8周　　B. 9周
C. 10周　　D. 11周
E. 12周

17. 女，28岁。已婚，平时月经尚规则，现停经50天。停经32天尿妊娠乳胶凝集抑制试验阴性，第33天，肌注黄体酮5天，停药后观察1周无撤退性出血，基础体温维持在37℃左右，已近5周。下列哪种诊断最可能
A. Ⅱ度闭经
B. 早孕
C. 高泌乳素血症
D. Ⅰ度闭经
E. 多囊卵巢综合征

18. 初孕妇初感胎动时间一般在
A. 12～16周　　B. 16～18周
C. 18～20周　　D. 20～22周
E. 22～26周

19. 女，26岁。初孕妇，末次月经记不清。自觉3周前开始胎动，检查子宫长度为23cm，比较符合实际的妊娠周数应是
A. 14～16周　　B. 17～19周
C. 20～22周　　D. 23～25周

E. 26～28 周

20. 胎儿姿势是指
A. 最先进入骨盆入口的胎儿部分
B. 胎儿先露部的指示点与母体骨盆的关系
C. 胎儿身体长轴与母体长轴的关系
D. 胎儿身体各部的相互关系
E. 胎儿位置与母体骨盆的关系

21. 女，28 岁。停经 38 天，阴道出血 8 天，伴下腹隐痛。检查：宫颈无提痛，宫体略大，质中，附件无明显肿块及压痛，hCG（+），要求人工流产。人流吸出物见到下列哪项可排除宫外孕
A. 蜕膜组织
B. 绒毛
C. A－S 反应
D. 增生期子宫内膜
E. 分泌期子宫内膜伴蜕膜反应

22. 妊娠 8 周时的胎心率多在
A. 100～110 次/分
B. 120～130 次/分
C. 130～135 次/分
D. 150～160 次/分
E. 160～180 次/分

23. 不能诊断为早孕的项目为
A. 阴道及宫颈软，紫蓝色
B. 黑格征阳性
C. 黄体酮试验阳性
D. 尿 hCG 阳性
E. 子宫增大变软，呈球形

24. 女，28 岁。足月妊娠，胎位 LSA 来诊，下列腹部检查哪项是错误的
A. 胎心音在左下腹最清楚
B. 子宫呈横椭圆形
C. 胎体与母体纵轴一致
D. 宫底部触及胎头
E. 耻骨联合上触到胎臀

25. 女，25 岁。孕 0，因月经过期 1 周就诊。结婚 6 个月，从未用过避孕药，既往月经正常。宫颈软，着色，子宫正常大小，双附件（－）。下列哪项是诊断妊娠最早的方法
A. hCG 测定
B. B 超
C. 基础体温测定
D. 宫颈黏液羊齿状结晶
E. 黄体酮撤退试验

二、共用题干单选题：以下提供若干个案例，每个案例下设若干道试题，每道试题有五个备选答案，请选择一个最佳答案。

（26～27 题共用题干）

初产妇，31 岁。宫口已开全，阴道检查胎头矢状缝与骨盆横径一致，小囟门在 3 点，大囟门在 9 点。

26. 属于哪种胎位
A. LOT　　B. ROT
C. LOA　　D. ROA
E. LOP

27. 胎头向哪个方向转动才能娩出
A. 顺时针转 90°　　B. 逆时针转 90°
C. 逆时针转 45°　　D. 顺时针转 45°
E. 顺时针转 135°

三、共用备选答案单选题：以下提供若干组试题，每组试题共用试题前列出的五个备选答案，请为每道试题选择一个最佳答案。每个备选答案可能被选择一次、多次或不被选择。

（28～30 题共用备选答案）

A. 胎方位　　B. 胎先露
C. 胎产式　　D. 胎姿势
E. 骨盆轴

28. 胎儿先露部指示点与母体骨盆的关系

称为
29. 最先进入骨盆入口平面的胎儿部分为
30. 胎儿身体纵轴与母体纵轴的关系称为

（31～32 题共用备选答案）
A. 胎产式　　B. 胎先露
C. 胎方位　　D. 骨盆轴
E. 胎姿势
31. 胎儿通过的骨盆各假想平面中点的连线代表
32. 胎儿在子宫内的姿势称为

（33～35 题共用备选答案）
A. 孕 8 周　　B. 孕 16 周
C. 孕 20 周　　D. 孕 28 周
E. 孕 40 周
33. 围生期计算的开始时间
34. 胎儿体重约 1000g 左右
35. 胎儿身长 16cm，外生殖器可确定性别

（36～39 题共用备选答案）
A. 枕骨　　B. 颏骨
C. 骶骨　　D. 肩胛骨
E. 臀部
36. LOA 的先露部指示点为
37. LSA 的先露部指示点为
38. LSCA 的先露部指示点为
39. LMT 的先露部指示点为

（40～41 题共用备选答案）
A. 体重
B. 末次月经第 1 天
C. 初觉胎动
D. 腹围
E. 早孕反应
40. 对平素月经规律的女性，推算预产期的主要根据是
41. 判断孕妇体内有无隐性水肿的指标是

（42～43 题共用备选答案）
A. 妊娠 5 周
B. 妊娠 12 周
C. 妊娠 18～20 周
D. 妊娠 20～24 周
E. 妊娠 10 周
42. 耻骨联合上能扪及子宫底，最早在
43. 经腹部用听诊器闻及胎心音，最早在

（44～46 题共用备选答案）
A. LOA　　B. ROA
C. ROT　　D. LOP
E. ROP
44. 胎头矢状缝在骨盆入口右斜径上，小囟门在骨盆的左前方，其胎方位为
45. 胎头矢状缝在骨盆入口左斜径上，大囟门在骨盆的右前方，其胎方位为
46. 胎头矢状缝在骨盆入口横径上，小囟门在骨盆正右方，其胎方位为

（47～49 题共用备选答案）
A. 6 周　　B. 5 周
C. 6～8 周　　D. 12 周
E. 18～20 周
47. B 型超声显像法见到妊娠环的时间是
48. 多数孕妇早孕反应出现的时间是
49. 黑格征出现的时间是

（50～52 题共用备选答案）
A. 13 周末以前　　B. 14～27 周末
C. 20～28 周　　D. 28 周及以后
E. 37 周以后
50. 早期妊娠
51. 中期妊娠
52. 晚期妊娠

（53～54 题共用备选答案）
A. 胎头位于子宫底处，胎心位于脐右上方
B. 胎头在下方，胎心位于脐右下方
C. 胎头在脐左侧，胎心靠近脐下方
D. 胎头在上方，胎心位于脐左上方
E. 胎头在耻骨上方，胎心位于脐左

下方

53. 以上哪项适合下述胎方位横位
54. 以上哪项适合下述胎方位骶右前位

（55～58题共用备选答案）

A. 脐耻之间
B. 脐上1横指
C. 脐上3横指
D. 脐与剑突之间
E. 剑突下2横指

55. 妊娠16周末，子宫底高度在
56. 妊娠28周末，子宫底高度在
57. 妊娠32周末，子宫底高度在
58. 妊娠36周末，子宫底高度在

参考答案与解析

1. A	2. B	3. E	4. C	5. A	6. A
7. D	8. C	9. D	10. D	11. C	12. D
13. C	14. B	15. E	16. E	17. B	18. C
19. D	20. D	21. B	22. D	23. C	24. A
25. A	26. A	27. B	28. A	29. B	30. C
31. D	32. E	33. D	34. D	35. B	36. A
37. C	38. D	39. B	40. B	41. A	42. B
43. C	44. A	45. D	46. C	47. B	48. A
49. C	50. A	51. B	52. D	53. C	54. A
55. A	56. C	57. D	58. E		

1. A。**解析：**停经史是妊娠最早的症状，但不是妊娠的特有症状。

4. C。**解析：**B超可以很清晰地观察到胎心，胎儿的数目以及妊娠的部位。

5. A。**解析：**妊娠20周后，经腹壁能触到子宫内的胎体；妊娠24周后触诊能区分胎头、胎背、胎臀和胎儿肢体。

6. A。**解析：**育龄期、有性生活史的健康女性，平时月经周期规则，一旦月经过期，应考虑到妊娠。停经10天以上，应高度怀疑妊娠。若停经2个月以上，则妊娠的可能性更大。

7. D。**解析：**B超最早在妊娠5周时见到妊娠环。若在妊娠环内见到有节律的胎心搏动和胎动，可确诊为早期妊娠活胎。

8. C。**解析：**该产妇末次月经2015年3月10日，于2015年10月13日就诊，妊娠天数应该是217天（7×30+4+3，其中3月、5月、7月、8月都有31号），所以妊娠周数=217/7=31周，妊娠28周末，宫底高度为脐上3横指，妊娠32周末宫底高度在脐与剑突之间，现该产妇宫底高度在脐上3横指，因此是低于正常的。

9. D。**解析：**根据病史怀疑妊娠的可能性大，若超声检测到胎心搏动，则可确诊。

10. D。**解析：**孕妇末次月经记不清的情况下，尚有其他方法进行推算，包括早孕反应时间、最初尿妊娠试验阳性时间、超声检查、胎动时间等。考生应记住不同孕周时宫底的一般高度，当然胎儿的大小、羊水量的多少，是否为双胎等因素也会影响子宫的大小及宫底的高度，就本题而言宫底位于剑突下2横指，此时的孕周应为妊娠36周或妊娠40周，进一步观察试题新给条件，胎头已入盆，因此可以确定为妊娠40周。

11. C。**解析：**育龄期妇女出现停经，可能为妊娠或妇科疾病。黄体酮试验无出血，表面子宫无病变，否认闭经。

12. D。**解析：**宫底可触及浮球感，说明宫底为胎头，先露为臀；胎背位于母体腹部左侧，胎心位于左上腹，说明为左前位。所以为骶左前位，即LSA。区分左骶后和左骶前，要通过触摸胎儿来分辨，若摸到平坦饱满者为胎背，则为左骶前。若摸到可变形的高低不平部分是胎儿肢体，有时感到胎儿肢体活动，则为左骶后。

13. C。**解析：**根据腹部检查，胎儿肢体在右前方明显触及，胎背在左后方提示该胎方位为枕左后位，此时胎头矢状缝位于骨盆左斜径上，且后囟在骨盆左后方。

14. B。**解析：**胎头圆而硬，有浮球感；胎背宽而平坦；胎臀宽而软，形状略不规则；胎儿肢体小且有不规律活动，该孕妇检查时先露部宽而软，说明是臀先露。

15. E。**解析：**少数孕妇早孕反应严重，频繁恶心呕吐，不能进食，以致发生体液失衡及新陈代谢障碍，甚至危及孕妇生命，称妊娠剧呕。

16. E。**解析：**早孕反应症状的严重程度和持续时间因人而异，多数在孕6周前后出现，8~10周达到高峰，孕12周左右自行消失。

17. B。**解析：**黄体酮试验：利用孕激素在体内突然撤退能引起子宫出血的原理，每天肌注黄体酮20mg，连用3天，停药后观察2~7天，若超过7天仍未出现阴道流血，则早期妊娠的可能性很大。37℃属于高温相，基础体温高温相超过21天，故早期妊娠的可能性大。

18. C。**解析：**胎动（FM）指胎儿的躯体活动。一般在妊娠18周后B型超声检查可发现，妊娠20周后孕妇可感觉到胎动。有时在腹部检查可以看到或触到胎动。

19. D。**解析：**妊娠24周末时，尺测子宫长度为22.0~25.1cm，该孕妇子宫长度为23cm，根据妊娠周期与子宫长度的关系，考虑妊娠周数为23~25周。

21. B。**解析：**输卵管妊娠和正常妊娠一样，合体滋养细胞产生hCG维持黄体生长，使甾体激素分泌增加，致使月经停止来潮，子宫增大变软，子宫内膜出现蜕膜反应。若胚胎受损或死亡，滋养细胞活力消失，蜕膜自宫壁剥离而发生阴道流血。有时蜕膜可完整剥离，随阴道流血排出三角形蜕膜管型；有时呈碎片排出。排出的组织见不到绒毛，组织学检查无滋养细胞，此时血hCG下降。即异位妊娠患者阴道排出物中没有绒毛，若有绒毛则可排除宫外孕。

22. D。**解析：**妊娠8周时的胎心率多在150~160次/分。

24. A。**解析：**胎位LSA表明胎儿骶骨紧靠母体耻骨位置，且稍转向母体左侧，故胎心音应该在右下腹听诊较清楚。

25. A。**解析：**上述方法对妊娠的诊断均有帮助，其中放射免疫测定hCG在妊娠后7~9天即可测定孕妇血p-hCG诊断早孕，是五个选项中可诊断妊娠最早的方法。

50~52. A、B、D。**解析：**妊娠在临床上分为3个时期：妊娠未达14周称为早期妊娠，第14~27^{+6}周称为中期妊娠，第28周及其后称为晚期妊娠。

55~58. A、C、D、E。**解析：**妊娠16周末，子宫底高度在脐耻之间。妊娠28周末，子宫底高度在脐上3横指。妊娠32周末，子宫底高度在脐与剑突之间。妊娠36周末，子宫底高度在剑突下2横指。

第五章　产前保健

一、单选题：以下每道试题有五个备选答案，请选择一个最佳答案。

1. 女，26 岁。初产妇，妊娠 36 周，产前检查中发现胎儿近 3 周宫高增长缓慢。实习医师建议检查下列哪项，被主治医师否定，因该项检查不能反映胎盘功能
   A. 胎动计数
   B. 雌三醇（E_3）测定
   C. 尿雌激素/肌酐（E/C）比值
   D. 血清人胎盘生乳素
   E. hCG 测定

2. 提示胎儿宫内缺氧的检查结果是
   A. 无激惹试验出现胎动时伴胎心加速
   B. 缩宫素激惹试验（+）
   C. 胎儿头皮血 pH 为 7. 30
   D. 胎动 15 次/12 小时
   E. 胎心监护出现 FHR 早期减速

3. 孕期用药的基本原则应除外
   A. 尽量用疗效肯定的药治疗
   B. 尽量用大剂量药物治疗
   C. 妊娠早期应用对胚胎有害的药物应先终止妊娠再用药
   D. 避免用对胎儿可能有不良影响的新药治疗
   E. 尽量用一种药物治疗

4. 关于前不均倾的描述，下列哪项是错误的
   A. 胎头以枕横位入盆，胎头侧屈，以前顶骨先入盆，矢状缝靠近骶骨
   B. 胎头以枕横位入盆，胎头侧屈，以后顶骨先入盆，矢状缝靠近骶骨
   C. 常见于头盆不称、骨盆倾斜度较大、骨盆入口狭窄、悬垂腹时
   D. 一经确诊，除个别骨盆宽大、胎儿较小可以短期经阴试产外，其余均应尽快行剖宫产结束分娩
   E. 前不均倾位前顶骨紧嵌于耻骨联合后方，后顶骨无法越过骶岬入盆

5. 妊娠期贫血的防治哪项正确
   A. 妊娠后半期无贫血者，仍需常规应用硫酸亚铁
   B. 治疗贫血最好静注或肌注铁剂
   C. 妊娠期铁的总需要量约增加 1g，多胎者更多
   D. 日服硫酸亚铁一般需 1 个月才能纠正贫血
   E. 严重贫血有心功能代偿失调而临近分娩者，严禁输血

6. 关于胎动，下列哪项是不正确的
   A. 12 小时胎动计数如小于 10 次，提示胎儿宫内缺氧
   B. 胎动消失提示胎儿濒临死亡
   C. 胎儿频繁挣扎，提示胎儿有急性缺氧
   D. 观察 20 分钟无胎动，提示胎儿储备能力下降
   E. 胎动可受声、光等影响

7. 胎盘功能检查方法不包括
   A. 尿雌三醇测定
   B. 尿雌激素/肌酐（E/C）比值
   C. 血清胎盘生乳素（hPL）值
   D. 羊水脂肪细胞出现率
   E. 催产素激惹试验

8. 下述哪项说明胎盘功能低下
   A. 妊娠 32 周后，尿雌三醇连续多次均 > 10mg/24h
   B. OCT 试验阴性

C. 妊娠 35 周后血清 hPL
D. 尿雌激素/肌酐比值 >15
E. NST 试验为有反应型

9. 关于胎儿成熟度的判定正确的是
A. 羊水卵磷脂比鞘磷脂值（L/S 比值）≥2，提示胎儿肺成熟
B. 羊水肌酐测定 =1mg/dl 为肾成熟
C. 羊水胆红素 >0.02（AOD450），提示胎儿肝脏成熟
D. 羊水脂肪细胞出现率 <10%，提示胎儿皮肤成熟
E. 超声波测胎头双顶径 =7.5cm，提示胎儿成熟

10. 复诊产前检查不包括
A. 测血压　B. 测体重
C. 听胎心音　D. 尿常规检查
E. B 超了解胎儿大小

11. 孕妇首次进行产前检查的时间是
A. 妊娠 12 周
B. 妊娠 20 周
C. 医生确诊早孕时
D. 妊娠 6 周
E. 母体初感胎动时

12. 常染色体显性遗传病，夫妻一方患病，子女预期危险是
A. 1/2　B. 1/6
C. 1/3　D. 1/4
E. 1/8

13. 孕期监护不包括
A. 对孕妇的定期产检
B. 对胎儿的监护
C. 对胎儿成熟度的监测
D. 对胎盘功能的监测
E. 对孕妇工作及居住环境的监测

14. 产前检查至少应有几次
A. 10 次　B. 9 次
C. 8 次　D. 11 次
E. 12 次

15. 哪项是估计胎儿宫内安危最简便的方法
A. 听胎心　B. 羊水镜检查
C. B 超检查　D. 数胎动
E. 胎儿头皮血 pH 测定

16. 不能诊断为胎儿窘迫的是
A. 臀位临产后羊水粪染
B. 宫缩时胎心减慢，少于 110 次/分，宫缩间歇可恢复
C. 胎心监护出现变异减速
D. 孕妇持续高热时，胎心加快大于 180 次/分
E. 胎儿头皮血 pH 为 7.20

17. 女，38 岁。G_3P_0，自然流产 2 次，现妊娠 17 周。要排除胎儿畸形，不用做以下哪项检查
A. B 超检查
B. 羊水染色体检查
C. 腹部平片检查
D. 羊水生化测定
E. 甲胎蛋白测定

18. 第一产程末胎儿头皮血的 pH 正常值应为
A. 7.05～7.15　B. 7.15～7.25
C. 7.25～7.35　D. 7.35～7.45
E. 7.45～7.55

19. 关于胎儿电子监测胎心率变化，错误的是
A. 基线胎心率为无宫缩时的 FHR
B. FHR 指每分钟胎儿心搏次数
C. FHR 基线变异消失提示胎儿有一定储备能力
D. 周期性 FHR 与子宫收缩有关
E. 宫缩后 FHR 增加 15～20 次可能是

脐静脉暂时受压

20. 关于四步触诊，下列哪项不正确
   A. 前三步，检查者均面向孕妇头部
   B. 第四步面向孕妇足部
   C. 第二步触诊主要查胎背四肢在哪侧
   D. 第三步主要检查先露大小
   E. 第四步主要了解先露部入盆程度

21. 关于孕期保健，以下叙述正确的是
   A. 第一次产前检查时间应在妊娠12～16周之间
   B. 初诊应行全身检查、产科检查和必要的辅助检查
   C. 应每个月进行一次产前检查
   D. 产前检查应包括绒毛活检、B超、羊水穿刺等
   E. B超是了解胎儿宫内安危的主要方法

22. 对于产前检查的描述，下列哪项恰当
   A. 早孕检查1次，16～32周期间每4周检查1次，32周起每周检查1次
   B. 16～36周期间每4周检查1次，36周起每周检查1次
   C. 早孕检查1次，16～36周期间每4周检查1次，36周起每周检查1次
   D. 早孕检查1次，20～36周期间每4周检查1次，36周起每周检查1次
   E. 20～36周期间每4周检查1次，36周起每周检查1次

23. 狭窄骨盆的处理原则，下列哪项正确
   A. 中骨盆狭窄，先露棘下2cm，可经阴道助产
   B. 出口横径+后矢状径之和为15cm，剖宫产
   C. 出口横径5cm，估计胎儿体重4000g，在严密监护下试产
   D. 均小骨盆，估计胎儿体重3500g，可试产
   E. 骨盆畸形，选择性剖宫产

二、共用题干单选题：以下提供若干个案例，每个案例下设若干道试题，每道试题有五个备选答案，请选择一个最佳答案。

（24～25题共用题干）

初孕妇，32岁。无不良孕产史，妊娠16周产前检查。

24. 此时最应进行的检查是
   A. 糖筛查　　B. 唐氏筛查
   C. B超检查　　D. 绒毛活检
   E. NT试验

25. 若筛查异常，应进一步做的检查是
   A. 不需进一步检查
   B. 羊膜腔穿刺
   C. B超检查
   D. 经皮脐静脉穿刺
   E. 绒毛活检

（26～27题共用题干）

女，28岁。初产妇，妊娠12周，第一次产前检查，妇科检查：会阴及肛门周围可见小的疣状突起，呈簇状，淡红色，阴道内也可见数个小菜花样突起，色白，质脆。

26. 该孕妇应做下列何项检查帮助诊断
   A. 病理组织学检查
   B. 血生化检查
   C. 阴道分泌物涂片找淋菌、真菌和滴虫
   D. 血常规检查
   E. 尿常规检查

27. 下列哪项措施正确
   A. 不论病灶大小一律手术治疗
   B. 一旦妊娠足月，择期剖宫产
   C. 抗生素治疗
   D. 无须治疗
   E. 局部上药、激光治疗，大的病灶可

手术治疗

（28～29题共用题干）

女方患有白化病，欲与无血缘关系、表型正常的男性婚配。

28. 婚前咨询应建议他们
    A. 暂缓结婚
    B. 可以结婚，但禁止生育
    C. 限制生育
    D. 不能结婚
    E. 可以结婚并生育

29. 若该夫妇生育女孩，其患病几率是
    A. 25%或50%
    B. 12.5%或25%
    C. 50%或不发病
    D. 50%或100%
    E. 不发病

三、共用备选答案单选题：以下提供若干组试题，每组试题共用试题前列出的五个备选答案，请为每道试题选择一个最佳答案。每个备选答案可能被选择一次、多次或不被选择。

（30～32题共用备选答案）
    A. 晚期减速
    B. 周期性胎心率加速
    C. 变异减速
    D. NST
    E. 早期减速

30. 特点是胎心率曲线下降与宫缩曲线上升同时发生
31. 特点是胎心率下降的起点常落后于宫缩曲线上升的起点，多在宫缩波峰处开始
32. 宫缩时胎头受压，脑血流量一过性减少（无伤害性）的表现

（33～34题共用备选答案）
    A. 晚期减速
    B. OCT
    C. 变异减速
    D. 胎儿受镇静药物影响
    E. 早期减速

33. 特点是胎心率减速与宫缩无固定关系
34. 胎心率曲线最低点与宫缩曲线顶点相一致，下降幅度小、时间短、恢复快

（35～36题共用备选答案）
    A. 羊水泡沫试验
    B. 羊水肌酐测定
    C. 羊水胆红素测定
    D. 羊水脂肪细胞出现率
    E. 羊水细胞学检查

35. 测定胎儿肾成熟度
36. 了解胎儿肺成熟度

（37～38题共用备选答案）
    A. 胎头受压
    B. 脐静脉暂时受压
    C. 脐带受压
    D. 胎盘受压
    E. 脐动脉受压

37. 胎心率早期减速原因
38. 胎心率加速原因

（39～40题共用备选答案）
    A. 胎头受压
    B. 脐带受压
    C. 胎儿躯干局部受压
    D. 胎动活跃
    E. 胎盘功能低下

39. 女，G_1P_0，孕37周，合并重度子痫前期，检查：血压165/120mmHg，宫高28cm，胎头浮胎心120次/分，NST无反应，继行OCT试验重复出现晚期减速
40. 女，G_1P_0，孕38周，胎膜早破行催产素静脉滴注引产，胎心140次/分，宫缩40～50秒/2～3分。此时OCT试验出现变异减速

（41～43题共用备选答案）

A. 1次/4周　　B. 1次/3周

C. 1次/6周　　D. 1次/1周

E. 1次/1～2周

41. 正常妊娠28周前的产前检查时间为

42. 高危妊娠孕28～36周的产前检查时间为

43. 孕36周以后的产前检查时间为

（44～45题共用备选答案）

A. 催产素激惹试验

B. 胎儿生物物理评分

C. 宫缩应激试验（CST）

D. 腹部B超检查

E. 羊膜镜检查

44. 女，24岁。G_1P_0，孕37周，自觉胎动消失1天就诊。血压正常，宫高29cm，LOA，胎头浮，胎心128次/分

45. 女，26岁。G_1P_0，孕38周临产，自然破水入院。胎心140次/分，宫缩40秒/3～5分，羊水Ⅱ°粪染，宫口开大30m，头先露S=0

参考答案与解析

1. E	2. B	3. B	4. B	5. C	6. D
7. D	8. C	9. A	10. E	11. C	12. A
13. E	14. B	15. D	16. B	17. C	18. C
19. C	20. D	21. B	22. D	23. E	24. B
25. B	26. A	27. E	28. E	29. C	30. E
31. A	32. E	33. C	34. E	35. B	36. A
37. A	38. B	39. E	40. B	41. A	42. E
43. D	44. B	45. C			

1. E。**解析**：胎盘功能检查：①胎盘功能低下时，胎动＜10次/12小时。②孕妇尿雌三醇值评估胎儿胎盘单位功能24小时尿＞15mg为正常值，10～15mg为警戒值，＜10mg为危险值。也可测尿雌激素/肌酐比值，＞15为正常值，10～15为警戒值，＜10为危险值。③测定孕妇血清人胎盘生乳素，足月妊娠hPL值为4～11mg/L。足月妊娠时＜4mg/L，或突然降低50%，提示胎盘功能低下。④缩宫素激惹试验（OCT）NST试验无反应型需作OCT，OCT阳性提示胎盘功能减退。⑤（E/C）比＜10mg，说明胎盘发育不良。

2. B。**解析**：缩宫素激惹试验又称为宫缩应激试验，其原理为诱发宫缩，并用胎儿监护仪记录胎心率变化，了解胎盘于宫缩时一过性缺氧的负荷变化，测定胎儿的储备能力。

3. B。**解析**：孕妇用药的基本原则：①尽量用一种药物治疗，避免联合用药治疗；②尽量用疗效肯定的药治疗，避免用对胎儿可能有不良影响的新药治疗；③尽量用小剂量药物治疗，避免用大剂量药物治疗。④若病情需要，在妊娠早期确实需要应用对胚胎、胎儿有害的、可能致畸的药物，应该先终止妊娠再用药。

4. B。**解析**：前不均倾位时，胎头后顶骨不能入盆，使胎头下降停滞，产程延长。

6. D。**解析**：观察20分钟无胎动可能为胎儿在休息，不一定为胎儿储备能力下降。

7. D。**解析**：羊水中脂肪细胞检查，随妊娠期羊水中脂肪细胞数量逐渐增多，可作为胎儿皮脂腺成熟程度的指标，而不是测定胎盘功能。

9. A。**解析**：羊水卵磷脂比鞘磷脂值（L/S比值）≥2，提示胎儿肺成熟。

10. E。**解析**：血压、体重、听胎心音和尿常规检查为复诊产前检查的基本事项，当对胎位不清、听不清胎心音者选择B超。

11. C。**解析**：首次产前检查的时间是医生确认早孕时。

12. A。**解析：**常染色体显性遗传病，夫妻一方患病，后代患病与健康的几率均为1/2。

13. E。**解析：**孕期监护主要包括对孕妇的定期产检，对胎儿的监护，对胎儿成熟度的监测和对胎盘功能的监测。

14. B。**解析：**一般情况下首次检查时间应在6～8周为宜，妊娠20～36周为每4周检查1次，妊娠37周以后每周检查1次，共行产前检查9～11次。

15. D。**解析：**估计胎儿宫内安危最简便的方法是数胎动。

16. A。**解析：**胎心率正常为110～160次/分；胎儿头皮血pH正常为7.25～7.35。胎儿窘迫的诊断：胎心率变化：是急性胎儿窘迫的重要征象。缺氧早期胎心率>160bpm；缺氧严重时<110bpm，可出现多发晚期减速、重度变异减速；羊水胎粪污染；胎动异常；胎儿头皮血pH<7.20均提示胎儿宫内窘迫。羊水中胎粪污染不是胎儿窘迫的征象，如果胎心监护正常不需要进行特殊处理。

17. C。**解析：**虽然腹部平片可以排除部分胎儿畸形，但是射线对胎儿有害，因此不应做X线检查。

18. C。**解析：**第一产程末胎儿头皮血的pH正常值约为7.25～7.35。

19. C。**解析：**FHR基线变平即变异消失，提示胎儿储备能力丧失。

20. D。**解析：**四步触诊法中，第三步为检查者右手拇指与其他4指分开，置于耻骨联合上方握住胎先露部，进一步查清是胎头或胎臀，左右推动以确定是否衔接。若胎先露部仍可以左右移动，表示尚未衔接入盆；若不能被推动，则已衔接。故第三步主要是检查胎头是否衔接。

21. B。**解析：**产前检查的时间应从确诊妊娠时开始，第一次产前检查应行全身检查（血压、心、肺检查）、盆腔检查、产科检查和必要的辅助检查（肝肾功能，血、尿检测）等，对有遗传病家族史或分娩史者，应行产前诊断如早孕绒毛活检或抽羊水作染色体核型分析和B超检查等；产科检查的时间在26周前应每3～4周一次；26周后每2周一次；36周后每周检查一次。高危者应酌情增加检查次数。胎动计数、B超、胎儿电子监护等可了解胎儿宫内安危。

22. D。**解析：**一般情况下首次检查时间应在6～8周为宜，妊娠20～36周为每4周检查1次，妊娠37周以后每周检查1次。

23. E。**解析：**骨盆绝对性狭窄已很少见，临床多见的是骨盆相对性狭窄。分娩时应明确狭窄骨盆的类型和程度，了解产力、胎方位、胎儿大小、胎心率、宫口扩张程度、胎先露下降程度、破膜与否，同时结合年龄、产次、既往分娩史进行综合分析、判断，决定分娩方式。

29. C。**解析：**白化病为常染色体隐性遗传病，一方患病可以结婚并生育，患者为隐性纯合子，表型正常者可能为正常者或携带者，显性纯合子为不发病，携带者为50%发病。后代发病几率与性别无关。

第六章　正常分娩

一、单选题：以下每道试题有五个备选答案，请选择一个最佳答案。

1. 入院处理后24小时，阵发性腹痛频繁，宫缩35秒/3～5分钟，胎心140次/分，先露棘上1cm，宫口开大1cm。下述处理哪项不恰当
   A. 肥皂水灌肠
   B. 入待产室待产
   C. 每隔1～2小时听胎心一次
   D. 每4小时做一次肛查
   E. 静脉滴注缩宫素

2. 关于枕前位分娩机制的叙述，正确的是
   A. 胎头进入骨盆入口时呈俯屈状态
   B. 胎头以枕下前囟径进入骨盆入口
   C. 下降动作呈间歇性
   D. 俯屈动作完成后，胎头以枕额径通过产道
   E. 胎头颅骨最低点达骨盆最大平面时出现内旋转

3. 初孕妇，头位，宫口开全2小时，S+3，下列哪项处理为宜
   A. 静脉滴注催产素
   B. 行剖宫产术
   C. 会阴切开加产钳助产
   D. 胎心监护
   E. 等待阴道自然分娩

4. 下列哪项不是临产开始的标志
   A. 规律且逐渐增强的子宫收缩
   B. 进行性宫颈管消失
   C. 进行性宫口开大
   D. 进行性胎先露下降
   E. 胎膜破裂

5. 分娩镇痛的神经阻滞范围是
   A. 骶1～骶3　B. 胸11～骶1
   C. 胸12～骶4　D. 胸11～骶4
   E. 骶3～骶4

6. 分娩镇痛一般是在宫口开大
   A. 1～3cm　B. 3～5cm
   C. 5～7cm　D. 7～9cm
   E. 10cm

7. 关于临产前阶段，下列说法错误的是
   A. 子宫肌层缩宫素受体大量增加
   B. 子宫肌细胞间隙连接减少
   C. 子宫肌细胞内钙离子浓度增加
   D. 子宫应激性增强，对缩宫素的反应增强
   E. 宫颈软化成熟及子宫下段形成良好

8. 正常分娩保护会阴的时间是
   A. 初产妇宫口开全时
   B. 初产妇胎头着冠时
   C. 初产妇宫口开大4～5cm，宫缩规律有力时
   D. 经产妇宫口开全时
   E. 初产妇胎头拨露使阴唇后联合紧张时

9. 女，26岁。第1胎，分娩中，宫口开全3小时10分钟。先露S+2，胎位LOT，宫缩由强转为中已40分钟，宫缩间隔也由2.5分钟延长为4～5分钟，诊断第二产程延长。造成这种情况最常见的原因是
   A. 宫缩乏力
   B. 产妇衰竭
   C. 中骨盆平面狭窄
   D. 骨盆出口狭窄
   E. 胎儿过大

10. 足月初产妇，临产 3 小时，宫缩持续 25～35 秒，间歇 4～5 分钟，胎心 140 次/分，先露头浮，突然阴道流水，色清，宫口开大 1cm。下列哪项处理不当
    A. 记录破膜时间
    B. 立即听胎心
    C. 鼓励产妇在宫缩时运用腹压加速产程进展
    D. 超过 12 小时尚未分娩，加用抗生素
    E. 卧床、抬高臀部

11. 产程正常，胎儿娩出后 40 分钟，胎盘仍未排出。恰当的处理方法是
    A. 肌注阿托品 0.5mg
    B. 按摩子宫及静脉注射子宫收缩药
    C. 等待自然娩出
    D. 立即手取胎盘
    E. 立即剖宫取胎盘

12. 关于临产后宫缩的特点，正确的是
    A. 有节律的阵发性收缩，由弱到强并维持一定时间
    B. 自子宫两角开始，以每分钟约 2cm 速度向子宫下段扩展
    C. 宫缩的极性是指底部最弱，下段最强
    D. 体部肌纤维收缩时变短变宽，松弛时恢复原状
    E. 第二产程宫缩高峰时子宫内压力可达 25～30mmHg

13. 枕右前位衔接时胎头矢状缝在骨盆哪条径线上
    A. 骨盆入口横径
    B. 骨盆入口前后径
    C. 骨盆入口右斜径
    D. 骨盆入口左斜径
    E. 中骨盆横径

14. 关于生理性缩复环，下列正确的是
    A. 宫缩使子宫上、下段肌壁厚度不同，在子宫外面有一环状隆起
    B. 是先兆子宫破裂征象之一
    C. 系因宫体缩复作用及子宫下段牵拉扩张所致
    D. 常伴有胎儿窘迫
    E. 常提示有胎儿先露部下降受阻

15. 经阴道分娩时，为预防产后出血，应在何时静注麦角新碱
    A. 胎头拨露阴唇后联合紧张时
    B. 胎头已着冠时
    C. 胎头娩出时
    D. 胎肩娩出时
    E. 胎盘娩出时

16. 第三产程后检查胎膜、胎盘，下列哪项不恰当
    A. 平铺胎盘，看胎盘母体面小叶有无缺损
    B. 提起胎盘看胎膜是否完整
    C. 胎儿面边缘有无断裂的血管
    D. 疑有副胎盘或部分胎盘残留可手入宫腔取出
    E. 肯定仅有少许胎膜残留，需手入宫腔取出

17. 关于正常分娩第一产程的临床经过，下列正确的是
    A. 自然破膜多发生于胎头衔接于骨盆入口处时
    B. 生理缩复环有时可达脐上一横指
    C. 初产妇多是子宫颈管先展平，子宫颈外口后扩张
    D. 嘱产妇于宫缩时加用腹压
    E. 宫口扩张 4cm 时开始记录产程图

18. 先兆临产比较可靠的征象是
    A. 假临产　　B. 见红
    C. 胎儿下降感　　D. 胎动活跃

E. 尿中 hCG 明显增多

19. 临产后进行内诊，检查胎头下降程度，下列哪项不能作为标记
A. 耻骨联合后面
B. 骶岬
C. 坐骨结节
D. 坐骨棘
E. 矢状缝

20. 正常分娩胎膜自然破裂多在何时
A. 第一产程
B. 不规律宫缩开始后
C. 有规律宫缩开始
D. 宫口近开全
E. 宫口开大 5cm 时

21. 关于产程图，下列哪项是正确的
A. 规律性宫缩至宫口开 6cm 为潜伏期
B. 潜伏期初产妇一般不超过 14 小时
C. 潜伏期初产妇一般不超过 20 小时
D. 活跃期宫口扩张速度应≥0. 2cm/h
E. 活跃期为宫口扩张的减速阶段

22. 女，27 岁。初产妇，正常宫缩 15 小时后自娩一活女婴，现胎儿娩出已 10 分钟，胎盘尚未娩出，无阴道流血。此时不恰当的处理是
A. 牵拉脐带或压迫宫底以了解胎盘是否剥离
B. 经腹壁向宫底注射缩宫素
C. 查看子宫形态，硬度和宫底高度
D. 查看外露脐带段是否向外延伸
E. 等待并观察有胎盘剥离征象时协助胎盘娩出

23. 女，30 岁。初产妇，妊娠 40 周，无妊娠合并症及并发症，无阴道流血无下腹痛，体检：宫底高 33cm，ROA，胎心率 147 次/分，NST 有反应型。此时恰当的处理方法是
A. 人工破膜
B. 等待自然临产
C. 剖宫产术终止妊娠
D. 先促宫颈成熟，再静脉点滴催产素
E. 催产素引产

24. 正常胎位的胎头衔接是指进入骨盆入口平面的是胎头
A. 枕骨
B. 顶骨
C. 双顶径
D. 枕额径
E. 枕颏径

25. 下列选项中不是促使胎头下降的因素为
A. 宫缩时通过羊水传导，压力经胎轴传至胎头
B. 宫缩时宫底直接压迫胎臀
C. 胎体伸直伸长
D. 腹肌收缩力
E. 肛提肌收缩力

26. 初产妇，29 岁。妊娠 43 周，临产 10 小时。肛查：宫口开大 4cm，ROA，胎心 170 次/分，羊水呈绿色。最恰当的处理是
A. 吸氧
B. 静脉注射哌替啶
C. 静脉滴注缩宫素
D. 立即剖宫产
E. 待自然分娩

27. 进入产程中的子宫收缩的特征，下列哪项是不恰当的
A. 收缩以子宫底部为最强烈，子宫下段收缩最弱
B. 宫缩具有对称性
C. 是不自主的节律性收缩
D. 子宫肌纤维在宫缩时变短变宽，间歇时松弛恢复如旧
E. 子宫收缩间隔越来越短，持续时间越来越长

28. 头先露于第二产程时的征象错误的是
A. 肛门括约肌收缩
B. 出现胎头着冠
C. 会阴极度扩张
D. 出现排便感，不自主地向下屏气
E. 出现胎头拔露

29. 女，25岁。初孕妇，妊娠39周，不规律宫缩有2天，阴道少许血性黏液，查血压136/96mmHg，子宫长度38cm，腹围106cm，胎心158次/分，宫缩持续32秒，间隔5分钟，肛查宫口1cm，缩宫素激惹试验出现早期减速。本例诊断正确的是
A. 先兆临产
B. 巨大胎儿
C. 足月活胎
D. 临产
E. 妊娠高血压

30. 临产后宫颈的变化正确的是
A. 初产妇多是宫颈管消失与宫口扩张同时进行
B. 经产妇多是宫颈管先消失，然后宫口扩张
C. 宫颈管消失过程先形成漏斗状，逐渐短缩直至消失
D. 形成前羊水囊后，宫口不易扩张
E. 破膜后胎先露部直接压迫宫颈，影响子宫颈口的开大

31. 关于临产后子宫颈扩张曲线，下列错误的是
A. 第一产程分为潜伏期和活跃期
B. 潜伏期为宫口扩张的缓慢阶段
C. 一般最迟至宫口扩张6cm进入活跃期
D. 初产妇的潜伏期一般短于经产妇者
E. 第一产程指从规律宫缩开始到宫口开全（10cm）

32. 下面哪种情况不应做会阴切开
A. 早产时预防新生儿颅内出血
B. 会阴过紧或胎头过大
C. 初产妇阴道助产手术时
D. 经产妇胎儿宫内窘迫需立即结束分娩者
E. 估计分娩时会阴撕裂不可避免者

33. 正常分娩的临床表现正确的是
A. 初产妇临产后胎头多已入盆
B. 胎膜破裂多在第二产程期间
C. 产妇屏气用力标志宫口开全
D. 生理缩复环常在平脐部位看到
E. 第三产程多超过30分钟

34. 下列哪项为正常产力
A. 宫口开全后阵缩时间为2分钟
B. 宫口开全后间歇时间为5分钟
C. 正常宫缩起自两侧宫角底部
D. 宫缩以宫体部最强最持久
E. 子宫下段收缩力的强度是宫底部的2倍

35. 正常分娩第一产程的临床经过正确的是
A. 初产妇多是宫颈管先消失，宫口后扩张
B. 嘱产妇宫缩时加用腹压
C. 生理缩复环有时可达脐平
D. 自然破膜多发生在胎头进入骨盆入口时
E. 每隔4小时听胎心一次

36. 结合囟门、阴道检查胎方位时有意义的颅缝是
A. 额缝
B. 矢状缝
C. 人字缝
D. 冠状缝
E. 颞缝

37. 接生过程中，下列哪项处理是不恰当的
A. 宫缩时协助胎头俯屈
B. 胎肩娩出时仍应注意保护会阴

C. 保护会阴协助胎头俯屈
D. 在宫缩期使胎头尽快娩出
E. 胎头娩出后，不应急于娩出胎肩，应先清理胎儿口鼻内的黏液及羊水

38. 临产的重要标志哪项是错误的
A. 规律性宫缩，持续 30 秒以上，间歇 5 ~ 6 分钟
B. 进行性子宫颈管展平消失
C. 宫颈扩张
D. 阴道排出血性黏液
E. 胎先露部下降

39. 女，26 岁。初产妇，孕 40 周临产，规律宫缩 12 小时，阴道流水 8 小时，肛查：宫口开大 7cm，先露棘下 1cm。下列诊断哪项恰当
A. 正常潜伏期
B. 胎膜早破
C. 正常活跃期
D. 滞产
E. 潜伏期延长

40. 正常时从胎儿娩出到胎盘娩出所需的时间为
A. 5 ~ 10 分钟，不超过 15 分钟
B. 5 ~ 10 分钟，不超过 25 分钟
C. 5 ~ 15 分钟，不超过 30 分钟
D. 10 ~ 20 分钟，不超过 30 分钟
E. 20 ~ 30 分钟，不超过 60 分钟

41. 下列哪项不是临产后肛查的目的
A. 了解宫颈扩张程度
B. 了解胎方位
C. 了解是否有脐带先露
D. 了解胎先露下降程度
E. 了解骨盆腔大小

42. 胎头下降程度 S + 2 是指
A. 胎头矢状缝在坐骨棘平面下 2cm
B. 胎头矢状缝在坐骨结节上 2cm
C. 胎头颅骨最低点在坐骨棘平面下 2cm
D. 胎头颅骨最低点在坐骨棘平面上 2cm
E. 胎头双顶径在坐骨结节上 2cm

43. 第一产程末宫腔最大压力可达
A. 20 ~ 30mmHg　　B. 25 ~ 30mmHg
C. 30 ~ 50mmHg　　D. 40 ~ 60mmHg
E. 50 ~ 70mmHg

44. 正常分娩时下列哪项正确
A. 胎头在进入出口平面时开始仰伸
B. 胎头着冠时以枕下前囟径娩出
C. 胎头以枕额径进入骨盆最小平面
D. 在骨盆最小平面胎头矢状缝与横径一致
E. 胎头进入中骨盆后完成俯屈与内旋转

45. 枕前位胎头娩出后的第一个动作是
A. 衔接　　B. 仰伸
C. 俯屈　　D. 复位
E. 内旋转

46. 初产妇第二产程时，何时应开始保护会阴
A. 胎头仰伸时
B. 胎头拨露使会阴后联合紧张时
C. 宫口开全时
D. 胎头着冠时
E. 阴道口见胎头时

47. 关于枕左前位分娩机制，正确的是
A. 无论初产妇或经产妇均在临产后衔接
B. 俯屈时前囟位置下降最低
C. 内旋转使冠状缝与中骨盆及骨盆出口前后径相一致
D. 胎头复位时枕部向左旋转 45°，其外旋转使枕部向右旋转 45°

E. 胎头仰伸时，胎儿双肩径沿左斜径进入骨盆入口

48. 关于产力，胎头在完成内旋转时，除了子宫收缩力之外，主要由哪组肌肉参与

A. 四肢骨骼肌
B. 腹肌
C. 膈肌
D. 肛提肌
E. 胎儿躯干肌

49. 关于衔接下列说法错误的是

A. 初产妇均在分娩开始后胎头衔接
B. 胎头双顶径进入骨盆入口平面，胎头颅骨最低点到达或接近坐骨棘水平称为衔接
C. 枕右前位胎头枕骨在骨盆右前方
D. 胎头以半俯屈状态进入骨盆入口
E. 枕左前位胎头矢状缝坐落在骨盆入口右斜径上

50. 关于分娩时子宫颈口扩张的机制，下列哪项是不恰当的

A. 是前羊水囊扩张的作用
B. 是子宫体肌肉缩复作用向上牵拉的结果
C. 破膜后胎先露直接压迫子宫颈
D. 子宫颈扩张的快慢是决定产程长短的因素之一
E. 初产妇的子宫颈管消失与子宫颈扩张同时进行

51. 胎头衔接是指

A. 胎头进入骨盆入口，双顶径达到坐骨棘水平
B. 腹部检查四步触诊查明胎头已半固定
C. 胎头双顶径已进入骨盆入口平面
D. 先露部已达到坐骨棘水平
E. 胎头枕额径已达坐骨棘水平

52. 正常枕先露分娩时，仰伸发生在何时

A. 胎头拨露时
B. 胎头着冠时
C. 胎头枕骨在耻骨联合后时
D. 胎头枕骨下部到达耻骨联合下缘时
E. 胎头后囟在耻骨弓下露出时

53. 枕左前位胎头衔接时，矢状缝与母体骨盆的哪条径线相吻合

A. 坐骨棘间径
B. 前后径
C. 右斜径
D. 左斜径
E. 横径

54. 以下何种为高直前位

A. 胎头衔接，矢状缝位于骨盆入口横径上，顶骨先露，枕骨靠近耻骨联合
B. 胎头矢状缝位于骨盆横径上
C. 前顶骨嵌入，矢状缝靠近耻骨联合
D. 胎头衔接，矢状缝位于骨盆入口前后径上，枕骨靠近耻骨联合
E. 后顶骨嵌入，矢状缝靠近耻骨联合

55. 初产妇，40 周妊娠临产，宫口开全约 2 小时，处理错误的是

A. 应行阴道检查，除外头盆不称
B. 在判定头盆相称的基础上，指导产妇配合宫缩，增加腹压用力缩短第二产程
C. 先露头 +3，提示双顶径已越过中骨盆横径，可行胎头吸引器或产钳助产
D. 先露头 +2，伴胎儿窘迫，行剖宫产终止妊娠
E. 先露头 +2，胎头下降停滞，有产瘤，胎心正常，加强宫缩，经阴助产

56. 初产妇，39 周妊娠，规律宫缩 10 小

时，宫口开大 3cm，胎膜未破，下列处理错误的是

A. 除外假临产

B. 必要时可选择静滴缩宫素，加强宫缩

C. 立即剖宫产

D. 首选治疗性休息

E. 阴道检查，除外头盆不称

57. 初产妇，35 岁。孕 42 周，临产 10 小时，检查：胎心率 120 次/分，ROA，宫口开大 3cm，有羊膜囊感，先露平棘，B 超示：双顶径 9.1cm，羊水深度 2.5cm，下列哪项处理方式合理

A. 静脉点滴小剂量缩宫素

B. 人工破膜

C. 温肥皂水灌肠

D. 左侧卧位、吸氧、输液

E. 立即行剖宫产

58. 临产后进入第二产程的主要标志是

A. 外阴膨隆

B. 胎头拨露

C. 胎头着冠

D. 宫口开全

E. 肛门括约肌松弛

59. 临产后，肛门检查或阴道检查用来确诊胎方位的颅缝是

A. 额缝

B. 矢状缝

C. 冠状缝

D. 人字缝

E. 颞缝

60. 胎儿娩出后，胎盘娩出前，阴道大量出血，应选以下哪种处理方法

A. 以纱条填塞阴道

B. 牵引脐带，使胎盘剥离

C. 阴道检查有无软产道裂伤

D. 胎盘钳夹取胎盘

E. 徒手剥离胎盘

61. 下列哪项不是胎盘剥离的征象

A. 宫底升高、变软

B. 子宫底升高、变硬

C. 阴道少量出血

D. 外露脐带延长

E. 压耻骨联合上方，脐带不回缩

62. 对于潜伏期延长，下列处理错误的是

A. 阴道检查，除外头盆不称

B. 首选治疗性休息

C. 继续观察，尽量不干预产程

D. 可选择静滴缩宫素，加强宫缩

E. 除外假临产

63. 女，25 岁。初孕妇，孕 1 产 0，孕 39 周，阵发性腹痛 6 小时入院。骶耻外径 18cm，坐骨结节间径 8cm，查宫高 38cm，腹围 98cm 骶左前，胎心 140 次/分，肛查，宫口开 3cm，未破膜，足先露，入院后 5 小时宫缩 30 秒/6～7分，产程无进展。其处理哪项最恰当

A. 静滴催产素

B. 温肥皂水灌肠

C. 人工破膜

D. 不需处理，继续观察

E. 剖宫产

64. 女，31 岁。孕 1 产 0，孕 39^{+4}周，不规律宫缩 2 天，阴道少许血性分泌物，查血压 120/80mmHg，宫高 35cm，腹围 100cm，胎心位于左下腹，基线 160 次/分，宫缩 20 秒/10～15 分，肛查宫口容指尖，NST 出现频发晚期减速。哪项诊断不正确

A. 胎儿窘迫

B. 胎方位 LOA

C. 潜伏期延长

D. 先兆临产

E. 宫内足月妊娠

65. 初产妇，足月妊娠，宫口开大3cm，4小时后宫口约5cm，处理错误的是
A. 应行阴道检查，除外头盆不称
B. 可行人工破膜，静滴缩宫素加强宫缩
C. 保持有效宫缩，并监护胎心
D. 若发现枕后位等胎位异常，改变孕妇体位，促进胎头枕部向前旋转
E. 宫缩20～30秒，强度中，宫缩间歇5～6分钟，观察2小时，产程无进展，行剖宫产终止妊娠

66. 关于第一产程，下列处理错误的是
A. 测量产妇血压，并记录，发现血压升高应增加测量次数，并给予相应处理
B. 鼓励产妇少量多次进食，并摄入足够水分，保证体力
C. 宫缩不强且未破膜，产妇可在室内适当活动，有助于产程进展
D. 初产妇宫口扩张＞4cm，经产妇＞2cm，可用温肥皂水灌肠，避免分娩时胎粪大便污染，又能刺激宫缩加速产程进展
E. 胎头未衔接、胎位异常、有剖宫产史者不宜灌肠

67. 临产后子宫收缩的特点，哪项不正确
A. 节律性　　B. 对称性
C. 极性　　D. 缩复性
E. 子宫下段的收缩力最强

68. 关于初产妇的产程，哪项是错误的
A. 先兆临产：妊娠近足月，有不规则宫缩或阴道血性分泌物
B. 第一产程：自规律宫缩到宫口开全，正常约为12～16小时
C. 滞产的定义为：总产程超过30小时则称为滞产
D. 第三产程：自胎儿娩出至胎盘娩出正常约为5～15分钟
E. 第二产程：自宫口开全至胎儿娩出正常约为1～2小时

69. 不应试产而应行剖宫产的条件是
A. 宫口开大4cm，胎膜完整，胎头浮动，经产妇
B. 每6分钟宫缩一次，持续20秒，产程无明显进展
C. 坐骨结节间径7.5cm，后矢状径6.5cm，胎头双顶径9.2cm，足月活胎
D. 宫口近开全，胎心监护仪提示出现早期减速
E. 胎心154次/分，胎膜早破

70. 关于第三产程时胎盘剥离征象，下列哪项是正确的
A. 子宫底升至脐上，子宫体变硬呈球形
B. 阴道有大量出血
C. 子宫轮廓不清，质软
D. 阴道口外露的脐带长度缩短
E. 轻压子宫下段时，外露脐带有回缩

71. 产程中胎心监护，下列哪项是不恰当的
A. 活跃期在宫缩频繁时每15～30分钟听胎心一次
B. 潜伏期在宫缩间歇时每隔1～2小时听胎心一次
C. 听诊胎心应在宫缩间歇期宫缩刚结束时进行
D. 第二产程应每15分钟听胎心一次
E. 每次听胎心应听诊1分钟

72. 胎儿娩出期，未实施硬膜外麻醉的初产妇，时限最长不应超过
A. 3小时　　B. 4小时
C. 5小时　　D. 6小时
E. 7小时

73. 坐骨结节间径 7cm，后矢状径 7cm，足月妊娠应采取下列何种分娩方式
A. 自然分娩　B. 会阴侧切
C. 胎头吸引　D. 产钳术
E. 剖宫产

74. 对有急产史的产妇，下述不正确的是
A. 预产期前 1～2 周不宜外出，提前住院待产
B. 临产后立即灌肠
C. 胎儿娩出时勿使产妇向下用力
D. 提前做好接产准备
E. 产后应仔细检查宫颈、阴道、外阴

75. 女，25 岁。初产妇，孕足月。1 年前有流产史。胎儿顺利娩出约 4 分钟后出现阴道暗红色间歇流血，约 15ml。首先应考虑的原因是
A. 颈管裂伤
B. 阴道静脉破裂
C. 血凝障碍
D. 胎盘嵌顿
E. 正常位置胎盘剥离

76. 孕 38 周，第 1 胎，有规律宫缩 5 小时，阴道流水 6 小时，宫口开大 5cm，双顶径处在坐骨棘水平，阴道分泌物 pH 为 7，胎心正常。正确的诊断和处理是
A. 因胎膜早破，抬高床尾
B. 系正常第一产程，灌肠以促进宫缩
C. 等待自然分娩
D. 剖宫产
E. 静点催产素引产

77. 测量骶耻外径的标志点是指
A. 耻骨联合上缘至第 5 腰椎棘突
B. 耻骨联合中点至髂后上棘联线中点上 1.5cm
C. 耻骨联合中点至米氏菱形窝上角下 1.5cm
D. 耻骨联合上缘中点至米氏菱形窝上角
E. 耻骨联合上缘中点至髂耻联线下 3cm

78. 分娩期宫颈扩张主要依靠
A. 子宫收缩及缩复向上牵拉
B. 腹压
C. 宫腔内压
D. 通过羊水传导的压力
E. 宫缩时前羊水的回流，以利胎先露直接压迫

79. 头先露时，胎头以哪条径线通过产道最小径线
A. 枕下前囟径　B. 双顶径
C. 双颞径　D. 枕额径
E. 枕颏径

80. 女，36 岁。经产妇，阵发性腹痛 4 小时，现宫缩 25 秒/3～4 分钟，中等强度。急诊室检查胎心 140 次/分，先露为头，宫口开大 4cm，胎囊明显膨出。目前最佳的处理是
A. 立即住院待产
B. 破膜后住院
C. 急诊室留观
D. 急送产房消毒接生
E. 灌肠以减少污染

81. 若宫缩应激试验监护出现频繁的晚期减速，胎心 160 次/分。目前处理下列哪项为首选
A. 继续给氧
B. 静脉滴注 50% 葡萄糖
C. 左侧卧位
D. 剖宫产结束分娩
E. 静脉滴注小剂量缩宫素以加速产程

82. 初产妇，羊水Ⅲ度混浊，因胎儿宫内窘迫行低位产钳助娩。新生儿出生 1 分钟 Apgar 评分 1 分。复苏时首要的处

理是
A. 刺激呼吸
B. 立即行气管插管
C. 正压给氧
D. 立即给予肾上腺素
E. 吸出鼻腔和口腔中的羊水和黏液

83. 临产后内诊，检查先露部下降程度，应以下列哪项作标记
A. 耻骨联合下缘
B. 骶岬
C. 坐骨结节
D. 坐骨棘
E. 骶尾关节

84. 下列哪项最能代表产程进展情况
A. 子宫收缩强度和频率
B. 宫口扩张与胎头下降
C. 胎位
D. 胎心率
E. 是否破膜

85. 下列除哪项外均是枕先露分娩机转的动作
A. 衔接　B. 下降
C. 拨露　D. 仰伸
E. 外旋转

86. 会阴Ⅱ度撕裂时伤及下列哪个组织
A. 肛门括约肌
B. 球海绵体肌和会阴深、浅横肌
C. 耻尾肌
D. 尿道
E. 坐骨海绵体肌

87. 通过产道的胎儿各种周径，下列哪项最大
A. 枕颏周径
B. 枕下前囟周径
C. 枕额周径
D. 双顶周径
E. 双颞周径

88. 胎膜大部分在何时破裂
A. 临产后宫口开大6~7cm
B. 临产后宫口开大4~5cm
C. 临产后宫口开大2~3cm
D. 临产后宫口近全开
E. 临产后宫口开全

89. 关于面先露描述，正确的是
A. 胎头以颜面部为先露，胎头极度俯屈姿势通过产道
B. 产妇腹壁松弛或悬垂腹时胎背向前屈，胎儿颈椎胸椎仰伸形成面先露
C. 面先露以鼻部为指示点
D. 骨盆狭窄、脐带过长、脐带绕颈可影响胎头俯屈，形成面先露
E. 发生率低，初产妇常见

二、共用题干单选题：以下提供若干个案例，每个案例下设若干道试题，每道试题有五个备选答案，请选择一个最佳答案。

(90~91题共用题干)

女，27岁。初产妇，孕38^{+6}周，胎膜早破12小时，先露头，S-3，宫缩30秒/3分，宫口开大1cm。

90. 此时应先做何处理
A. 立即查血常规，并给抗生素
B. 立即给缩宫素点滴
C. 立即剖宫产术
D. 给哌替啶（杜冷丁）肌注
E. 肌注缩宫素

91. 如此时查骨盆，应注意骨盆的哪个平面
A. 骨盆出口横径
B. 出口后矢状径
C. 中骨盆横径
D. 中骨盆前后径
E. 骨盆入口前后径

（92～93 题共用题干）

女，28 岁。G_1P_0，孕 37^{+5} 周，宫口开全 2 小时，羊水胎粪污染，先露 S＋4，胎心 90 次/分。

92. 目前处理最恰当的是
   A. 肌内注射哌替啶
   B. 行产钳助娩术
   C. 立即行剖宫产术
   D. 静滴缩宫素
   E. 严密监测产程进展

93. 行上述治疗后胎儿娩出，1 分钟和 5 分钟的 Apgar 评分分别是 5 分和 4 分，以下为错误的处理是
   A. 立即擦净羊水及血迹，注意保暖
   B. 胎头娩出后立即吸除鼻咽部黏液及羊水
   C. 给予人工呼吸
   D. 吸氧
   E. 抗生素预防感染

（94～96 题共用题干）

足月妊娠临产，规律宫缩 12 小时，破膜 14 小时，羊水Ⅰ度污染，宫口开大 5cm，S＋1。

94. 本例哪项诊断是正确的
   A. 活跃期停滞
   B. 第一产程延长
   C. 潜伏期延长
   D. 活跃期延长
   E. 胎膜早破

95. 下列处理恰当的是
   A. 手术助产
   B. 立即剖宫产
   C. 应用抗生素预防感染
   D. 臀高位卧床
   E. 鼓励产妇在宫缩时屏气用力

96. 若此时宫缩 30 秒，间隔 5 分钟，胎心监护出现频繁晚期减速，正确的处理是
   A. 立即剖宫产
   B. 肌注哌替啶
   C. 测胎儿头皮血 pH
   D. 静脉滴注缩宫素加强宫缩
   E. 静推葡萄糖液＋维生素 C

（97～98 题共用题干）

女，29 岁。结婚两年未育，现停经 8 周感下腹隐痛伴阴道少许流血 3 天。妇科检查阴道少许血液，宫颈口未扩张，子宫增大约孕 50 天，软，双附件正常。

97. 最可能的诊断是
   A. 慢性盆腔炎
   B. 先兆流产
   C. 异位妊娠
   D. 子宫肌瘤
   E. 功能失调性月经紊乱

98. 最佳治疗方案是
   A. 药物人工周期治疗
   B. 抗感染治疗
   C. 腹探查术
   D. 诊断性刮宫
   E. 保胎治疗

（99～101 题共用题干）

初产妇，25 岁。孕 40 周，阵发性腹痛 10 小时，宫缩 30～40 秒/10～15 分，宫口开大 2cm。

99. 出现上述临床表现的原因是
   A. 子宫收缩节律性异常
   B. 子宫收缩对称性异常
   C. 子宫收缩缩复作用异常
   D. 子宫收缩极性异常
   E. 腹肌和膈肌收缩力异常

100. 此时处理原则是
   A. 人工破膜
   B. 肌注盐酸哌替啶 100mg
   C. 肌注麦角新碱

D. 静点缩宫素

E. 立即行剖宫产术

101. 若已进入第二产程，S +3，胎心好，此时应如何处理

A. 等待自然分娩

B. 加强宫缩等待分娩

C. 胎吸

D. 产钳助产

E. 立即行剖宫产术

（102～103 题共用题干）

经产妇，29 岁。足月妊娠在家自然分娩，胎儿娩出 1 小时后胎盘未娩出而入院。诉产时顺利，娩出一中等大小男婴，分娩至现在阴道出血量中等。前次妊娠有人工剥离胎盘史，检查宫底平脐，轮廓清晰，膀胱空虚，宫口可容三指，软产道完整，脐带外露。

102. 胎盘未娩出最常见的原因可能是

A. 胎盘粘连

B. 胎盘嵌顿

C. 胎盘剥离后滞留

D. 胎盘完全性植入

E. 胎盘剥离不全

103. 此时最主要的处理

A. 抗炎治疗　　B. 导尿

C. B 超检查　　D. 加强宫缩

E. 人工剥离胎盘

（104～106 题共用题干）

女，妊娠 43 周，G_3P_1，因见红 2 小时，阴道流水 1 小时入院。

104. 询问病史以下哪项对诊断无关

A. 月经周期

B. 规律宫缩开始的时间

C. 早孕反应时间

D. 前次分娩有无难产史及新生儿出生情况

E. 感觉胎动的时间

105. 以下哪项处理不适宜

A. B 超检查

B. 胎心监护

C. 尿雌激素/肌酐测定

D. 留取阴道内羊水做泡沫震荡试验

E. 宫缩不规则，可行缩宫素点滴促分娩

106. 一旦诊断过期妊娠，分娩过程处理中以下哪项不适宜

A. 应立即剖宫产

B. 第一产程间断吸氧

C. 第二产程持续吸氧

D. 做好新生儿出生后的复苏准备

E. 出生后进行胎龄评分

（107～108 题共用题干）

女，28 岁。G_1P_0。孕 38 周，不规则腹痛 2 天，血压正常，头先露，胎心音在脐左下 158 次/分，胎背在母体左侧腹扪及，宫缩 20 秒，间隔 10 分钟，阴道检查宫口开大 1cm，胎心监护示 NST 不满意。

107. 下列哪项诊断不正确

A. 宫内足月妊娠

B. 枕左前位

C. 临产

D. 足月活胎

E. 先兆临产

108. 入院后，予以肥皂水灌肠后，宫缩加强，哪项处理不需常规进行

A. 消除孕妇的紧张情绪

B. 左侧卧位

C. 持续低流量吸氧

D. 鼓励进食

E. 定时检查了解产程进展

（109～111 题共用题干）

初产妇，28 岁。40^{+3} 周妊娠，见红 3 天，估计胎儿体重 2600g，胎心 136 次/分，规律宫缩 5 小时，左枕前位，阴道检

查宫口开大 2cm，胎膜未破，S－1，骨盆外测量未见异常。

109. 本例应诊断为
   A. 过期妊娠
   B. 足月妊娠临产
   C. 足月妊娠先兆临产
   D. 潜伏期延长
   E. 宫内发育迟缓

110. 此时应进行的处理是
   A. 静脉滴注缩宫素加速产程进展
   B. 阴道后穹隆放置前列腺素制剂引产
   C. 行人工破膜加速产程进展
   D. 行剖宫产术
   E. 等待自然分娩

111. 产程已 12 小时，宫缩减弱，宫口开大 3cm，胎膜未破，恰当的处理是
   A. 静脉滴注缩宫素
   B. 静脉注射麦角新碱
   C. 人工破膜加强宫缩
   D. 等待自然破膜
   E. 立即剖宫产

（112～114 题共用题干）

初产妇，28 岁。妊娠 39 周，规律宫缩 2 小时，枕右前位，胎心良好。骨盆外测量正常，B 超测胎头双顶径 9.3cm，羊水平段 3.8cm。

112. 此时最恰当的处置应是
   A. 行剖宫产术
   B. 静脉滴注缩宫素
   C. 缓慢静注能量合剂
   D. 肌内注射维生素 K
   E. 严密观察产程进展

113. 若产妇宫缩正常，胎头降至 S＋3，宫口开大 4cm，此时最恰当的处理应是
   A. 人工破膜
   B. 静脉滴注缩宫素
   C. 让产妇于宫缩时加腹压
   D. 行温肥皂水灌肠
   E. 行剖宫产术

114. 若宫口开全，宫缩减弱，肛查发现盆腔后部空虚，S＋4，阴道检查胎头前囟在骨盆左前方，此时的处理方法应是
   A. 行剖宫产术
   B. 会阴侧切，转正胎头，产钳助娩
   C. 静脉滴注缩宫素加速产程进展，经阴道自娩
   D. 吸氧同时，静注地西泮（安定）
   E. 静注葡萄糖液内加维生素 C，同时肌注哌替啶（杜冷丁）

（115～118 题共用题干）

女，24 岁。妊娠 40 周，已临产 10 小时，宫缩时胎心 100 次/分。内诊查宫颈口开大 2cm，先露 S－3，骨产道无异常。

115. 此时最适宜的诊断为
   A. 正常产程
   B. 潜伏期延长
   C. 胎儿宫内窘迫
   D. 活跃期阻滞
   E. 头盆不称

116. 宫口开大 3cm 时，宫缩每 2～3 分钟一次，持续 40 秒，宫缩间歇时听胎心 165 次/分。除下列哪项措施外均可采取
   A. 人工破膜，观察羊水性状
   B. 给予缩宫素静点加速产程
   C. 嘱产妇左侧卧位
   D. 给予地西泮静注加速产程
   E. 给予孕妇氧气吸入

117. 如果做胎心监护，除下列哪项外，均有助于诊断
   A. 胎心率无反应型
   B. 胎心晚期减速

C. 胎心变异减速

D. 胎心基线缺乏变异

E. 胎心率减慢

118. 临产18小时，宫口已开全，先露S+2，胎心持续在165次/分。此时最恰当的处理应是

A. 左侧卧位，面罩吸氧

B. 立即剖宫产

C. 静注葡萄糖、维生素C及尼可刹米

D. 静注5%碳酸氢钠

E. 阴道助产分娩

（119～122题共用题干）

初产妇，26岁。妊娠37周。规律宫缩7小时，宫口开大3cm。未破膜。枕左前位。估计胎儿体重2550g，胎心148次/分，骨盆外测量未见异常。

119. 此时恰当处理应是

A. 行剖宫产术

B. 等待自然分娩

C. 人工破膜加速产程进展

D. 静脉滴注缩宫素

E. 给予宫缩抑制剂，使其维持至妊娠40周

120. 若不久出现胎心变快，168次/分，此时恰当处理应是

A. 立即剖宫产术

B. 吸氧，左侧卧位

C. 静滴维生素C

D. 羊膜镜检查

E. 人工破膜加速产程进展

121. 若胎心恢复正常，但宫缩转弱，产程进展已15小时，胎膜已破。宫口仅开大7cm，此时恰当处理应是

A. 肌注麦角新碱加强宫缩

B. 静滴葡萄糖液内加维生素C

C. 静注地西泮加速产程进展

D. 静脉滴注缩宫素加强宫缩

E. 立即剖宫产

122. 若宫口已开全，胎头拨露达半小时，此时处理应是

A. 肌注哌替啶100mg

B. 静滴葡萄糖液内加维生素C

C. 静脉滴缩宫素

D. 会阴侧切，产钳助娩

E. 立即剖宫产

（123～124题共用题干）

经产妇，33岁。G_2P_1，40周妊娠，规律宫缩3小时，宫缩持续50秒，间隔3分钟，头位，胎心150次/分，肛查宫口开大4cm，羊膜囊突。

123. 此时正确的处理是

A. 急诊室留观

B. 急送产房消毒接生

C. 温盐水灌肠

D. 人工破膜

E. 立即住院待产

124. 入产房后，胎膜自然破裂，羊水清，胎头拨露，下列处理不恰当的是

A. 行会阴后侧切开术

B. 协助胎头俯屈

C. 勤听胎心，密切监测胎儿有无急性缺氧

D. 指导产妇屏气

E. 开始保护会阴

（125～127题共用题干）

初产妇，27岁。妊娠38^{+2}周，规律宫缩6小时，枕右前位，估计胎儿体重2800g，胎心率146次/分。阴道检查：宫口开大3cm，未破膜，S+1，骨盆外测量未见异常。

125. 本例应诊断为

A. 正常分娩经过

B. 头盆相对不称

C. 胎儿生长受限
D. 子宫收缩乏力
E. 潜伏期延长

126. 此时恰当的处理应是
A. 静脉滴注缩宫素
B. 行人工破膜加速产程进展
C. 抑制宫缩，使其维持至妊娠40周
D. 等待自然分娩
E. 行剖宫产术

127. 此后宫缩逐渐减弱，产程已18小时，胎膜已破，宫口开大7cm，此时恰当处理应是
A. 静脉滴注缩宫素
B. 静脉注射麦角新碱
C. 静脉注射地西泮加速产程进展
D. 肌内注射缩宫素
E. 立即行剖宫产术

三、共用备选答案单选题：以下提供若干组试题，每组试题共用试题前列出的五个备选答案，请为每道试题选择一个最佳答案。每个备选答案可能被选择一次、多次或不被选择。

（128～130题共用备选答案）
A. 11～12小时　　B. 6～8小时
C. 1小时　　D. 1～2小时
E. 5～15分钟

128. 经产妇第一产程约需
129. 初产妇与经产妇的第三产程约需
130. 初产妇第二产程约需

参考答案与解析

1. E　2. C　3. C　4. E　5. D　6. B
7. B　8. E　9. C　10. C　11. B　12. A
13. D　14. C　15. D　16. E　17. C　18. B
19. C　20. D　21. C　22. B　23. B　24. C
25. E　26. D　27. D　28. A　29. D　30. C
31. D　32. D　33. A　34. C　35. A　36. B
37. D　38. D　39. C　40. C　41. C　42. C
43. D　44. B　45. D　46. B　47. E　48. D
49. A　50. E　51. C　52. D　53. C　54. D
55. E　56. C　57. B　58. D　59. B　60. E
61. A　62. C　63. E　64. C　65. E　66. D
67. E　68. C　69. C　70. A　71. D　72. A
73. E　74. B　75. E　76. C　77. D　78. A
79. A　80. D　81. D　82. E　83. D　84. B
85. C　86. B　87. A　88. D　89. B　90. A
91. E　92. B　93. E　94. E　95. C　96. A
97. B　98. E　99. A　100. A　101. A　102. A
103. E　104. D　105. D　106. A　107. C　108. C
109. B　110. E　111. C　112. E　113. A　114. B
115. A　116. B　117. A　118. E　119. B　120. B
121. D　122. D　123. B　124. A　125. A　126. D
127. A　128. B　129. E　130. D

1. E。**解析：**产妇宫口扩张1cm，说明处于潜伏期，若静脉滴注缩宫素，则会造成胎儿宫内窒息。

2. C。**解析：**下降动作呈间歇性，宫缩时胎头下降，间歇时胎头又稍回缩。

4. E。**解析：**临产开始的标志为规律且逐渐增强的子宫收缩，持续30秒或以上，间歇5～6分钟，并伴随进行性宫颈管消失、宫口扩张和胎先露部下降。

5. D。**解析：**分娩疼痛主要来自子宫收缩、宫颈扩张、盆底组织受压、阴道扩张、会阴拉长，其主要感觉神经传导至胸11～骶4脊神经后，经脊髓上传至大脑痛觉中枢，因此若予以镇痛，须将神经阻滞范围控制在胸11～骶4之间。

6. B。**解析：**分娩镇痛时机：一般宫口开大3～5cm开始用药，过早可能抑制必要的疼痛反应而影响产程，太迟常不能达到满意镇痛效果。给药途径有吸入、全身给药或局部用药等。

7. B。**解析：**临产前阶段，子宫的静息状态结束，子宫肌层和宫颈的形态及结

构发生了功能改变，子宫肌细胞间隙连接增加。

8. E。**解析：**初产妇宫口开全至10cm，经产妇宫口开大3～4cm且宫缩好，可护送产房准备接生。当胎头拨露使阴唇后联合紧张时，开始保护会阴。

9. C。**解析：**造成第二产程延长最常见的原因是中骨盆平面狭窄。

10. C。**解析：**产妇突然阴道流水，说明胎膜已破，但此时宫口开大仅1cm，不能盲目鼓励产妇在宫缩时运用腹压，可能会导致胎儿窒息。

11. B。**解析：**当胎儿娩出后40分钟，胎盘仍未排出，可能是由于宫缩乏力导致，此时应该按摩子宫，静脉注射子宫收缩药，增加宫缩。

13. D。**解析：**枕右前位衔接时胎头矢状缝在骨盆入口左斜径上。

14. C。**解析：**由于子宫肌纤维的缩复作用，子宫上段肌壁越来越厚，而下段肌壁被牵拉越来越薄，由于子宫上下段的肌壁厚薄不同，在两者间的子宫内面形成一环状隆起，称为生理缩复环。正常情况下，此环不易自腹部见到。

15. D。**解析：**具有产后出血高危因素的产妇，可在胎儿前肩娩出时注射麦角新碱。

16. E。**解析：**若有副胎盘、部分胎盘残留或大部分胎膜残留时，应在无菌操作下徒手入宫腔取出残留组织。若手取胎盘困难，用大号刮匙清宫。若确认仅有少许胎膜残留，可给予子宫收缩剂待其自然排出。

17. C。**解析：**初产妇多是宫颈管先短缩消失，继之宫口扩张；经产妇多是宫颈管短缩消失与宫口扩张同时进行。

18. B。**解析：**大多数孕妇在临产前24～48小时内（少数1周内），因宫颈内口附近的胎膜与该处的子宫壁剥离，毛细血管破裂有少量出血并与宫颈管内黏液栓相混，经阴道排出，称为见红，是分娩即将开始比较可靠的征象。

19. C。**解析：**坐骨结节不能作为临产后检查胎头下降程度的指标。

20. D。**解析：**正常分娩胎膜自然破裂多在宫口近开全时。

22. B。**解析：**从胎儿娩出后到胎盘娩出，约需5～15分钟，不超过30分钟。该产妇胎儿娩出10分钟，未出现阴道流血，未发现异常体征及表现，可继续观察等待出现胎盘剥离征象，无需注射缩宫素增加子宫收缩力，引起不必要的麻烦。

23. B。**解析：**妊娠40周以后胎盘功能逐渐下降，42周以后明显下降，因此，在妊娠41周以后，应考虑终止妊娠，但目前该孕妇妊娠40周，母胎一般情况良好，可等待自然临产，如41周分娩尚未发动则应终止妊娠。

24. C。**解析：**胎头双顶径进入骨盆入口平面，胎头颅骨最低点接近或达到坐骨棘水平，称为衔接。

25. E。**解析：**肛提肌收缩力有协助胎先露部在骨盆腔进行内旋转的作用。

26. D。**解析：**妊娠43周提示过期妊娠，但胎心过快，且羊水颜色不正常，提示胎儿宫内情况不好，应该立即剖宫产。

27. D。**解析：**子宫收缩时肌纤维缩短变宽，间歇期肌纤维不能恢复到原长度，经反复收缩，肌纤维越来越短，使宫腔内容积逐渐缩小，迫使胎先露部下降及宫颈管逐渐缩短直至消失，此为子宫肌纤维的缩复作用。

28. A。**解析：**头先露于第二产程时会阴极度紧张。

29. D。**解析：**临产时缩宫素激惹试验出现早期减速。

30. C。**解析**：正常产妇宫颈管消失过程先形成漏斗状，逐渐短缩直至消失。

31. D。**解析**：第一产程又称宫颈扩张期，指从规律宫缩开始到子宫口开全（10cm）。第一产程又分为潜伏期和活跃期。潜伏期为子宫口扩张的缓慢阶段。初产妇一般不超过 20 小时，经产妇不超过 14 小时。

32. D。**解析**：会阴切开指征包括：会阴过紧或胎儿过大，估计分娩时会阴撕裂难以避免者或母儿有病理情况急需结束分娩者。经产妇胎儿宫内窘迫需立即结束分娩者应该立即进行剖宫产。

34. C。**解析**：每次阵缩由弱渐强（进行期），维持一定时间（极期），一般持续约 30 秒左右，随后由强渐弱（退行期），直至消失进入间歇期，一般 5 ~6 分钟，此时子宫肌肉松弛。当宫口开全（10cm）后，间歇期仅 1~2 分钟，宫缩持续时间长达约 60 秒，阵缩如此反复出现，直至分娩全程结束。宫缩以宫底部最强最持久，向下依次减弱，宫底部收缩力的强度几乎是子宫下段的 2 倍。

35. A。**解析**：自然破膜多在第一产程末；达脐平的是病理缩复环；第一产程潜伏期每 1 ~2 小时听胎心一次，第一产程活跃期每 15 ~30 分钟听胎心一次；宫缩时嘱产妇加用腹压需进入第二产程之后。

36. B。**解析**：胎方位主要是观察胎儿矢状缝与母体骨盆的关系。

37. D。**解析**：接生过程中，在宫缩间歇期使胎头尽快娩出。

38. D。**解析**：临产的重要标志是胎先露部下降。

40. C。**解析**：胎儿娩出到胎盘娩出所需时间即第三产程，一般 5 ~15 分钟，不超过 30 分钟。

41. C。**解析**：肛查不能了解是否存在脐带先露，阴道检查可了解脐带先露。

42. C。**解析**：胎头下降程度 S +2 是指胎头颅骨最低点在坐骨棘平面下 2cm。

43. D。**解析**：第一产程末宫腔的压力可以达到 40 ~60mmHg。

44. B。**解析**：胎头以枕下前囟周径适应产道，胎头到达中骨盆为适应骨盆纵轴进行内旋转，使矢状缝与中骨盆及骨盆出口前后径相一致。

45. D。**解析**：枕前位胎头娩出后，接着出现胎头复位及外旋转，随后前肩和后肩也相继娩出，胎体很快顺利娩出，后羊水随之涌出。

46. B。**解析**：进入第二产程，胎头拨露使会阴后联合紧张时应该保护会阴。

47. E。**解析**：经产妇多在分娩开始后胎头衔接，部分初产妇可在预产期前 1 ~2 周内胎头衔接；以最小的枕下前囟径取代较大的枕额径，变胎头衔接时的枕额周径为枕下前囟周径，以适应产道形态，有利于胎头继续下降；胎头围绕骨盆纵轴向前旋转，使其矢状缝与中骨盆及骨盆出口前后径相一致的动作称为内旋转；胎头娩出后，为使胎头与胎肩恢复正常关系，胎头枕部再向左旋转 45°，称为复位；当胎头仰伸时，胎儿双肩径沿左斜径进入骨盆入口。

48. D。**解析**：枕先露时，胎头枕部达到骨盆底最低位置，肛提肌收缩力将胎头枕部推向阻力小、部位宽的前方，枕左前位的胎头向前旋转 45°。

49. A。**解析**：经产妇多在分娩开始后胎头衔接，部分初产妇在预产期前 1 ~2 周内胎头衔接。

50. E。**解析**：初产妇先出现子宫颈管消失，后出现子宫颈扩张，经产妇的子宫颈管消失与子宫颈扩张同时进行。

51. C。**解析**：胎头双顶径进入骨盆入口平面，胎头颅骨最低点接近或达到坐骨棘水平，称为衔接。

52. D。**解析：**完成内旋转后，当完全俯屈的胎头下降达阴道外口时，宫缩和腹压继续迫使胎头下降，而肛提肌收缩力又将胎头向前推进。两者共同作用的合力使胎头沿骨盆轴下段向下向前的方向转向前，胎头枕骨下部达耻骨联合下缘时，以耻骨弓为支点，胎头逐渐仰伸。

53. C。**解析：**枕左前位胎头衔接时，矢状缝与母体骨盆的右斜径相吻合。从左骶髂关节至右髂耻隆突者为左斜径，反之为右斜径。

55. E。**解析：**患者属于第二产程延长。E选项可能存在头盆不称，应选择剖宫产分娩。

56. C。**解析：**初产妇产程在进展缓慢时，需要查找产程进展缓慢的相关原因，进行处理，决定分娩方式。潜伏期延长不是剖宫产的指征。

58. D。**解析：**外阴膨隆、胎头拨露、胎头着冠、肛门括约肌松弛是孕妇在第二产程的临床表现，但不是第二产程开始的标志。第二产程是从宫口开全到胎儿娩出，宫口开全是第二产程开始的主要标志。

59. B。**解析：**胎头两顶骨间为矢状缝，顶骨与额骨间为冠状缝，枕骨与顶骨间为人字缝，颞骨与顶骨间为颞缝，两额骨间为额缝。胎头前部呈菱形的称为前囟，胎头后部呈三角形的称为后囟。肛查或阴道检查时可触及矢状缝和前后囟门，根据检查结果，再结合胎方位的概念，可确诊胎方位。

61. A。**解析：**胎盘剥离征象有：①宫体变硬呈球形，下段被扩张，宫体呈狭长形被推向上，宫底升高达脐上；②剥离的胎盘降至子宫下段，阴道口外露的一段脐带自行延长；③阴道少量流血；④接产者用手掌尺侧在产妇耻骨联合上方轻压子宫下段时，宫体上升而外露的脐带不能回缩。

63. E。**解析：**根据“骶耻外径 18cm，坐骨结节间径 8cm”可判断该产妇骨盆偏小，且为不完全臀先露，故需剖宫产。

64. C。**解析：**该孕妇尚未进入产程，属于假临产或先兆临产，不能诊断潜伏期延长。但是出现频发早期减速，胎心基线快，考虑有胎儿窘迫。

66. D。**解析：**初产妇宫口扩张 <4cm，经产妇 <2cm，可用温肥皂水灌肠，但应注意避免起强直性宫缩。

67. E。**解析：**临产后子宫收缩力以宫底部最强、最持久。

69. C。**解析：**足月（胎头双顶径 9.2cm）活胎，坐骨结节间径与后矢状径之和 <15cm（仅为 14cm）不应试产而应行剖宫产。

70. A。**解析：**见 61 题。

71. D。**解析：**第二产程宫缩频而强，需密切监测胎儿有无急性缺氧，应勤听胎心，每 5 分钟听 1 次胎心，有条件时应用胎儿监护仪监测。

72. A。**解析：**第二产程又称胎儿娩出期，指从子宫口开全至胎儿娩出。未实施硬膜外麻醉者，初产妇最长不应超过 3 小时，经产妇不应超过 2 小时；实施硬膜外麻醉镇痛者，初产妇最长不应超过 4 小时，经产妇不应超过 3 小时。

73. E。**解析：**坐骨结节间径 7cm，后矢状径 7cm，两者之和为 14cm，小于 15cm，提示骨盆出口狭窄，应进行剖宫产。

74. B。**解析：**初产妇宫口扩张 <4cm，经产妇 <2cm 时可行温肥皂水灌肠，既能避免分娩时粪便污染，又能反射作用激刺宫缩加速产程进展。但胎膜早破、阴道流血、胎头未衔接、胎位异常、有剖宫产史、

宫缩强估计 1 小时内分娩及患严重心脏病不宜灌肠。

75. E。**解析**：患者在胎儿顺利娩出约 4 分钟后出现少量阴道流血，最可能的原因是正常位置胎盘剥离导致的出血。

76. C。**解析**：患者为足月生产，且胎心正常，宫缩规律，应该等待自然分娩。

77. D。**解析**：孕妇取左侧卧位，右腿伸直，左腿屈曲，测量第 5 腰椎棘突下至耻骨联合上缘中点的距离为骶耻外径，正常值为 18 ~ 20cm；第 5 腰椎棘突下相当于米氏菱形窝的上角。

78. A。**解析**：宫口扩张是临产后规律宫缩的结果。

79. A。**解析**：头先露时，胎头以枕下前囟径通过产道最小径线。

80. D。**解析**：根据孕妇表现提示已经进入临产阶段，此时应该立即消毒接生。

81. D。**解析**：宫缩应激试验监护出现频繁的晚期减速，胎心 160 次/分提示胎盘功能不良、胎儿缺氧的表现，需要立即剖宫产。

82. E。**解析**：评分 1 分为重度窒息，应紧急抢救，行直视下喉镜气管内插管并给氧，但首先要清理胎儿呼吸道，保持呼吸道通畅。

83. D。**解析**：以胎头颅骨最低点与坐骨棘平面关系标明胎头下降程度。

84. B。**解析**：描记宫口扩张曲线及胎头下降曲线，是产程图中重要的两项指标，表明产程进展情况，并能指导产程处理。

85. C。**解析**：枕先露分娩主要为衔接、下降、俯屈、内旋转、仰伸、复位及外旋转、胎肩及胎儿娩出。

86. B。**解析**：会阴Ⅱ度撕裂时会伤及球海绵体肌和会阴深、浅横肌。

87. A。**解析**：枕颏周径为 38.5cm；枕下前囟周径为 32.9cm；枕额周径 34.8cm。枕颏周径为通过产道最大的径线。

88. D。**解析**：正常破膜发生在宫口近全开时。

104. D。**解析**：过期妊娠首先要核实孕周，方法包括以末次月经计算、根据排卵日计算、超声测量胎儿径线等方法，前次分娩史对核实孕周无帮助。

105. D。**解析**：过期妊娠入院后要立即行胎心监护，判断胎盘功能，决定引产方式。羊水泡沫试验是为了解肺成熟情况的，此时不是必须的。

106. A。**解析**：过期妊娠不是剖宫产指征。

112. E。**解析**：根据题干信息，目前产妇一切正常，无需特殊处理，只需严密观察产程进展即可。

113. A。**解析**：宫口扩张 > 3cm，无头盆不称，胎头已衔接者，可行人工破膜，破膜可促产程进展，并了解羊水情况。因宫缩正常，不宜应用缩宫素，也不宜过早使用腹压。对于初产妇宫口开大达 4cm 及以上者，不宜灌肠。

114. B。**解析**：根据“胎头前囟在骨盆左前方，盆腔后部空虚为枕后位”可判断其胎方位为右枕后位。目前宫口开全，胎头达盆底，所以应先徒手将胎头枕部转向前方即右枕前，阴道助产。

第七章　正常产褥

一、单选题：以下每道试题有五个备选答案，请选择一个最佳答案。

1. 关于产褥期保健的说法，不正确的是
   A. 目的是防止产后出血
   B. 适当活动
   C. 可促进产后生理功能恢复
   D. 计划生育指导
   E. 产后8周去医院做产后健康检查

2. 初产妇，25岁。产后12小时，体温38℃，心率60次/分，呼吸14次/分，血压120/78mmHg，睡眠醒后出汗较多，自觉无明显不适。对其判断正确的是
   A. 产褥期感染
   B. 正常产褥期
   C. 产后虚脱
   D. 应该扩容
   E. 应该给予抗生素

3. 女，28岁。产后42天复查，现哺乳，自觉无不适，查体见阴道、宫颈充血，少量分泌物。可能的诊断是
   A. 滴虫性阴道炎
   B. 非特异性阴道炎
   C. 观察，无需治疗
   D. 萎缩性阴道炎
   E. 细菌性阴道炎

4. 产后会阴水肿的处理正确的是
   A. 75%乙醇湿敷
   B. 碘酒湿敷
   C. 聚维酮碘湿敷
   D. 苯扎溴铵湿敷
   E. 50%硫酸镁液湿敷

5. 产妇最佳体操锻炼时间是
   A. 产后1周　　B. 产后12周
   C. 产后24小时　　D. 产后24周
   E. 产后1个月

6. 产后3天，下述哪项不属于正常产褥现象
   A. 褥汗多
   B. 低热
   C. 乳房胀痛，双腋窝硬结
   D. 腹部阵发性绞痛，伴呕吐
   E. 少量阴道流血

7. 某产妇，足月顺产后7天，阴道内少量血液流出，无腹痛，无发热，宫底位于脐耻之间，无压痛。恰当处理的是
   A. 应用子宫收缩药
   B. 应用止血药
   C. 阴道分泌物培养
   D. B超了解宫内有无胎盘胎膜残留
   E. 正常产褥不需处理

8. 初产妇，25岁。足月顺产，产后第2天，T 37.5℃，阴道流血少，宫底脐下一指，收缩好。可诊断为
   A. 子宫复旧不良
   B. 产后子宫内膜炎
   C. 胎盘胎膜部分残留
   D. 上呼吸道感染
   E. 正常产褥

9. 某产妇，足月顺产第4天，母乳喂养，乳房胀痛，无红肿，乳汁排流不畅，体温37.9℃。下列首选处理方法是
   A. 抗生素治疗
   B. 生麦芽煎服
   C. 停止哺乳
   D. 新生儿频繁吸吮双乳

E. 少喝水

10. 某产妇，足月顺产后 2 天，下腹部阵发性疼痛，宫底脐下 3 指，无压痛，阴道出血不多，无恶心、呕吐，无发热。下列首选处理方法是
A. 抗生素预防感染
B. 给予解痉、止痛药物
C. 排除肠梗阻
D. 按摩子宫
E. 一般不需处理

11. 产钳助娩新生儿，生后第 5 天，左枕部仍有 4cm × 5cm × 2cm 的囊性肿块，不能移动，有波动感。对该新生儿选择以下哪项措施为妥
A. 切开引流　B. 穿刺
C. 按摩　D. 热敷
E. 观察

12. 经产妇，足月顺产，产后 3 天诉下腹痛，汗多。检查：体温 37.5℃，双乳稍胀，子宫底脐下 1 指，轻压痛，恶露红色，量少。以下病史和体征，哪项是异常的
A. 腹痛，汗多
B. 体温 37.5℃
C. 双乳胀
D. 子宫底脐下 1 指，轻压痛
E. 恶露红色，量少

13. 会阴创口拆线时间是
A. 3 ~5 天　B. 4 天
C. 7 天　D. 6 ~8 天
E. 3 天

14. 初产妇，产后 6 小时，因会阴侧切，伤口疼痛，未排尿。查宫底脐上 2 指，阴道出血不多，按压下腹部有排尿感。下列哪项处理是不恰当的
A. 热水熏洗外阴
B. 鼓励产妇多饮水
C. 鼓励产妇坐起排尿
D. 下腹正中置热水袋
E. 肌内注射甲基硫酸新斯的明

15. 产后恢复排卵时间为
A. 不哺乳产妇恢复排卵时间平均为产后 12 周
B. 哺乳产妇恢复排卵时间平均为产后 8 周
C. 哺乳产妇恢复排卵时间平均为产后 6 ~8 个月
D. 哺乳产妇恢复排卵时间平均为产后 2 ~4 个月
E. 不哺乳产妇通常在产后 6 ~10 周左右恢复排卵

16. 有促进乳汁分泌作用的措施是
A. 吸吮动作
B. 前列腺素
C. 大剂量雌激素制剂
D. 孕激素制剂
E. 口服溴隐亭

17. 产后子宫恢复至非孕期大小约需
A. 3 周　B. 4 周
C. 5 周　D. 6 周
E. 7 周

18. 会阴侧切缝合术后护理，以下哪项是错误的
A. 嘱产妇向患侧卧位
B. 术后每天用消毒液擦洗外阴
C. 伤口肿痛时，用 50% 硫酸镁湿敷
D. 伤口感染应立即拆线扩创引流
E. 正常伤口，术后 3 ~5 天拆线

19. 产后血性恶露转变为浆液性恶露多在
A. 产后 6 周　B. 产后 1 周
C. 产后 10 天　D. 产后 2 周
E. 产后 3 天

20. 参与促进乳腺发育及泌乳功能的激素不包括
    A. 雌激素　B. 胎盘生乳素
    C. 甲状旁腺素　D. 皮质醇
    E. 胰岛素

21. 产后多尿期为
    A. 产后 12 小时
    B. 产后 24 小时
    C. 产后 48 小时
    D. 产后第 1 周
    E. 无明显多尿

22. 产后在产房观察的时限是
    A. 10 分钟　B. 30 分钟
    C. 1 小时　D. 2 小时
    E. 没特殊情况可不观察

23. 不属于产褥期生理的是
    A. 分娩后 2～3 天乳汁开始分泌
    B. 产后 24 小时内体温 38.5℃
    C. 产后脉搏每分钟 60～70 次
    D. 子宫体 6～8 周恢复到正常大小
    E. 产褥期白细胞 $15\times10^9/L$

24. 下面正常产褥期的临床表现，不恰当的是
    A. 生理性贫血于产后 2～3 周可恢复
    B. 产后腹压降低使呼吸深慢，脉搏较慢
    C. 体温在产后 24 小时内可略升高，但不超过 38℃
    D. 妊娠期红细胞沉降率加快，产后 1 周恢复正常
    E. 白细胞于产褥期升高，可达 $20\times10^9/L$

25. 产后鼓励产妇尽早自行排尿的时限是
    A. 1 小时　B. 2 小时
    C. 3 小时　D. 4 小时
    E. 5 小时

26. 初产妇，25 岁。会阴侧切分娩体重 3400g 健康男婴。其正常产褥期的临床表现是产后
    A. 24 小时体温 38.2℃
    B. 第 2 天宫底达脐下 3 指
    C. 2～3 周血容量恢复至未孕状态
    D. 1 周宫颈恢复至非孕时状态
    E. 2 周恶露开始转为浆液性

27. 关于产褥期临床表现的迅速，正确的是
    A. 产后第 1 天，宫底稍下降
    B. 产后初期产妇脉搏略缓慢
    C. 产后宫缩痛多见于初产妇
    D. 子宫复旧因授乳而减慢
    E. 恶露通常持续 1～2 周

28. 产妇产后内分泌系统改变，下列哪项不正确
    A. 产后 1 周雌孕激素水平恢复到孕前水平
    B. 胎盘分泌的 hPL 产后 6 小时内消失
    C. 肾上腺皮质功能产后 4 天恢复正常
    D. 血 hCG 产后 1 个月才能消失
    E. 产后 6 周 FSH 逐渐恢复

29. 产后 6 周子宫重约
    A. 50～70g　B. 1000g
    C. 500g　D. 300g
    E. 100g

30. 产褥期是指产后
    A. 2 周　B. 4 周
    C. 6 周　D. 8 周
    E. 12 周

31. 下列会阴伤口的处理，不正确的是
    A. 每天 2 次 2‰苯扎溴铵溶液擦洗外阴
    B. 会阴缝线产后 3～5 天拆线
    C. 产后外阴压迫性水肿数天内可自行

消退
D. 会阴伤口感染应延迟拆线
E. 会阴伤口不能如期愈合有感染者应定期换药

32. 产褥期母体变化最大的是
A. 子宫　B. 乳房
C. 循环系统　D. 消化系统
E. 腹壁

33. 女，26岁。G_1P_1，剖宫产术后10天，母乳喂养，双乳不胀，新生儿吸吮双乳后仍哭闹不安而加代乳品。对该产妇下列处理哪项是错误的
A. 催乳饮催乳
B. 按需哺乳
C. 调节饮食
D. 用吸奶器吸乳
E. 鼓励乳母树立信心

34. 关于正常产褥，下列哪项是错误的
A. 出汗量多，睡眠和初醒时更为明显
B. 产后10天经腹部检查不易摸到子宫底
C. 子宫复旧主要是肌细胞数目减少及体积缩小
D. 浆液性恶露内含细菌
E. 一般在产后24小时内体温轻度升高，不超过38℃

35. 关于产褥期保健哪项是不恰当的
A. 产后42天做产后健康检查
B. 产后访视至少2次
C. 产后访视至少3次
D. 产褥期禁止性交
E. 产褥期后应做好计划生育

36. 关于正常产褥期产妇生命体征的描述，以下说法不正确的是
A. 产妇在最初24小时体温略升高，一般不超过38℃
B. 产褥期早期呼吸深慢，由胸式呼吸变为胸腹式呼吸
C. 血压产褥期变化平稳，妊高症的产妇血压明显下降
D. 产后脉搏较缓慢
E. 催乳素抑制因子释放

37. 不属于正常产褥期临床表现的为
A. 脉搏加快
B. 呼吸深慢
C. 血压变化不大
D. 宫底每天下降1～2cm
E. 产后24小时内体温稍升高

二、共用备选答案单选题：以下提供若干组试题，每组试题共用试题前列出的五个备选答案，请为每道试题选择一个最佳答案。每个备选答案可能被选择一次、多次或不被选择。

（38～41题共用备选答案）
A. 300g　B. 500g
C. 1000g　D. 50g
E. 100g

38. 分娩后子宫的重量约为多少
39. 产后1周子宫的重量约为多少
40. 产后2周子宫的重量约为多少
41. 产后6周子宫的重量约为多少

（42～45题共用备选答案）
A. 产后3天　B. 产后10天
C. 产后4周　D. 产后6周
E. 产后3周

42. 阴道壁肌张力恢复，重新出现阴道皱襞
43. 子宫内膜修复完毕
44. 子宫降至盆腔
45. 血性恶露

（46～49题共用备选答案）
A. 持续3～4天
B. 持续10天左右
C. 持续3周

D. 持续 4 ~6 周

E. 持续 2 周左右

46. 正常恶露

47. 血性恶露

48. 浆液恶露

49. 白色恶露

(50 ~51 题共用备选答案)

A. 产后 6 周　　B. 产后 8 周

C. 产后 10 周　　D. 产后 1 周

E. 产后 30 天

50. 产后子宫内口关闭的时间是

51. 不哺乳产妇平均恢复排卵的时间是

参考答案与解析

1. E	2. B	3. C	4. E	5. C	6. D
7. D	8. E	9. D	10. E	11. E	12. D
13. A	14. B	15. E	16. A	17. D	18. A
19. E	20. C	21. D	22. D	23. B	24. D
25. D	26. C	27. B	28. D	29. A	30. C
31. D	32. A	33. D	34. C	35. B	36. E
37. A	38. C	39. B	40. A	41. D	42. E
43. D	44. B	45. A	46. D	47. A	48. B
49. C	50. D	51. C			

1. E。**解析**：产褥期保健的目的是防止产后出血、感染等并发症的发生，促进产后生理功能恢复。产褥期保健包括适当活动及做产后健身操、计划生育指导、产后检查，包括产后访视和产后健康检查，产妇应于产后 6 周去医院做产后健康检查。

2. B。**解析**：产妇在最初 24 小时体温略升高，一般不超过 38℃，仅持续数小时，最多不超过 12 小时，产后脉搏缓慢，60 ~70 次/分，于产后 1 周恢复，产后血压平稳，产褥早期皮肤排泄功能增强，以夜间睡眠和初醒时更为明显，不属病态。

4. E。**解析**：处理产后会阴水肿的方法是 50% 硫酸镁液湿敷。

5. C。**解析**：产后 24 小时是产妇最佳体操锻炼时间。

6. D。**解析**：产后宫缩痛于产后 1 ~2 天出现，不伴有呕吐。

7. D。**解析**：产后 7 天阴道少量出血可能由胎盘或胎膜残留影响宫缩导致，应 B 超检查是否存在残留。

8. E。**解析**：正常产褥期会有低热，会有恶露经阴道排出，产后第 2 天子宫约降至脐下一指。

9. D。**解析**：该产妇表现多为乳房过度充盈和乳腺管阻塞导致，应该鼓励新生儿频繁吸吮双乳，排空乳汁。

10. E。**解析**：孕妇最可能为产后宫缩痛，于产后 1 ~2 天出现，持续 2 ~3 天自然消失，一般不需处理。

11. E。**解析**：左枕部仍有 4cm ×5cm ×2cm 的囊性肿块可能为出血、肿瘤等，在未确诊之前应该观察，在未出现症状之前不能盲目处理。

12. D。**解析**：子宫有压痛，提示存在感染。

13. A。**解析**：会阴拆线的时间是 3 ~5 天。

14. B。**解析**：该产妇会阴侧切后伤口疼痛，可以在腹部放置热水袋，减轻疼痛，或肌肉内注射甲基硫酸新斯的明，用热水洗外阴防感染，并鼓励产妇坐起排尿，减轻腹压。但此时最好不要多饮水，以防腹压增大，疼痛加剧，并防止伤口裂口。

16. A。**解析**：婴儿每次吸吮乳头时，来自乳头的感觉信号经传入神经纤维到达下丘脑，通过抑制下丘脑分泌的多巴胺及其他催乳素抑制因子，使腺垂体催乳素呈脉冲式释放，促进乳汁分泌。

17. D。**解析**：产后子宫恢复至非孕期大小需 6 周。

18. A。**解析**：会阴侧切缝合术后，嘱产妇向健侧卧位。

19. E。**解析**：产后血性恶露约持续 3 ~4 天后变为浆液性恶露。

20. C。**解析**：甲状旁腺素功能是维持体内的钙磷平衡。

21. D。**解析**：妊娠期体内潴留的多余水分主要经肾排出，故产后1周内尿量增多。

22. D。**解析**：产后2小时内极易发生严重并发症，如产后出血、子痫、产后心力衰竭等，故应在产房内严密观察产妇的生命体征、子宫收缩情况及阴道流血量，并注意宫底高度及膀胱是否充盈等。

23. B。**解析**：产后体温多数在正常范围内。体温可在产后24小时内略升高，一般不超过38℃，可能与产程延长致过度疲劳有关。

24. D。**解析**：红细胞沉降率于产后3～4周降至正常。

25. D。**解析**：产后4小时内应让产妇排尿。

26. C。**解析**：产后体温多数在正常范围，可在产后24小时内略升高，一般不超过38℃。胎盘娩出后，子宫圆而硬，宫底在脐下一指，产后第1天略上升至脐平，以后每天下降1～2cm，至产后10天子宫降入骨盆腔内。循环血容量于产后2～3周恢复至未孕状态。产后1周后宫颈内口关闭，宫颈管复原，产后4周宫颈恢复至非孕时状态。

27. B。**解析**：体温多数正常，一般不超过38℃，不哺乳者可有低热，脉搏略缓慢，呼吸深慢，血压平稳。子宫复旧每天下降1～2cm，产后10天降至骨盆内。产后宫缩痛多见于经产妇，哺乳时加重。褥汗夜间和初醒时明显，产后1周内好转。恶露：血性恶露、浆液性恶露、白色恶露，持续4～6周，总量为250～500ml。

28. D。**解析**：产后hCG一般在1～2周恢复正常。

29. A。**解析**：分娩结束时子宫重约为1000g，产后1周约为500g，产后2周围300g，直至产后6周时约为50～70g。

30. C。**解析**：从胎盘娩出至产妇全身各器官除乳腺外恢复至正常未孕状态所需的一段时期，称为产褥期，通常为6周。

31. D。**解析**：会阴伤口感染应尽早拆线，清创后重新缝合。

32. A。**解析**：产褥期子宫变化最大。

33. D。**解析**：该产妇主要是乳汁不足，应催乳，鼓励乳母树立信心，指导哺乳方法，按需哺乳、夜间哺乳，适当调整饮食，喝营养丰富的肉汤。

34. C。**解析**：子宫复旧不是肌细胞数目减少，而是肌浆中的蛋白质被分解排出，使细胞质减少致肌细胞缩小。

35. B。**解析**：产妇出院后，由社区医疗保健人员在产妇出院后3天、产后14天和产后28天分别做3次产后访视，了解产妇及新生儿健康状况。

36. E。**解析**：胎盘剥离娩出后，产妇血中雌激素、孕激素及胎盘生乳素水平急剧下降，抑制下丘脑分泌的催乳素抑制因子释放，在催乳素的作用下，乳汁开始分泌。产妇在最初24小时体温略升高，一般不超过38℃，产后3～4天有“泌乳热”。产褥早期呼吸深慢，由妊娠期的胸式呼吸变为胸腹式呼吸，利于纠正分娩时的轻度碱中毒。

37. A。**解析**：产后脉搏在正常的范围内，一般略慢，每分钟在60～70次。产后腹压降低，膈肌下降，由妊娠期的胸式呼吸变为胸腹式呼吸，呼吸深慢，每分钟14～16次。

第八章　病理妊娠

一、单选题：以下每道试题有五个备选答案，请选择一个最佳答案。

1. SGA 的定义正确的是
   A. 出生体重低于同胎龄应有体重第 5 个百分位以下的新生儿
   B. 出生体重低于同胎龄应有体重第 10 个百分位以下的新生儿
   C. 出生体重低于同胎龄应有体重第 15 个百分位以下的新生儿
   D. 出生体重低于同胎龄应有体重第 20 个百分位以下的新生儿
   E. 出生体重低于同胎龄应有体重第 25 个百分位以下的新生儿

2. 女，32 岁。不明原因流产 2 次，现已妊娠 14 周，应采取哪项产前诊断方法
   A. 取母亲宫颈黏液
   B. 取绒毛
   C. 取羊水
   D. 取脐血
   E. B 超

3. 女，30 岁。月经 4 ~ 5/22 ~ 25 天，连续流产 4 次，基础体温为不典型双相型曲线，上升缓慢，幅度偏低，升高时间仅维持 9 ~ 10 天即下降。应考虑为
   A. 子宫内膜不规则脱落
   B. 正常
   C. 无排卵性功能失调性子宫出血
   D. 黄体功能不足
   E. 子宫内膜炎

4. 女，35 岁。初孕妇，孕 20 周，双胎妊娠，除下列哪项因素外均应向患者交待
   A. 减少产前检查次数
   B. 孕晚期避免过劳
   C. 孕期加强营养
   D. 定期产前检查
   E. 预防贫血和妊娠高血压疾病

5. 硫酸镁中毒首先表现为
   A. 膝反射消失
   B. 肱二头肌反射消失
   C. 肱三头肌反射消失
   D. 跟腱反射消失
   E. 角膜反射消失

6. 子宫胎盘卒中常并发于
   A. 显性胎盘早剥
   B. 隐性胎盘早剥
   C. 完全性前置胎盘
   D. 部分性前置胎盘
   E. 子宫破裂

7. 女，34 岁。孕 26 周，胎动减少 1 天。检查宫高 20cm，胎心 132 次/分，子宫敏感性高。B 超检查羊水指数 5cm，胎儿外观无畸形。关于该患者的处理措施，恰当的是
   A. 静脉滴注缩宫素促进宫缩
   B. 高危门诊随访治疗
   C. 立即剖宫产结束分娩
   D. 立即人工破膜
   E. 增加羊水量期待疗法

8. 对输卵管妊娠的临床表现，描述错误的是
   A. 患者常无明显停经史
   B. 异常阴道流血常被误认为月经来潮
   C. 约 95% 的患者有腹痛
   D. 休克程度与阴道流血量成比例
   E. 休克程度与阴道流血量不成比例

9. 初孕妇，28 岁。妊娠 39 周，主诉肋下有块状物。腹部检查：子宫呈纵椭圆

形，胎先露部较软且不规则，胎心在脐上偏左。本例应诊断为

A. 肩先露　　B. 臀先露

C. 复合先露　　D. 枕先露

E. 面先露

10. 重度子痫前期的诊断标准不包括

A. 妊娠期首次出现 BP≥160/110mmHg

B. 24 小时尿蛋白≥300mg

C. 血清肌酐＞106μmol/L

D. 微血管溶血

E. 转氨酶升高

11. 女，28 岁。结婚 5 年未孕，现停经 52 天，阴道少量流血 4 天。今晨突感下腹部剧痛，伴明显肛门坠胀感，血压 60/40mmHg。妇科检查：宫颈举痛明显，子宫稍大稍软，右附件区有明显触痛。本例恰当处置应为

A. 输液输血，观察病情进展

B. 立即行剖腹探查术

C. 输液输血，同时行剖腹探查术

D. 待纠正休克后行剖腹探查术

E. 立即行刮宫术

12. 女，30 岁。停经 45 天，尿妊娠试验（+），阴道少量流血 2 天，右下腹隐痛 2 天。B 型超声检查提示“宫内未见孕囊，右侧附件区见一孕囊且见胚芽及胎心管搏动，盆腔未见游离液暗区”。本例应选择的治疗方法是

A. 腹腔镜下右输卵管切开取胚术

B. 肌肉注射 MTX

C. 口服米非司酮

D. 口服米索前列醇

E. 动态观察血 hCG 水平

13. 对于胎儿宫内生长受限者，分娩方式的选择哪项是正确的

A. 胎儿对缺氧的耐受力差，应适当放宽剖宫产指征

B. 阴道产适用于胎盘功能异常者

C. 阴道产适用于胎儿未成熟者

D. 阴道产适用于羊水过多者

E. 胎儿难以存活，应行剖宫产术

14. 关于超声监测胎儿生长发育情况的指标中，下列描述不正常的是

A. 羊水逐渐增多

B. 孕 28 周后头围生长减慢

C. 胎儿双顶径的增长逐渐加快

D. 妊娠晚期脐动脉 S/D 值≤3

E. 胎儿体重逐渐增长，速度基本不变

15. 初产妇，26 岁。妊娠 38 周，双胎妊娠。P 80 次/分，BP 116/80mmHg，骨盆外测量无异常，双头先露，胎心分别为 130 次/分及 140 次/分，子宫长度 39cm，腹围 112cm。错误的处理方法是

A. 做好输液、输血及抢救新生儿的准备

B. 若出现子宫收缩乏力，低浓度缩宫素缓慢静脉滴注

C. 第一胎儿娩出后行阴道检查

D. 严密观察产程变化，注意胎心率及子宫收缩

E. 第一胎儿娩出，等脐带搏动停止后断脐

16. 关于胎膜早破的临床诊断，以下哪项错误

A. 孕妇突然感到阴道流出较多液体

B. 咳嗽时阴道流水增多

C. 阴道后穹隆液体的 pH≥6.5

D. 阴道液涂片干燥后有羊齿植物叶状结晶

E. 羊膜镜检查见前羊膜囊内羊水黄绿

17. 为协助诊断输卵管妊娠破裂，常行阴道后穹隆穿刺的原因为

A. 阴道后穹隆为盆腔最低点

B. 腹腔内出血最易积聚于直肠子宫陷凹
C. 不需行局麻
D. 操作容易
E. 输卵管妊娠为良性疾病

18. 初孕妇，25岁。妊娠38周。骨盆外测量：骶耻外径18.5cm，髂嵴间径27cm，坐骨棘间径9cm，坐骨结节间径7.0cm。本例孕妇的骨盆应诊断为
A. 出口狭窄骨盆
B. 均小骨盆
C. 偏斜骨盆
D. 单纯扁平骨盆
E. 漏斗型骨盆

19. 下列哪项不是先兆流产的症状
A. 已破膜
B. 轻微下腹或下坠感
C. 子宫颈口未开
D. 停经后出现少量阴道流血，鲜红色
E. 早孕反应可存在

20. 有关前置胎盘的处理措施，错误的是
A. 可期待疗法，等待胎儿成熟
B. 期待疗法适当应用镇静剂、补血药物
C. 孕36周后，前置胎盘者必须剖宫产终止妊娠
D. 剖宫产子宫切口的选择原则上应避开胎盘
E. 产后应纠正贫血及预防感染

21. 前置胎盘出血是发生在什么时间
A. 孕24周后　B. 孕28周后
C. 孕32周后　D. 孕36周后
E. 孕20周后

22. 过期妊娠不会引发
A. 胎儿宫内窘迫
B. 过熟儿综合征
C. 胎儿器官发育不成熟
D. 难产
E. 围产儿死亡

23. 女，24岁。初次妊娠，孕36周，之前孕期检查正常，2天前自觉胎动少，今天无胎动。超声提示胎儿心脏搏动消失。应如何处理
A. 引产　B. 继续妊娠
C. 剖宫产　D. 给予吸氧治疗
E. 补充营养物质

24. 初孕妇，27岁。于妊娠23周为预测妊娠期高血压疾病的发生进行预测性诊断，最有预测价值的方法为
A. 基础体温双相
B. 子宫动脉血流波动指数（PI）>95th%
C. B型超声检查
D. 雌孕激素序贯试验阳性
E. 妊娠间隔6年

25. 初孕妇，25岁。妊娠35周，自觉头痛眼花5天，经治疗3天未见显效。今晨7时突然出现腹痛并逐渐加重，呈持续性，检查腹部发现子宫板状硬。本例最可能的诊断为
A. Ⅲ度胎盘早剥
B. 先兆子宫破裂
C. 前置胎盘
D. 先兆早产
E. Ⅰ度胎盘早剥

26. 与妊娠期高血压综合征无关的是
A. 双胎妊娠　B. 胎盘早剥
C. 前置胎盘　D. 羊水过多
E. 胎儿窘迫

27. 不属于子痫前期的临床症状是
A. 抽搐　B. 头痛
C. 头晕　D. 呕吐
E. 视力模糊

28. 过期妊娠时，下列选项中不需立即采取剖宫产的方式终止妊娠
A. OCT 试验阴性
B. 胎盘功能减退
C. 胎儿储备能力下降
D. 羊水粪染
E. 胎儿窘迫

29. 羊水过多放羊水治疗，哪项错误
A. 适用于症状严重，无法忍受者
B. 要求放羊水速度约 500ml/小时
C. 一次总量可超过 2000ml
D. 放羊水太多，可引起早产
E. 3 ~4 周后可重复

30. 关于羊水过多处理的叙述，正确的是
A. 一经发现应立即终止妊娠
B. 高位破膜后无需行缩宫素引产
C. 羊膜腔穿刺放羊水一次量为 2000ml
D. 较长时间服用吲哚美辛治疗
E. 确诊胎儿畸形，应及时终止妊娠

31. 巨大胎儿处理正确的是
A. 检查孕妇有无糖尿病
B. 糖尿病孕妇，无需检查胎盘功能
C. 估计胎儿体重 >4000g，应行剖宫产
D. 若产程延长，估计胎儿体重 >3500g，也可剖宫产
E. 经阴道分娩，主要危险是臀位难产

32. 诊断 ICP 最有价值的检查方法是
A. AST 测定
B. ALT 测定
C. 血清胆汁酸测定
D. 血清胆红素测定
E. 产后胎盘病理检查

33. ICP 的首发症状是
A. 瘙痒　　B. 黄疸
C. 皮肤抓痕　　D. 脂肪粒
E. 上腹部不适

34. 胎膜早破的并发症不包括
A. 早产　　B. 脐带脱垂
C. 宫内感染　　D. 胎儿窘迫
E. 第二产程延长

35. 女，36 岁。停经 52 天，阴道少量流血 3 天，伴阵发性下腹疼痛并逐渐加重，检查见子宫如孕 50 天大，宫口已扩张，并见有胚胎组织堵塞。本例的正确处理措施应为
A. B 型超声检查
B. 动态随诊观察
C. 检测血常规
D. 尽早行负压吸宫术
E. 肌注黄体酮

36. 与过期妊娠无关的是
A. 羊水过多
B. 头盆不称
C. 巨大胎儿
D. 雌孕激素比例失调
E. 胎盘缺乏硫酸酯酶

37. 胎儿宫内生长发育受限的病因最常见的是
A. 孕妇因素
B. 胎儿基因或染色体异常
C. 胎儿代谢紊乱
D. 胎儿血供不足
E. 脐带扭转

38. 关于前置胎盘的诊断错误的是
A. 阴道出血早晚、出血量与胎盘前置类型有关
B. 每次阴道出血都伴有肛痛及宫缩
C. 腹部检查常为胎头高浮或臀位
D. 产后查胎盘边缘有凝血块，胎膜破口距胎盘 <7cm
E. B 型超声胎盘定位可确诊

39. 女，28 岁。已婚，平时月经 3 ~ 4/28 ~30 天，放置宫内节育器 3 年。现停经 42 天，阴道流血 10 天，近 2 天感下腹疼痛。妇科检查：宫口闭，举痛不明显，子宫正常大小，左侧扪及 4cm × 3cm × 3cm 肿块，触痛，右侧附件尚软。尿妊娠试验（+）。其最可能的诊断为
A. 月经失调
B. 子宫内膜炎
C. 左附件炎性肿块
D. 先兆流产
E. 异位妊娠

40. 胎膜早破不会导致下列哪项疾病
A. 胎儿窘迫
B. 新生儿呼吸窘迫综合征
C. 妊娠期高血压疾病
D. 孕产妇感染
E. 羊水过少

41. 胎儿宫内生长受限指孕 37 周后，胎儿出生体重低于同孕龄正常体重的
A. 一个标准差 B. 两个标准差
C. 三个标准差 D. 四个标准差
E. 五个标准差

42. 多胎妊娠最常见者
A. 双胎 B. 三胎
C. 四胎 D. 五胎
E. 六胎

43. 诊断重型胎盘早期剥离的依据，下列哪项是错误的
A. 胎盘异常
B. 胎心听不到
C. 子宫底不断升高
D. 少量阴道出血
E. 凝血功能障碍

44. 关于羊水过多，下列描述不正确的是
A. 可分为急性羊水过多和慢性羊水过多
B. B 超是重要的辅助检查手段
C. 孕妇易发生妊娠期高血压疾病
D. 胎儿染色体异常可以出现
E. 不影响围产儿的死亡率

45. 以下哪项是内因性均称型 FGR 的特点
A. 新生儿外表呈营养不良或过熟儿状态，发育不均称，身长、头径与孕龄相符而体重偏低
B. 脑重量轻，常有脑神经发育障碍，多伴有智力障碍
C. 胎盘体积正常但功能下降，如梗死与钙化，加重胎儿宫内缺氧，导致新生儿脑神经受损
D. 胎盘小，且组织异常
E. 胎儿常有宫内缺氧，代谢不良

46. 关于羊水过多的叙述，正确的是
A. 妊娠 28 周后羊水量 >1000mL
B. 羊水过多发病率为 0.1%
C. 急性羊水过多常发生在妊娠 28 ~32 周
D. 羊水性状与正常者有差异
E. 妊娠任何时期羊水量 >2000ml

47. 关于巨大胎儿的说法不正确的是
A. 孕妇多肥胖
B. 女胎发生率高于男胎
C. 常致难产
D. 过期妊娠多见
E. 糖尿病孕妇多见

48. 妊娠剧吐治疗每天补液量应不少于
A. 1000ml B. 1500ml
C. 2000ml D. 2500ml
E. 3000ml

49. 妊娠期高血压疾病的孕妇当出现以下症状时，不能作为预示有可能发生子痫的是

A. 持续头痛
B. 视觉异常
C. 体重每周突然增加≥0.9kg
D. 恶心、呕吐
E. 上腹部持续疼痛

50. 子痫前期孕妇应用硫酸镁治疗时，呼吸每分钟不应少于
A. 12 次/分 B. 14 次/分
C. 16 次/分 D. 18 次/分
E. 20 次/分

51. 妊娠期高血压疾病的孕妇眼底检查描述不正确的是
A. 视网膜小动脉痉挛
B. 视网膜水肿
C. 视网膜絮状渗出、出血
D. 小动脉硬化屈曲、有压迹
E. 视网膜脱离

52. 女，28 岁。停经 22 周，发现血压升高 1 周，血压最高 145/92mmHg，查体尿蛋白（-），血小板 100×10^9/L。该孕妇最恰当的诊断为
A. 妊娠期高血压
B. 轻度子痫前期
C. 重度子痫前期
D. 慢性高血压并发子痫前期
E. 子痫

53. 妊娠期高血压的诊断标准不包括
A. 妊娠期即可作出最后诊断
B. 可以有子痫前期的其他表现如上腹部不适等
C. 血压在产后 12 周内恢复正常
D. 妊娠期首次出现 BP≥140/90mmHg
E. 无蛋白尿

54. 子痫抽搐的主要原因是
A. 血尿素氮尿酸肌酐增高
B. 脑小动脉痉挛、脑水肿
C. 代谢性酸中毒
D. 呼吸性酸中毒
E. 颅内出血

55. 重度妊娠期高血压疾病的产科处理，下述哪项是错误的
A. 孕 < 36 周，经治疗病情好转而稳定，可继续妊娠
B. 孕 < 36 周，积极治疗 24 ~ 48 小时症状改善，估计胎儿可成活，应考虑终止妊娠
C. 孕 36 周，经积极治疗 24 ~ 48 小时病情继续恶化，应继续积极治疗至病情稳定后终止妊娠
D. 孕 37 周，子痫患者经积极治疗，控制抽搐 2 小时后可终止妊娠
E. 孕 38 周，引产失败者应行剖宫术

56. 妊娠期高血压疾病，下列叙述不正确的
A. 为避免新生儿颅内出血第二产程不宜助产
B. 可以伴发心力衰竭
C. 病情控制好的妊娠期高血压疾病患者酌情经阴道分娩
D. 产前或产时子痫较多见
E. 第三产程注意预防产后出血

57. 妊娠期高血压疾病水肿分度不正确的是
A. （+）踝部及小腿有凹陷性水肿，休息后不消退
B. （++）水肿延及大腿
C. （+++）水肿延及外阴及腹部
D. （++++）全身水肿或伴腹腔积液
E. （++++）脑水肿

58. 女，G_1P_0，孕 35^{+4} 周，因先兆早产入院，抑制宫缩治疗已 1 周，曾肌注地塞米松，治疗 2 天，今做 NST 提示无

反应型，脐血流 S/D = 5.4，胎儿估计 2100g。正确处理为
A. 吸氧，左侧卧位
B. 剖宫产
C. 复查 NST
D. 胎儿生物物理评分
E. 人工破膜了解羊水情况

59. 对于早产处理的描述，错误的是
A. 孕妇精神紧张时可用镇静剂
B. 分娩时推荐行会阴切开
C. 吲哚美辛可用于抑制宫缩，但限于妊娠 37 周前短期内应用
D. 对胎膜早破的先兆早产孕妇建议常规应用抗生素预防感染
E. 糖皮质激素可用于早产胎膜早破

60. 女，孕 35 周，G_1P_0，轻度 PIH 先兆早产，应首选的宫缩抑制药为
A. 硫酸镁
B. 大剂量镇静药
C. 沙丁胺醇
D. 吲哚美辛
E. 硝苯地平

61. 女，32 岁。妊娠 31 周，少量阴道流血，以往曾有 3 次早产史。主要处理应是
A. 左侧卧位及吸氧
B. 注意休息，并给以镇静剂
C. 氧气吸入，给予止血剂
D. 抑制宫缩，促进胎儿肺成熟
E. 顺其自然

62. 31 周妊娠，下列哪种表现可诊断为早产临产
A. 不规律子宫收缩，宫颈管无消退
B. 规律子宫收缩，宫颈管消退 80%，宫口扩张 1cm 以上
C. 少量阴道流血
D. 规律子宫收缩，宫颈管消退 80%，宫口无扩张
E. 不规律子宫收缩，宫颈管消退 50%

63. 早产的主要临床表现是
A. 阴道流血
B. 阴道流水
C. 阴道分泌物增多
D. 胎儿下降感
E. 规律子宫收缩

64. 关于输卵管妊娠的叙述，正确的是
A. 流产多发生在孕 6 ~ 8 周
B. 破裂多发生在孕 10 周左右
C. 破裂多见于壶腹部妊娠
D. 间质部妊娠多在孕 2 个月时破裂
E. 间质部妊娠破裂出血较多

65. 关于先兆流产的处理，下列哪项是错误的
A. 每天肌注黄体酮 20mg
B. 禁阴道检查
C. 卧床休息
D. 甲低可口服用小剂量甲状腺素片
E. 禁性生活

66. 初孕妇，25 岁。孕 32 周，因全身浮肿及头痛来诊，妊娠前即有面部及下肢浮肿，查血压 160/110mmHg。尿常规：蛋白（+++），可见颗粒管型及红细胞。经治疗孕 37 周自然分娩，产后 6 周，血压降至 128/75mmHg。尿蛋白（++），水肿（+）。下列诊断以哪种可能性大
A. 先兆子痫
B. 妊娠合并肾炎
C. 慢性肾炎基础上并发先兆子痫
D. 妊娠合并慢性高血压
E. 原发性高血压基础上并发先兆子痫

67. 不属于异位妊娠的项目为

A. 宫颈妊娠　B. 输卵管妊娠
C. 卵巢妊娠　D. 腹腔妊娠
E. 子宫残角妊娠

68. 女，29 岁。已婚，平时月经 4 ~ 5/27 ~ 28 天。现停经 45 天，下腹部剧烈疼痛，血压下降，腹部检查移动性浊音（+）。最简便且可靠的诊断方法是
A. 尿 hCG 测定
B. 后穹隆穿刺
C. X 线检查
D. 诊断性刮宫
E. 腹腔镜检查

69. 下列情况中不会导致异位妊娠的是
A. 无排卵性功能失调性子宫出血
B. 子宫内膜异位症
C. 宫内节育器避孕失败
D. 输卵管结扎术后复通
E. 结节性输卵管峡部炎

70. 子宫小于 3 个月的稽留流产的处理原则是
A. 立即行宫颈扩张及钳刮术
B. 先给予催产素，后行钳刮术
C. 先给予抗生素，后行钳刮术
D. 先给予雌激素，后行钳刮术
E. 药物引产

71. 输卵管间质部妊娠的结局多为
A. 囊胚自宫口排出
B. 输卵管妊娠破裂
C. 输卵管妊娠流产
D. 转变为宫角妊娠
E. 可维持至足月

72. 初孕妇，27 岁。停经 60 天，阵发性腹痛伴阴道流血 3 天，妇查：宫口开大 1cm，有羊膜囊堵塞子宫口，子宫孕 60 天大小。最可能的诊断是
A. 过期流产　B. 先兆流产
C. 难免流产　D. 完全流产
E. 习惯性流产

73. 女，23 岁。孕 50 天。在外院做人工流产。现术后 8 天，小腹疼痛，阴道流血未止。量中等、有臭味，体温 38℃。血象：白细胞 15×10^9/L，中性粒细胞 0.9，Hb 100g/L。妇科检查：阴道内血性分泌物有臭味，宫体略大，触痛明显，附件略增厚而压痛。该妇女最可能的诊断为
A. 难免流产
B. 不全流产
C. 流产继发感染
D. 宫外孕继发感染
E. 急性盆腔炎

74. 女，23 岁。已婚，停经 82 天，阴道少量流血 3 天，大量流血半天。入院查：面色苍白，血压 80/50mmHg，脉搏 20 次/分，阴道内有鸭蛋白血块，宫口有组织物堵塞，子宫大小约妊娠 50 天，两侧附件阴性。应诊断为
A. 完全流产　B. 不全流产
C. 稽留流产　D. 难免流产
E. 无兆流产

75. 人工流产术后 12 天，仍有较多阴道流血，应首先考虑的是
A. 子宫穿孔　B. 子宫复旧不良
C. 吸宫不全　D. 子宫内膜炎
E. 子宫绒毛膜癌

76. 先兆流产与难免流产的主要鉴别要点是
A. 出血时间长短
B. 下腹痛的程度
C. 早孕反应是否存在
D. 宫口开大与否
E. 妊娠试验阳性

77. 妊娠高血压综合征（妊高征）治疗有效的血镁离子浓度是
   A. 0.7～1.0mmol/L
   B. 0.5～0.75mmol/L
   C. 1.0～1.7mmol/L
   D. 1.7～3.0mmol/L
   E. 3.0～4.5mmol/L

78. 关于妊娠期肝内胆汁淤积症，不正确的叙述是
   A. 雌激素影响对胆酸的通透性，使胆汁流出受阻
   B. 雌激素作用于肝细胞表面的雌激素受体，改变肝细胞蛋白质合成
   C. 雌激素可影响胆汁回流增加
   D. 雌激素是ICP致病的唯一因素
   E. 肝脏对妊娠期生理性增加的雌激素高敏感性

79. 下列关于妊娠期肝内胆汁淤积症的描述不正确的是
   A. 有明显的种族差异
   B. 主要症状为皮肤瘙痒和胆酸高值
   C. 属于妊娠特有的消化系统并发症
   D. 没有明显的地域差异
   E. 英文简称为ICP

80. 妊娠期肝内胆汁淤积症好发于
   A. 妊娠晚期　　B. 妊娠中期
   C. 妊娠期　　D. 妊娠早期
   E. 第一产程

81. 输卵管妊娠破裂典型的临床症状除停经外，应为
   A. 腹痛、阴道流血、发热
   B. 腹痛、阴道流血、晕厥、休克
   C. 腹痛、白带增多
   D. 腹痛、阴道流血、恶心、呕吐
   E. 痛经、白带增多

82. 输卵管壶腹部妊娠多见的结局为
   A. 输卵管妊娠流产
   B. 输卵管妊娠破裂
   C. 胚胎可发育至3个月以上
   D. 输卵管妊娠中最危险的一种
   E. 胚胎死亡吸收

83. 关于输卵管妊娠错误的是
   A. 间质部妊娠可较早发生破裂
   B. 流产或破裂后妊娠物可继续生长发育形成继发性腹腔妊娠
   C. 流产多见于壶腹部妊娠，发病多在妊娠8～12周
   D. 间质部妊娠可维持到4个月左右发生破裂
   E. 破裂多见于峡部妊娠，发病常在妊娠6周左右

84. 异位妊娠时，以下哪项不适合化疗
   A. 输卵管壶腹部妊娠尚未破裂
   B. 输卵管妊娠破裂型
   C. 子宫旁包块≤4cm
   D. 血hCG
   E. 无明显内出血者

85. 有关胎膜早破检查结果的叙述，不正确的是
   A. 阴道窥器检查见有液体自宫颈口内流出
   B. 阴道pH测定为7.0～7.5
   C. 阴道液涂片检查见椭圆形结晶
   D. 阴道液涂片0.5%尼罗蓝染色见上皮细胞
   E. 阴道后穹隆积液中见到胎脂样物

86. 初孕妇，妊娠39周，自述下腹痛及阴道流血已3小时，检查：血压150/100mmHg，尿蛋白（+++），水肿（++），子宫呈板状硬，胎位扪不清，胎心率168次/分。应诊断为
   A. 不协调性子宫收缩乏力
   B. 协调性子宫收缩乏力

C. 胎盘早期剥离
D. 前置胎盘
E. 胎膜早破

87. 导致胎膜早破的因素不包括
A. 绒毛膜羊膜炎
B. 双胎
C. 胎位异常
D. 巨大儿
E. 胎儿生长受限

88. 预防胎膜早破的措施下列哪项不恰当
A. 预防和治疗下生殖道感染
B. 避免腹部撞击和负重
C. 妊娠后期禁止性交
D. 在妊娠 24 周行宫颈内口环扎
E. 重视孕期卫生指导

89. 妊娠对糖尿病的影响有
A. 使肾排糖阈值升高
B. 血容量增加，血液稀释，胰岛素相对不足
C. 产后胰岛素的需要量增加
D. 糖尿病患者的孕期不容易发生酮症酸中毒
E. 肾小球滤过率减少，而肾小管对糖吸收增加

90. 糖尿病对胎儿、婴儿的影响，下述哪项是正确的
A. 巨大儿发生率低
B. 新生儿发生抽搐时应首先考虑骨折
C. 不鼓励母乳喂养
D. 产程缩短
E. 新生儿抵抗力弱，无论体重大小均须按高危儿处理

91. 发现胎儿脊柱裂的最佳孕周是
A. 10 ~ 14 周　　B. 28 ~ 32 周
C. 24 ~ 26 周　　D. 18 ~ 20 周
E. 14 ~ 16 周

92. 胎儿为无脑儿时，母体尿 E_3 值与正常胎儿的母体尿 E_3 相比
A. 轻度降低　　B. 明显降低
C. 无改变　　D. 明显升高
E. 轻度升高

93. 过期妊娠下列哪项检查指示胎盘功能不良
A. NST 有反应
B. 胎动计数 >10 次/12 小时
C. 雌醇/肌酐 >15
D. 胎儿生物物理评分为 9
E. 羊水指数测定为 50

94. 过期妊娠时下列哪项错误
A. 是影响围生儿发育与生存的病理妊娠
B. 胎盘功能减退，胎儿为小样儿时，因需营养物质少，对胎儿危害小
C. 可伴羊水过少
D. 过期妊娠应以预防为主，定期进行产前检查
E. 胎盘功能正常，胎儿可继续生长成为巨大儿

95. 糖尿病对妊娠结局的影响下述哪项不正确
A. 死胎发生率增加
B. 胎儿畸形的发生率增加
C. 易发生子痫
D. 易发生巨大儿
E. 不易发生胎膜早破

96. 关于妊娠对糖尿病影响的叙述，错误的是
A. 血容量增加，血液稀释，胰岛素相对不足
B. 胎盘分泌的激素有抗胰岛素作用
C. 孕早期空腹血糖稍低
D. 产程中体力消耗大及产妇进食少，不及时减少胰岛素用量．容易发生

低血糖

E. 产后全身内分泌激素很快恢复至非妊娠水平，不再会发生低血糖

97. 有关过期妊娠，说法不正确的是

A. 羊水量迅速减少

B. 羊水胎粪污染率增加

C. 胎盘物质交换与转运能力下降

D. 过期妊娠胎儿可出现胎儿生长受限

E. 胎儿过度成熟说明胎盘功能良好

98. 与过期妊娠发生无关的是

A. 雌、孕激素比例失调导致孕激素优势

B. 头盆不称

C. 甲状腺功能亢进

D. 无脑儿

E. 胎盘硫酸酯酶缺乏症

99. 女，38 周妊娠，临产 2 小时后胎儿娩出，不会出现的并发症为

A. 新生儿窒息

B. 阴道裂伤

C. 新生儿颅内出血

D. 产后出血

E. 肩难产

100. 过期妊娠对母儿的影响不包括

A. 胎儿窘迫增加

B. 肩难产率增加

C. 新生儿胎粪吸入增加

D. 难产率增加

E. 剖宫产率降低

101. 女，34 岁。已婚，停经 26 周，胎动减少 1 天。检查宫高 20cm，胎心 132 次/分，子宫敏感性高。B 型超声检查羊水指数 4cm，胎儿外观无畸形。不正确处理方法是

A. 卧床休息

B. 住院观察，密切监测胎心胎动

C. B 型超声定位，行羊膜腔内灌注生理盐水

D. 大量饮水

E. 低盐饮食

102. 女，34 岁。已婚，停经 41 周，胎动减少 3 天，下腹阵痛 2 小时。检查宫高 29cm，胎心 140 次/分。B 型超声检查羊水指数 5cm，胎儿外观无畸形，胎心电子监护检查 CST 阳性。正确处理方法是

A. 卧床休息

B. 人工破膜观察羊水

C. 住院观察，密切检测胎心胎动

D. 剖宫产

E. 缩宫素引产

103. 女，32 岁。G_1P_0，孕 32 周。定期产前检查：体重三次未增加，宫高 28cm，双顶径 77mm，羊水深 50mm。血压 140/90mmHg。蛋白尿（+/-）。其诊断应该是

A. 羊水过少

B. 轻度妊高征

C. IUGR

D. 轻度妊娠期高血压 + IUGR

E. 慢性高血压

104. 过期妊娠时无需做下列哪项检查

A. 胎动计数　　B. B 超测羊水

C. L/S　　D. E/C

E. 宫颈 Bishop 评分

105. 导致巨大儿的相关因素不包括

A. 糖尿病

B. 遗传因素

C. 过期妊娠

D. 营养与孕妇体重

E. 羊水过少

106. 羊水过多首选检查

A. B 超　　B. CT
C. MRI　　D. hCG 测定
E. 指诊

107. 女，40 岁。初孕妇，月经周期 28 ~ 30 天，现宫内孕 18 周，B 超提示羊水过少，胎儿小于孕周。进一步的处理是
A. 绒毛活检行染色体检查
B. 羊水穿刺行染色体核型分析
C. B 超随访
D. 母血 AFP 测定
E. 检测羊水乙酰胆碱酯酶

108. 对于先兆早产的患者，下列药物中对维持妊娠无益的药物是
A. 哌替啶　　B. 利托君
C. 沙丁胺醇　　D. 硫酸镁
E. 地塞米松

109. 预防早产的重要措施中不正确的是
A. 加强对高危妊娠患者的管理
B. 定期产前检查
C. 积极治疗妊娠并发症
D. 常规抗生素预防感染
E. 子宫颈内口松弛者应于妊娠中期行宫颈内口环扎术

110. 下列试验结果不能提示有子痫前期的是
A. 平均动脉压 =90mmHg
B. 翻身试验时右侧卧位舒张压较仰卧位高 20mmHg
C. 孕 25 周，尿钙/肌酐 =0.03
D. 血细胞比容 0.36
E. 血浆黏度比值 1.7

111. 哪项不是早产原因
A. 子宫畸形
B. 宫颈内口松弛
C. 胎儿生长受限
D. 妊娠期高血压疾病
E. 前置胎盘

112. 下列试验结果不能预测妊娠期高血压疾病发生的是
A. BMI≥35kg/m^2
B. 孕 23 周子宫动脉 PI <95% 以上
C. 年龄≥40 岁
D. 子痫前期家族史
E. sflt 升高

113. 重度妊娠期高血压疾病，应用硫酸镁治疗，镁中毒时最早的表现是
A. 心率明显减慢
B. 呼吸次数明显减少
C. 血压大幅度降低
D. 尿量明显减少
E. 膝反射消失

114. 女，27 岁。妊娠 38 周，伴头痛、头晕、视物不清 1 天。体格检查：BP 180/110mmHg，尿蛋白（+），水肿（+），胎心 140 次/分。肛诊子宫颈管未消失。NST 为无反应型。最恰当的处理是
A. 静脉滴注硫酸镁，继续妊娠
B. 促宫颈成熟
C. 治疗 4 天无好转行剖宫产术
D. 降压、利尿
E. 治疗同时立即剖宫产

115. 女，28 岁。38 周妊娠。近 1 周出现下肢水肿，头昏眼花，视物模糊，血压 150/110mmHg，尿蛋白（+），胎心音正常，头先露 NST 有反应。最合适的处理是
A. 立即行剖宫产
B. 等待自然分娩
C. 积极治疗 24 ~ 48 小时，考虑终止妊娠
D. 积极治疗 1 周后考虑终止妊娠

E. 立即人工破膜及静脉滴注缩宫素引产

116. 女，第一胎，停经38周，1个月前血压正常，近1周出现下肢水肿，伴头昏，眼花视力模糊，血压160/100mmHg，尿蛋白（+），尿雌三醇10mg/24h，胎心好。产科处理应是

A. 立即行剖宫产

B. 积极治疗1周，考虑终止妊娠

C. 积极治疗24~48小时，考虑终止妊娠

D. 积极治疗等待自然分娩

E. 立即破膜及静滴催产素引产

117. 女，24岁。37周妊娠。突发头痛、呕吐，继之抽搐1次入院。检查：神志清，瞳孔等大，对光反射好，血压150/110mmHg，水肿（+++），尿蛋白（++）。以往体健，下列何种疾病可能性最大

A. 妊娠合并蛛网膜下腔出血

B. 妊娠合并癫痫

C. 妊娠合并癔症

D. 妊娠合并颅内出血

E. 产前子痫

118. 下列哪项可诊为妊娠期糖尿病

A. 双亲有家族史

B. 尿糖呈阳性

C. 糖筛查结果7.8mmol/L

D. 两次空腹血糖≥105mg/dl

E. 餐后血糖9.2mmol/L

119. 女，33岁。月经规律，结婚4年，未避孕未曾妊娠，末次月经50天前，阴道少量出血5天，尿妊娠检查（-），突然右下腹疼痛，面色苍白，恶心，出汗，体温不高。下列描述哪项可能错误

A. 子宫颈举痛，后穹隆饱满，右附件区饱满、压痛明显

B. B超提示右附件囊性包块3~4cm

C. 血压下降，脉搏增快

D. 血hCG可能升高

E. 后穹隆穿刺抽出脓性液体

120. 女，36周妊娠，规律宫缩每5~6分钟1次，持续30秒，无阴道流水及流血，阴道检查宫颈管消退80%，宫口开大3cm。此时为

A. 生理性宫缩　　B. 早产临产

C. 先兆早产　　D. 先兆临产

E. 足月临产

121. 经产妇，足月妊娠，臀先露，估计胎儿体重3000g，阴道分娩处理错误的是

A. 第一产程少做肛诊，不灌肠，适当走动

B. 破膜后立即听胎心，若出现胎心异常，阴道检查有无脐带脱垂

C. 协调性宫缩乏力时可给予静滴缩宫素加强宫缩

D. 宫口开大5cm胎足脱入阴道，可行臀助娩术

E. 宫口开全后不应再堵外阴，以免引起胎儿窘迫或子宫破裂

122. 妊娠期高血压疾病多数发生在妊娠

A. 20周以后　　B. 10周以后

C. 15周以后　　D. 18周以后

E. 22周以后

123. 对FGR的处理措施，哪项不正确

A. 左侧卧位，增加母体心输出量

B. 给予母体补充氨基酸及葡萄糖

C. 进行胎儿健康状况的监测

D. B超检查排除胎儿先天畸形

E. 使用镇静剂治疗

124. 引起FGR的原因中，哪项不属于孕妇

因素

A. 孕妇年龄

B. 营养因素

C. 妊娠期高血压病

D. 胎盘早剥

E. 胎儿染色体异常

125. 胎盘早剥的并发症不包括

A. 产后出血　　B. 肝功异常

C. 急性肾衰竭　　D. 羊水栓塞

E. DIC

126. 初产妇 Rh（－），胎儿 Rh（＋），分娩时多数是处于

A. 原发免疫反应期

B. 原发免疫反应的潜伏阶段

C. 继发免疫反应期

D. 非特异性免疫期

E. 非特异性免疫潜伏期

127. 女，23 岁。妊娠 26 周，腹胀 2 天入院。体格检查：血压 130/90mmHg，痛苦表情，发绀，不能平卧。产科检查：宫高 36cm，腹围 102cm，胎位不清，胎心未听到。最可能的诊断是

A. 轻度子痫前期

B. 死胎

C. 双胎妊娠

D. 妊娠合并心脏病

E. 羊水过多

二、共用题干单选题：以下提供若干个案例，每个案例下设若干道试题，每道试题有五个备选答案，请选择一个最佳答案。

（128～129 题共用题干）

女，32 岁。G_1P_0，规律产前检查，现停经 24 周，血压 145/90mmHg，身高 160cm，体重 80kg，宫高 23cm，胎心率 120 次/分，下肢轻度水肿，尿蛋白（－）。

128. 以下说法正确的是

A. 患者不可在家治疗

B. 建议限制食盐摄入

C. 建议绝对卧床，保证休息

D. 了解头痛、胸闷、眼花、上腹部疼痛等自觉症状

E. 诊断为 24 周妊娠，G_1P_0，子痫前期

129. 现停经 32 周，自觉头晕、头痛、视物模糊 3 天来院就诊，测血压 160/110mmHg，宫高 30cm，胎心率 130 次/分，水肿（＋＋＋），尿蛋白（＋＋＋），血常规：Hb 90g/L，PLT 100 × 10^9/L。以下说法正确的是

A. 硫酸镁可作为降压药使用

B. 不必收住院进行治疗

C. 应当进行降压治疗，但血压不可低于 130/80mmHg

D. 终止妊娠是重度子痫前期唯一有效的治疗，因此促肺成熟后及早行剖宫产

E. 积极应用白蛋白，补充蛋白质，保证胎儿发育

（130～131 题共用题干）

某孕妇，停经 33 周，规律性腹痛 2 小时就诊，无阴道流水及流血，阴道检查宫口未开，宫颈管进行性缩短。

130. 此时最恰当的诊断为

A. 先兆临产　　B. 生理性宫缩

C. 先兆流产　　D. 早产临产

E. 先兆早产

131. 对孕妇最恰当的处理是

A. 促胎肺成熟同时剖宫产结束妊娠

B. 破膜加速产程进展

C. 积极预防感染

D. 抑制宫缩，延长孕周

E. 促胎肺成熟同时等待自然分娩

（132～133 题共用题干）

女，30 岁。G_2P_1，停经 30 周，既往有糖

尿病史3年，孕期未行检查，感胎动减少到胎动消失3周入院。检查：BP 140/100mmHg，心肺（-），宫高22cm，腹围80cm。B超提示宫内死胎，羊水9cm；羊水指数AFV 22cm。孕妇血型Rh（-），血糖浓度11mmol/L。

132. 该患者发生死胎的可能原因不包括
A. 脐带打结
B. 胎儿畸形
C. 母儿血型不合
D. 妊娠合并糖尿病
E. 高龄初产

133. 该患者的处理不正确的是
A. 完善辅助检查，特别是凝血功能的检测
B. 应用胰岛素控制血糖
C. 应用硫酸镁解痉治疗妊娠期高血压疾病
D. 死胎80%可能性在2～3周内自然娩出，应等待
E. 死胎一经确诊，应尽早引产

（134～136题共用题干）

女，29岁。第一胎行人工流产；第二胎妊娠32周时，因感冒咳嗽，胎膜自破后早产儿死亡；第三胎妊娠30周，突然破水，腹痛半小时即娩出新生儿，RDS死亡。现妊娠3周。

134. 引起早产的原因可能是
A. 孕妇可能有慢性病
B. 宫内感染
C. 胎膜早破
D. 宫颈内口松弛
E. 羊水过多

135. 下次妊娠时应于什么时候做宫颈内口环扎术
A. 妊娠8周
B. 妊娠12周
C. 妊娠14～16周
D. 妊娠18～20周
E. 妊娠22～24周

136. 确诊该诊断的检查是
A. 月经净后做HSG
B. B超
C. 双合诊检查
D. 宫腔镜联合检查
E. 腹腔镜检查

（137～138题共用题干）

初产妇，28岁。孕39周，重度子痫前期，剖宫产术后1小时，阴道持续流血，未见凝血块，失血达900ml，应用宫缩药无效。

137. 本例出血最可能的原因是
A. 羊水栓塞　B. 胎盘残留
C. 软产道裂伤　D. 凝血功能障碍
E. 子宫收缩乏力

138. 本例需进一步检查的是
A. 心电图　B. 眼底检查
C. 肝功能检查　D. 胸部X线片
E. 血小板，凝血功能检查

（139～140题共用题干）

初孕妇，30岁。妊娠32周，羊水过多。孕妇有呼吸困难、发绀等症状。B型超声检查：胎儿无畸形。无应激试验为有反应型。

139. 本例应首选的处理是
A. 采用高位破膜
B. 不予处理，继续妊娠
C. 行人工破膜终止妊娠
D. 口服吲哚美辛，用药2～4周
E. 羊膜腔穿刺放羊水，同时羊膜腔内注入地塞米松10mg

140. 穿刺放羊水过程中必须注意的事项是

A. 禁止重复穿刺
B. 口服吲哚美辛
C. 术后必须应用保胎药
D. 穿刺放出量不超过3000ml
E. 密切注意孕妇血压、心率、呼吸变化

（141～142题共用题干）

女，35岁。婚后10年，丈夫精液正常，诊为原发性不孕。近两年月经量减少，午后低热。妇科检查：子宫较小，活动度欠佳，宫旁组织增厚，右侧可触及4cm×4cm×3cm肿物，轻度压痛。子宫输卵管造影显示串珠样改变。无停经史。

141. 该病的鉴别诊断不包括
A. 慢性盆腔炎
B. 子宫内膜异位症
C. 卵巢肿瘤
D. 异位妊娠
E. 盆腔脓肿

142. 恰当的治疗措施是
A. 系统抗结核治疗
B. 口服达那唑
C. 宫腔镜治疗
D. 剖腹探查术
E. 口服中药

（143～145题共用题干）

女，26岁。停经45天，突感下腹坠痛及肛门坠胀感，少量阴道流血及头晕呕吐半天。体格检查：面色苍白，BP 80/40mmHg，腹肌略紧张，下腹压痛。妇科检查：阴道少量血性物，宫颈举痛（+）穹隆饱满，子宫稍大，附件区触诊不满意。

143. 首选的检查应是
A. 后穹隆穿刺
B. 盆腔CT检查
C. 诊断性刮宫
D. B型超声检查
E. 尿妊娠试验

144. 本例最可能的诊断是
A. 先兆流产
B. 卵巢囊肿蒂扭转
C. 黄体破裂
D. 急性盆腔炎
E. 异位妊娠

145. 本例最恰当的处理是
A. 输血治疗
B. 同时手术探查纠正休克
C. 静脉输液
D. 中医治疗
E. 应用抗生素

（146～147题共用题干）

女，32岁。停经9⁺个月，发现血压升高10天，头痛1天，抽搐2次入院。查体：血压182/126mmHg，心率112次/分。入院后再次发生抽搐。

146. 控制孕妇抽搐首选
A. 哌替啶　　B. 吗啡
C. 地西泮　　D. 硫酸镁
E. 苯巴比妥

147. 对孕妇最恰当的处理为
A. 防止再次发生抽搐
B. 积极治疗后终止妊娠
C. 继续解痉降压治疗
D. 置于单人暗室，避免声光刺激
E. 给予支持治疗

（148～149题共用题干）

经产妇，40岁。G_2P_1，有子宫肌瘤切除和子宫下段剖宫产史，本次妊娠36周经阴道自然分娩。在胎儿娩出30分钟后，因胎盘未自然娩出，而行徒手剥取胎盘术，发现胎盘附着于前壁下段，部分胎盘与子宫壁粘连而难以剥离。

148. 该患者高度可疑为

A. 胎盘粘连
B. 胎盘剥离后滞留
C. 胎盘植入
D. 胎盘剥离不全
E. 胎盘嵌顿

149. 该患者短时间内估计阴道流血 1500 毫升，宜采取何种处理
A. 子宫动脉上行支结扎
B. 子宫切除
C. 徒手剥离胎盘
D. 宫腔填塞纱布条
E. 髂内动脉结扎

(150～151 题共用题干)

女，25 岁。经产妇，孕 32 周，产前检查发现胎儿先天性肾缺如。检查发现腹围、宫高较同期妊娠小，轻微刺激便发生宫缩。

150. 此情况考虑为
A. 胎儿宫内窘迫
B. 羊水过少
C. 多胎妊娠
D. 胎盘老化
E. 前置胎盘

151. 导致羊水过少最可能的病因为
A. 泌尿道畸形
B. 羊膜病变
C. 胎膜早破
D. 胎盘功能异常
E. 孕妇血容量不足

(152～153 题共用题干)

女，27 岁。停经 2 个月。阴道少量流血近半月，今晨有血块及肉样组织排出，随后出血淋漓不尽。B 型超声检查见宫腔内有 2cm×2cm 不均回声团。

152. 本例最可能的诊断是
A. 先兆流产　　B. 不全流产
C. 完全流产　　D. 流产感染
E. 一瞬性流产

153. 本例正确处理措施是
A. 立即清宫
B. 保胎治疗
C. 监测生命体征
D. 急诊宫腔镜手术
E. 应用广谱抗生素控制感染后再刮宫

(154～156 题共用题干)

女，30 岁。于妊娠早期有早孕反应，尿 hCG 阳性。于妊娠 17 周时感有胎动。B 超示单胎，头位，见心脏搏动。现为妊娠 27 周，近 2 周来自觉胎动停止，腹部不再增大，来门诊检查，宫底平脐，未闻及胎心，复查 B 超未见胎心搏动和胎动

154. 最可能的诊断是
A. 过期流产　　B. 习惯性流产
C. 死胎　　D. 死产
E. 葡萄胎

155. 最需要的实验室检查是
A. 白细胞计数分类
B. 血糖
C. 凝血功能检查
D. 肝功能
E. 肾功能

156. 实验室检查正常，此时首选的治疗方法应是
A. 钳刮
B. 雌激素＋刮宫
C. 雌激素＋刮宫＋抗感染
D. 中期妊娠引产
E. 肌注催产素

(157～159 题共用题干)

初产妇，36 岁。臀位，合并中度妊娠期高血压疾病。因臀位行外倒转术后突然腹痛，伴少量阴道流血，并出现子宫底升

高，胎心165~170次/分。

157. 最可能的诊断为

A. 先兆子痫　　B. 子宫破裂
C. 临产　　D. 胎盘早剥
E. 前置胎盘

158. 最常用的检查方法为

A. 阴道检查
B. 凝血酶原时间检查
C. B超检查
D. 肾功能检查
E. 产后检查胎盘胎膜

159. 此时最恰当的处理是

A. 肛查了解宫口开大情况
B. 解痉、镇静、止痛
C. 继续观察
D. 阴道检查
E. 剖宫产术

（160~162题共用题干）

女，26岁。经产妇，妊娠37周，阴道无痛性多量流血5小时入院。查：血压80/60cm，脉搏105次/分，无宫缩，宫底在剑突下2指，臀先露，胎心94次/分，骨盆外测量正常。

160. 该孕妇最可能的诊断是

A. 正常产程　　B. 先兆临产
C. 胎盘早剥　　D. 先兆子宫破裂
E. 前置胎盘

161. 此时患者最恰当的处理是

A. 人工破膜　　B. 静滴缩宫素
C. 外转胎位术　　D. 立即剖宫产
E. 期待疗法

162. 预防本病发生最有意义的项目是

A. 避免宫腔内压力骤减
B. 加强定期的产前检查
C. 妊娠期间避免长期仰卧和腹部外伤
D. 避免多次刮宫、多产、产褥感染
E. 积极防治妊娠期高血压疾病

（163~166题共用题干）

女，26岁。初产妇，孕36周，未进行产前检查，诉下肢水肿半个月，头痛3天。今晨出现视物不清，头痛加重，呕吐1次，尿蛋白（+++）。

163. 患者查体发现哪项的可能性大

A. 心率>110次/分
B. 血压≥160/110mmHg
C. 脾大
D. 肝大
E. 肾区叩痛

164. 患者血压如为145/98mmHg，本例可能的诊断是

A. 妊娠高血压综合征
B. 重度子痫前期
C. 子痫前期
D. 合并肾炎
E. 合并原发高血压

165. 若发现眼底小动脉痉挛，有视网膜渗出，治疗药物是

A. 肼屈嗪　　B. 地西泮
C. 地塞米松　　D. 地高辛
E. 硫酸镁

166. 是否用扩容治疗，最有价值的检查是

A. 血白蛋白
B. 尿比重
C. 24小时尿蛋白值
D. 血细胞比容
E. 血清铁

（167~168题共用题干）

女，停经33周，皮肤瘙痒1周。一般状况好，无消化道症状。查体：BP 120/85mmHg，皮肤黏膜轻度黄染。辅助检查：ALT 56U/L，TBIL 150μmol/L，

DBIL 90μmol/L，HBsAg 阴性、HBsAb 阴性。

167. 根据现有临床资料，患者初步诊断为
   A. HELLP 综合征
   B. 妊娠期肝内胆汁淤积症
   C. 妊娠合并病毒性肝炎
   D. 妊娠期急性脂肪肝
   E. 家族性黄疸

168. 为进一步明确诊断，首选的实验室检查为
   A. 血清胆汁酸
   B. 血清乳酸脱氢酶
   C. 血氨
   D. 血常规
   E. 血脂

（169～171 题共用题干）

女，38 岁。G_3P_1 A1L1。初次妊娠发生重度子痫前期，产后遗留高血压，现 4 年。本次系双胎妊娠。停经 30^{+4} 周妊娠，水肿 6 周，发现血压升高 5 天。查体：T 37℃，P 82 次/分，R 21 次/分，BP 135/95mmHg。水肿（＋＋）。辅助检查：血常规 WBC 11.5×10^9/L，N 84%，Hb 104g/L，Plt 148×10^9/L。尿蛋白（＋＋＋）。ALB 21g/L。肝肾功能、生化、凝血功能、病毒七项大致正常。

169. 患者入院诊断应为
   A. 重度子痫前期
   B. 慢性高血压并子痫前期
   C. 轻度子痫前期
   D. 子痫
   E. 妊娠期高血压

170. 患者入院后积极评估及治疗，血压控制满意。忽然出现胸闷气促，夜间不能平卧。干咳。查体：T 37℃，P 122 次/分，R 23 次/分，BP 130/95mmHg。心音低钝。双肺底部闻及小水泡音，咳嗽后不消失。SaO_2 92%。考虑最可能的诊断为
   A. 肺炎　　B. 气管炎
   C. 心力衰竭　　D. 肺栓塞
   E. 气胸

171. 为进一步明确诊断，最有意义的辅助检查为
   A. 心脏彩超　　B. 胸片
   C. 冠脉造影　　D. 心导管检查
   E. 心电图

（172～173 题共用题干）

女，28 岁。经产妇，前两次妊娠患妊娠期高血压，娩出的胎儿体重 4200g，且娩出后不久死亡。现妊娠 20 周，血压 150/90mmHg，尿糖阳性，下肢水肿。

172. 本例的孕妇应想到可能患的疾病是
   A. 肺结核
   B. 轻型糖尿病
   C. 慢性肾炎
   D. 甲状腺功能亢进
   E. 病毒性肝炎

173. 本例应进行的辅助检查是
   A. 检查空腹血糖值
   B. 测定基础代谢率
   C. 胸部 X 线片
   D. 检查尿沉渣有无管型
   E. 检测肝功能

（174～177 题共用题干）

女，25 岁。G_3P_0。宫内孕 34 周，南方人，皮肤瘙痒、发黄 4 天，产科检查无明显异常。其姐姐怀孕时也曾出现类似症状，孕 35 周早产。

174. 该患者最可能的诊断是
   A. 急性肝炎
   B. 药物性肝损害
   C. 妊娠期肝内胆汁淤积症
   D. 妊娠期急性脂肪肝
   E. 妊高征肝损害

175. 生化检查中，为确定本病最有价值的项目是

A. 血红蛋白　　B. 白细胞
C. 血小板　　D. 谷丙转氨酶
E. 血胆汁酸

176. 目前孕妇的处理原则是

A. 立即引产
B. 立即剖宫产
C. 立即用依沙吖啶（雷佛奴尔）引产
D. 积极治疗后终止妊娠
E. 顺其自然

177. 假如患者在继续治疗中出现NST胎心基线偏低，无反应，OCT阳性，处理原则为

A. 立即引产
B. 立即剖宫产
C. 立即用依沙吖啶引产
D. 积极治疗后终止妊娠
E. 顺其自然

（178～180题共用题干）

女，25岁。G_2P_0，孕33周，阴道少许流血2天，不规律腹坠3个小时，肛查子宫颈管消退，宫口开大1cm。

178. 最可能的诊断是

A. 临产　　B. 前置胎盘
C. 胎盘早剥　　D. 先兆早产
E. 晚期流产

179. 最不恰当的处理是

A. 吸氧
B. 左侧卧位
C. 口服沙丁胺醇（舒喘灵）
D. 少量镇静药
E. 缩宫素调整宫缩

180. 治疗期间宫缩越来越频繁，达到1次/3分，中等强度，肛查宫口开大3cm，下列叙述不恰当的是

A. 诊断为早产临产
B. 慎用哌替啶（杜冷丁）、吗啡类药物
C. 因胎儿不大应尽量避免会阴侧切
D. 产程中孕妇吸氧
E. 做好新生儿抢救准备

（181～182题共用题干）

女，26岁。G_1P_0，31周妊娠。阴道少量出血，伴规律性腹痛3小时入院。查体：宫底高度30cm，LOA，胎心120次/分，宫缩30秒/5～6分。阴道检查：宫颈管消退70%，宫口尚未扩张。

181. 最可能的诊断是

A. 先兆早产
B. 轻型胎盘早剥
C. 早产临产
D. 胎儿宫内窘迫
E. 胎儿发育受限

182. 不宜选用下列哪项处理措施

A. 选用α受体激动药
B. 选用利托君治疗
C. 镇静药
D. 卧床休息
E. B型超声检查胎儿大小

（183～185题共用题干）

女，27岁。G_2P_0，平时月经规律，停经40天，右下腹剧痛4小时伴头晕、肛门坠胀感。查体：血压90/60mmHg，面色苍白，痛苦面容，腹部轻度肌紧张，压痛，反跳痛，尤以右下腹为著，移动性浊音（+）。妇科检查：宫颈举痛，子宫稍大，右附件区可及不规则包块4cm×3cm×3cm，压痛。尿hCG（+），血红蛋白100g/L。

183. 可能的诊断是

A. 卵巢囊肿蒂扭转
B. 卵巢囊肿破裂

C. 黄体囊肿破裂
D. 子宫内膜异位囊肿破裂
E. 输卵管妊娠破裂

184. 简单可靠的诊断方法是
A. 血 hCG 测定　B. B 超检查
C. 后穹隆穿刺　D. 腹腔镜检查
E. 诊断刮宫

185. 下述何种处理方法最为适宜
A. 中药治疗
B. 全身应用甲氨蝶呤
C. 局部应用甲氨蝶呤
D. 严密观察
E. 手术治疗

（186～188 题共用题干）

女，32 岁。已婚，2 个月前妇科检查正常。今因突然左下腹痛阴道少量出血就诊。检查：面色苍白，心率 110 次/分，血压 90/60mmHg。B 超检查提示：子宫正常大小，左侧 4cm×4cm×3cm 非均质包块，盆腔中量积液。检查尿 hCG（－）。

186. 本病例需要的最有价值的病史是
A. 有无停经史　B. 有无外伤史
C. 腹痛情况　D. 有无晕厥
E. 有无恶心、呕吐

187. 需立即采取的诊断方法是
A. 子宫镜检查
B. 血常规检查
C. 腹腔镜检查
D. 后穹隆穿刺或腹穿
E. X 线检查

188. 可能的诊断是
A. 痛经
B. 先兆流产
C. 左卵巢肿瘤
D. 功能失调性子宫出血
E. 左侧输卵管妊娠

（189～190 题共用题干）

女，29 岁。停经 3 个月，未闻及胎心。B 型超声显示宫腔内见变形妊娠囊，未见胚芽及原始心管搏动。

189. 本例最可能的诊断是
A. 葡萄胎　B. 先兆流产
C. 难免流产　D. 不全流产
E. 稽留流产

190. 本例最适当的处理是
A. 肌注黄体酮
B. 血 β－hCG 测定
C. 凝血功能检测
D. 立即行清宫术
E. 应用广谱抗生素

（191～192 题共用题干）

女，24 岁。已婚，停经 48 天，下腹部阵发性疼痛及多量阴道流血伴血块 10 小时。妇科检查：子宫稍大，宫口通过一指松，宫口处有胚胎组织堵塞。

191. 本例的诊断应为
A. 先兆流产　B. 难免流产
C. 不全流产　D. 稽留流产
E. 完全流产

192. 本例最有效的紧急止血措施为
A. 输液输血
B. 压迫下腹部，排出胚胎组织
C. 肌注维生素 K
D. 纱条填塞阴道压迫止血
E. 刮宫术

（193～194 题共用题干）

女，23 岁。有性生活史。现停经 7 周，阴道少量流血 1 周，近 3 周出现左下腹部轻微疼痛，尿 hCG（＋）。

193. 为确诊需做的辅助检查为
A. B 型超声检查
B. 宫腔镜检查

C. 腹腔镜检查
D. 阴道后穹隆穿刺
E. 诊断性刮宫

194. 根据该患者的表现，考虑为
A. 不全流产　B. 难免流产
C. 稽留流产　D. 流产合并感染
E. 先兆流产

（195～197 题共用题干）

女，28 岁。已婚，停经 51 天，下腹部阵发性疼痛及阴道少量流血 1 天。妇科检查：子宫稍大，宫口未开。

195. 本例的正确诊断应是
A. 先兆流产　B. 难免流产
C. 不全流产　D. 稽留流产
E. 习惯性流产

196. 若 2 天后阴道流血量增多，下腹阵发性疼痛明显加重，妇科检查宫口通过一指，宫口处见有胚胎组织堵塞，此时应诊断为
A. 先兆流产　B. 难免流产
C. 不全流产　D. 稽留流产
E. 习惯性流产

197. 本例最有效的止血紧急措施是
A. 输液中加注射用血凝酶
B. 压迫下腹部，排出胚胎组织
C. 肌注维生素 K_1
D. 纱条填塞阴道压迫止血
E. 刮宫术

（198～200 题共用题干）

女，27 岁。已婚，停经 77 天，阴道中等量流血 4 天伴发热。昨天阴道排出一块肉样组织，今晨突然大量阴道流血。查体：血压 80/60mmHg，体温 38.2℃，脉搏 116 次/分。子宫如近妊娠 2 个月大，有压痛，宫口通过一指松，阴道分泌物明显臭味。血白细胞总数 20.5×10^9/L，Hb 68g/L。

198. 应诊断本例为感染合并
A. 先兆流产　B. 难免流产
C. 不全流产　D. 稽留流产
E. 完全流产

199. 对于该患者，除抗休克外，还需进行的紧急处理是
A. 大量输液、输血
B. 注射宫缩剂
C. 抗生素大剂量静滴
D. 钳夹出宫腔内妊娠物
E. 立即进行彻底清宫

200. 自然流产最常见的原因可能是
A. 孕妇患甲状腺功能低下
B. 孕妇接触放射性物质
C. 孕妇细胞免疫调节失调
D. 母儿血型不合
E. 遗传基因缺陷

（201～204 题共用题干）

女，27 岁。经产妇，妊娠 27 周出现皮肤瘙痒，巩膜轻微发黄半个月，无其他不适。血压 126/84mmHg。化验 ALT 140U/L。前次妊娠有同样病史，于产后黄疸自行消退。

201. 本例最可能的诊断是
A. 妊娠期高血压疾病引起肝损害
B. 急性病毒性肝炎
C. 妊娠期急性脂肪肝
D. 妊娠期肝内胆汁淤积症
E. 药物性肝炎

202. 若怀疑是妊娠期肝内胆汁淤积症，为确诊应做下面哪项检查
A. 血清直接胆红素
B. 血胆固醇
C. 血清胆酸
D. 尿胆原
E. 谷丙转氨酶

203. 若怀疑是病毒性肝炎，应具备
A. 黄疸
B. ALT 剧烈升高
C. 胆固醇升高
D. 食欲缺乏、恶心、呕吐等消化道症状
E. HBsAg（+）

204. 经确诊为妊娠期肝内胆汁淤积症，对母儿无影响的是
A. 血压升高　B. 胎儿窘迫
C. 早产　D. 死胎
E. 围生儿死亡率增高

（205～206 题共用题干）

女，33 岁。双胎妊娠，胎膜早破，规律宫缩 14 小时，子宫颈口开大 2cm，行剖宫产术，术后静脉点滴抗生素预防感染。第 4 天出现发冷、发热和腹痛，乳房胀，体温 39.5℃，持续 4 小时，检查子宫底平脐，压痛阳性，恶露污浊有臭味。

205. 本例首先应考虑的诊断是
A. 急性乳腺炎
B. 乳腺乳汁淤积
C. 急性膀胱炎
D. 急性子宫内膜炎
E. 上呼吸道感染

206. 最可能造成感染的原因是
A. 年龄过大　B. 双胎妊娠
C. 胎膜早破　D. 乳头皲裂
E. 胎盘残留

（207～208 题共用题干）

女，22 岁。妊娠 74 天，行人工流产时发现宫颈口横向裂伤约 3cm。

207. 发生宫颈裂伤的原因不包括
A. 宫颈过紧
B. 不按顺序进行宫颈扩张
C. 操作用力过猛
D. 妊娠月份过大
E. 患者不配合

208. 应采取何措施
A. 无需处理，观察即可
B. 阴道内填塞纱布 24 小时压迫
C. 采用可吸收线缝合修补
D. 裂口处放置云南白药粉棉球
E. 注射用血凝酶静注、肌注各 1kU

（209～210 题共用题干）

女，35 岁。G_2P_0，自然流产 1 次，现妊娠 30 周，产前检查发现宫高 24cm，腹围 84cm，均小于相应孕周，以胎儿生长受限收入院进一步诊治。

209. 胎儿生长受限与以下哪些因素无关
A. 孕妇年龄及营养状况
B. 孕妇慢性高血压或肾炎等疾病
C. 孕妇骨盆狭小或胎先露异常
D. 胎儿可能有先天性畸形
E. 胎儿可能代谢功能不良

210. 该孕妇住院后，以下哪项处理是不适当的
A. 详细检查孕妇，除外内科疾病
B. 三维彩超检查，除外胎儿畸形
C. 左侧卧位休息，加强营养
D. 静脉滴注氨基酸、维生素 C 等
E. 应维持到足月再终止妊娠

（211～213 题共用题干）

女，30 岁。经产妇，妊娠 20 周以前经过正常，随后腹部迅速膨隆，出现腹部胀痛、呼吸困难和下肢浮肿，于妊娠 29 周来院，查宫底在剑突下 3 横指，腹围 100cm，胎位触不清，胎心听不清，隐约触到胎动。

211. 该患者最可能的诊断是
A. 卵巢巨大囊肿　B. 双胎妊娠
C. 腹水　D. 巨大胎儿

E. 羊水过多

212. 首选的辅助检查是
A. 羊膜腔穿刺
B. 母血 AFP 测定
C. B 超检查
D. CT 检查
E. 血糖测定

213. 该患者最不可能出现的是
A. 胎盘早剥
B. 产后宫缩乏力
C. 胎膜早破
D. 早产
E. 过期妊娠

（214～215 题共用题干）

女，30 岁。孕 39 周，持续剧烈腹痛 5 小时入院。体格检查：贫血貌，血压 130/80mmHg，脉搏 110 次/分，子宫硬，不松弛，有局限性压痛，胎位不清，胎心 115 次/分，阴道少量流血，肛查宫口未开。

214. 本例最可能的诊断是
A. 先兆子痫　　B. 前置胎盘
C. 贫血　　D. 胎盘早剥
E. 宫缩乏力

215. 为明确诊断最有意义的辅助检查是
A. B 超　　B. 胎心监护
C. 腹腔镜检查　　D. 阴道检查
E. 血常规检查

（216～218 题共用题干）

女，31 岁。已婚，月经规律 4～5 天/21～23 天，曾 3 年不孕，后来两次早孕自然流产，原因不明，计划近期再次怀孕，前来咨询。

216. 以下分析哪项诊断可能性大
A. 遗传疾病
B. 黄体功能不足
C. 子宫肌瘤
D. 生殖道畸形
E. 子宫内膜息肉

217. 以下哪项辅助检查最有意义
A. 染色体检查
B. 彩超检查
C. 宫腔镜检查
D. 子宫输卵管造影
E. 测性激素水平，月经前取子宫内膜检查

218. 对于该患者，适宜的处理方案是
A. 月经前补充天然孕激素
B. 人工周期治疗
C. 免疫抑制剂治疗
D. 促排卵治疗
E. 补充叶酸治疗

（219～221 题共用题干）

女，32 岁。停经 56 天，3 天前开始有少量断续阴道出血，昨天开始右下腹轻痛，今晨加强，呕吐 2 次。妇科检查：子宫口闭，宫颈举痛（+），子宫前倾前屈，较正常稍大，软，子宫右侧可触及拇指大小较软之块物，尿 hCG（+）。血象：白细胞 10×10^9/L，中性粒细胞 0.8，血红蛋白 75g/L。体温 37.5℃，血压 75/45mmHg。

219. 最可能的诊断是
A. 不完全流产
B. 右卵巢黄体破裂
C. 右输卵管妊娠
D. 急性附件炎
E. 卵巢囊肿蒂扭转

220. 简单可靠的诊断方法是
A. 血 hCG 测定　　B. 腹腔镜检查
C. 诊断性刮宫　　D. 后穹隆穿刺
E. B 超检查

221. 处理方法下列哪项是正确的

A. 抗休克同时立即手术
B. 白细胞较高先用抗生素
C. 次日复验 hCG 定量
D. 为排除流产可能先刮宫
E. 药物止血

(222 ~ 224 题共用题干)

女，28 岁。因停经 52 天，阴道出血 1 周，诊断先兆流产，入院安胎。次日腹痛伴阴道流血增多，蹲厕时见有组织物排出，阴道出血仍不止，腹痛减轻。

222. 最可能的诊断是
A. 难免流产　B. 不完全流产
C. 完全流产　D. 稽留流产
E. 习惯性流产

223. 最有助于诊断的检查是
A. B 型超声检查附件有无肿块
B. 阴道检查子宫大小和宫口开张情况
C. 血 β - hCG 定量测定
D. 后穹隆穿刺有不凝血液
E. 阴道检查宫颈举痛

224. 此时最恰当的处理是
A. 清宫
B. B 超检查宫腔有无残留胚胎，然后决定处理方案
C. 催产素静脉滴注
D. 抗炎 + 观察
E. 宫腔镜检查

(225 ~ 227 题共用题干)

女，25 岁。初孕妇，现妊娠 37 周，头痛、视物模糊 5 天加重半天，今晨呕吐 2 次，来院急诊。

225. 体格检查时最可能发现的是
A. 血压 > 180/110mmHg
B. 心率 > 120 次/分
C. 肝大
D. 脾大
E. 肾区叩痛

226. 追问病史有重要价值的是
A. 既往血压正常
B. 有高血压家族史
C. 有泌尿系统感染史
D. 有病毒性感染史
E. 既往无头痛史

227. 若发现胎心快，180 次/分，最恰当的处理是
A. 立即剖宫产
B. 立即缩宫素引产
C. 静滴硫酸镁、甘露醇后剖宫产
D. 静脉滴注肼屈嗪
E. 吸氧，期待治疗

(228 ~ 233 题共用题干)

女，25 岁。初产妇，现妊娠 33 周，产前检查发现宫高 39cm，腹围 108cm，腹壁皮肤张力较大，胎位不清，胎心遥远。

228. 为明确诊断，首选哪项检查
A. 腹部 X 线片　B. 彩色多普勒
C. 羊膜镜　D. B 超
E. 腹腔镜

229. 最可能的诊断是
A. 胎盘早剥　B. 先兆子宫破裂
C. 双胎妊娠　D. 羊水过多
E. 前置胎盘

230. 若 B 超显示羊水指数为 27cm，胎儿发育正常，则首选的治疗方案是
A. 剖宫产
B. 卡孕栓引产
C. 人工破膜引产
D. 催产素引产
E. 羊膜腔穿刺放水

231. 若 B 超显示羊水指数 27cm，胎儿为无脑儿，下一步应如何处理
A. 观察

B. 等待足月时引产
C. 立即剖宫产
D. 期待疗法
E. 人工破膜引产

232. 人工破膜时哪项处理不当
A. 破膜放羊水过程中要注意血压、脉搏和阴道流血情况
B. 放羊水后腹部放置沙袋以防休克
C. 采用低位破膜
D. 避免宫腔内压力骤然下降
E. 使羊水缓慢流出

233. 破膜后 12 小时仍无宫缩，则需
A. 使用前列腺素
B. 使用硫酸镁
C. 立即剖宫产
D. 使用缩宫素
E. 使用抗生素

（234～236 题共用题干）

女，25 岁。经产妇，G_2P_0，孕 24 周时，B 超显示胎盘位于子宫前壁下段，部分覆盖宫颈内口，产科检查正常。

234. 根据 B 超及结合临床检查此时哪种考虑最合适
A. 正常胎盘位置
B. 目前不做前置胎盘诊断
C. 部分性前置胎盘
D. 中央性前置胎盘
E. 边缘性前置胎盘

235. 该孕妇于孕 37 周时出现突然大量阴道流血，不伴腹痛，急诊入院。检查：血压 90/60mmHg，脉率 100 次/分，宫高 33cm，胎心 138 次/分，ROA，头浮，无宫缩，阴道出血估计 800ml，此时应行何种处理
A. B 超决定子宫切口并行剖宫产
B. 期待疗法
C. 人工破膜引产
D. 静脉滴注缩宫素引产
E. 给予宫缩抑制剂

236. 该病例可能出现的并发症一般不包括
A. 胎儿窘迫　　B. 新生儿窒息
C. 产后出血　　D. 产褥感染
E. 子宫破裂

三、共用备选答案单选题：以下提供若干组试题，每组试题共用试题前列出的五个备选答案，请为每道试题选择一个最佳答案。每个备选答案可能被选择一次、多次或不被选择。

（237～239 题共用备选答案）
A. 吸宫不全
B. 漏吸
C. 人工流产综合反应
D. 术后感染
E. 子宫穿孔

237. 人工流产过程中，器械进入宫腔突然“无底”感觉，考虑为
238. 人工流产过程中，患者突然出现心率低，恶心、呕吐，考虑为
239. 人工流产后，患者突然出现体温升高，下腹疼痛，考虑为

（240～243 题共用备选答案）
A. 1 周　　B. 2 周
C. 4 周　　D. 6 周
E. 9 周

240. 人工流产后 hCG 降至正常的时间平均为
241. 自然流产后 hCG 降至正常的时间平均为
242. 葡萄胎清宫术后 hCG 降至正常的时间平均为
243. 足月分娩后 hCG 降至正常的时间平均为

（244～246 题共用备选答案）
A. 子宫收缩乏力

B. 软产道裂伤
C. 胎盘剥离不全
D. 胎盘部分植入
E. 凝血功能障碍

244. 胎儿娩出后立即出现阴道持续性流血，色鲜红，子宫轮廓清楚，应诊断为
245. 胎盘剥离延迟，胎盘娩出后阴道流血不止，流出的血液能凝固，检查子宫轮廓不清，应诊断为
246. 胎盘娩出后阴道多量流血，血不凝，应诊断为

（247～248 题共用备选答案）

A. 易引起 DIC
B. 易引起失血性休克
C. 易引起颈管粘连
D. 易引起迷走神经综合征
E. 最易致肠管损伤

247. 稽留流产
248. 不完全流产

（249～251 题共用备选答案）

A. 染色体病
B. 性连锁遗传病
C. 先天性代谢缺陷病
D. 非染色体性先天畸形
E. 家族性疾病

249. 红绿色盲是
250. 脊柱裂是
251. 黑蒙性白痴病是

（252～254 题共用备选答案）

A. 心痛定　　B. 硫酸镁
C. 甘露醇　　D. 地西泮
E. 氢氯噻嗪

252. 重度子痫前期患者剧烈头痛伴呕吐用
253. 防止子痫发生用
254. 重度子痫前期患者血压 160/110mmHg 用

（255～257 题共用备选答案）

A. 剖宫产术后子宫切口裂开
B. 蜕膜残留
C. 感染
D. 胎盘胎膜残留
E. 子宫胎盘面复旧不全

255. 产后 15 天，突然大量阴道流血，检查发现子宫大而软，宫口松弛且有血块堵塞，提示
256. 剖宫产术后，患者出现发热、腹痛、妇科检查发现宫旁组织增厚并有触痛，提示
257. 部分性前置胎盘患者，剖宫产术后 15 天大量阴道流血并导致休克，考虑

（258～260 题共用备选答案）

A. 2000ml　　B. >2000ml
C. 1000ml　　D. 500ml
E. <300ml

258. 羊水过少的羊水量指
259. 羊水过多的羊水量指
260. 孕足月时正常羊水量约为

（261～262 题共用备选答案）

A. 卧床休息
B. 大量广谱抗生素静点后清宫
C. 应用雌激素 3 天后做刮宫术
D. 立即刮宫
E. 观察，无特殊处理

261. 停经 12 周，伴少量阴道出血及轻微下腹痛。内诊子宫 7 周大小，B 超示子宫 6.3cm×5.2cm×4.6cm，可见妊娠囊，未见胎心。考虑
262. 停经 50 天，伴月经量出血 1 周，下腹痛 1 天，内诊子宫 7 周大小，宫口可容 1 指。考虑

（263～264 题共用备选答案）

A. 妊娠 20 周后胎儿宫内死亡
B. 妊娠 13～27 周未分娩

C. 妊娠 28～36^{+6}周分娩
D. 妊娠 24 周胎儿宫内死亡
E. 妊娠 42 周后分娩
263. 早产
264. 死胎

（265～268 题共用备选答案）
A. 胎儿感染　　B. 胎儿畸形
C. 心脏病　　D. 颅内出血
E. 胎盘早剥
265. 患重度子痫前期的孕妇易并发
266. 患重度缺铁性贫血的孕妇可发生
267. 患重度巨幼细胞贫血孕妇胎儿易发生
268. 重症再生障碍性贫血孕妇易死于

（269～271 题共用备选答案）
A. 停经，子宫大小与停经时间相符，尿 hCG（+）
B. 停经，子宫增大，阴道流血，排出物镜检为底蜕膜
C. 停经，阴道流血，子宫大于停经时间，尿 hCG（+）
D. 停经，阴道流血，腹痛，休克，尿 hCG（+）
E. 停经，阴道流血，宫颈外口开内口闭，尿 hCG（+）
269. 宫颈妊娠
270. 流产
271. 输卵管妊娠

（272～274 题共用备选答案）
A. 输卵管妊娠破裂
B. 卵巢黄体破裂
C. 卵巢卵泡破裂
D. 子宫肌瘤红色变性
E. 卵巢肿瘤蒂扭转
272. 女，26 岁。结婚 2 年未孕，现停经 49 天，今晨突感下腹痛伴肛门坠胀。妇科检查：宫颈举痛明显，后穹隆饱满且有触痛，子宫漂浮感，下腹压痛明显，触诊不满意。本例可能的诊断是
273. 女，27 岁。已婚，平时月经周期 28～30 天，末次月经为 22 天前，今晨突感右下腹痛伴肛门坠胀，妇科检查：宫颈举痛明显，后穹隆饱满且有触痛，子宫漂浮感，下腹压痛明显，触诊不满意，本例可能的诊断是
274. 女，29 岁。已婚，平时月经周期正常，1 年前自己扪及左下腹部拳头大肿块，活动好，今晨起床时突然出现左下腹持续疼痛，本例可能的诊断是

四、案例分析题：为不定项选择题，试题由一个病历和多个问题组成。每个问题有六个及以上备选答案，选对 1 个给 1 个得分点，选错 1 个扣 1 个得分点，直扣至得分为 0。

（275～280 题共用题干）

女，38 岁。G_1P_0，因停经 40 周，入院待产。孕妇系 IVF 助孕。入院查体：生命体征平稳，内科查体无特殊。宫高 40cm，腹围 112cm，胎位 LOA/RSA。B 超：双胎，胎 1：BPD 9.0cm、FL 7.0cm，胎 2：BPD 8.8cm、FL 6.9cm；羊水：A 8.7、AFI 25.0；胎盘边缘距宫颈内口 1cm。胎儿监护：NST 有反应型。查血 Hb 88g/L，WBC 11.4×10^9/L，N 79%，PLT 107×10^9/L，凝血功能正常，OGTT 阴性。

275. 该孕妇目前考虑诊断为
A. $G_1P_0$40 周宫内孕双活胎待产
B. 高龄初产
C. 前置胎盘
D. 羊水过多
E. 轻度贫血
F. 感染

276. 该孕妇计划行剖宫产术终止妊娠，应向孕妇本人及其家属交待的风险包括

A. 产褥感染　　B. 麻醉风险
C. 产后出血　　D. 新生儿畸形
E. 切除子宫
F. 新生儿 RDS

277. 剖宫产术中发现羊水量2300ml，胎盘覆盖宫底及整个子宫后壁，边缘接近宫颈内口，手术顺娩胎儿及胎盘，胎盘娩出后 20 分钟内出血量 1500ml。子宫出血多的高危因素为
A. 高龄产妇　　B. 双胎
C. 贫血　　D. 低置胎盘
E. IVF
F. 羊水过多

278. 该患者目前可考虑的处理为
A. 按摩子宫
B. 宫缩药物
C. 补充血容量
D. B－Lych 背带式子宫捆绑术
E. 切除子宫
F. 宫腔纱布填塞
G. 结扎盆腔血管

279. 促宫缩药物的正确使用包括
A. 缩宫素安全、有效，是首选
B. 米索前列醇 200μg 含服或肛塞
C. 缩宫素体内半衰期短，安全，每天可用总量 120mg
D. 卡前列甲酯 1mg 置于阴道后穹隆，止血效果好
E. 麦角新碱有较好的促宫缩作用，但禁用于心脏病和高血压患者
F. 卡前列腺素（欣母沛）能有效控制 90% 其他方法无效的出血，但可能有腹泻、高热等副作用

280. 该患者使用了促宫缩药物，同时行宫腔纱布填塞术，后续的处理包括
A. 继续使用促宫缩药物
B. 预防感染
C. 纠正贫血
D. 48 小时后取出纱条
E. 观察阴道流血量
F. 取纱条前做好输血及子宫切除的准备

（281～287 题共用题干）

女，26 岁。第一胎，妊娠 36 周，由于公共汽车突停，摔倒，当时觉腹部不适，无阴道出血，急诊到医院就诊。查体：P 100 次/分，BP 90/60mmHg，胎心率 160 次/分。

281. 为尽快明确诊断，最需要检查的是
A. 肛查
B. CT 检查
C. 放射性同位素扫描胎盘定位
D. NST 检查，了解胎儿宫内安危状况
E. 心电图检查
F. 复查腹部 B 超检查

282. 提示：B 超见胎盘与子宫壁间有液性暗区。此时患者最可能的诊断是
A. 急性羊水过多　　B. 双胎
C. 临产　　D. 前置胎盘
E. 胎盘早剥
F. 子宫破裂

283. 提示：入院 4 小时后，突然阴道出血多，腹痛加重，测 P110 次/分，BP 75/50mmHg，胎心率 110 次/分。目前最好的处理方法是
A. 急查 DIC 化验
B. 急行剖宫产术
C. 催产素滴注引产
D. 静推安定促宫颈口扩张
E. 25% 硫酸镁肌注
F. 止血药

284. 提示：急诊行剖宫产术证实为胎盘 2/3早剥，术中见子宫表面有紫蓝色瘀斑，胎儿胎盘娩出后，大量出血，

注射宫缩剂并按摩子宫，出血不止，血压下降。此时应立即给予何种处理

A. 继续按摩子宫加热敷

B. 输入新鲜血浆

C. 子宫切除

D. 宫腔填塞

E. 口服米索前列醇

F. 止血药物

285. 提示：患者住院 2 小时后，阴道有少量出血，伴腹痛，胎心率 170 次/分。应当采取的处理方法是

A. 查血常规及出凝血功能

B. 备血，做剖宫产术前准备

C. 观察阴道出血量

D. 氧气吸入，左侧卧位

E. 硫酸镁保胎

F. 卧床休息

286. 提示：患者手术中出血估计约 2000ml，术中输入浓缩红细胞 2 单位。术后易发生哪些并发症

A. 希恩综合征

B. 产后出血

C. DIC 和凝血功能障碍

D. 肝昏迷

E. 急性肾功能衰竭

F. 高血压

287. 此时合适的处理有

A. CT 检查　　B. B 超检查

C. 收住院观察　　D. 观察血压变化

E. 胎心监护　　F. 卧床休息

（288～293 题共用题干）

女，26 岁。孕 1 产 0，妊娠 36 周，自觉胎动减少 1 天就诊。

288. 提示：患者住院后，阴道流出浅绿色液体，无腹痛。此时最准确的诊断是

A. 临产

B. 胎头受压

C. 先兆早产

D. 脐带受压

E. 胎儿宫内窘迫

F. 胎膜早破

G. 胎儿过度成熟

289. 提示：BP 120/78mmHg，胎位左枕前，无宫缩，胎心 145 次/分。初步需要做哪些检查了解胎儿情况

A. 胎儿超声心动图检查

B. 血清胎盘生乳素（hPL）值测定

C. 缩宫素激惹试验

D. 胎儿头皮血 pH 测定

E. 羊水脂肪细胞出现率

F. 无激惹试验

G. 四步触诊

H. B 型超声

290. 提示：胎心监护为无反应型。下一步需作何检查

A. 羊膜镜检查

B. 胎儿心电图

C. 缩宫素激惹试验（OCT）

D. 胎儿生物物理评分

E. 腹部 B 超检查

F. 胎儿头皮血的 pH 检查

G. 宫缩应激试验（CST）

291. 提示：行无激惹试验（NST）40 分钟，结果：BFHR 160bpm，FHR 基线振幅为 10bpm，频率为 3 周期，40 分钟内出现 4 次胎动，胎动时胎心率加速 10bpm，持续 10 秒。最正确的判断是

A. 胎儿心动过速

B. 无反应型

C. 有反应型

D. 无法分析

E. 胎儿心动过缓

F. 晚期减速

G. 早期减速

292. 提示：行生物物理评分为 4 分。此时最佳的处理方法

A. 继续观察胎心变化

B. 灌肠，口服米非司酮

C. 静脉滴注催产素引产

D. 等待阴道自然分娩

E. 阴道放置米索前列醇引产

F. 立即行剖宫产术结束分娩

G. 产钳助产

293. 提示：行缩宫素激惹试验显示，多次宫缩后连续出现晚期减速。最可能的诊断是

A. 胎盘功能减退

B. 胎儿过度成熟

C. 胎血钙化

D. 脐带受压

E. 可疑胎儿宫内窘迫

F. 胎头受压

G. 胎盘功能正常

（294～300 题共用题干）

女，38 岁。G_3P_1。因“停经 36^{+2} 周，发现血压升高 4 天入院”。既往体健，8 年前足月经阴分娩一女婴，孕期经过顺利。月经规律，现停经 36^{+2} 周，查体发现血压升高 4 天，BP 135～150/85～105mmHg，无头痛、头晕，无视物模糊，无心悸、憋闷，无恶心呕吐，无腹痛，下肢水肿，休息后不能消退。入院查体：T 36.8℃，P 102 次/分，R 20 次/分，BP 150/100mmHg。心肺听诊（－）。宫高 34cm，腹围 96cm，LOA，FHR 146bpm，无宫缩。水肿（＋＋）。辅助检查：尿蛋白（＋＋＋），血 ALB 29g/L，ECG 提示窦性心动过速。

294. 该患者入院初步诊断应包括

A. 36^{+2} 周妊娠，G_3P_1，LOA

B. 高龄初产妇

C. 妊娠期高血压

D. 轻度子痫前期

E. 重度子痫前期

F. 慢性高血压并发子痫前期

295. 对该患者进行的以下产科处理，正确的包括

A. 立即行急诊剖宫产手术终止妊娠

B. 应用硫酸镁解痉

C. 应用酚妥拉明降压

D. 行 NST 检查

E. 行产科超声检查

F. 脐血流

G. 应用白蛋白纠正低蛋白血症至正常范围

H. 经积极治疗与评估 24 小时后终止妊娠

296. 患者在腰硬联合麻醉下行剖宫产术，手术经过顺利，术中出血不多。术后 16 小时，患者突然表现心悸、不能平卧、头晕。心电监护：P 130～140 次/分，R 22～26 次/分，BP 120～145/85～95mmHg。5L/分持续氧气吸入下，SaO_2 88%～90%。12 导联心电图：左室肥大，ST 段以及 T 波异常。该患者最有可能发生的是

A. 妊娠期高血压疾病性心脏病

B. 肺栓塞

C. 心肌梗死

D. 围生期心肌病

E. 心律失常

F. 羊水栓塞

G. 急性呼吸窘迫综合征

H. 哮喘发作

297. 为进一步明确诊断，以下哪项检查是最重要的

A. D－二聚体　　B. 心脏彩超

C. 胸片
D. 肺动脉造影
E. 心导管检查
F. CT
G. MRI

298. 患者行心脏彩超检查，诊断为围生期心肌病。在其超声报告单中可能出现
A. 心腔扩大，以左心房、左心室扩大为主
B. 心腔扩大，以右心房、右心室扩大为主
C. 心腔扩大，以左心房、右心室扩大为主
D. 心腔扩大，以右心房、左心室扩大为主
E. 左室壁肥厚
F. 右室壁肥厚
G. 室壁动度减弱
H. 室壁动度增强
I. 左室射血分数60%
J. 左室射血分数30%

299. 对该患者，目前公认的有效治疗药物为
A. 肾素－血管紧张素转换酶抑制剂
B. 钙通道阻滞剂
C. 交感神经抑制剂
D. 血管扩张剂
E. 噻嗪类利尿剂
F. 袢利尿剂
G. 醛固酮拮抗剂
H. 碳酸酐酶抑制剂

300. 患者经积极治疗后病情好转，可以出院。以下哪些出院指导是不正确的
A. 注意休息，加强营养
B. 继续应用福辛普利钠及螺内酯治疗
C. 定期复查
D. 心脏改变可完全恢复
E. 心脏改变不可能完全恢复
F. 再次妊娠复发风险高
G. 再次妊娠不增加复发风险
H. 严格避孕，不宜再生育

（301～302题共用题干）

女，23岁。未孕，月经规律，曾有盆腔炎史，现停经34天，阴道出血淋漓7天，下腹痛3小时就诊。

301. 下一步应做的处理是
A. 口服叶酸及维生素E
B. 如患者病情平稳继续观察
C. 药物保守治疗
D. 绝对卧床休息观察
E. 输抗炎止血药物
F. 行吸刮宫术，将刮出物送病理检查
G. 保胎治疗
H. 立即行剖腹探查术

302. 为确诊，首先应做的检查是
A. 血hCG
B. 尿妊娠试验
C. B超了解子宫及双附件情况
D. 做宫腔镜
E. 做CT
F. 妇科检查
G. 拍腹平片

303. 提示：血hCG＞300IU/ml；如B超示宫腔内未见孕囊，双附件区未见明显包块。下一步处理
A. 复查超声
B. 住院观察
C. 口服米非司酮及米索前列醇
D. 复查血hCG
E. 剖腹探查
F. 回家随诊

304. 若保守治疗过程中，患者腹痛加重，复查超声：左附件区包块增大，直径约6cm，盆腔内液性暗区深约4.0cm，进一步处理是
A. 绝对卧床

B. 输抗炎止血药物
C. 立即剖腹探查
D. 腹腔镜手术
E. 继续保守治疗

305. 若复查血 hCG 800IU/ml，超声提示：宫腔内未见孕囊，与左附件区可见一直径 4cm 的不均质包块，盆腔内未见液性暗区。考虑可能诊断为
A. 子宫肌瘤　B. 异位妊娠
C. 稽留流产　D. 难免流产
E. 不全流产　F. 先兆流产
G. 功血

（306～308 题共用题干）

初产妇，30 岁。孕 17 周，无明显不适，初次产检，既往血压情况不详，体重 95kg，血压 148/98mmHg，脉率 110 次/分，胎心 137 次/分，胎儿超声：胎儿大小符合孕周。

306. 进一步处理正确的是
A. 间隔四小时后重复测量血压
B. 查尿常规
C. 查肝肾功能
D. 心电图
E. OGTT
F. 教育患者注意合理营养
G. 建议患者引产
H. 确诊高血压后，开始规范高血压药物治疗
I. 预约羊水穿刺，排查染色体疾病

307. 孕 20 周时，因与邻居吵架后出现头痛伴视物模糊 1 天，急诊来院。查体：T 37℃，P 100 次/分，BP 200/115 mmHg，水肿（++），腹软无压痛，胎心 130 次/分。尿蛋白（±），血常规、肝功能、肾功能大致正常。以下描述正确的是
A. 诊断为 20 周妊娠、慢性高血压、高血压危象
B. 诊断为 20 周妊娠、慢性高血压合并重度子痫前期
C. 静脉应用降压药，使血压尽快降至 140/90mmHg 左右
D. 血压控制后及早行引产
E. 应用硫酸镁解痉
F. 不宜应用肾素－血管紧张素类药物

308. 出院后，患者未定期产检。孕 29 周，孕妇无明显诱因出现持续性腹痛伴阴道少量流血 2 小时来院。查体：T 37℃，BP 160/100mmHg，宫缩强，胎位触诊不清，胎心未闻及，水肿（++++）；宫口开大 1cm，阴道有较多血液流出。尿蛋白（+++），血红蛋白 78g/L，血小板 70×10^9/L，谷草转氨酶 120U/ml。初步诊断为
A. 慢性高血压、高血压危象
B. 慢性高血压合并重度子痫前期
C. 胎盘早剥
D. 前置胎盘
E. 早产临产
F. HELLP 综合征
G. AFLP
H. 血小板减少症
I. 死胎

（309～311 题共用题干）

女，24 岁。G_2P_1，30 周妊娠，因阴道流液 2 天，无明显腹痛收入院。产前检查无明显异常。胎动无异常。否认发热或寒战。既往史和手术史无异常。查体：BP 100/60mmHg，HR 90 次/分，T 38.2℃。肺部听诊清晰，肋脊角处无触叩痛。产科检查：宫底高度为 30cm，未及明显宫缩，宫底部轻微压痛，胎心率波动于 170～175 次/分，无减速。

309. 可能的诊断为

A. 胎膜早破
B. 羊膜腔感染
C. 泌尿系感染
D. 早产临产
E. 宫内发育迟缓
F. 先兆早产
G. Ⅱ度胎盘早剥
H. 30 周妊娠 G_2P_1
I. 胎儿窘迫

310. 入院后处理正确的是
A. 为缓解产妇紧张情绪，给予杜冷丁 50mg
B. 新生儿应当按照早产儿处理
C. 应用抗生素
D. 利凡诺引产
E. 应用地塞米松 10mg 肌肉注射促进胎儿肺成熟
F. 终止妊娠，以剖宫产为宜
G. 应用宫缩抑制剂
H. 严禁阴道检查
I. 患者采取臀高位，减少脐带脱垂

311. 剖宫产术中孕妇突然出现烦躁不安，咳嗽，呼吸困难，心率升至 130 次/分，血压降至 70/40mmHg。下列叙述错误的是
A. 立即应用宫缩抑制剂
B. 常用多巴胺或间羟胺提升血压
C. 酚妥拉明是解除肺动脉高压的首选药物
D. 发病早期高凝状态时用肝素效果较好
E. 应预防产后出血
F. 抗过敏首选氢化可的松
G. 胎膜早破是发生此种情况的诱因之一
H. 首先考虑失血性休克

（312～316 题共用题干）

女，32 岁。孕 2 产 1，停经 41 周，2 周前出现下肢水肿，胎动时感腹痛，近 2 天自觉胎动减少，下腹剧烈阵痛 6 小时。平素月经规则，孕期未按时产前检查。查体：血压 150/100mmHg，脉搏 80 次/分，双下肢水肿。产科检查：妊娠足月腹型，规律宫缩，胎头下方，胎心 148bpm。胎头双顶径 9.5cm，胎盘位于左前壁，Ⅲ级，羊水指数 4cm。

312. 为确诊进行必要的辅助检查项目包括
A. 肺功能检查
B. 眼底检查
C. 血沉
D. 羊膜镜检查
E. 心电图
F. 检测空腹血糖值
G. 血常规
H. 肝、肾功能
I. 胎儿头皮血 pH 测定
J. 尿常规
K. 三维彩超明确有无胎儿畸形

313. 接诊此孕妇时应采取的措施包括
A. 输液　　B. 测量血压
C. 间断吸氧　　D. 仰卧位
E. 阴道检查　　F. 肛门指诊
G. 胎心监护

314. 本例对胎儿及新生儿可能产生的影响包括
A. 围生儿死亡率增加
B. 胎儿畸形
C. 胎肺发育不全
D. 新生儿窒息
E. 胎儿窘迫
F. 剖宫产儿率增加

315. 本例应诊断为
A. 过期妊娠，轻度子痫前期，羊水

过少，胎儿窘迫

B. 足月妊娠，重度子痫前期

C. 过期妊娠，重度子痫前期，羊水过少

D. 过期妊娠，轻度子痫前期

E. 足月妊娠，重度子痫前期，羊水过少，胎儿窘迫

F. 足月妊娠，轻度子痫前期，羊水过少

316. 此时重点询问的病史包括

A. 孕期服药史

B. 近期有无头痛、眼花症状

C. 胎动情况

D. 有无心、肝、肾疾病史

E. 有无糖尿病病史

F. 核对预产期

G. 有无排便异常

H. 有无进油腻食物后腹痛、发热史

（317～323 题共用题干）

初孕妇，36 岁。妊娠 36 周。停经 19 周自觉胎动。定期行产前检查未发现异常。1 个月前发现血压升高，2 周前尿蛋白（+），但无自觉症状。5 天前出现头痛、眼花，入我院诊治。查体：血压 170/112 mmHg，下肢水肿（+）。产科检查：子宫长度 32cm，腹围 93cm。胎背占左腹大部分，先露头，已衔接，胎心 150bpm。骨盆外测量各径线正常。实验室检查：血常规示 Hb 90g/L，RBC 3.2×10^{12}/L，WBC 10.4×10^{9}/L，N 0.60，PLT 169×10^{9}/L，血细胞比容 0.37；肝功能示总蛋白 52g/L，清蛋白 27g/L；尿液检查示尿红细胞（++），尿蛋白（+++）。

317. 应用硫酸镁治疗本病的注意事项包括

A. 24 小时尿量不少于 600ml

B. 定时检查膝腱反射

C. 注意心脏毒性

D. 治疗时准备注射钙剂

E. 呼吸不少于 16 次/分

F. 治疗时准备氯丙嗪

G. 每小时尿量不少于 50ml

H. 监测空腹血糖值

318. 最能反映本病严重程度的辅助检查项目为

A. 尿常规

B. 心电图

C. 全血及血浆黏度检查

D. 凝血功能

E. 肾功能检查

F. 血常规

G. 眼底检查

H. 胎盘功能检查

I. 肝功能检查

J. 尿比重

319. 本例可选用的处理措施包括

A. 急诊行剖宫产终止妊娠

B. 左侧卧位，间断吸氧

C. 羊膜腔内注射药物引产

D. 25% 硫酸镁 20g/d 解痉

E. 地塞米松促胎肺成熟

F. 密切观察胎心率

G. 多功能心电监护，监测生命体征

H. 卧床休息，右侧卧位

I. 头孢曲松钠 1.5g 静脉滴注，每天 2 次

J. 冬眠合剂镇静

320. 本例除诊断“孕 1 产 0，孕 36 周”，还应诊断为

A. 枕左前位，待产，重度子痫前期，轻度贫血

B. 枕右前位，待产，慢性肾炎，轻度贫血

C. 枕左后位，待产，子痫前期，轻度贫血

D. 枕左前位，临产，重度子痫前期，轻度贫血
E. 枕右后位，待产，子痫前期
F. 枕左前位，待产，轻度贫血
G. 枕左前位，待产，急性肾盂肾炎

321. 本例需要补充的病史内容包括
A. 既往有无原发性高血压史
B. 既往有无糖尿病病史
C. 是否伴有视觉障碍
D. 有无妊娠期高血压疾病家族史
E. 有无抗磷脂抗体综合征病史
F. 既往有无肺结核病史
G. 既往有无慢性肾炎病史

322. 本病的基本病理生理变化包括
A. 全身小动脉痉挛
B. 底蜕膜出血，形成胎盘后血肿
C. 胎盘细胞凋亡增加明显
D. 胎盘面积增加
E. 全身各系统各脏器灌流减少
F. 胎盘底蜕膜螺旋小动脉硬化

323. 该患者经上述处理后出现视物不清，阴道流液，血压170/125mmHg，宫颈Bishop评分3分，应给予的处理措施包括
A. 加大硫酸镁用量
B. 20%甘露醇快速静脉滴注
C. 需向患者及家属交代病情，告知病重
D. 经阴道引产
E. 给予地塞米松促胎肺成熟后剖宫产终止妊娠
F. 继续维持原治疗方案不变

（324～326题共用题干）

初孕妇，停经39周，持续腹痛4小时入院。贫血貌，血压170/110mmHg，脉搏120次/分，子宫呈板状，压痛明显，胎位不清，胎心110次/分，阴道少量流血，阴道检查宫口未开。既往胎儿B超显示胎儿发育较正常小1周。尿蛋白（++）。

324. 孕妇可能的诊断是
A. 前置胎盘
B. 子痫前期重度
C. 高张性宫缩乏力
D. 低张性宫缩乏力
E. 胎盘早剥
F. 协调性宫缩乏力
G. 临产

325. 为明确诊断，可进行的辅助检查包括
A. 胎心、宫缩监护
B. 肛诊
C. 胎儿、胎盘B型超声检查
D. 尿常规
E. 骨髓穿刺
F. 凝血功能

326. B超检查提示胎盘厚度增加，胎盘后见液性暗区，血红蛋白80g/L，纤维蛋白原显著降低，D－二聚体升高10倍。此时恰当的处理应是
A. 输血输液，补充凝血因子
B. 静脉滴注缩宫素引产
C. 哌替啶100mg肌内注射
D. 剖宫产结束妊娠
E. 继续观察
F. 及早应用肝素防止凝血因子的消耗

（327～336题共用题干）

女，30岁。孕33周，双下肢浮肿1个月，头痛、头晕伴视物不清3天，呕吐1次（为胃内容物）就诊。

327. 提示：入院后自觉头晕、眼花、视物模糊，查体：R 21次/分，P 89次/分，BP 154/112mmHg，瞳孔等大，对光反射好，眼底检查：A∶V为1∶2，无出血及渗出。解痉首选何种药物
A. 地塞米松　　B. 654－2

C. 东莨菪碱　D. 安密妥钠
E. 冬眠Ⅰ号　F. 硫酸镁

328. 提示：入院第5天，主诉乏力，尿量减少，查体：T 36.1℃，R 15次/分，P 78次/分，BP 145/102mmHg，膝反射消失，血清镁离子浓度3.1mmol/L。应做的处置是
A. 放慢滴数，观察2小时
B. 继续静脉滴注，不必担心此种改变
C. 立即停止静滴，静推5%碳酸氢钠10ml
D. 立即拔下液体，给予吸氧、半卧位
E. 立即停止静滴，静推10%葡萄糖酸钙10ml
F. 请呼吸内科会诊

329. 提示：查体：T 36.7℃，R 20次/分，P 90次/分，BP 150/110mmHg，心肺未见异常，浮肿（++），宫高26cm，腹围98cm，胎位左枕前，胎心145次/分，未触及宫缩。进一步行下列哪些检查
A. 超声了解胎儿、羊水及胎盘情况
B. 尿蛋白测定
C. 心电图
D. 血常规
E. 胸片
F. 化验肝、肾功能

330. 提示：患者入院治疗1周，自觉头痛及视物不清较入院时好转，查体：T 36.0℃，R 20次/分，P 76次/分，BP 143/98mmHg，心肺未见异常，浮肿（++），宫高28cm，腹围99cm，胎位左枕前，胎心112次/分，未触及宫缩。应该复查下列哪些项目
A. NST检查
B. 胎儿及其附属物超声
C. 心电图
D. 血常规
E. 尿常规
F. 血流变检查

331. 提示：患者出现阵发性腹痛，并逐渐加重，阴道有血性分泌物，查体：T 36.2℃，R 20次/分，P 87次/分，BP 158/108mmHg，心肺未见异常，浮肿（++），宫高28cm，腹围99cm，胎位左枕前，胎心128次/分，触及规律宫缩，35～40秒/2～3分，强度好。肛诊：宫口开大6cm，可触及前羊囊。头S+1，左枕前，骨盆未见异常。应如何处理
A. 人工破膜
B. 静滴缩宫素
C. 肌肉注射杜冷丁
D. 立即剖宫产
E. 快速静滴硫酸镁
F. 灌肠

332. 提示：患者既往无高血压及肾病病史；超声提示：胎儿双顶径7.3cm，股骨长5.6cm，腹围23.5cm，羊水指数10.2cm。尿蛋白（++），蛋白总量46g/L，红细胞比容0.34，心电图窦律，电轴正常。目前诊断应该是
A. 低蛋白血症
B. 重度子痫前期
C. 轻度子痫前期
D. 妊娠期高血压
E. 宫内孕33周，无产兆
F. 胎儿生长受限

333. 提示：若患者正常分娩，胎盘自然娩出，产程出血150ml，产后突然发生面色苍白，血压BP 118/72mmHg，脉搏细弱。最有可能出现的是

A. 子宫破裂，内出血
B. 产后出血
C. 羊水栓塞
D. 脑出血
E. 产后循环衰竭
F. 心衰

334. 提示：该患者诊断为宫内孕 33 周无产兆，重度子痫前期，胎儿生长受限，低蛋白血症。选择哪项治疗合理
A. 严格限制钠盐的摄入，防止水肿加重
B. 收住院
C. 立即行剖宫产术
D. 镇静、解痉、降压，预防抽搐，促胎儿生长治疗
E. 静滴缩宫素引产
F. 使用抗生素

335. 提示：超声提示胎儿双顶径 7.5cm，股骨长 5.8cm，腹围 24.5cm，羊水指数 11.2cm。尿蛋白（++），比重 1.020，红细胞比容 0.38，全血黏度比 3.7，血浆黏度比 1.8，胎心基线 135bpm，短变异减少，NST 反应型。下述哪些观点正确
A. 静脉滴注缩宫素引产
B. 应用地塞米松促胎肺成熟
C. 增加脱水药剂量
D. 立即剖宫产
E. 应扩容治疗
F. 考虑慢性胎儿窘迫存在

336. 最应该询问该患者的既往病史是
A. 青光眼病史
B. 肝炎病史
C. 甲状腺功能亢进病史
D. 高血压病史
E. 胃炎病史
F. 肾炎病史

（337～342 题共用题干）

女，孕 1 产 0，自然流产 1 次，平素月经规律，5～6/30 天。现闭经 45 天，晨起恶心、呕吐 5 天就诊。查体：T 36.7℃，P 80 次/分，R 20 次/分，BP 128/70mmHg。妇科检查：外阴（－）、宫颈Ⅰ度糜烂，子宫前位，如孕 40 天大小，无压痛，双附件（－）。

337. 提示：2 周后患者突然腹痛加重，阴道大量流血，排出一肉样组织，查 T 36.7℃，P 126 次/分，R 22 次/分，BP 80/60mmHg，宫口可容一指，颈管内可扪及组织，子宫如孕 40 天大小，有压痛，血红蛋白 85g/L，此时该患者诊断是
A. 输卵管妊娠破裂
B. 失血性休克
C. 不全流产
D. 完全流产
E. 难免流产
F. 失血性贫血

338. 提示：2 天后患者出现轻微腹痛，并有少量阴道出血。此时必须做的检查
A. 胸片
B. 血 hCG 测定
C. 再次复查尿妊娠试验
D. 子宫、附件超声检查
E. 阴道检查
F. 肛门指诊检查

339. 提示：化验尿妊娠试验阳性，可考虑的疾病有
A. 妊娠剧吐
B. 宫内早孕
C. 葡萄胎
D. 绒毛膜癌
E. 异位妊娠
F. 闭经溢乳综合征

340. 提示：超声回报，宫腔内可见胎囊、胎芽及胎心闪动，右侧附件区可见 3cm×2cm×2cm 的液性暗区，边界清楚，左侧附件区未见异常。阴道检查：外阴（-）、阴道有少许血液，宫颈Ⅰ度糜烂，宫口闭合。最有可能的诊断是
A. 难免流产
B. 不全流产
C. 习惯性流产
D. 宫内早孕并右侧输卵管妊娠
E. 先兆流产
F. 完全流产

341. 最应首先进行的检查是
A. 胃镜检查
B. 乙肝病原学检查
C. 消化道造影
D. 肝、胆超声检查
E. 腹部平片
F. 尿妊娠试验

342. 此时合适的处理是
A. 禁止性生活
B. 行清宫术
C. 口服止血药
D. 收住院
E. 口服维生素 E
F. 卧床休息

（343～350 题共用题干）

女，孕 4 个月时有少量阴道出血 2 天，未治疗，血止，近 1 个月来腹部未见增大，无自觉胎动，无腹痛及阴道出血。查体：T 36.2℃，P 75 次/分，R 20 次/分，BP 120/72 mmHg。妇科检查：宫口未开，子宫如孕 3 个月大小，未闻及胎心。

343. 下列哪项处理是正确的
A. 大量输入抗生素
B. 静脉滴注缩宫素
C. 立即刮宫
D. 雌激素口服三天后行钳刮术
E. 孕激素口服三天后行钳刮术
F. 腔内利凡诺引产

344. 其处理原则是
A. 静脉应用止血药
B. 抗生素抗感染治疗
C. 抗感染的同时，夹出宫腔内组织
D. 立即彻底清宫
E. 大量输液输血
F. 静滴缩宫素促宫内组织排出

345. 应完成下列哪些检查
A. 凝血功能检查
B. 尿妊娠试验
C. 血清肌酐
D. 血 hCG 测定
E. 超声了解宫内胎儿情况
F. 血清胆红素

346. 提示：仍有持续阴道出血。查：T 37.8℃，P 132 次/分，R 24 次/分，BP 85/53mmHg。超声示子宫回声均匀，宫腔线清楚，沿宫腔线可见液性暗区，观察过程中液性暗区逐渐增大，后又逐渐减少，子宫底有 0.6cm×0.4cm×0.4cm 强回声，提示子宫内出血，宫腔少量强回声。血红蛋白 75g/L，红细胞 2.34×10^{12}/L，白细胞 20×10^{9}/L，中性粒细胞 0.87，血小板 74×10^{9}/L，凝血酶原时间 25 秒，活化部分凝血活酶时间 62 秒，凝血酶时间 39 秒，纤维蛋白原 0.8g/L，3P 试验阳性。其目前诊断是
A. 失血性休克
B. 子宫缩复不良
C. 失血性贫血
D. 心律失常窦性心动过速
E. 感染性休克

F. 凝血功能障碍

347. 提示：宫内胎儿双顶径 3.2cm，颅骨环变形，未见胎动及胎心搏动，凝血功能检查未见异常。最确切的诊断是

A. 难免流产　　B. 稽留流产
C. 死胎　　D. 胚胎停育
E. 不全流产　　F. 过期流产

348. 提示：建立静脉通路，补液抗感染的同时，夹出宫腔内组织，未见胎儿组织，手术顺利，术中出血 100ml，术后 1 小时有持续阴道出血，术后 2 小时大量阴道流血，约有 500ml，色鲜红，不凝，并仍有持续阴道出血。查 T 37.8℃，P 120 次/分，R 22 次/分，BP 90/60mmHg。目前应该做何处理

A. 床旁超声了解宫内情况
B. 加快补液速度
C. 凝血功能检查
D. 氧气吸入
E. 监测生命体征
F. 急查血常规

349. 提示：患者服药 2 天时阴道排出一肉样组织。阴道少量出血 2 天，自认为流干净为止就诊，1 周后突然大量阴道流血，查 T 37.6℃，P 110 次/分，R 22 次/分，BP 100/70mmHg，阴道分泌物有臭味，宫颈光滑，宫口可容一指，宫颈管内可扪及组织，子宫如孕 2 个月大小，有压痛，血红蛋白 90g/L，白细胞 18×10^9/L，中性粒细胞 0.85。其目前诊断是

A. 失血性贫血
B. 子宫黏膜下肌瘤合并感染
C. 流产不全合并感染
D. 宫腔息肉合并感染
E. 完全流产合并感染
F. 子宫内膜炎

350. 提示：患者诉口渴，仍有持续阴道出血，色鲜红，稀薄，不凝。查：T 37.8℃，P 130 次/分，R 24 次/分，BP 80/52mmHg。下述哪项处理是正确的

A. 再次行清宫术
B. 输血补充血容量
C. 立即切除子宫
D. 建立双液路，加快补液速度
E. 阴道填塞纱布
F. 输血浆补充凝血因子

（351 ~355 题共用题干）

女，25 岁。宫内妊娠 35 周，因头昏、头痛 3 天就诊。查血压 160/110mmHg，水肿（+ +），宫高 35cm，腹围 90cm，LOA，胎心音 140 次/分，无宫缩，尿蛋白定性（+ + +），定量 7.5g/24 小时。

351. 上述患者治疗过程中，孕妇突感阵发性腹痛，阴道少量流血，此时可能诊断是

A. 胎盘早剥　　B. 胎膜早剥
C. 前置胎盘　　D. 子宫破裂
E. 先兆早产　　F. 流产

352. 孕妇患妊娠期高血压疾病的类型是

A. 妊娠期高血压疾病
B. 轻度子痫前期
C. 产前子痫
D. 妊娠合并慢性高血压
E. 重度子痫前期
F. 肾性高血压

353. 检查眼底：A∶V =1∶3，心电图检查示 ST 段下移，红细胞压积 > 38%，尿比重 1.025。首选治疗原则是

A. 首先利尿
B. 解痉、镇静、降压
C. 首先剖宫产
D. 迅速用冬眠药降压
E. 给予去痛片止痛

F. 给予抗生素

354. 立即抽血，交叉配血，测出凝血时间，血小板计数，纤维蛋白原等检查。下述哪项处理较恰当

A. 待B超确诊后处理

B. 严密观察血压、脉搏、呼吸

C. 继续观察宫底升高

D. 立即抗休克治疗并同时准备行剖宫产，抢救大人

E. 作好抢救新生儿准备

F. 行CT检查

355. 进一步查血压下降至80/50mmHg，脉搏110次/分，宫底升高且有固定压痛，胎方位不清，胎心音消失。产妇最大最可能的并发症是

A. 子宫破裂

B. 临产

C. 子宫胎盘卒中

D. 胎盘早期剥离

E. 前置胎盘

F. 急性腹膜炎

(356～360题共用题干)

女，30岁。月经规律，结婚3年不孕，渴望妊娠，停经50天，无诱因阴道出血1天，少于月经量，无腹痛，就诊。

356. 首先应做的检查是

A. 尿妊娠试验

B. 妇科检查

C. 诊刮术

D. 做B超了解宫内、宫外情况

E. 血hCG

F. 行CT检查

357. B超提示妊娠符合孕周，有胎心应诊断为

A. 不全流产　　B. 难免流产

C. 习惯性流产　　D. 先兆流产

E. 流产感染　　F. 葡萄胎

358. 一旦确诊，应做如下哪些处理

A. 卧床休息，禁止性生活

B. 静滴硫酸镁抑制宫缩

C. 肌内注射黄体酮保胎治疗

D. 口服维生素E及叶酸

E. 口服抗炎药物预防感染

F. 间断正压给氧

359. 1周后复查B超胎心消失，阴道出血量增多，最恰当的诊断是

A. 习惯性流产　　B. 难免流产

C. 不全流产　　D. 流产感染

E. 完全感染　　F. 急性腹膜炎

360. 应做的下一步处理是

A. 继续保胎治疗

B. 绝对卧床休息

C. 立即行刮宫术

D. 继续观察，不用任何药物

E. 静脉滴注止血药物

F. 静脉注射阿托品

参考答案与解析

1. B	2. E	3. D	4. A	5. A	6. B
7. E	8. D	9. B	10. B	11. C	12. A
13. A	14. C	15. E	16. E	17. B	18. E
19. A	20. C	21. B	22. C	23. A	24. B
25. A	26. C	27. A	28. A	29. C	30. E
31. A	32. C	33. A	34. E	35. D	36. A
37. A	38. B	39. E	40. C	41. B	42. A
43. A	44. E	45. B	46. E	47. B	48. E
49. C	50. C	51. D	52. A	53. A	54. B
55. C	56. A	57. E	58. B	59. C	60. A
61. D	62. B	63. E	64. E	65. B	66. C
67. E	68. B	69. A	70. D	71. B	72. C
73. C	74. B	75. C	76. D	77. D	78. D
79. D	80. A	81. B	82. A	83. A	84. B
85. C	86. C	87. E	88. D	89. B	90. E
91. D	92. A	93. E	94. B	95. E	96. E

97. E 98. C 99. E 100. E 101. E 102. B
103. D 104. C 105. E 106. A 107. B 108. A
109. D 110. B 111. C 112. B 113. E 114. E
115. E 116. C 117. E 118. D 119. E 120. B
121. A 122. A 123. E 124. E 125. B 126. B
127. E 128. D 129. C 130. E 131. D 132. E
133. D 134. D 135. C 136. B 137. D 138. E
139. E 140. E 141. D 142. A 143. A 144. E
145. B 146. D 147. B 148. C 149. B 150. B
151. A 152. B 153. A 154. C 155. C 156. D
157. D 158. C 159. E 160. E 161. D 162. D
163. B 164. B 165. E 166. D 167. B 168. A
169. B 170. C 171. A 172. B 173. A 174. C
175. E 176. D 177. B 178. D 179. E 180. C
181. A 182. A 183. E 184. C 185. E 186. A
187. D 188. E 189. E 190. C 191. B 192. E
193. A 194. E 195. A 196. B 197. E 198. C
199. D 200. E 201. D 202. C 203. D 204. A
205. D 206. C 207. E 208. C 209. C 210. E
211. E 212. C 213. E 214. D 215. A 216. B
217. E 218. A 219. C 220. D 221. A 222. B
223. B 224. A 225. A 226. A 227. C 228. D
229. D 230. E 231. E 232. C 233. D 234. B
235. A 236. E 237. E 238. C 239. D 240. C
241. B 242. E 243. A 244. B 245. A 246. E
247. A 248. B 249. B 250. D 251. C 252. C
253. B 254. A 255. E 256. C 257. A 258. E
259. B 260. C 261. C 262. D 263. C 264. A
265. E 266. C 267. B 268. D 269. E 270. B
271. D 272. A 273. B 274. E 275. ABCDE
276. ABCDE 277. ABDF 278. ABCDFG
279. E 280. ABCEF 281. F 282. E 283. B
284. ABE 285. ABCD 286. ABCE
287. BCDEF 288. EF 289. FH 290. CDG
291. B 292. F 293. AE 294. AE
295. BDEFH 296. AD 297. B 298. AG
299. AG 300. EG 301. CD 302. ABCF
303. ABD 304. ACD 305. B 306. ABCDFH
307. AEF 308. BCFI 309. ABH 310. BCEF
311. ACH 312. BFGH 313. BCEG
314. ABCDEF 315. F 316. BCDEF
317. ABDE 318. G 319. BDEFG 320. A
321. ABCDEG 322. AE 323. ABCE 324. BE
325. ACDF 326. AD 327. F 328. E
329. ABCDF 330. ABDEF 331. A
332. ABEF 333. E 334. BD 335. BEF
336. DF 337. BCF 338. DE 339. BCDE
340. E 341. F 342. AEF 343. D 344. BC
345. AE 346. ACF 347. BF 348. ABCEF
349. AC 350. BDF 351. AE 352. E
353. B 354. D 355. D 356. D 357. D
358. ACD 359. B 360. C

1. B。**解析：**胎儿生长受限（FGR）指无法达到其应有生长潜力的小于孕龄儿。小于孕龄儿（SGA）是指出生体重低于同胎龄应有体重第10百分位数以下或低于其平均体重2个标准差的新生儿。

2. E。**解析：**有创性产前诊断引发流产的危险性高，均不选择，应采取B超。

5. A。**解析：**硫酸镁中毒首先表现为膝反射消失。

7. E。**解析：**本例诊断为羊水过少，无明显胎儿畸形，孕妇处于孕中期，应该增加羊水量，期待治疗，延长孕周。

8. D。**解析：**输卵管妊娠流产或破裂主要为内出血，所以休克程度与阴道流血量不成比例。

9. B。**解析：**臀先露时，腹部检查子宫呈纵椭圆形，胎体纵轴与母体纵轴一致。在宫底部可触到圆而硬、按压有时有浮球感的胎头；在耻骨联合上方可触到不规则、软而宽的胎臀，胎心在及左（或右）上方听得最清楚。

11. C。**解析：**严重内出血并发生休克者，应在积极纠正休克、补充血容量的同时，进行手术抢救。

12. A。**解析**：异位妊娠者B型超声提示见胚芽及胎心管搏动时应进行手术治疗。

13. A。**解析**：胎儿生长受限（FGR）对缺氧的耐受力差，应适当放宽剖宫产指征；阴道产适用于胎盘功能正常，胎儿成熟，羊水量及胎位正常，宫颈成熟，无阴道分娩禁忌证者，而胎儿难以存活，无剖宫产指征时应予以引产。

14. C。**解析**：测量胎儿双顶径（BPD）：正常孕妇妊娠早期每周平均增长3.6～4.0mm，妊娠中期2.4～2.8mm，妊娠晚期2.0mm。

15. E。**解析**：第一胎儿娩出后，胎盘侧脐带必须立即夹紧，以防止第二胎儿失血。

16. E。**解析**：胎膜早破时，羊膜镜检查可直视到胎先露，因胎膜已破应看不到前羊膜囊。

17. B。**解析**：阴道后穹隆穿刺术是经阴道后穹隆向腹腔最低部位做穿刺，以协助诊断或进行治疗。在妇科检查中尤其是对盆腔肿块检查中此项技术被广泛地运用。如抽出暗红色或鲜红色不凝血液，内混细小血块者，则证实腹腔内有出血，大多数是由输卵管妊娠流产或破裂所引起，少数亦可由经血倒流或黄体破裂出血而引起。若抽出为浓液或黄色渗出液则可能因盆腔有炎症（盆腔脓肿、阑尾穿孔等）以及将穿刺液涂片寻找癌细胞，用于诊断有无盆腔恶性肿瘤存在。

18. E。**解析**：坐骨棘间径的正常值为10cm，坐骨结节间径的正常值为8.5～9.5cm，患者表现为中骨盆和骨盆出口平面均狭窄，考虑为漏斗型骨盆。

19. A。**解析**：先兆流产是指妊娠28周前，出现少量阴道流血，伴或不伴下腹痛，宫颈口未开，胎膜未破，子宫大小与妊娠时间相符，妊娠尚有希望继续者。

20. C。**解析**：前置胎盘的处理，不一定必须剖宫产，若为边缘性前置胎盘、枕先露、阴道流血不多、估计在短时间之内可以分娩者，可以试产。

21. B。**解析**：前置胎盘是孕28周后，胎盘附着在子宫下段，甚至胎盘下缘达到或覆盖宫颈内口处，胎盘位置低于胎儿先露部。

22. C。**解析**：过期妊娠对母儿的影响：胎儿成熟障碍、胎盘老化可致胎儿窘迫；胎盘正常致胎儿巨大造成难产；使围生儿死亡率及新生儿窒息率增高，产妇手术产几率增加。

23. A。**解析**：超声提示胎儿心脏搏动消失说明胎儿已经死亡，没有提示有剖宫产指征，应给予引产，以减少对母体的伤害。

24. B。**解析**：妊娠期高血压疾病的预测对早防早治，降低母婴死亡率有重要意义，但目前尚无有效、可靠和经济的预测方法。首次产前检查应进行风险评估，主张联合多项指标综合评估预测。妊娠期高血压疾病发病的高危因素均为该病较强的预测指标。子宫动脉血流波动指数（PI）的预测价值较肯定。妊娠早期子宫动脉PI>95th%，妊娠中期（23周）子宫动脉PI>95th%，预测子痫前期的敏感度较高。

25. A。**解析**：Ⅲ度胎盘早剥：胎盘剥离面超过胎盘面积1/2。临床表现较Ⅱ度重。患者出现恶心、呕吐、面色苍白、四肢湿冷、脉搏细数、血压下降等休克症状，休克程度多与阴道流血量不成正比。子宫硬如板状，于宫缩间歇时不能松弛，胎位扪不清，胎心消失。患者无凝血功能障碍属Ⅲa，有凝血功能障碍属Ⅲb。

26. C。**解析**：妊高征是双胎妊娠最重要的并发症，它的发生率是单胎妊娠的3～4倍，比单胎妊娠早，且易发生子痫。

孕妇患重度子痫前期、慢性肾脏疾病或全身血管疾病病变时，胎盘早剥发生率增高。羊水过多使子宫高张，孕妇易并发妊高征。妊高征是极易发生胎儿窘迫。

27. A。**解析：**子痫前期为妊娠20周后出现，血压≥140/90mmHg，且尿蛋白≥0.3g/24h或（+），可伴有上腹部不适、头痛、视力模糊等症状。

28. A。**解析：**过期妊娠时，胎盘功能减退，胎儿储备能力下降，需适当放宽剖宫产指征。催产素激惹试验：若10分钟内在宫缩后出现3次以上的晚期减速，胎心率基线变异在5次以下，胎动后无FHR增快，为OCT阳性。OCT阳性多提示胎盘功能减退。若胎心率基线有变异或胎动后FHR加快，无晚期减速，为OCT阴性。OCT阴性提示胎盘储备功能良好。

29. C。**解析：**症状严重孕妇无法忍受（胎龄不足37周）者，应穿刺放羊水。一次放羊水量不超过1500ml，以孕妇症状缓解为度。应在B型超声监测下进行，防止损伤胎盘及胎儿。

30. E。**解析：**主要取决于胎儿有无畸形和孕妇症状的严重程度。羊水过多合并胎儿畸形处理原则为及时终止妊娠。可行高位破膜引产或依沙吖啶引产。羊水过多合并正常胎儿应根据羊水过多的程度与胎龄决定处理方法。

31. A。**解析：**对于巨大胎儿的处理：应检查孕妇有无糖尿病，有糖尿病者，于妊娠36周后，根据胎儿成熟度、胎盘功能情况，择期引产或剖宫产；估计胎儿体重>4500g，应行剖宫产，若产程延长，估计胎儿体重>4000g，也可剖宫产；经阴道分娩者，主要的危险是肩难产。

32. C。**解析：**血清总胆汁酸（TBA）测定是诊断ICP的最主要实验证据，也是监测病情及治疗效果的重要指标。

33. A。**解析：**无皮肤损伤的瘙痒是ICP的首发症状，约80%患者在妊娠30周后出现，有的甚至更早，瘙痒程度不一，常呈现持续性，白昼轻，夜间加剧。

34. E。**解析：**胎膜早破对母儿的影响：①对母体影响：破膜超过24小时，感染率增加10倍。破膜有时引起胎盘早剥。羊膜腔感染易发生产后出血。②对胎儿影响：常诱发早产，早产儿易发生呼吸窘迫综合征。并发绒毛膜羊膜炎时，易引起新生儿吸入性肺炎，严重者发生败血症、颅内感染等危及新生儿生命。

35. D。**解析：**难免流产：先兆流产阴道流血增多，阵发性下腹痛加剧，或出现阴道流液（胎膜破裂）。妇科检查宫口扩张，有时可见胚胎组织或胎囊堵塞于宫口内，子宫大小与停经周数基本相符或略小。一旦确诊，应尽早使胚胎及胎盘组织完全排出。早期流产应及时行刮宫术，对妊娠物应仔细检查，并送病理检查。

36. A。**解析：**过期妊娠的病因包括：①雌孕激素比例失调；②头盆不称；③胎儿畸形；④遗传因素。胎盘缺乏硫酸酯酶是一种罕见的伴性隐性遗传病，可导致过期妊娠。正常妊娠38周后，羊水量随妊娠推延逐渐减少。

37. A。**解析：**胎儿宫内生长受限的病因以孕妇因素最常见，占50%~60%，包括遗传因素、营养因素、妊娠病理和其他，胎儿因素和胎盘脐带因素也可引起胎儿宫内生长受限，但是占小部分。

38. B。**解析：**前置胎盘阴道流血常为无痛性反复阴道流血。

39. E。**解析：**停经史、阴道不规则出血、附件区不规则包块、腹痛、尿妊娠阳性、宫内节育器，应怀疑异位妊娠。

40. C。**解析：**胎膜早破可引起早产、胎盘早剥、羊水过少、脐带脱垂、胎儿窘迫和新生儿呼吸窘迫综合征，孕产妇及胎儿感染率和围产儿病死率显著升高。

41. B。**解析**：胎儿宫内生长受限是指孕37周后，胎儿出生体重小于2500g，或低于同孕龄平均体重的两个标准差，或低于同孕龄正常体重的第10百分位数。

42. A。**解析**：多胎妊娠最常见者双胎。

43. A。**解析**：胎盘异常不是诊断胎盘早剥的依据。

44. E。**解析**：羊水过多的程度越严重，围产儿的病死率越高。

45. B。**解析**：内因性均称型FGR的特点是：①体重、身长、头径相称，均小于该孕龄正常值，新生儿身材矮小，外表无营养不良表现；②脑重量轻，常有脑神经发育障碍，神经元功能不全和髓鞘形成迟缓；③胎盘小，但组织无异常；④胎儿无缺氧表现，胎儿出生缺陷发生率高。围产儿病死率高，预后不良；⑤产后新生儿经常会出现脑神经发育障碍，伴小儿智力障碍。

46. E。**解析**：羊水过多指妊娠任何时期羊水量>2000ml。羊水过多发生率约为0.5%～1%；急性羊水过多多发生在妊娠20～24周。

47. B。**解析**：近年因营养过剩致巨大儿的孕妇有逐渐增多的趋势。巨大儿的发生率增加较快，国内发生率约为7%，国外发生率为15.1%。男胎多于女胎。

49. C。**解析**：体重突然增加每周≥0.9kg或每月≥2.7kg是子痫前期的信号。

51. D。**解析**：小动脉硬化屈曲、有压迹是慢性肾炎合并妊娠的眼底表现。

54. B。**解析**：子痫抽搐的主要原因是脑血管自身调节功能丧失。妊娠期高血压疾病基本病理变化是全身小血管痉挛，全身各系统各脏器灌流减少，对母儿造成危害，甚至导致母儿死亡。大脑病变为脑血管痉挛，通透性增加，脑水肿、充血、贫血、血栓形成及出血等。

55. C。**解析**：重度妊娠期高血压疾病子痫前期患者经积极治疗24～48小时仍无明显好转者，应及时终止妊娠。

58. B。**解析**：先兆早产已经促胎肺成熟治疗，S/D高，胎儿宫内窘迫，短时间经阴道分娩困难，以选择剖宫产终止妊娠为宜。

59. C。**解析**：吲哚美辛可用于抑制宫缩，但在妊娠34周后使用，PG水平下降可使动脉导管收缩狭窄。

60. A。**解析**：硫酸镁不仅可以抑制宫缩，还有解痉的作用。

61. D。**解析**：患者即往有多次早产，此题有少量阴道流血，要考虑先兆早产，应尽量延长孕周，待胎肺成熟。

62. B。**解析**：早产临产需符合下列条件：①出现规则宫缩（20分钟≥4次，或60分钟≥8次），伴有宫颈的进行性改变；②宫口扩张1cm以上；③宫颈展平≥80%。

63. E。**解析**：早产的主要临床表现是子宫收缩，最初为不规则宫缩，与足月妊娠先兆临产相似，并常伴有少许阴道流血或血性分泌物，以后可发展为规则宫缩。

64. E。**解析**：输卵管妊娠破裂多见于妊娠6周左右输卵管峡部妊娠。受精卵着床于输卵管黏膜皱襞间，囊胚生长发育时绒毛向管壁方向侵蚀肌层及浆膜，最终穿破浆膜，形成输卵管妊娠破裂，短期内可发生大量腹腔内出血，使患者出现休克。输卵管间质部妊娠少见，但后果严重，其结局几乎均为输卵管妊娠破裂，常发生于孕12～16周，症状极严重，在短时间内出现低血容量休克症状。

65. B。**解析**：先兆流产要尽量减少不必要的阴道检查，以减少对子宫的刺激，但并不是绝对禁止，应轻柔的进行操作。

可以通过阴道检查发现宫口是否张开，有无妊娠物堵塞等。

66. C。**解析**：妊娠前即有面部及下肢浮肿，可以诊断为慢性肾炎。重度子痫前期血压≥160/110mmHg，随机蛋白尿≥（+++）。

67. E。**解析**：异位妊娠包括输卵管妊娠、宫颈妊娠、卵巢妊娠、腹腔妊娠。其中以输卵管妊娠最为常见，约占95%。

68. B。**解析**：产妇有停经史、下腹痛，移动性浊音阳性，立即穿刺了解腹腔内积液的性质，如为血性基本可明确异位妊娠破裂出血的诊断。

69. A。**解析**：异位妊娠病因有慢性输卵管炎，输卵管手术，放置宫内节育器，输卵管发育不良或功能异常，受精卵游走，输卵管周围肿瘤，子宫内膜异位症，过早排卵或延迟排卵、雌孕激素平衡的破坏，体外受精和胚胎移植等。

70. D。**解析**：稽留流产处理较困难，处理前应检查血常规、血小板计数、凝血时间等，凝血功能正常者可口服已烯雌酚，以提高子宫肌对缩宫素的敏感性，子宫小于12孕周者，可行刮宫术。子宫大于12孕周者，可静脉滴注缩宫素，也可用前列腺素或依沙丫啶进行引产。

71. B。**解析**：输卵管间质部被子宫肌层包绕，此处发生妊娠时，在早期不易破裂，常在妊娠2个月以后发生破裂，此时出血凶猛，易发生失血性休克甚至死亡。

72. C。**解析**：难免流产指流产已不可避免，由先兆流产发展而来，此时阴道流血量增多，阵发性下腹痛加重或出现阴道流血（胎膜破裂）。妇科检查宫颈口已扩张，有时可见胚胎组织或胎囊堵塞于宫颈口内，子宫大小与停经周数相符或略小。

73. C。**解析**：患者流产后分泌物有臭味，白细胞高于正常，分泌物有臭味等体征均显示患者为流产继发感染，而流产不全只会有流血不止，但不会有感染症状。

74. B。**解析**：不全流产由难免流产继续发展而成，部分妊娠物排出体外，尚有部分残留于宫腔内或嵌顿于宫颈口处，影响子宫收缩，导致大量出血，甚至发生失血性休克。妇科检查见宫颈口已扩张，宫颈口有妊娠物堵塞及持续性血液流出，子宫小于停经周数。

75. C。**解析**：吸宫术后阴道流血超过10天，血量过多，或流血停止后又有多量流血，应考虑吸宫不全。当器械进入宫腔探不到宫底时，提示子宫穿孔。若胎盘附着面感染，复旧不良引起的出血，表现为突然大量阴道流血，检查发现子宫大而软。子宫内膜炎表现为高热、头痛、白细胞增高等感染症状。

76. D。**解析**：先兆流产指妊娠28周前先出现少量阴道流血，无妊娠物排出，随后出现阵发性下腹痛或腰背痛，妇科检查宫颈口未开，胎膜未破，子宫大小与停经周数相符。难免流产指流产不可避免，在先兆流产的基础上，阴道流血增多，阵发性下腹痛加剧，或出现阴道流液，妇科检查宫颈口已扩张。因此二者的主要鉴别要点是宫口开大与否。

77. D。**解析**：妊高征治疗有效镁离子浓度为1.7～3.0mmol/L。

78. D。**解析**：孕妇体内雌激素水平大幅增加，雌激素可使Na^+-K^+-ATP酶活性下降，能量提供减少，导致胆酸代谢障碍；雌激素可使肝细胞膜中胆固醇与磷脂比例上升，流动性降低，影响对胆酸的通透性，使胆汁流出受阻；雌激素作用于肝细胞表面的雌激素受体，改变肝细胞蛋白质合成，导致胆汁回流增加。上述因素综合作用可能导致ICP的发生。临床研究认为，雌激素不是ICP致病的唯一因素，可能是雌激素代谢异常及肝脏对妊娠期生理性增加的雌激素高敏感性引起的。

79. D。**解析：**妊娠期肝内胆汁淤积症（ICP）是妊娠期特有的并发症，发病率0.1～15.6%不等，有明显的地域和种族差异，智利、瑞典及我国的长江流域等地发病率较高，以皮肤瘙痒和胆酸高值为主要特征。

80. A。**解析：**妊娠期肝内胆汁淤积症（ICP）主要发生在妊娠晚期，少数发生在妊娠中期，临床上以皮肤瘙痒和胆酸高值为特征，主要危及胎儿，使围生儿发病率和死亡率增高。

81. B。**解析：**输卵管妊娠症状：①停经，除输卵管间质部妊娠停经时间较长外，一般停经6～8周。②腹痛，是输卵管妊娠患者就诊的主要症状。③阴道流血：常为短期停经后出现不规则流血，量少，点滴状，约5%患者表现为大量阴道流血。④晕厥与休克：部分患者由于腹腔内出血和剧烈腹痛，很快处于休克状态。休克程度取决于内出血的速度及出血量，与阴道流血量不成比例。⑤下腹部包块。

82. A。**解析：**输卵管妊娠流产多见于输卵管壶腹部妊娠，发病多在妊娠8～12周。

84. B。**解析：**输卵管妊娠破裂型囊胚生长穿透肌层及浆膜，妊娠产物流入腹腔，常伴有大量内出血，不适合进行化疗。

85. C。**解析：**胎膜早破阴道后穹隆积液涂片见到羊齿植物状结晶。

86. C。**解析：**该患者的表现及相关检查结果支持胎盘早期剥离的诊断。子宫收缩乏力主要表现为产程进展缓慢。胎膜早破时，孕妇自感或检查发现阴道内有较多液体流出，而无腹痛及其他产兆。前置胎盘表现为无诱因、无痛性反复阴道流血。

88. D。**解析：**宫颈功能不全行宫颈环扎术应在孕14～16周进行。

89. B。**解析：**妊娠对糖尿病的影响有血容量增加，血液稀释，胰岛素相对不足。胎盘分泌的激素有抗胰岛素的作用。肾小球的滤过率增加而肾小管对糖的再吸收减少，使肾排糖阈降低，尿糖不能反映病情。糖尿病的患者孕期比较容易发生酮症酸中毒。产后胰岛素的需要量减少。

90. E。**解析：**妊娠合并糖尿病新生儿无论出生时情况如何，均应视为高危新生儿，尤其是妊娠期血糖控制不满意者，需给予监护，注意保暖和吸氧，重点防止新生儿低血糖，应在开奶同时，定期滴服葡萄糖液。

94. B。**解析：**宫内发育迟缓的胎儿有3种生长模式：①正常生长体重增加为巨大儿；②成熟障碍；③宫内发育迟缓小样儿可与过期妊娠并存；胎儿生长受限小样儿与过期妊娠共存时更增加了胎儿的危险性。

95. E。**解析：**妊娠合并糖尿病时，羊水过多发生率增高，从而发生胎膜早破和早产的机会增加。

96. E。**解析：**产后如不及时调整胰岛素用量，还是会发生低血糖。

98. C。**解析：**过期妊娠发生可能与雌激素水平低下，头盆不称，胎盘硫酸酯酶缺乏等有关。无脑儿、甲状腺功能减退症者易发生过期妊娠。甲状腺功能亢进者易发生早产。

101. E。**解析：**本例诊断为羊水过少，无明显胎儿畸形，没必要低盐饮食。

102. B。**解析：**本例诊断为羊水过少，无明显胎儿畸形，已足月，应人工破膜观察羊水。

104. C。**解析：**L/S是胎儿肺成熟度的检查，过期妊娠主要需要检查胎盘功能，不需要检查此项。

105. E。**解析**：巨大儿的发生与以下因素有关：①糖尿病；②营养与孕妇体重；③遗传因素；④环境因素；⑤经产妇；⑥过期妊娠；⑦羊水过多。

106. A。**解析**：羊水过多首选检查为 B 超，不仅能测量羊水量，还可了解胎儿情况，如无脑儿、脊柱裂、胎儿水肿及双胎等。

108. A。**解析**：利托君和沙丁胺醇均为 β_2 受体激动剂，可抑制宫缩，主要用于抑制早产，延长妊娠期。硫酸镁对子宫平滑肌的收缩产生抑制作用，使宫缩频率减少，强度减弱，可治疗早产。地塞米松可促进胎儿肺成熟，预防新生儿呼吸窘迫综合征。派替啶可抑制胎儿呼吸中枢。

110. B。**解析**：妊娠中期进行的妊娠期高血压疾病的预测性诊断方法包括：①平均动脉压≥85mmHg；②翻身试验：左侧卧位测血压，待舒张压稳定后，改仰卧位 5 分钟后再测血压。若仰卧位舒张压较左侧卧位≥20mmHg，提示孕妇有子痫前期倾向；③血液流变学试验：低血容量（血细胞比容≥0.35）及血液黏度高（全血黏度比值≥3.6，血浆黏度比值≥1.6），提示孕妇有子痫前期倾向；④尿钙排泄量：妊娠 24 ~ 34 周，测定尿钙/肌酐比值≤0.04，提示孕妇有子痫前期倾向。

112. B。**解析**：妊娠早期、中期子宫动脉 PI > 95th% 以上，预测子痫前期的敏感性较高。

113. E。**解析**：发生镁中毒时首先表现为膝反射减弱或消失，继之出现全身肌张力减退、呼吸困难、复视、语言不清，严重者可出现呼吸肌麻痹，甚至呼吸心跳停止，危及生命。

114. E。**解析**：根据题干信息，该患者的临床表现符合妊娠期高血压疾病子痫前期，妊娠已满 38 周，宫颈条件不成熟（子宫颈管未消失），最恰当的处理是治疗同时立即剖宫产。

116. C。**解析**：根据题干信息，考虑诊断为妊娠高血压疾病子痫前期，应住院治疗，积极处理，防止子痫及并发症的发生。治疗原则为解痉、降压、镇静、合理扩容及必要时利尿，适时终止妊娠。终止妊娠的指征：①先兆子痫孕妇经积极治疗 24 ~ 48 小时无明显好转者；②先兆子痫孕妇，胎龄已超过 36 周，经治疗好转者；③先兆子痫孕妇，胎龄不足 36 周，胎盘功能检查提示胎盘功能减退。而胎儿成熟度检查提示胎儿已成熟者；④子痫控制后 2 小时的孕妇。

117. E。**解析**：产前子痫是妊娠期高血压疾病发展的最严重阶段，根据妊娠后水肿、蛋白尿、血压增高、抽搐发作，可诊断为子痫。

119. E。**解析**：患者为生育年龄已婚女性，有不孕病史，月经规律，停经后出现阴道少量出血，突然右下腹疼痛，面色苍白，恶心，出汗等，首先应考虑到异位妊娠破裂的可能，而且可能有腹腔内出血。尽管尿妊娠检查（－），可能与停经时间短和尿妊娠试验不够敏感有关。后穹隆穿刺很可能抽出不凝的血液，而不会抽出脓性液体，因为患者体温不高，病程不长，尚没有盆腔感染的可能。

120. B。**解析**：20 分钟出现 4 次或 4 次以上规律宫缩，宫缩持续时间 30 秒以上，宫颈管消退≥75%，宫颈口扩张 > 2cm，为早产临产。

121. A。**解析**：臀位不宜站立走动，以防破膜后发生脐带脱垂。宫口开全后，不应在“堵”，以防发生子宫破裂或胎儿窘迫。

122. A。**解析**：妊娠期高血压疾病多发生在妊娠 20 周以后。

124. E。**解析**：胎儿染色体异常为引起 FGR 的胎儿因素，而不是孕妇因素。

125. B。**解析**：胎盘早剥的并发症主要是由于子宫出血引发的产后出血、急性肾衰竭、羊水栓塞、DIC 与凝血功能障碍。但与肝功异常无关。

126. B。**解析**：Rh 血型不合时，胎儿红细胞经胎盘进入母体循环中，被母体脾脏的巨噬细胞所吞噬，需要经过相当长一段时间才能释放出足够量的 Rh 抗原，该抗原抵达脾脏淋巴细胞的相应抗原受体而产生 Rh 抗体，这种初发免疫反应发展缓慢，常历时 2 个月以上甚至长达 6 个月，故第 1 胎胎儿分娩时仅处于原发免疫反应的潜伏阶段。

127. E。**解析**：患者考虑为急性羊水过多。急性羊水过多多发生在妊娠 20～24 周，由于羊水急剧增多，数天内子宫迅速增大，似妊娠足月或双胎妊娠大小，在短时间内由于子宫极度增大，横膈上抬，出现呼吸困难，不能平卧，甚至出现紫绀，孕妇表情痛苦，腹部张力过大感到疼痛与食量减少同时发生便秘。由于胀大的子宫压迫下腔静脉，影响静脉回流，引起下肢及外阴部浮肿及静脉曲张。孕妇行走不便而且只能侧卧。

168. A。**解析**：妊娠期肝内胆汁淤积症（ICP）早期诊断依赖于血清胆酸测定，可升高至正常值的 10～100 倍。

172. B。**解析**：该孕妇有巨大儿分娩史，现尿糖阳性，首先应想到轻型糖尿病。

173. A。**解析**：对于可疑轻型糖尿病，必须核查空腹血糖值或做糖耐量试验以进一步确诊。

175. E。**解析**：ICP 主要发生在妊娠晚期，少数发生在妊娠中期，以皮肤瘙痒和胆酸增高为主要特征。

176. D。**解析**：产妇已经发生黄疸，积极给予药物治疗，定期产前监护，胎龄达 36 周终止妊娠，方式以剖宫产为宜。

177. B。**解析**：NST 胎心基线偏低，无反应，OCT 阳性，提示胎儿宫内窘迫；治疗过程中出现胎儿窘迫立即剖宫产结束分娩。

178. D。**解析**：产妇孕 33 周，不规律宫缩，宫颈管开始消退，宫口开大，诊断为先兆早产。

179. E。**解析**：因孕周为 33 周，治疗原则为尽量延长孕周，可给予抑制宫缩药物镇静药等。不适宜使用缩宫素引产。

180. C。**解析**：因早产儿发育不成熟，在分娩过程中应避免过分挤压，缩短二产程，应及时行会阴侧切，必要时用保护性产钳助产。

182. A。**解析**：α 受体激动药的血管收缩作用强大，皮肤黏膜、肾、肠系膜、肝、脑，外周阻力明显增高。不适用于早产延长孕周。

195. A。**解析**：流产的临床表现主要是停经后阴道流血和腹痛。先兆流产先出现少量阴道流血，无妊娠物排出，随后出现阵发性下腹痛。妇科检查宫口未开，胎膜未破，子宫大小与停经周数相符。

196. B。**解析**：难免流产由先兆流产发展而来，阴道流血增多，阵发性下腹痛加剧，或出现阴道流液（胎膜破裂）。妇科检查可见宫口扩张，有时可见胚胎组织或胎囊堵塞于宫口内，子宫大小与停经周数基本相符或略小。

197. E。**解析**：难免流产一旦确诊，应尽早使胚胎及胎盘组织完全排出。该患者为早期流产，应及时行刮宫术，对妊娠物应仔细检查，并送病理检查。

198. C。**解析**：停经 2 个半月，子宫小于停经周数，阴道曾排出肉样组织为妊娠物，宫口松弛，故诊断为不全流产。

199. D。**解析**：对于不全流产，应立即清除妊娠物，但由于该患者合并有感染，所以只能钳夹妊娠物，不能全面搔刮宫腔，以免造成感染扩散。

200. E。**解析**：染色体异常是早期流产（该患者为妊娠早期流产）最常见的原因，半数以上的流产与胚胎染色体异常有关。

205. D。**解析**：根据“胎膜早破、产后发热、子宫复旧不良、压痛阳性，恶露污浊有臭味”等临床特点，首先应考虑到急性子宫内膜炎的可能。

206. C。**解析**：急性子宫内膜炎多与胎膜早破、产程长、手术操作有关。

207. E。**解析**：人工流产术中宫颈裂伤多发生在宫颈过紧，不按顺序进行宫颈扩张，操作用力过猛，妊娠月份过大。

209. C。**解析**：胎儿生长受限与孕妇骨盆狭小或胎先露异常无关，其主要危险因素包括：①母体因素：最常见。如营养因素、妊娠并发症与合并症；②胎儿因素：遗传因素（基因或染色体异常）、先天发育异常等；③胎盘因素：慢性胎盘早剥等病变导致血流量减少；④脐带因素：脐带过长、过细、扭转、打结。

216. B。**解析**：该妇女月经规律，周期缩短，有不孕及两次早孕自然流产史，据此可推测该患者有排卵但黄体功能不足。

225. A。**解析**：该患者初孕妇，妊娠37周，头痛、视物模糊，呕吐，考虑妊娠期高血压疾病的可能性大，故查体最可能发现血压升高。

226. A。**解析**：妊娠期高血压疾病为妊娠期特有的疾病，多数病例妊娠期出现一过性高血压，追问病史如既往血压正常，则支持本病诊断。

227. C。**解析**：胎心180次/分，提示胎儿缺氧，妊娠37周，此时胎儿已足月，对于重症病例应积极治疗后考虑终止妊娠，有胎儿窘迫征象是剖宫产的指征之一。

244～246. B、A、E。**解析**：胎儿娩出后立即发生阴道流血，色鲜红，应考虑软产道裂伤；胎儿娩出后数分钟出现阴道流血，色暗红，应考虑胎盘因素；胎盘娩出后阴道流血较多，应考虑子宫收缩乏力或胎盘、胎膜残留；胎儿或胎盘娩出后阴道持续流血，且血液不凝，应考虑凝血功能障碍。

261～262. C、D。**解析**：患者子宫小于停经周数，可见妊娠囊，未见胎心，考虑稽留流产。胚胎组织与子宫壁粘连较紧，刮宫前口服雌激素，提高子宫对缩宫素的敏感性。患者子宫大小与停经周数相符，阴道流血量多，伴下腹痛，考虑难免流产。处理原则是尽早排出胚胎及胎盘组织。

263～264. C、A。**解析**：我国规定的早产为妊娠满28周不满37周分娩者。妊娠20周后胎儿宫内死亡者为死胎。

269～271. E、B、D。**解析**：宫颈妊娠表现为停经、早孕反应、阴道流血，可见阴道大量流血而不伴腹痛，宫颈紫蓝色，软，膨大，流血多时宫颈外口扩张，内口封闭。流产的临床表现主要为阴道流血和腹痛，子宫大小可以和停经时间相符，流产后胚胎绒毛及底蜕膜从宫腔内排出。输卵管妊娠以停经、阴道流血、腹痛伴休克为典型症状。

275. ABCDE。**解析**：B超提示双胎，双顶径与孕周相符；38岁初孕为高龄初产妇；羊水：A 8.7、AFI（羊水指数）25.0，为羊水过多（羊水过多超声诊断标准：①测量羊水平段＞7cm，诊断为羊水过多。②计算羊水指数＞18cm诊断为羊水过多。）；Hb 88g/L，提示贫血。胎盘边缘距宫颈内口1cm，提示边缘性前置胎盘。妊娠期白细胞计数轻度增加，一般为

$(5\sim12)\times10^9/L$；临产和产褥期白细胞计数也显著增加，一般为 $(14\sim16)\times10^9/L$。

293. AE。**解析：**缩宫素激惹试验（OCT），是给孕妇使用缩宫素，诱导出宫缩，观察在有宫缩的情况下胎心率的变化，从而了解胎盘的功能，判断胎儿的储备能力。OCT 阳性：≥50% 的宫缩以后有晚期减速，若宫缩频率未达到 3 次/10 分钟，即有晚期减速，提示胎儿已出现不能耐受的缺氧状态。

294. AE。**解析：**患者无高血压病史，妊娠 20 周以后出现血压升高，尿蛋白 >（++）。符合重度子痫前期的诊断。

295. BDEFH。**解析：**重度子痫前期的治疗原则是解痉、镇静、降压、合理扩容、必要时利尿，适时终止妊娠。已经超过 34 周妊娠，经积极评估治疗 24 小时后，应终止妊娠。血压达到或超过 160/110mmHg 是静脉应用降压药的指征。白蛋白一般纠正到 30g/L 即可。

296. AD。**解析：**患者临床表现为急性心衰。患者无心脏病史。重度子痫前期有发生子痫性心脏病急性充血性心衰的病理生理学基础。同时不能排除围生期心肌病可能。

298. AG。**解析：**围生期心肌病的超声改变为心腔扩大，以左心室、左心房扩大为主。室壁运动减弱，左心室射血分数降低。

299. AG。**解析：**目前认为肾素－血管紧张素转换酶抑制剂及醛固酮拮抗剂治疗围生期心肌病有效。常用药物为福辛普利钠及螺内酯。心功能Ⅳ级，不能应用交感神经抑制剂，因有负性肌力作用，待心衰稳定后方可自小剂量开始应用。

300. EG。**解析：**围生期心肌病治疗应在休息、营养、低盐饮食基础上，给予强心、利尿、扩血管治疗控制心衰。有栓塞征象可应用肝素治疗。1/3～1/2 可以完全康复。再次妊娠可能复发。遗留心脏扩大者不宜妊娠。

第九章　妊娠合并症

一、单选题：以下每道试题有五个备选答案，请选择一个最佳答案。

1. 妊娠期糖尿病分娩最佳时期为
   A. 妊娠 33 周以前
   B. 妊娠 33 ~ 35 周
   C. 妊娠 38 ~ 39 周
   D. 妊娠 39 ~ 40 周
   E. 妊娠 40 周以后

2. 孕妇于妊娠期患急性病毒性肝炎时，服用葡醛内酯是为了
   A. 预防感染
   B. 减轻免疫损伤，协助转化有害物质
   C. 消除体内感染灶
   D. 控制重症肝炎进展
   E. 抑制厌氧菌

3. 妊娠晚期合并急性病毒性肝炎应积极治疗的最主要原因为
   A. 容易合并子痫前期及子痫
   B. 容易发展为重症肝炎
   C. 容易发生糖代谢障碍影响胎儿发育
   D. 容易发生早产，胎儿不易存活
   E. 容易发生宫缩乏力，产程延长

4. 关于妊娠合并糖尿病的处理，以下哪项不正确
   A. 已有严重心血管病、肾功能减退者，不宜妊娠
   B. 用胰岛素控制血糖，不影响胎儿
   C. 大多数妊娠期糖尿病可以限制饮食得到控制
   D. 糖尿病孕妇不宜进行运动锻炼
   E. 孕晚期应估计胎儿成熟度

5. 妊娠合并梅毒治疗首选
   A. 青霉素　　B. 红霉素
   C. 庆大霉素　　D. 喹诺酮类
   E. 多西环素

6. 心脏病妊娠后应及时终止妊娠的指征是
   A. 扩张型心脏病
   B. 房间隔缺损
   C. 单纯性心瓣膜关闭不全
   D. 风湿性心脏病
   E. 心力衰竭

7. 妊娠合并急性胆囊炎的治疗原则错误的是
   A. 多数主张非手术治疗
   B. 高度怀疑急性胆囊炎时应积极剖腹探查
   C. 必要时进行胃肠减压
   D. 并发胆囊积脓时应手术
   E. 纠正水，电解质紊乱及酸碱平衡

8. 对妊娠合并阑尾炎的治疗哪项正确
   A. 为避免流产，应尽量保守治疗
   B. 为防止炎症扩散应尽快手术治疗
   C. 对高度可疑患者应密切观察
   D. 应以抗感染治疗为主
   E. 妊娠晚期应尽量保守治疗至足月

9. 妊娠合并病毒性肝炎，对母体的影响不包括
   A. 加重早孕反应
   B. 易发生子痫前期
   C. 易发生羊水过多
   D. 易发生产后出血
   E. 易发生重症肝炎

10. 妊娠合并心脏病患者第一产程的处理，哪项不正确
    A. 适当应用镇静药
    B. 面罩吸氧

C. 常规应用强心药
D. 应用抗生素
E. 半卧位

11. 除下列哪种情况应考虑妊娠合并心脏病和有早期心力衰竭的可能
A. 肺底部出现少量持续湿啰音，咳嗽后不消失
B. 半夜胸闷需起床或到窗口呼吸新鲜空气
C. 轻微活动后即有胸闷、气急、心悸，休息时心率超过110次/分
D. 呼吸每分钟20次以上
E. 发绀、杵状指、持续性颈静脉怒张

12. 妊娠合并心脏病的孕妇产褥期的处理，不正确的是
A. 产后1周内仍容易发生心力衰竭
B. 产后应继续使用抗生素预防感染，直到产后1周左右，无感染征象时停药
C. 凡属不宜再妊娠者，可在产后1周施行输卵管结扎术
D. 心功能Ⅲ级以上者不宜哺乳
E. 应继续卧床休息并密切观察心率、呼吸、血压变化

13. 妊娠合并心脏病对胎儿的影响，下列哪项是正确的
A. 心脏代偿功能良好的孕妇也易引起死胎
B. 心功能Ⅲ级以上的孕妇胎儿窘迫发生率高
C. 二尖瓣狭窄手术后已恢复工作的孕妇易发生早产
D. 妊娠合并心脏病的孕妇和其胎儿的预后均差
E. 单有房间隔缺损的孕妇易发生胎儿生长受限

14. 在妊娠合并心脏病中，发病率居于首位的类型是
A. 围生期心肌病
B. 各种心律失常
C. 先天性心脏病
D. 风湿性心脏病
E. 先兆子痫性心脏病

15. 关于围生期心肌病的说法错误的是
A. 多发生于妊娠最后3个月至产后6个月
B. 属于肥厚型心肌病
C. 发生率1∶1300～1∶4000，死亡率15%～60%
D. 临床表现主要为左心衰竭，继之右心衰竭
E. 治疗主要为休息、利尿、强心、扩血管等，有血管栓塞者适当应用抗凝剂

16. 对于妊娠合并贫血的叙述，正确的是
A. 诊断的标准是血红蛋白小于100g/L
B. 只要有贫血就应该立即输血治疗
C. 妊娠会使再障的患者病情减轻
D. 妊娠期的叶酸缺乏对胎儿易造成畸形，以神经管缺陷最多见
E. 巨幼细胞贫血大多是维生素B_{12}缺乏

17. 关于妊娠合并糖尿病的描述，不正确的是
A. 妊娠合并糖尿病包括妊娠期糖尿病和糖尿病合并妊娠
B. 在妊娠期发生的糖代谢异常属于妊娠期糖尿病
C. 在原有糖尿病基础上合并妊娠属于糖尿病合并妊娠
D. 在妊娠期首次发现的糖代谢异常，不能排除孕前既有病变，属于糖尿病合并妊娠
E. 妊娠期糖尿病占妊娠合并糖尿病的80%～90%

18. 对于妊娠合并糖尿病以下哪项是恰当的
    A. 剖宫产应选择连续硬膜外麻醉，不可用局麻
    B. 阴道分娩患者应在 12 小时内结束分娩
    C. 糖尿病孕妇应严格控制饮食以便使血糖控制在正常水平
    D. 因糖尿病孕妇娩出的新生儿抵抗力弱，故主张糖尿病孕妇应等到预产期以后再终止妊娠
    E. 一旦确诊妊娠期糖尿病即应加用胰岛素治疗

19. 妊娠合并重度缺铁性贫血对胎儿的影响不包括
    A. 可导致早产
    B. 可导致死胎
    C. 可导致胎儿窘迫
    D. 可导致胎儿畸形
    E. 可导致胎儿发育迟缓

20. 有关妊娠合并糖尿病的处理原则，下列哪项是错误的
    A. 如血糖控制不满意，终止妊娠前应用促肺成熟药物
    B. 轻者口服降糖药，病情较重者需用胰岛素
    C. 认真进行饮食控制，并给予维生素、钙和铁剂
    D. 已有继发于糖尿病肾功能受损者，应及早终止妊娠
    E. 器质性病变较轻或血糖控制较好者，可在严密监护下继续妊娠

21. 妊娠合并心脏病的妊娠期处理，以下哪项是不合适的
    A. 孕期适当休息，避免过劳
    B. 妊娠 20 周后建议每周检查一次
    C. 孕中晚期常规给予铁制剂，及早预防和治疗贫血
    D. 孕晚期常规给予抗生素，积极预防上呼吸道感染
    E. 有早期心衰的孕妇，给予地高辛治疗

22. 有心脏病的孕妇容易并发心衰的时期为
    A. 孕 28 ~ 30 周
    B. 孕 30 ~ 32 周
    C. 孕 32 ~ 34 周
    D. 孕 26 ~ 28 周
    E. 孕 27 ~ 30 周

23. 孕妇于妊娠早期患重症肝炎，正确处理应为
    A. 积极治疗重症肝炎
    B. 立即行人工流产术
    C. 肝炎好转后继续妊娠
    D. 治疗肝炎同时行人工流产术
    E. 治疗肝炎待病情稳定行人工流产术

24. 关于妊娠合并肠梗阻的治疗，不正确的叙述是
    A. 妊娠期肠梗阻治疗原则与非妊娠期相同
    B. 非狭窄性肠梗阻可在严密观察下保守治疗
    C. 肠梗阻发生于妊娠早期，经保守治疗缓解者可继续妊娠
    D. 妊娠晚期可先行剖宫产再行肠梗阻矫治术
    E. 一旦发现，立即终止妊娠

25. 关于妊娠期肝脏生理性变化，正确的描述是
    A. 肝脏体积代偿性增大
    B. 肝脏组织结构代偿性改变
    C. 肝脏总血流量增大
    D. 肝血流量占心排血量的比例相对减少
    E. 肝功能检查各项指标均与非孕期一致

26. 某患者，38 周妊娠合并糖尿病，胎膜早破 2 小时入院。首选处理方法是
A. 应用抗生素
B. 缩宫素点滴
C. 了解血糖水平
D. 尽快剖宫产
E. 地塞米松 10mg 静滴

27. 妊娠合并再生障碍性贫血对胎儿的影响不包括
A. 孕妇患重度贫血可发生死胎
B. 血红蛋白 <70g/L 就可导致流产
C. 孕妇患重度贫血可导致流产
D. 孕妇患重度贫血可导致早产
E. 孕妇患重度贫血可发生胎儿生长受限

二、共用题干单选题：以下提供若干个案例，每个案例下设若干道试题，每道试题有五个备选答案，请选择一个最佳答案。

(28 ~34 题共用题干)

女，26 岁。G_2P_1，妊娠 20 周，恶心、呕吐、腹泻伴下腹坠痛 10 小时入院。体温 38.6℃，血压 120/76mmHg，脉搏 99 次/分。右侧腰部疼痛，无反跳痛，麦氏点无压痛。有不规律宫缩，宫体部无压痛，触诊宫缩间歇期子宫软，胎心 154 次/分。

28. 该患者最不可能的诊断为
A. 妊娠合并卵巢囊肿蒂扭转
B. 妊娠合并急性阑尾炎
C. 妊娠合并输尿管结石
D. 妊娠合并子宫肌瘤红色样变
E. 胎盘早剥

29. 若想进一步明确诊断，下列哪项检查不是优先选择的
A. 妇产科 B 超检查
B. 血尿常规
C. 血沉
D. 肝胆胰脾肾及输尿管 B 超检查
E. 多次动态血常规检查

30. 若考虑合并为急性阑尾炎，则阑尾的位置应该大约在
A. 右侧髂嵴水平
B. 右侧髂嵴下 2 横指
C. 右侧髂嵴上 2 横指
D. 右侧髂嵴上 1 ~2 横指
E. 胆囊区水平

31. 若已高度怀疑合并急性阑尾炎，下列哪种处理是正确的
A. 大剂量广谱抗生素及甲硝唑静脉滴注
B. 立即行剖宫产术，随后切除阑尾
C. 立即切除阑尾，然后行剖宫产术
D. 立即手术切除阑尾，术后抗感染、保胎
E. 静滴抗生素白细胞正常后手术切除阑尾

32. 如果计划切除阑尾，术中最佳的麻醉方案是
A. 局麻
B. 局麻和静脉复合麻醉
C. 全静脉麻醉
D. 腰麻
E. 连续硬膜外麻醉

33. 术中切口选择位置正确的是
A. 麦氏点阑尾切口
B. 高于麦氏点的右侧腹直肌旁切口
C. 胆囊切口
D. 上腹正中切口
E. 下腹正中切口

34. 关于术中引流问题说法正确的是
A. 尽可能不放置引流
B. 最好短时置盆腔引流
C. 最好短时置腹腔引流

D. 最好置盆腔引流

E. 最好置腹腔引流

（35～36 题共用题干）

风湿性心脏病、二尖瓣重度狭窄患者，已行二尖瓣瓣膜置换术。术后口服华法林抗凝治疗。现 6 周妊娠。

35. 以下对妊娠期抗凝治疗，描述正确的是

A. 香豆素类抗凝剂可通过胎盘进入胎儿体内，除致畸外，还可损伤胎儿组织细胞致流产、死胎等，孕期禁用

B. 妊娠早期及计划分娩前 2 周应停用华法林，改用阿司匹林口服抗凝

C. 肝素不通过胎盘，对胎儿无影响，所以整个孕期可替代华法林抗凝

D. 妊娠期应定期检测凝血酶原时间，为调节抗凝药物用量提供依据，预防栓塞及出血

E. 妊娠期抗凝药物治疗，用药剂量以控制凝血酶原时间在正常范围为宜

36. 患者能否耐受妊娠，与以下哪项因素无关

A. 手术后心功能

B. 心胸比

C. 置换瓣膜口径及功能

D. 术后妊娠时间

E. 是否需要长期抗凝治疗

（37～38 题共用题干）

初孕妇，26 岁。现妊娠 31 周，自述稍做体力劳动觉心悸、气短。

37. 能提示患器质性心脏病的检查结果为

A. 听诊心尖部有舒张期杂音

B. 听诊心尖部有第三心音

C. 心电图呈阵发性室上性心动过速

D. 听诊心尖部有 3/6 级收缩期杂音

E. 心电图呈偶发性期前收缩

38. 数天后发生心力衰竭进行处理，错误的是

A. 高流量面罩或加压供氧

B. 呋塞米 40mg 稀释后静脉注射

C. 立即行剖宫产术

D. 立即改为半卧位或坐位

E. 氨茶碱 0.25g 稀释后缓慢静脉注射

（39～41 题共用题干）

经产妇，27 岁。妊娠 32 周，进来自觉头晕、乏力及食欲较差。查体：皮肤黏膜苍白，有口腔炎，指甲薄，胎位、胎心及骨盆外测量均正常。血红蛋白 75g/L，血细胞比容 0.25。

39. 本例最可能的诊断为

A. 缺铁性贫血

B. 巨幼细胞贫血

C. 再生障碍性贫血

D. 地中海贫血

E. 妊娠合并白血病

40. 本例首选的药物应为

A. 叶酸

B. 硫酸亚铁

C. 右旋糖酐铁

D. 少量多次输血

E. 维生素 B_{12} 肌注

41. 关于该病的预防不正确的是

A. 进食含铁丰富的食物

B. 定期检查血常规

C. 孕前积极治疗失血性疾病

D. 妊娠 6 个月起常规补充铁剂

E. 及早发现

（42～44 题共用题干）

女，28 岁。孕 34 周，10 天前开始感觉乏力，食欲差，近 5 天病情加重，伴呕吐，巩膜发黄，神志欠清而入院，血压 135/90mmHg，ALT 35U/L，胆红素 176μmol/L，尿蛋白（－）。

42. 首先应选择的检查是
A. 全血细胞计数
B. 碱性磷酸酶
C. 胆酸
D. 肝炎病毒抗原抗体七项
E. 血糖

43. 最佳诊断是
A. 妊娠脂肪肝
B. 妊娠肝内胆汁淤积症
C. 妊高征肝损害
D. 药物性肝损害
E. 妊娠合并重症肝炎

44. 最不适当的治疗是
A. 尽快终止妊娠
B. 防治肝昏迷
C. 积极保肝
D. 使用广谱抗生素
E. 消除黄疸

(45～46 题共用题干)

初孕妇，26 岁。妊娠 30 周，恶心、呕吐伴下腹坠痛 6 小时入院。体温 37.6℃，血压 120/80mmHg，脉搏 92 次/分。妊娠腹型，剑突下右侧轻压痛，无反跳痛，麦氏点无压痛。有不规律宫缩，宫体部无压痛，宫缩间歇期子宫软。子宫长度 28cm，腹围 88cm，枕右前位，胎心 144 次/分，入院后诊断为妊娠合并急性阑尾炎

45. 本例恰当的处理措施应为
A. 立即手术切除阑尾，术后抗炎、保胎
B. 大剂量广谱抗生素及甲硝唑静脉滴注
C. 立即行剖宫产术，随后切除阑尾
D. 立即切除阑尾，随后行剖宫产术
E. 大剂量抗生素治疗同时，给予抑制宫缩药防止早产

46. 若行阑尾切除术，最佳的麻醉方式为
A. 全身麻醉
B. 局部麻醉
C. 腰椎麻醉
D. 局部麻醉 + 静脉复合麻醉
E. 连续硬膜外麻醉

(47～49 题共用题干)

女，G_1P_0，孕 32 周，感头昏，乏力及食欲差，半月余，查：胎位，胎心及骨盆测量均正常。血红蛋白 80g/L，血细胞比容 23%。

47. 最可能的诊断是
A. 巨幼细胞贫血
B. 缺铁性贫血
C. 地中海贫血
D. 再生障碍性贫血
E. 溶血性贫血

48. 妊娠期缺铁对胎儿的影响不正确的是
A. 胎儿生长受限
B. 胎儿窘迫
C. 早产
D. 死胎
E. 难产

49. 治疗药物应首选
A. 叶酸
B. 硫酸亚铁
C. 少量多次输血
D. 维生素 B_{12} 肌注
E. 右旋糖酐铁

(50～52 题共用题干)

女，37 岁。妊娠 22 周，第 2 胎。做家务劳动后感胸闷气短，近 1 周夜间经常咳嗽、咳痰，不能平卧。查体：心率 120 次/分，心界向左扩大，心尖区可闻收缩期及舒张期雷鸣样杂音，双肺底闻及小水泡音，双下肢水肿（+）。第一次妊娠晚期有类似情况。

50. 该患者的诊断是
A. 妊娠水肿
B. 心力衰竭
C. 肺部感染
D. 支气管哮喘

E. 妊娠期生理变化

51. 最正确的处理是
A. 住院控制心力衰竭后可以继续妊娠
B. 强心、利尿，继续妊娠，加强产前监护
C. 住院控制心力衰竭后剖宫取胎及做绝育术
D. 住院控制心力衰竭后引产
E. 限制食盐摄入

52. 产后处理，下列哪项正确
A. 宫缩欠佳，可以应用麦角新碱
B. 无感染征象可预防性使用抗生素3天
C. 尽快足量输血输液
D. 鼓励早下床活动
E. 限制输液速度和总入量

（53～55题共用题干）

初孕妇，30岁。妊娠38周，因胸闷、憋气、不能平卧3天入院。检查：血压120/80mmHg，脉搏110次/分，呼吸22次/分。心尖部闻及3/6级收缩期杂音。半卧位时颈静脉轻度怒张，双肺底闻及湿啰音。

53. 本例最可能的诊断是
A. 妊娠合并肺炎
B. 围生期心肌病
C. 妊娠期高血压疾病
D. 先天性心脏病伴心力衰竭
E. 正常妊娠

54. 为明确诊断，首先应选择的辅助检查是
A. 血常规
B. 查尿蛋白
C. 肝肾功能
D. 超声心动图检查
E. 胸部X线片

55. 本例处理的原则是
A. 立即剖宫产
B. 卧床休息，吸氧
C. 立即缩宫素引产
D. 立即前列腺素引产
E. 积极控制心衰后剖宫产

（56～57题共用题干）

女，25岁。初产妇，G_2P_0，其母亲及姐姐均为糖尿病患者。该孕妇怀孕以前查体无异常发现，现妊娠28周，OGTT（75g）示空腹血糖5.4mmol/L，1小时血糖11.3mmol/L，2小时血糖8.4mmol/L，3小时血糖6.9mmol/L。

56. 该孕妇目前诊断为
A. 糖耐量异常
B. 糖筛查异常
C. 糖代谢正常
D. 妊娠期糖尿病
E. 酮症酸中毒

57. 该孕妇终止妊娠的时机与方式，说法正确的是
A. 加强母儿监护，控制血糖的同时37周即应终止妊娠
B. 血糖控制良好，无合并症，胎儿宫内状态良好，应等待至40周后终止妊娠
C. 血糖控制不满意，伴有血管病变，合并重度子痫前期、胎儿生长受限，应促胎肺成熟后立即终止妊娠
D. 无论有无合并症，均应剖宫产终止妊娠
E. 不应继续妊娠，使用依沙吖啶引产

（58～60题共用题干）

女，35岁。妊娠24周，孕后体重增加15kg。

58. 病史询问与孕期保健无关的是
A. 有无子宫内膜异位症病史
B. 有无糖尿病家族史
C. 有无高血压家族史
D. 孕产史

E. 月经史

59. 如果有糖尿病家族史，首选检查是
A. 糖耐量试验
B. 50g 葡萄糖糖筛查
C. 糖化血红蛋白检查
D. 24 小时动态血糖监测
E. 胰岛素分泌试验

60. 若 1h 血糖为 9.1mmol/L，应
A. 无特殊处理
B. 行胰岛素释放试验
C. 应用降糖药
D. 应用胰岛素
E. 饮食控制

(61～62 题共用题干)

女，37 岁。辅助生殖受孕，G_1P_0。现孕 20 周，体重 80kg。

61. 来院咨询检查，病史询问与孕期保健无关的是
A. 有无高血压家族史
B. 有无糖尿病家族史
C. 有无内膜异位症史
D. 是否因多囊卵巢综合征不孕
E. 是否进行过产前诊断筛查和咨询

62. 如果有糖尿病家族史，为明确诊断不适宜的检查是
A. 50g 葡萄糖筛查
B. 如果葡萄糖筛查≥7.8mmol/L，应行 75g 糖耐量试验
C. 糖化血红蛋白检查
D. 24 小时动态血压监测
E. 胰岛素分泌试验

(63～64 题共用题干)

女，48 岁。糖尿病病史 7 年，外阴瘙痒 2 个月余，异味。妇科检查：阴道黏膜充血，白带多，呈凝乳块状。

63. 最可能的诊断是
A. 细菌性阴道病
B. 老年性阴道炎
C. 外阴硬化性苔藓
D. 非特异性外阴炎
E. 念珠菌阴道炎

64. 正确的处理应是
A. 局部用克林霉素软膏
B. 阴道内放置达克宁栓
C. 阴道内放置甲硝唑片
D. 阴道内放置尼尔雌醇
E. 外阴用 0.5% 醋酸洗涤

(65～67 题共用题干)

女，29 岁。G_1P_0，妊娠 32 周。因乏力、胸闷、气急 1 周急诊入院。否认既往心脏病史。查体：面色苍白，血压 120/70mmHg，心率 120/分，心尖部 2/6 级舒张期吹风样杂音，双肺底部有湿啰音，双下肢水肿（+）。子宫底高度 29cm，胎心率 132 次/分。实验室检查：血红蛋白 70g/L，白细胞计数 5×10^9/L，血小板 150×10^{12}/L，尿蛋白阴性。

65. 可能的诊断是
A. 先天性心脏病，心力衰竭
B. 妊娠高血压性心脏病，心力衰竭
C. 风湿性心脏病，心力衰竭
D. 肺部感染
E. 贫血性心脏病，心力衰竭

66. 下列哪项处理是错误的
A. 少量多次输血
B. 右旋糖酐铁 50mg 肌内注射
C. 应用洋地黄类药物
D. 大量输血
E. 面罩吸氧

67. 入院后积极治疗 1 周，孕妇一般情况好转，心尖部 1/6 级收缩期杂音，肺部听诊未闻异常。血红蛋白 90g/L，白细胞计数 5.2×10^9/L，血小板 148 ×

10^{12}/L，尿蛋白阴性。进一步的处理是
A. 严密监护，继续妊娠
B. 剖宫产结束分娩
C. 行人工破膜术终止妊娠
D. 缩宫素静脉滴注引产
E. 经腹抽取羊水测定胎儿成熟度

（68～69题共用题干）

女，30岁。初产妇，患有风心病，心功能Ⅰ级，骨盆及胎位正常。现足月临产3小时，心率87次/分，宫口开大2cm。

68. 应如何处理
A. 产程中尽量使产妇安静，适当应用镇静药
B. 应用缩宫素，加强宫缩
C. 立即剖宫产
D. 加速给毛花苷C（西地兰）预防心衰
E. 立即人工破膜，缩短产程

69. 产后应避免
A. 充分休息
B. 心功能Ⅲ级以上可哺乳
C. 应用抗生素
D. 不宜妊娠者，可在产后1周行绝育术
E. 密切监护呼吸循环功能

（70～72题共用题干）

女，25岁。孕15周，血压150/90mmHg，尿蛋白（+++），伴颗粒管型，全身水肿，BUN 5.3mmol/L，10岁曾患急性肾炎，治疗后痊愈。现急诊入院。

70. 入院初步诊断，哪项可能性大
A. 妊高征合并慢性高血压
B. 妊娠合并慢性肾炎
C. 重度妊高征
D. 妊高征合并慢性肾炎
E. 妊娠合并慢性高血压

71. 对患者确诊最有价值的检查是
A. 肾功能　　B. 肝功能
C. 凝血功能　　D. 心电图
E. 眼底血管改变

72. 进一步的处理是
A. 利尿
B. 继续妊娠
C. 治疗高血压
D. 治疗肾炎
E. 积极治疗后终止妊娠

（73～74题共用题干）

女，25岁。停经5个月，突发腹痛2天入院，腹痛位于上腹部，伴恶心、呕吐，低热。查：体温38.2℃，脉搏110次/分，无明显宫缩，胎位不清，胎心率165次/分，右侧腹部压痛、反跳痛明显，平脐处为甚，麦氏点无压痛、反跳痛。血红蛋白110g/L，白细胞计数19×10^{9}/L，中性粒细胞0.85。

73. 本例最可能的诊断为
A. 妊娠合并急性胃肠炎
B. 妊娠合并急性胆囊炎
C. 妊娠合并急性肾盂肾炎
D. 妊娠合并输尿管结石
E. 妊娠合并急性阑尾炎

74. 本例最恰当的处理是
A. 静滴抗生素，保守治疗
B. 静滴山莨菪碱及抗生素
C. 抗炎、利胆治疗
D. 积极抗炎，立即手术
E. 消炎、护胃治疗

（75～77题共用题干）

女，30岁。G_2P_1，宫内孕38周，因无诱因胸闷、憋气、不能平卧3天入院。患者孕期各项检查正常，4年前足月顺产。查体：BP 125/80mmHg，心率130次/分，呼吸23次/分，半卧位，颈静脉轻度怒张，双肺散在细小湿啰音，胎心率160次/分，肝肋下未及，双下肢轻度水肿。血Hb 89g/L。

75. 该患者最可能的诊断是
  A. 上呼吸道感染
  B. 肺炎
  C. 围生期心肌病
  D. 妊娠期高血压疾病
  E. 妊娠期高血压疾病性心脏病

76. 为明确诊断，首选哪项检查
  A. 血常规
  B. 尿蛋白
  C. 肝肾功能
  D. 超声心动图检查
  E. 胸片

77. 产科处理原则是
  A. 立即剖宫产
  B. 立即缩宫素引产
  C. 立即前列腺素引产
  D. 卧床休息，吸氧
  E. 积极控制心衰后以剖宫产终止妊娠

(78～80 题共用题干)

女，31 岁。1 年前曾有孕 33 周死胎引产史，引产前查 OGTT 有 4 项异常，引产后查空腹血糖 6.11mmol/L。目前孕 20 周，查尿糖（++），空腹血糖 6.8mmol/L。

78. 按照 White 分级，该孕妇属于
  A. A 级　　B. B 级
  C. C 级　　D. D 级
  E. E 级

79. 按照 White 分级，哪类糖尿病患者不宜妊娠
  A. 妊娠前已有 OGTT 异常
  B. 妊娠前已用胰岛素治疗
  C. 有糖尿病病程 5 年
  D. 眼底有增殖性视网膜病
  E. 眼底有微血管瘤

80. 下述哪项与孕妇糖尿病无关
  A. 羊水过多　　B. 巨大胎儿
  C. 胎儿畸形　　D. 妊娠剧吐
  E. 新生儿低血糖

(81～82 题共用题干)

女，孕 36 周，上四楼时觉轻度心悸、气促就诊。查：血压 120/80mmHg，脉搏 96 次/分，呼吸 20 次/分，叩诊心界稍向左扩大，心尖区及肺动脉瓣区均可闻及 1/6 级收缩期吹风样杂音，两肺（-），下肢水肿（-）。

81. 最可能的诊断是
  A. 妊娠合并风心病
  B. 妊娠合并肺动脉瓣狭窄
  C. 心脏病性质待查
  D. 正常妊娠改变
  E. 妊高征心脏病

82. 最适宜的处理方法是
  A. 注意休息，检测心功能变化
  B. 已有心衰，立即引产
  C. 因无心衰，但已孕 36 周，可择期引产
  D. 立即剖宫产
  E. 不予理睬

(83～85 题共用题干)

女，26 岁。初产妇，停经 9 个月，胎动 5 个月，规律腹痛 3 小时。既往患先心病室间隔缺损。日常体力劳动时心悸、气短，休息时好转，夜间能平卧。检查：血压 120/80mmHg，脉搏 90 次/分，呼吸 18 次/分，心尖部闻及Ⅲ级收缩期杂音，头位，胎心率 142 次/分。

83. 该产妇的心功能属于
  A. 0 级　　B. Ⅰ级
  C. Ⅱ级　　D. Ⅲ级
  E. Ⅳ级

84. 不恰当的检查或处理是
  A. 测量宫高及腹围，估计胎儿大小
  B. 立即行术前准备，急诊行剖宫产

C. 进行胎儿超声测量，估计胎儿大小、胎儿位置、羊水量
D. 进行骨盆测量，估计头盆关系
E. 超声波心脏结构与功能检查

85. 若胎儿超声测量，胎儿 BPD 92mm、FL 70mm、羊水指数 142mm，头位，胎心率 142 次/分，骨盆测量未见异常。正确的处理应是
A. 行术前准备，尽早行剖宫产
B. 静脉滴注缩宫素，尽可能缩短产程
C. 待产观察，必要时肌内注射哌替啶
D. 胎儿娩出后立即肌内注射麦角新碱
E. 产后不宜哺乳

（86～88 题共用题干）

房间隔缺损患者，缺损 1.8cm^2。现 17 周妊娠。

86. 产科处理原则正确的是
A. 无需特殊处理
B. 立即行钳刮术终止妊娠
C. 立即行负压吸引术终止妊娠
D. 立即行剖宫取胎术
E. 加强孕期监护继续妊娠

87. 妊娠期处理不正确的是
A. 保证充足睡眠，避免劳累及情绪激动
B. 20 周前每 2 周一次，20 周后每 1～2 周一次产前检查
C. 高蛋白、多维生素、低盐、低脂肪饮食
D. 及早纠正可诱发心衰的因素
E. 预防性应用洋地黄

88. 患者产后抗凝药物治疗，不正确的是
A. 如无异常情况，产后 12～48 小时开始抗凝治疗
B. 华法林抗凝，不宜母乳喂养
C. 产后出血者，可以加用维生素 K_1
D. 监测凝血酶原时间，调整抗凝药物剂量
E. 华法林恢复使用初期需要与肝素叠加使用

三、共用备选答案单选题：以下提供若干组试题，每组试题共用试题前列出的五个备选答案，请为每道试题选择一个最佳答案。每个备选答案可能被选择一次、多次或不被选择。

（89～90 题共用备选答案）
A. 洋地黄　　B. 抗生素
C. 麦角新碱　　D. 缩宫素
E. 雌激素

89. 妊娠合并心脏病患者禁用
90. 妊娠合并心脏病心衰，首选药物是

（91～93 题共用备选答案）
A. 妊娠期糖尿病
B. 肝内胆汁淤积
C. 妊娠期高血压疾病
D. HELLP 综合征
E. 重症肝炎

91. 妊娠期特有，首先出现瘙痒症状的疾病是
92. 妊娠期发生、诊断，易导致巨大儿发生的疾病是
93. 妊娠期特发，常导致全身脏器受累，危及母儿生命的疾病是

（94～96 题共用备选答案）
A. 硝酸甘油　　B. 肼屈嗪
C. 酚妥拉明　　D. 硝普钠
E. 卡托普利

94. 代谢物对胎儿具有毒性作用的药物是
95. 对于有二尖瓣、主动脉瓣狭窄及其他流出道梗阻者，首选的药物是
96. 目前在心内科心衰治疗中有效，但因对胎儿有严重致畸作用而在产前不宜应用的药物是

（97～98 题共用备选答案）
A. 8 周　　B. 12 周

C. 16 周　　D. 20 周

E. 28 周

97. 不宜妊娠的心脏病孕妇在多少周后引产危险性不亚于继续妊娠

98. 不宜妊娠的心脏病孕妇应当在多少周前终止妊娠

（99～100 题共用备选答案）

A. 贫血貌，头晕、乏力、全身皮肤散在严重出血点

B. 发热、贫血、出血、肝脾肿大

C. 血清叶酸值＜6.8mmol/L，红细胞叶酸值＜227mmol/L，维生素 B_{12}＜90pg/ml

D. 出血明显，明显的脾肿大

E. 贫血孕妇，血清铁＜6.5μmol/L

99. 妊娠合并巨幼细胞贫血，表现为

100. 妊娠合并缺铁性贫血，表现为

（101～103 题共用备选答案）

A. 红细胞＜3.5×10^{12}/L，血细胞比容＜0.30，血红蛋白＜100g/L

B. 外周血全血细胞减少，骨髓象造血组织明显减少

C. 乏力、食欲不振，共济失调，骨髓可见巨幼中、晚幼粒细胞

D. 红细胞＞3.5×10^{12}/L，血细胞比容＞0.30，血红蛋白＞100g/L

E. 畏寒、发热、皮肤发黄，尿胆原阳性

101. 妊娠合并再生障碍性贫血，表现为

102. 正常妊娠，表现为

103. 妊娠合并贫血，表现为

（104～106 题共用备选答案）

A. Ⅰ级　　B. Ⅱ级

C. Ⅲ级　　D. Ⅳ级

E. Ⅴ级

104. 一般体力劳动不受限制，心功能代偿能力为

105. 一般体力劳动稍受限制，休息后好转，心功能代偿能力为

106. 不能从事任何体力劳动，休息时有心悸、呼吸困难等症状，心功能代偿能力为

（107～108 题共用备选答案）

A. 抗炎治疗　　B. 剖宫产治疗

C. 人工流产　　D. 腹腔镜探查术

E. 门诊治疗

107. 孕 50 天，血压 150/100mmHg，尿蛋白（＋），血尿素氮＞10.71mmol/L，应采取的措施是

108. 孕 30 周，血压 135/90mmHg，尿蛋白（＋），血肌酐正常，应采取的措施是

（109～111 题共用备选答案）

A. 住院治疗

B. 及时进行剖宫产

C. 口服大量雌激素

D. 及时引产终止妊娠

E. 性激素水平测定

109. 孕 35 周，血压 160/100mmHg，尿蛋白（＋＋）伴胎动减少，NST 无反应型，应采取的措施是

110. 孕 18 周，血压 175/110mmHg，尿蛋白（＋＋），血肌酐＞265.2μmol/L，应采取的措施是

111. 孕 32 周，血压 150/90mmHg，尿蛋白（＋），血尿素氮 8.71mmol/L，血肌酐 165μmol/L，应采取的措施是

四、案例分析题：为不定项选择题，试题由一个病历和多个问题组成。每个问题有六个及以上备选答案，选对 1 个给 1 个得分点，选错 1 个扣 1 个得分点，直扣至得分为 0。

（112～114 题共用题干）

112. 女，30 岁。孕 2 产 0，因孕 32 周，头位，可疑“Rh 血型不合”入院。本

次妊娠核对孕周准确。孕早期血型检查为A型、Rh（-）。孕20周查Rh抗D抗体滴度为1∶16，孕28周复查为1∶32，孕32周复查为1∶64。既往人工流产1次。关于Rh血型不合溶血病发病原理，下列哪些是正确的

A. 胎儿红细胞可以经胎盘进入母体循环
B. 母体抗D抗体1∶256时才会影响胎儿
C. 胎儿血0.1ml即可使母体致敏
D. IgM、IgG抗体均可通过胎盘进入胎儿体内
E. 母体第一次被胎儿红细胞致敏后产生大量IgG抗体
F. 第一胎一般不发病

113. 提示：入院后1周复查Rh抗体滴度为1∶128，B超提示胎儿水肿，少量胸腔积液及腹水。此时最主要的处理是

A. 应考虑终止妊娠
B. 大剂量免疫球蛋白静脉注射
C. 维生素C500mg+葡萄糖每天静脉注射
D. 维生素E30mg，每天3次
E. 孕妇血浆置换术
F. 吸氧2L/d
G. 胎儿宫内输血

114. 该患者的新生儿出生后不应有的表现是

A. 出生后即有贫血，但严重程度不一
B. 出现面部黄疸
C. 黄疸出现的早，但上升缓慢
D. 很快出现手足心为橙黄色
E. 胆红素>30mg/dl时才有可能出现核黄疸
F. 生后4~5小时即可见黄疸
G. 胆红素以未结合胆红素为主

参考答案与解析

1. C	2. B	3. B	4. D	5. A	6. E
7. A	8. B	9. C	10. C	11. E	12. A
13. B	14. C	15. B	16. D	17. D	18. B
19. D	20. B	21. D	22. C	23. E	24. E
25. D	26. C	27. B	28. E	29. C	30. A
31. D	32. E	33. B	34. A	35. D	36. E
37. D	38. C	39. A	40. B	41. D	42. D
43. E	44. A	45. A	46. E	47. B	48. E
49. B	50. B	51. A	52. E	53. D	54. D
55. E	56. D	57. C	58. A	59. A	60. A
61. C	62. D	63. E	64. B	65. C	66. D
67. A	68. A	69. B	70. B	71. A	72. E
73. E	74. D	75. C	76. D	77. E	78. A
79. D	80. D	81. D	82. A	83. C	84. B
85. C	86. E	87. E	88. B	89. C	90. A
91. B	92. A	93. C	94. D	95. A	96. E
97. E	98. B	99. C	100. E	101. B	102. D
103. A	104. A	105. B	106. D	107. C	108. E
109. B	110. D	111. A	112. AF	113. AEG	
114. CE					

1. C。**解析：** 妊娠前糖尿病及需胰岛素治疗的GDM者，如血糖控制良好，严密监测下，妊娠38~39周终止妊娠；血糖控制不满意者及时收入院。

2. B。**解析：** 非重型肝炎主要采用护肝、对症、支持疗法。常用护肝药物有葡醛内酯、多烯磷脂酰胆碱、腺苷蛋氨酸等。主要作用在于减轻免疫反应损伤，协助转化有害代谢产物，改善肝脏循环，有助于肝功能恢复。

3. B。**解析：** 妊娠使肝脏抗病能力降低及肝脏负担增加，可使病毒性肝炎病情加重，重症肝炎及肝昏迷发生率高。妊娠合并重型肝炎病死率可高达60%。

4. D。**解析：**糖尿病孕妇应适当进行运动锻炼，增加机体对胰岛素的敏感性，同时促进机体对葡萄糖的利用，尤其肥胖的孕妇。当然先兆早产或合并其他严重疾病者例外。糖尿病孕妇的胎儿容易肺成熟延迟，所以孕晚期应估计胎儿成熟度，以便适时终止妊娠，避免新生儿出现肺透明膜综合征。

7. A。**解析：**并发胆囊积脓，梗阻性化脓性胆管炎等情况时应及时手术。手术在妊娠中期较为安全。围手术期可应用保胎药物。

8. B。**解析：**妊娠合并阑尾炎的治疗原则，一经确诊，在给予大剂量广谱抗生素同时，为防止炎症扩散应尽快手术治疗，对高度可疑患急性阑尾炎孕妇，也应剖腹探查。其目的是避免病情迅速发展，一旦并发阑尾穿孔和弥漫性腹膜炎，对母婴均会引起严重后果。妊娠早期（1－3个月），不论其临床表现轻重，均应手术治疗；妊娠中期（4－6个月），可采用非手术治疗，当然，此时手术治疗的安全系数也比妊娠早期大，一般认为此时是手术切除阑尾的最佳时机；妊娠晚期合并阑尾炎，应手术治疗，即使因手术刺激引起早产，绝大多数婴儿能成活，手术对孕妇的影响也不大。

10. C。**解析：**妊娠合并心脏病同时合并心力衰竭时，考虑给予强心药。

12. A。**解析：**产后3天内，尤其产后24小时内是发生心力衰竭的危险时期。

13. B。**解析：**心脏病不影响受孕，但心功能Ⅲ级以上产妇，容易发生心力衰竭，可以因缺氧引起子宫收缩，发生胎儿窘迫甚至胎死宫内。

15. B。**解析：**围生期心肌病属于扩张型心肌病。

16. D。**解析：**孕妇外周血血红蛋白<110g/L及血细胞比值<0.33为妊娠期贫血，其中血红蛋白≤60g/L为重度贫血。巨幼细胞贫血，95%是叶酸的缺乏。妊娠期的叶酸缺乏对胎儿易造成畸形，以神经管缺陷最多见，妊娠可使再障加重，易发生贫血性心脏病，甚至心衰。

17. D。**解析：**妊娠期糖尿病是指在妊娠期首次发现或发生的糖代谢异常。

19. D。**解析：**一般情况下，胎儿缺铁的程度不会太严重，但若孕妇严重贫血时，可因胎盘供氧和营养不足，引起胎儿发育迟缓、胎儿窘迫、早产或死胎。

20. B。**解析：**磺脲类降糖药物能通过胎盘，引起胎儿胰岛素分泌过多，导致胎儿低血糖死亡或引起胎儿畸形，故不能应用口服降糖药。胰岛素是妊娠合并糖尿病的主要治疗药物。

21. D。**解析：**妊娠合并心脏病应积极防治上呼吸道感染，抗生素适于治疗，不用于常规预防。如因心功能不良不适于妊娠者，应在妊娠12周内行人工流产；若有心衰，应控制心衰后终止妊娠。

22. C。**解析：**孕32～34周是血容量增加的高峰期，也是孕妇最危险的时期，极易发生心力衰竭。

23. E。**解析：**妊娠合并重型肝炎在短期内病情多数难以康复，临床上应积极治疗，待病情有所稳定后选择孕妇体力充足的有利时机终止妊娠。

24. E。**解析：**妊娠期肠梗阻治疗原则与非妊娠期相同。非狭窄性肠梗阻可在严密观察下保守治疗，禁食并行胃肠减压、纠正水电解质紊乱及酸碱失衡，抗生素预防感染，48小时仍不缓解，应尽快手术。肠梗阻发生于妊娠早期，经保守治疗缓解者可继续妊娠。需手术治疗者，应先行人工流产，部分患者流产后梗阻可自行缓解。肠梗阻发生于妊娠中期，如无产科指征无需终止妊娠，术后适当应用保胎药。妊娠晚期可先行剖宫产再行肠梗阻矫治术。假性肠梗阻是结肠功能紊乱所致的非器质性肠梗阻，多发生在妊娠晚期和分娩期。可给予胃肠减压、肛管排气、纠正水电解质紊乱及酸碱平衡失调，若保守治疗72小时无好转，或X线提示结肠扩张已达9～12cm，则应手术治疗。

25. D。**解析：**妊娠期肝血流量占心排血量的比例相对性减少，自非孕期的35%下降至25%。肝脏总血流量保持不变。肝脏体积、组织结构无明显改变。

26. C。**解析：**妊娠期糖尿病产妇胎膜早破，应首先了解血糖水平，如有代谢紊乱、酮体、酸中毒、低血钾等情况要及时纠正。

27. B。**解析：**血红蛋白>60g/L对胎儿影响不大，若血红蛋白≤60g/L者可导致流产、早产、胎儿宫内发育迟缓、死胎及死产。

28. E。**解析：**胎盘早剥常由机械外力或者血管病变以及宫腔内外的压力突然改变引起，以内出血为主，孕中期不多见，主要症状为突然发生的持续性腹痛和（或）腰酸、腰痛，出现恶心、呕吐，血压下降等休克征象。触诊子宫硬如板状，有压痛，尤以胎盘附着处最明显。子宫处于高张状态，间歇期不能很好放松，重型患者的胎心多已消失。与本例患者查体明显不符。

30. A。**解析：**随妊娠子宫的增大，阑尾会逐渐向上、外、后移位，妊娠3个月末在髂嵴下2横指；妊娠5个月末在髂嵴水平；妊娠8个月末在髂嵴上2横指；妊娠足月可达胆囊区。

35. D。**解析：**香豆素类抗凝剂可通过胎盘进入胎儿体内，除致畸外，还可损伤胎儿组织细胞致流产、死胎等。例如华法林可致“华法林儿”，妊娠12周前应以肝素或双嘧达莫、阿司匹林替代。13～38周用华法林。将凝血酶原时间控制在正常对照的1～1.5倍。38周或计划分娩前2周改用肝素抗凝。产前12～24小时停用抗凝药物。肝素长期应用可导致母体骨质疏松及出血，全身抗栓塞效果不如华法林。

36. E。**解析：**心瓣膜病变进行性发展。术后心功能改善，恢复至Ⅰ～Ⅱ级；心胸比降低到<0.60，即应及早妊娠。一般在术后2～3年内。置换瓣膜尤其是生物瓣，有远期衰败可能，应注意其功能。置换瓣膜口径>25号，可以降低流产率。抗凝治疗不是妊娠禁忌。

53. D。**解析：**根据“心尖部闻及3/6级收缩期杂音”可推测该患者可能患有先天性心脏病，再根据“胸闷、憋气、不能平卧，脉搏110次/分，呼吸22次/分，半卧位时颈静脉轻度怒张，双肺底闻及湿啰音”可判断有心力衰竭存在，所以最可能的诊断是先天性心脏病伴心力衰竭。

54. D。**解析：**超声心动图检查可以细致地了解心脏结构病变，能够协助明确诊断心脏病的类型。妊娠期尽量不做胸部X线片。

55. E。**解析：**妊娠晚期发生心衰，处理原则是应是积极控制心衰后，再进行产科处理，但应放宽剖宫产指征。对于该患者应积极控制心衰后剖宫产。

56. D。**解析：**该患者的OGTT（75g）有2项超过正常值（1小时血糖11.3mmol/L，3小时血糖6.9mmol/L），可诊断为妊娠期糖尿病。

59. A。**解析：**有明确糖尿病家族史的孕妇为高危孕妇，应于首次产前检查开始糖筛查，正常者于24～28周行OGTT。

61. C。**解析：**高龄初产应询问家族中糖尿病、高血压史，建议行产前诊断，多囊卵巢综合征（PCOS）常合并糖代谢异常，也应一并询问。子宫内膜异位症受孕与孕妇预后无直接关系。

62. D。**解析：**24 小时动态血压监测与妊娠期糖尿病无直接关系。

63. E。**解析：**该患者的临床表现（外阴瘙痒，白带呈凝乳块状）符合念珠菌阴道炎的特点，且具有念珠菌阴道炎的常见诱因（糖尿病病史），最可能的诊断是念珠菌阴道炎。

64. B。**解析：**念珠菌阴道炎的治疗措施：①消除诱因，常见诱因为妊娠、糖尿病、大量应用免疫抑制剂及广谱抗生素；②药物治疗，可局部或全身应用抗真菌药，如阴道内放置达克宁栓。

68. A。**解析：**妊娠合并心脏病产妇第一产程要保持安静，适当使用镇静药，减轻心脏负担。

69. B。**解析：**心功能Ⅲ级以上哺乳增加心脏负担，不宜哺乳。

73. E。**解析：**妊娠 5 个月，因阑尾位置变化，可达髂嵴水平，如发生阑尾炎则可以发生“右侧腹部压痛，反跳痛明显，平脐处为甚”。因此考虑妊娠合并急性阑尾炎。

83. C。**解析：**心脏病患者心功能分级：①Ⅰ级，一般体力活动不受限制。②Ⅱ级，一般体力活动轻度受限制，活动后心悸、轻度气短，休息时无症状。③Ⅲ级，一般体力活动明显受限制，休息时无不适，轻微日常工作即感不适、心悸、呼吸困难，或既往有心力衰竭史者。④Ⅳ级，一般体力活动严重受限制，不能进行任何体力活动，休息时有心悸、呼吸困难等心力衰竭表现。

85. C。**解析：**本例心功能Ⅱ级，无产科指征，可以待产观察，在第一产程为消除产妇紧张情绪，可适当与应用地西泮、哌替啶等镇静剂。

86. E。**解析：**房间隔缺损是常见的先心病。缺损 $<1cm^2$，多无明显症状，可以耐受妊娠期血流动力学改变，顺利渡过孕产期。缺损 $>2cm^2$，未行手术矫治，心功能Ⅲ级以上，不宜妊娠。患者缺损介于两者之间，处理主要决定于心脏功能状态。

87. E。**解析：**妊娠合并心脏病，不主张预防性应用洋地黄。

88. B。**解析：**华法林不经母乳分泌，可以母乳喂养。

91～93. B、A、C。**解析：**肝内胆汁淤积（ICP）是妊娠中、晚期特有的并发症，以皮肤瘙痒和胆酸增高为主要特征。妊娠期糖尿病在妊娠期首次发生或者发现，此类患者巨大儿发生率明显增高。妊娠期高血压疾病是以小血管痉挛为主要病理变化的妊娠期特有疾病，可累及全身多个脏器，危及母儿生命。

94～96. D、A、E。**解析：**硝酸甘油为静脉扩张剂，肼屈嗪为小动脉扩张剂，酚妥拉明为小动脉和小静脉扩张剂，硝普钠为小动脉和小静脉扩张剂，卡托普利为 ACEI 类药物。ACEI 类药物有致畸性，不能用于产前。对于有二尖瓣、主动脉瓣狭窄及其他流出道梗阻者，不宜应用动脉扩张剂。硝普钠的代谢产物为氰化物，具有毒性。

97～98. E、B。**解析：**妊娠合并心脏病终止妊娠需注意：①凡不宜妊娠的心脏病孕妇应在孕 12 周前行人工流产。②妊娠 12 周以上者可行钳刮术或中期引产。③若已发生心力衰竭，须在心力衰竭控制后再终止妊娠。④妊娠已达 28 周以上者，引产的危险不亚于继续妊娠，不宜施行引产。⑤对顽固性心力衰竭病例，应与内科医生配合，在严格监护下行剖宫产术。

第十章　妊娠合并性传播疾病

一、单选题：以下每道试题有五个备选答案，请选择一个最佳答案。

1. 妊娠早期合并巨细胞病毒感染，以下处理不正确的是
   A. 可等待至妊娠 20 周时抽取羊水检查特异性 IgM
   B. 规劝其终止妊娠
   C. 羊水或脐静脉血检查特异性 IgM 阳性应终止妊娠
   D. 羊水或脐静脉血检查特异性 IgG 阳性，IgM 阴性应终止妊娠
   E. 可等待至妊娠 20 周时抽取脐静脉血检查特异性 IgM

2. 心脏病妊娠后风险类型为高危型的是
   A. 房间隔缺损　B. 室间隔缺损
   C. 肺动脉病变　D. 三尖瓣病变
   E. 肺动脉高压

3. 关于 HSV，下列叙述不恰当的是
   A. 分 HSV－1 和 HSV－2 两型
   B. 病毒可经破损的皮肤黏膜感染
   C. HSV 在体外不易存活，主要由性接触直接传播
   D. 孕妇合并 HSV 感染，可经软产道感染新生儿
   E. 孕妇合并 HSV 感染，不会通过胎盘造成胎儿感染

4. 孕妇巨细胞病毒感染不能通过哪条途径感染胎儿
   A. 宫内通过胎盘感染
   B. 产道感染
   C. 呼吸道
   D. 出生后密切接触
   E. 哺乳

5. 淋病孕妇经阴道分娩时不会发生
   A. 子宫内膜炎　B. 输卵管炎
   C. 败血症　D. 播散性淋病
   E. 妊娠高血压疾病

6. 关于淋病奈瑟菌，下列正确的是
   A. 孕妇感染淋病最好终止妊娠以防引起胎儿畸形，而且孕期用药对胎儿不利
   B. 易累及宫颈淋巴管，侵入宫颈间质深部，引起蜂窝织炎
   C. 不是急性盆腔炎的主要病原体
   D. 淋病药物治疗首选三代头孢菌素
   E. 沿生殖道黏膜上行传播，易引起尿道旁腺炎、前庭大腺炎、宫颈管炎和输卵管周围炎

7. 关于妊娠期沙眼衣原体感染，下列哪项叙述是正确的
   A. 不属于特殊性疾病
   B. 不会发生母婴垂直传播
   C. 多为宫内感染
   D. 最常侵犯新生儿眼结膜
   E. 产褥期感染多见

8. 关于 HIV 合并妊娠的叙述，不恰当的是
   A. HIV 阳性孕妇所生新生儿有 25%～33% 可感染 HIV
   B. HIV 可经胎盘、产道及产后哺乳传染给胎儿或新生儿
   C. 妊娠早期发现 HIV 感染，可继续妊娠
   D. 妊娠期抗病毒治疗和产科干预可使母婴垂直传播机率显著下降
   E. 选用配方奶粉喂养新生儿是最安全的喂养方式

9. 妊娠合并乙型病毒性肝炎，可能对胎儿造成的不良影响不包括
A. 胎儿畸形
B. 胎儿唐氏综合征
C. 胎儿宫内感染乙肝
D. 胎儿生长受限
E. 流产、早产及死胎

10. 关于淋病的描述，下列哪项是错误的
A. 淋球菌对理化因子的抵抗力较弱，加热即很容易达到消毒目的
B. 淋球菌能够感染外阴皮肤
C. 淋球菌离体后在干燥条件下 2 小时即灭活
D. 一般消毒剂与肥皂均可使其迅速灭活
E. 人类对淋球菌几乎没有免疫力，也没有预防疫苗

11. 下面哪种方法不适宜用于衣原体的检测
A. 细胞学检查
B. 病原体培养
C. 血培养
D. 衣原体抗体检测
E. 衣原体抗原检测

12. 妊娠合并尖锐湿疣对胎儿及新生儿的影响叙述不恰当是
A. 新生儿可患喉乳头瘤
B. 可传染给新生儿
C. 绝大多数是通过软产道感染
D. 胎儿宫内感染极罕见
E. 尖锐湿疣是剖宫产的手术指征

13. 妊娠期感染沙眼衣原体可引起的结果不包括
A. 流产　B. 胎膜早破
C. 早产　D. 低体重儿
E. 胎儿畸形

14. 关于沙眼衣原体感染对妊娠、胎儿及新生儿影响的叙述，不正确的是
A. 新生儿主要通过衣原体感染的软产道被感染
B. 可以发生垂直传播
C. 衣原体感染新生儿最常侵犯眼结膜，主要表现为眼结膜炎与肺炎
D. 新生儿衣原体感染不会造成全身感染性疾病
E. 孕妇沙眼衣原体感染者可出现胎膜早破、早产、低体重儿等

15. 关于妊娠合并 HSV 感染的叙述，不恰当的是
A. 复发性生殖器疱疹患者其对胎儿或新生儿的传染性低
B. 妊娠晚期感染者应行剖宫产分娩
C. 预防胎儿或新生儿感染的主要措施是妊娠期 HSV 感染的预防和控制
D. 剖宫产能避免新生儿感染 HSV
E. 妊娠早期感染 HSV 孕妇，应及时终止妊娠

16. 孕妇感染沙眼衣原体的高危因素不包括
A. 多个性伴侣
B. 重度宫颈糜烂
C. 不用阻隔式避孕
D. 文化程度较高
E. 开始性生活年龄小

17. 关于妊娠合并 HSV 处理不恰当的是
A. 孕妇初发生殖器疱疹可口服阿昔洛韦
B. 对于频繁复发或新近感染的孕妇，在妊娠最后 4 周，可给予持续的阿昔洛韦治疗
C. 既往有复发性生殖器疱疹病史，但近足月时无任何复发迹象的孕妇，应进行阿昔洛韦治疗

D. 有活动性皮损孕妇，在无禁忌证前提下，可于破膜之前进行剖宫产术
E. 对无活动性皮损的孕妇，可从阴道分娩，但分娩后要对其新生儿进行密切监测

18. 先天梅毒儿早期表现正确的是
A. 楔状齿
B. 皮肤水疱、皮疹，鼻炎及鼻塞、肝脾肿大、淋巴结肿大等
C. 鞍鼻
D. 间质性角膜炎、骨膜炎
E. 神经性耳聋

19. 关于尖锐湿疣合并 HIV 感染者的叙述，不恰当的是
A. 该类患者常用疗法的疗效不如免疫力正常者
B. 治疗后更易复发
C. 其治疗的周期和方法同单纯 HPV 感染
D. 此类患者更容易在生殖器疣的基础上发生鳞癌，或类似于疣的鳞癌
E. 此类患者常需作活检来确诊

20. 关于妊娠合并巨细胞病毒感染，下列哪项是不恰当的
A. 孕妇巨细胞病毒感染多为隐性感染，巨细胞病毒可因妊娠而被激活
B. 可垂直传播给胎儿
C. 原发性巨细胞病毒感染易引起胎儿先天发育异常
D. 巨细胞病毒感染的新生儿多数出生后数小时至数周死亡
E. 巨细胞病毒感染的新生儿幸存者多数无发育异常

21. 妊娠合并淋病，同时确诊有沙眼衣原体感染的孕妇，可同时加用
A. 多西环素　　B. 阿奇霉素
C. 大观霉素　　D. 喹诺酮类
E. 林可霉素

22. 妊娠合并梅毒对胎儿及婴幼儿的影响叙述不恰当的是
A. 一、二期梅毒孕妇的传染性最强
B. 早期潜伏梅毒（隐形梅毒）孕妇感染胎儿的可能性达 80% 以上，且有 20% 发生早产
C. 未经治疗的一、二期梅毒孕妇感染胎儿的可能性达 80%
D. 未经治疗的一、二期梅毒孕妇感染胎儿的可能性近 100%
E. 晚期梅毒孕妇感染胎儿的可能性仍有 10%

23. 妊娠合并尖锐湿疣，下列哪项不恰当
A. 尖锐湿疣的发病和机体免疫状态关系密切
B. 孕妇机体免疫功能受抑制，阴道分泌物多和外阴部潮湿，容易患尖锐湿疣
C. 妊娠期病灶增长快
D. 尖锐湿疣主要通过母儿血液交换垂直传播给新生儿
E. 新生儿主要通过产道感染

24. 妊娠合并巨细胞病毒感染，以下处理不正确的是
A. 无需特殊处理
B. 妊娠足月临产后，可经阴道分娩，胎儿可能已在宫内感染巨细胞病毒
C. 乳汁中若有巨细胞病毒，应停止哺乳
D. 新生儿尿液中可能有 CMV，故应使用一次性尿布
E. 抗病毒治疗

25. 下列妊娠合并尖锐湿疣的描述，恰当的是
A. 胎儿宫内感染并不少见
B. 通过软产道感染胎儿罕见

C. 出生的新生儿常患喉乳头瘤
D. 妊娠期病灶增长缓慢
E. 妊娠期间容易患尖锐湿疣

26. 关于臀先露发生率，正确的是
A. 腿直臀先露发生率最低
B. 早产的发生率高于枕先露
C. 混合臀先露发生率最高
D. 脐带脱垂发生率低于枕先露
E. 早期减速发生率高于枕先露

27. 关于妊娠期沙眼衣原体感染，正确的是
A. 间接传播是其主要途径
B. 会造成胎儿畸形
C. 首选青霉素治疗
D. 大多数孕妇症状明显
E. 新生儿感染主要表现为结膜炎和肺炎

二、共用题干单选题：以下提供若干个案例，每个案例下设若干道试题，每道试题有五个备选答案，请选择一个最佳答案。

(28～29 题共用题干)

女，27 岁。初产妇，双胎，孕 35 周，近日来出现剧烈、持续的呕吐，同时伴有上腹疼痛及黄疸来诊。

28. 最有可能的诊断是
A. 急性传染性肝炎
B. 妊娠期胆汁淤积症
C. 药物性肝炎
D. 妊娠期急性脂肪肝
E. 妊娠瘙痒

29. 辅助检查不多见
A. ALT 增高
B. 肝活检肝小叶细胞急性脂肪变
C. AKP 增高
D. CT 示肝脏大片密度减低
E. 血胆红素阳性，尿胆红素阳性

(30～32 题共用题干)

女，29 岁。初产妇，孕 35 周，水肿 4 周，血压增高 3 天伴有尿蛋白（+），ALT 和 AKP 轻度增高，无胃肠道症状。

30. 首先应考虑的诊断为
A. 急性肝炎
B. 妊娠期胆汁淤积症
C. 妊娠期急性脂肪肝
D. 妊娠期高血压疾病肝损害
E. 药物性肝炎

31. 辅助检查不易出现
A. 24 小时尿蛋白 2g
B. Hb 98g/L
C. HCT 35%
D. 超声检查为“亮肝”
E. ALT 轻度增高

32. 治疗原则主要是
A. 解痉、降压、适时终止妊娠
B. 保肝
C. 抗感染
D. 无特殊处理
E. 利尿消肿

(33～35 题共用题干)

女，28 岁。孕 14 周，外阴瘙痒，烧灼感，白带多，尿频、尿急、尿痛 3 天。妇科检查：外阴充血，阴道见多量脓性分泌物，宫颈充血、水肿，轻度糜烂，有脓性分泌物流出，挤压尿道口可见脓性分泌物，宫体如妊娠 3 个月大小，附件（-）。

33. 该患者最可能的诊断是
A. 妊娠合并滴虫性阴道炎
B. 妊娠合并假丝酵母菌病
C. 妊娠合并梅毒
D. 妊娠合并淋病
E. 妊娠合并阴道化脓性感染

34. 确诊首选检查为
A. 血培养

B. 分泌物培养

C. 尿培养

D. 宫颈细胞学检查

E. 羊水检测

35. 该类孕妇娩出的新生儿应预防应用

A. 甲硝唑　B. 多西环素

C. 青霉素　D. 头孢曲松钠

E. 四环素

（36～39 题共用题干）

女，23 岁。孕 35 周，外阴瘙痒，白带增多 5 天。追问病史有不洁性交史。检查：外阴皮肤、黏膜充血，小阴唇内侧见多个小菜花状赘生物。

36. 本例可能的诊断为

A. 梅毒

B. 假丝酵母菌性阴道炎

C. 淋病

D. 尖锐湿疣

E. 滴虫阴道炎

37. 为确诊，应选择的辅助检查方法为

A. B 型超声检查

B. 赘生物活组织检查

C. 白带革兰染色检查

D. 血常规

E. 宫颈刮片细胞学检查

38. 若患者诊断为尖锐湿疣，其病原体为

A. 人乳头瘤病毒

B. 解脲支原体

C. 单纯疱疹病毒

D. 风疹病毒

E. 巨细胞病毒

39. 若进行治疗，不应选择

A. 性伴侣同时治疗

B. 手术治疗

C. 激光治疗

D. 80% 三氯醋酸局部涂擦

E. 干扰素

（40～43 题共用题干）

女，25 岁。初孕妇，34 周妊娠。近 1 周，体重增加 4kg，心悸、胸闷、咳嗽 1 天入院。检查：血压 150/110mmHg，心率 110 次/分，未闻及病理性杂音，呼吸 28 次/分，双肺底闻及细湿啰音，下肢水肿（+++），尿蛋白（++），30 分钟尿量 30ml，胎心率 152 次/分。

40. 目前最可能的并发症是

A. 心功能不全

B. 急性肾功能衰竭

C. 肺栓塞

D. 心肌梗死

E. 胎儿窘迫

41. 并发症最主要的病理生理变化是

A. 组织中水钠潴留

B. 肾小动脉痉挛，肾缺血

C. 冠状动脉痉挛，心肌缺血，间质水肿

D. 血液浓缩，血容量减少

E. 肾动脉血流灌注不足

42. 选择下列哪项用药是错误的

A. 毛花苷 C（西地兰）

B. 吗啡

C. 甘露醇

D. 呋塞米

E. 酚妥拉明

43. 进一步处理原则是

A. 等待自然临产

B. 立即剖宫产

C. 治疗 24 小时后剖宫产

D. 病情控制后至妊娠 37 周终止妊娠

E. 促胎肺成熟，观察 1 周终止妊娠

（44～45 题共用题干）

女，27 岁。G_1P_0，孕 33 周。1 个月来

自觉乏力，食欲差伴恶心、呕吐，小便深黄色4~5天。查体：体温37.5℃，神志清，全身皮肤黄染，躯干及四肢皮肤可见散在出血点，肝肋下可及，有触痛，胎头浅入，胎心140次/分。

44. 以下哪种疾病可能性大
   A. 急性病毒性肝炎
   B. 急性脂肪肝
   C. 肝内胆汁淤积
   D. HELLP综合征
   E. 药物性肝炎

45. 哪项检查与诊断无关
   A. 尿胆原
   B. 血小板+血红蛋白+血型
   C. 心电图检查
   D. 肝功能+胆红素+胆汁酸
   E. 甲乙丙肝筛查

(46~47题共用题干)

女，30岁。35周妊娠，食欲不振，伴恶心、呕吐1周。查体：T 36.6℃，P 96次/分，R 21次/分，BP 135/80mmHg。肝脏肋下可及，叩痛明显。辅助检查：ALT 355U/L，AST 410U/L，TBIL 120μmol/L，DBIL 70μmol/L，ALB 29g/L，HBsAg（+），HBeAg（+），HBcAb（+）。尿常规：胆红素（+），蛋白（-）。

46. 根据现有临床资料，该患者初步诊断为
   A. 妊娠合并乙型病毒性肝炎
   B. 妊娠期肝内胆汁淤积症
   C. 妊娠期急性脂肪肝
   D. HELLP综合征
   E. 药物性肝损害

47. 治疗原则不正确的是
   A. 注意休息
   B. 加强营养，摄取高维生素、高蛋白、低脂肪、足量碳水化合物饮食
   C. 积极保肝治疗
   D. 避免应用抗生素及镇静镇痛药物
   E. 积极预防产后出血

(48~49题共用题干)

女，30岁。经产妇，妊娠30周。5年前及3年前有2次孕6个月胎死宫内病史。幼年曾患急性肾炎。查体：血压120/80mmHg，下肢水肿（+）。心率80次/分，双肺听诊正常。心尖区闻及2级舒张期杂音。宫高28cm，胎心率140次/分。HBsAg阳性，尿蛋白微量，空腹血糖5.6mmol/L。

48. 首选的主要诊断是
   A. 妊娠高血压综合征
   B. 妊娠合并心脏病
   C. 妊娠合并慢性肾炎
   D. 妊娠合并急性病毒性肝炎
   E. 妊娠合并糖尿病

49. 下列哪项处理是不适当的
   A. 加强产前检查
   B. 安排好工作与休息
   C. 立即行剖宫产术终止妊娠
   D. 限制食盐摄入量
   E. 防治上呼吸道感染

(50~52题共用题干)

女，孕35周，感外阴灼痛3天就诊，妇科查体：外阴，小阴唇可见多个小水疱，部分破溃，患者感疼痛显著，细胞学检查找到具有特征性的多核巨细胞。

50. 此患者可能的初步诊断为
   A. 妊娠合并巨细胞病毒
   B. 妊娠合并生殖器疱疹
   C. 妊娠合并梅毒
   D. 外阴鲍温样丘疹病
   E. 外阴癌

51. 为进一步明确诊断，下列哪项检查最准确
   A. 细胞学检测病毒包涵体

B. 病毒抗原检测
C. 病毒培养
D. 核酸杂交技术
E. PCR 技术

52. 关于此患者处理不恰当的是
A. 阿昔洛韦 200mg，口服，每天 5 次，共 7 ~ 10 天
B. 阿昔洛韦 400mg，口服，每天 3 次，共 7 ~ 10 天
C. 伐昔洛韦 300mg，口服，每天 2 次，共 7 ~ 10 天
D. 泛昔洛韦 250mg，口服，每天 3 次，共 7 ~ 10 天
E. 可考虑经阴道分娩

参考答案与解析

1. D	2. E	3. E	4. C	5. E	6. D
7. D	8. C	9. D	10. B	11. C	12. E
13. E	14. D	15. D	16. D	17. C	18. B
19. C	20. E	21. B	22. C	23. D	24. E
25. E	26. B	27. E	28. D	29. E	30. D
31. D	32. A	33. D	34. B	35. D	36. D
37. B	38. A	39. E	40. A	41. C	42. C
43. C	44. A	45. C	46. A	47. D	48. D
49. C	50. B	51. C	52. E		

2. E。**解析**：按照妊娠合并心脏病患者妊娠后的风险度，将心脏病分为 3 类，其中高危型包括肺动脉高压、主动脉狭窄瓣膜受损、Marfan 综合征伴瓣膜受损。

3. E。**解析**：妊娠合并 HSV 感染，少数可通过胎盘造成胎儿感染。

4. C。**解析**：母婴垂直传播包括宫内感染、产道感染及出生后的密切接触（如哺乳）。

8. C。**解析**：妊娠早期发现 HIV 感染，应终止妊娠。

10. B。**解析**：淋球菌对柱状上皮和移行上皮有亲和力，极易侵犯并隐匿在女性泌尿生殖道腺体而引起感染，对鳞状上皮没有侵袭力。

12. E。**解析**：妊娠合并尖锐湿疣不提倡为预防新生儿 HPV 感染而行剖宫产，若病灶堵塞产道或经阴道分娩可能大出血者，可行剖宫产。

14. D。**解析**：新生儿衣原体感染为全身感染性疾病，可出现眼结膜炎和衣原体肺炎。

15. D。**解析**：妊娠合并 HSV 感染少数患者在宫内可通过胎盘感染，剖宫产不能避免母婴传播，但可以避免生殖道传染。原发型生殖道疱疹孕妇母体来不及产生保护性抗体，并传递给胎儿，因此对胎儿的危害大。妊娠早期感染 HSV 者建议终止妊娠，妊娠晚期感染者应行剖宫产分娩。

16. D。**解析**：孕妇沙眼衣原体感染的高危因素包括开始性生活年龄小、多个性伴侣、低文化程度、不用阻隔式避孕、患沙眼及重度宫颈糜烂。

17. C。**解析**：阿昔洛韦是合成的无环嘌呤腺苷类似物，作为抗病毒药治疗疱疹病毒感染，属于 B 类药物。目前尚无有关妊娠期和哺乳期使用阿昔洛韦对胎儿或新生儿产生副作用的报道。美国 CDC 不推荐对反复发作性生殖器疱疹的孕妇常规使用阿昔洛韦。近足月无任何复发迹象者可不行阿昔洛韦治疗。

18. B。**解析**：楔状齿、鞍鼻、间质性角膜炎、骨膜炎、神经性耳聋等都为晚期先天梅毒的表现。

19. C。**解析**：人类对病毒的清除，除了抗病毒药物之外，基本上靠自身的免疫力，主要是靠细胞免疫，艾滋病损害的就是细胞免疫力，因此此类患者的治疗时间、周期可能比正常人更长一些，治疗的难度也更大一些。

21. B。**解析：**阿奇霉素为治疗妊娠合并沙眼衣原体感染的有效安全药物。

22. C。**解析：**未经治疗的一、二期梅毒孕妇感染胎儿的可能性近 100%。

23. D。**解析：**孕妇感染 HPV 可传染给新生儿，但其传播途径是经胎盘感染、分娩过程中感染还是出生后感染尚无定论，一般认为胎儿通过产道时因吞咽含 HPV 的羊水、血或分泌物而感染。

24. E。**解析：**妊娠晚期感染巨细胞病毒无需特殊处理，抗病毒药物对巨细胞病毒感染孕妇并无实际应用价值。

26. B。**解析：**腿直臀先露发生率最高；混合臀先露发生率较多见；脐带脱垂发生率高于枕先露时；早期减速发生率低于枕先露时。

47. D。**解析：**妊娠合并病毒性肝炎应避免应用可能损害肝脏的药物。产时产后应使用对肝脏损害小的广谱抗生素以防止内源性感染诱发肝昏迷。出现黄疸的患者立即住院，按重症肝炎处理。妊娠合并重症肝炎的治疗措施主要包括：①控制血氨。②应用左旋多巴，左旋多巴在大脑转变为多巴胺后可以取代羟苯乙醇胺等假性神经递质，从而促进苏醒。③给予含有大量支链氨基酸和少量芳香氨基酸的混合液静滴，可以促进支链氨基酸通过血脑屏障，而减少芳香氨基酸进入大脑。

49. C。**解析：**妊娠30周，无产科情况和严重的内科情况，不需要立即终止妊娠。

52. E。**解析：**妊娠后期，特别是分娩前6周内感染 HSV 孕妇所生的新生儿，发生新生儿获得疱疹感染的可能性很大，而大部分感染是经阴道，故宜选择剖宫产。

第十一章　异常分娩

一、单选题：以下每道试题有五个备选答案，请选择一个最佳答案。

1. 发现为臀先露的妊娠 26 周孕妇，应采取的处理措施为
A. 暂不需处理
B. 胸膝卧位
C. 激光照射至阴穴
D. 外转胎位术
E. 内转胎位术

2. 关于臀先露分娩处理的叙述，正确的是
A. 阴道口露出胎足，提示宫口近开全
B. 羊水Ⅱ度粪染，表明胎儿窘迫
C. 初产妇经阴道分娩时，应行会阴后－侧切开术
D. 宫口开全后堵会阴
E. 出现宫缩乏力时选用缩宫素静脉滴注和人工破膜

3. 对于宫缩乏力，下列描述错误的是
A. 协调性或不协调性宫缩乏力均可使产程进展缓慢或停滞
B. 继发性宫缩乏力可导致潜伏期延长
C. 原发性宫缩乏力需排除假临产
D. 宫缩乏力可使产程延长，胎儿窘迫
E. 大量应用镇静剂可出现子宫收缩乏力

4. 女，34 岁。妊娠 42 周，临产 10 小时，检查：胎心音 120 次/分，宫口 3cm，有水囊感，S = 0，B 超示双顶径 9cm，羊水深度 2.5cm。目前最佳的处理为
A. 温肥皂水灌肠
B. 左侧卧位，补液
C. 静点催产素
D. 人工破膜
E. 即行剖宫产

5. 初产妇跨耻征阳性，临产后不会出现
A. 病理缩复环
B. 胎膜早破
C. 胎头衔接
D. 子宫收缩力异常
E. 胎位异常

6. 与中骨盆狭窄无关的是
A. 骶骨平直
B. 骨盆侧壁向内倾斜
C. 骶岬前突
D. 坐骨棘间径 9cm
E. 坐骨切迹宽度 1.5 横指

7. 关于横位，正确的是
A. 横位时胎心多在脐周最清楚
B. 妊娠 28 周以后，可行膝胸卧位及外倒转术
C. 破膜后胎儿存活可等待自然分娩
D. 临产后胎心好，可行外倒转术
E. 子宫下段隆起压痛，应尽快行毁胎术

8. 女，27 岁。第 2 胎产妇。孕 34 周，曾作产前检查未发现异常。足月临产 5 小时后破膜，随羊水流出有胎儿手臂脱出阴道口而转送来院。检查：血压 130/90mmHg，脉搏 114 次/分，宫缩频、强，子宫下段平脐，压痛明显。胎儿是横位，胎头在子宫左侧，胎儿右手臂脱于阴道口，阴道内有脐带，宫口开大6～7cm，胎心消失，导尿为肉眼血尿，诊为忽略性横位。处理应
A. 给镇静剂，止痛，等待自然分娩
B. 全麻下，做内倒转术
C. 全麻下，还纳手臂，做外倒转
D. 立即行剖宫产术

E. 做内倒转及臀牵引

9. 臀位分娩时，脐部娩出后一般应于多长时间内娩出胎头

A. 2~3分钟内　　B. 4~5分钟内

C. 7~8分钟内　　D. 9~10分钟内

E. 11~12分钟内

10. 初产妇，妊娠39周，规律宫缩8小时，宫口开8cm，先露头，平棘，胎膜未破，宫缩持续30秒，间隔3分钟，CST阴性。B型超声提示胎儿双顶径为9.3cm。1小时后胎膜自破羊水为稠厚粪染，宫口开9cm，先露S+1。最合适的处理是

A. 严密观察产程，可继续阴道试产

B. 立即剖宫产

C. 立即小剂量滴注催产素

D. 立即实施胎头吸引术助产

E. 产钳助产尽快分娩胎儿

11. 关于宫缩乏力导致产后流血的特征，描述正确的为

A. 胎儿娩出后阴道较多流血

B. 阴道流血为新鲜红色血

C. 阴道流血可自凝

D. 子宫轮廓清晰

E. 产妇无休克表现

12. 处理不协调性子宫收缩乏力的首选措施应为

A. 静脉补充能量

B. 温肥皂水灌肠

C. 行人工破膜

D. 肌注哌替啶100mg

E. 静脉滴注缩宫素加强宫缩

13. 女，28岁。孕1产0，孕29周，骨盆测量：髂嵴间径26cm，髂前上棘间径25cm，骶耻外径18.5cm，坐骨结节间径9cm，骶岬不突，骶骨弧度中等，坐骨棘内突，坐骨切迹宽，耻骨弓角度100°。该孕妇骨盆属于下列哪种类型

A. 女型骨盆　　B. 男型骨盆

C. 扁平骨盆　　D. 均小骨盆

E. 漏斗骨盆

14. 女，23岁。初产妇，妊娠40周，子宫底高度为39cm，双足先露，骨盆内测量坐骨棘间径8.9cm，入口前后径12cm，坐骨结节间径7.5cm。应选择何种分娩方式

A. 臀助产阴道分娩

B. 出口产钳阴道分娩

C. 内倒转臀牵引

D. 外倒转臀牵引

E. 剖宫产术

15. 对于骨盆狭窄的产妇，其产程处理要点不妥的是

A. 轻度头盆不称者，可试产

B. 明显头盆不称者，行剖宫产

C. 中骨盆平面狭窄者，宫口已开全，胎头双顶径达坐骨棘水平或以下，可阴道助产

D. 中骨盆平面狭窄，宫口已开全，胎头双顶径未达坐骨棘水平，行剖宫产

E. 出口平面狭窄者酌情可行试产

16. 女，35岁。初产妇。在家中经阴道自然分娩，当胎儿及胎盘娩出后，出现时多时少的阴道持续流血已1小时，送来急诊。为确定诊断，需追问对本例有价值的病史是

A. 贫血

B. 滞产

C. 高龄初产妇

D. 臀先露经阴道分娩

E. 新生儿体重3200g

17. 孕妇产前检查，骨盆径线：髂前上棘间径 25cm，髂嵴间径 27cm，骶耻外径 17cm，坐骨结节间径 9.5cm。该孕妇的骨盆属于
A. 均小骨盆　　B. 扁平骨盆
C. 漏斗骨盆　　D. 畸形骨盆
E. 类人猿骨盆

18. 关于肩先露描述，错误的为
A. 胎体纵轴与母体纵轴相垂直，胎体横卧于骨盆入口上
B. 肩先露以肩峰为指示点
C. 孕晚期可行外倒转术及胸膝卧位纠正胎位
D. B 超能准确诊断肩先露
E. 分娩期应行剖宫产终止妊娠

19. 与子宫收缩乏力无关的项目为
A. 膀胱充盈
B. 高龄初产妇
C. 过早使用腹压
D. 水及电解质紊乱
E. 子宫平滑肌细胞内 ATP 酶增高

20. 关于持续性枕后位的特点，正确的是
A. 常见原因为胎头仰伸
B. 产妇觉肛门坠胀而过早使用腹压
C. 不易发生宫颈水肿
D. 肛查觉盆腔前部空虚
E. 阴道检查胎头前囟在骨盆后方

21. 初产妇，足月临产，宫口开全近 2 小时，胎头下降停滞。查：骨盆正常，胎心率 160 ~ 170 次/分，胎头小囟门在 3 点处，双顶径达坐骨棘水平，宫缩 20 秒，间隔 5 ~ 6 分钟，最恰当的处理为
A. 等待自然分娩
B. 徒手将胎头顺时针转 90°后助产
C. 剖宫产
D. 徒手将胎头逆时针转 90°后助产
E. 静滴催产素

22. 初产妇，34 岁。停经 39 周，规律腹痛 10 小时，阴道流水 8 小时，查为 LOA，胎心率 148 次/分，宫口开大 8cm，S = 0，宫缩尚可，入院后 4 小时产程无进展。以下哪项诊断可能性最大
A. 滞产　　B. 胎膜早破
C. 潜伏期延长　　D. 过期妊娠
E. 活跃期停滞

23. 继发性宫缩乏力与假临产的鉴别要点为
A. 肌注哌替啶能否抑制宫缩
B. 宫缩不规律出现
C. 收缩时腹部触摸子宫硬度不同
D. 宫口是否已扩张
E. 能否引起下腹痛

24. 初产妇，宫口开全 1.5 小时，胎头已达盆底，持续性枕左横位。处理应是
A. 等其自然回转
B. 人工协助顺时针转 90°
C. 行会阴后 - 斜切开术加胎头吸引术
D. 催产素静脉滴注
E. 人工协助逆时针转 90°

25. 哪个骨盆径线小于正常值能确诊孕妇为单纯扁平骨盆
A. 髂棘间径　　B. 骶耻外径
C. 髂嵴间径　　D. 坐骨棘间径
E. 坐骨结节间径

26. 持续性枕后位不能引起
A. 腹壁明显扪清胎体
B. 胎头俯屈不良
C. 产妇过早使用腹压
D. 第二产程延长
E. 脐绕颈

27. 强直性子宫收缩错误的处理内容为
A. 立即停止缩宫素静脉滴注

B. 硫酸镁静脉缓慢推注
C. 葡萄糖酸钙静脉推注
D. 地西泮静脉推注
E. 出现病理性缩复环或胎儿窘迫立即剖宫产

28. 初孕妇临产后胎头未入盆，首先应考虑
A. 羊水过多　　B. 腹壁松弛
C. 脑积水　　D. 头盆不称
E. 宫缩乏力

29. 胎儿娩出后出现阴道持续性流血约200ml，色鲜红，能自凝，应考虑为
A. 子宫收缩乏力
B. 凝血功能障碍
C. 软产道裂伤
D. 胎盘部分剥离
E. 阴道静脉破裂

30. 初产妇，24 岁。妊娠 38 周，临产 6 小时入院。骨盆外测量正常，枕左前位，胎心 130 次/分，宫口开大 4cm，胎头未衔接，1 小时前胎膜破裂。此时最可能的诊断为
A. 正常产程　　B. 潜伏期延长
C. 活跃期延长　　D. 胎膜早破
E. 头盆不称

31. 关于臀位，正确的是
A. 胎体纵轴与母体纵轴垂直
B. 混合臀位是指胎儿双髋关节屈曲，双膝关节伸直
C. 胎心在母体脐下方
D. 妊娠 34 周前不必纠正胎位
E. 胎儿脐部娩出后，胎头娩出时长不能超过 8 分钟

32. 属于扁平型骨盆特点的是
A. 我国妇女少见
B. 入口呈横椭圆形
C. 入口前后径短、横径长
D. 骶骨弯度正常
E. 耻骨弓较窄

33. 关于枕横（后）位分娩机制的叙述，错误的是
A. 枕部如能向前转 90°或 135°呈枕前位而自然分娩
B. 枕部到达中骨盆向后行 90°或 45°内旋转呈正枕后位分娩
C. 枕后位的产瘤发生在顶骨附近
D. 持续性枕后位多因胎头仰伸不良所致
E. 胎头多以枕横位或枕后位衔接

34. 初产妇，31 岁。足月临产 8 小时，骨盆正常，胎心率 144 次/分，ROP，宫缩 20 秒，间歇 7 ~ 8 分钟，宫口开 3^{+} cm，S – 1，羊水清。目前应首选的处理是
A. 小剂量缩宫素
B. 待宫口开全阴道助产
C. 抬高床脚防脐带脱垂
D. 剖宫产
E. 肌注哌替啶

35. 女，孕 1 产 0，临产宫缩一直短而弱，间歇长，产程进展慢，属于
A. 低张力性宫缩乏力
B. 高张性宫缩乏力
C. 原发性宫缩乏力
D. 正常子宫收缩乏力
E. 继发性宫缩乏力

36. 初产妇，25 岁。G_1P_0，孕 40 周临产 10 小时入院，骨盆外测量正常，估计胎儿体重 3500g，宫口开 4cm，S – 1，宫缩 30 ~ 40 秒，间隔 3 分钟，中强。首选下列哪项处理
A. 等待自然分娩
B. 人工破膜

C. 静推安定
D. 肌注哌替啶
E. 静滴缩宫素

37. 胎头浮，后顶骨先嵌入骨盆入口，矢状缝偏前，应考虑
A. 前不均倾位　　B. 后不均倾位
C. 骨盆入口狭窄　　D. 枕横位
E. 枕后位

38. 初产妇，29 岁。孕 37 周，规律宫缩 3 小时。产科检查：宫口开大 2cm，臀先露，S－2。3 分钟前胎膜自然破膜，胎心监护显示胎心率 90 次/分，阴道内诊触及搏动条索状物，最恰当的处理措施是
A. 采取头低臀高位，立即行剖宫产术
B. 吸氧，胎心恢复后立即行剖宫术
C. 行外转胎位术后待自然分娩
D. 静脉滴注缩宫素，宫口开全行臀牵引
E. 行内转胎位术后待自然分娩

39. 下述哪种情况导致宫缩乏力时，可使用催产素处理
A. 头盆不称
B. 宫颈水肿
C. 不协调性宫缩乏力
D. 协调性宫缩乏力
E. 子宫痉挛性狭窄环

40. 初产妇，孕 38 周，临产 12 小时，阴道流水 2 小时，胎心率 140 次/分，宫口开 8cm，S＋2，入院后 2 小时复查，宫缩 50 秒，间歇 3 分钟，宫口扩张及先露下降无进展，阴道检查：小囟门在 7 点处，矢状缝在右斜径上。诊断正确的是
A. 胎膜早破
B. 中骨盆狭窄
C. 协调性宫缩乏力
D. 持续性右枕后位
E. 胎儿窘迫

41. 子宫收缩保持正常特性，仅间歇长，持续短，弱而无力，属于
A. 低张性宫缩乏力
B. 高张性宫缩乏力
C. 原发性宫缩乏力
D. 继发性宫缩乏力
E. 正常子宫收缩乏力

42. 女，35 岁。G_1P_0，妊娠 39 周，规律宫缩 8 小时，1 小时以来宫缩时腹痛剧烈，间歇期子宫放松不佳，胎心 160 次/分，宫口开大 5cm，S＝0，大囟门位于 7 点。考虑为
A. 不协调性子宫收缩乏力
B. 持续性枕后位
C. 先兆子宫破裂
D. 子宫痉挛性狭窄环
E. 低张性宫缩乏力

43. 初产妇，28 岁。足月临产 14 小时，向下屏气已 2 小时，宫缩 20 秒，间隔 7～8 分钟，胎心率 110 次/分，宫口开全，先露头，S＋3，胎头小囟门在母体骨盆右侧，矢状缝在母体骨盆横径上，骨盆正常，阴道流出少量黄绿色羊水。最恰当的处理是
A. 徒手顺时针转 90°后行产钳术
B. 剖宫产
C. 内倒转臀牵引术
D. 徒手顺时针转 90°后等待自然分娩
E. 胎头吸引术

44. 女，26 岁。妊娠 38 周，中度妊娠高血压疾病孕妇，因胎膜早破入院，入院时血压 160/110mmHg，尿蛋白（＋），宫缩强，总产程 2 小时 50 分钟。产后检查胎盘、胎膜完整，阴道与宫颈裂伤处经修补阴道内仍有阵阵暗红色血

流出伴有血块，子宫时软时硬，失血量已超过300ml。此产妇产后出血原因可能是

A. 产道损伤
B. 凝血功能障碍
C. 胎盘残留
D. 子宫收缩不良
E. 胎盘滞留

45. 女，28岁。孕1产0，妊娠40周，因胎膜早破20小时，规律宫缩21小时未分娩，自外院转来，入院查体BP 120/80mmHg，LOA位，胎儿头浮，胎心好，阴道检查，宫口开大2cm，先露S－3，宫缩20s/5～7min，弱。出口横径8cm。此产妇目前的产程情况主要诊断为

A. 滞产　B. 活跃期停滞
C. 潜伏期延长　D. 第二产程延长
E. 活跃期延长

46. 初孕妇，26岁。妊娠38周，规律宫缩8小时，宫口开大7cm，S＋1，胎膜已破，胎儿体重估计3000g，血压130/80mmHg，胎心144次/分。6小时后肛查：宫口仍7cm，边薄，先露S＋1，宫缩力弱，20秒/5～6分钟，胎心好。应诊断为

A. 潜伏期延长　B. 活跃期延长
C. 活跃期停滞　D. 第二产程延长
E. 滞产

47. 初产妇，34岁。宫内孕40周，规律宫缩8小时来院，入院后1小时宫缩时腹痛剧烈，间歇期子宫壁松弛不佳，胎心160/分，宫口开大5cm，先露S－1，胎位ROA。诊断为

A. 不协调性子宫收缩乏力
B. 相对头盆不称
C. 持续性枕后位
D. 先兆子宫破裂
E. 活跃期停滞

48. 初产妇，25岁。孕42周，临产已14小时，宫口开大5cm，LOA，胎心率164/分，NST出现晚期减速，已破膜，羊水呈绿色，胎儿头皮血pH7.20。最恰当的处理是

A. 静滴碳酸氢钠
B. 静滴催产素
C. 吸氧
D. 剖宫产
E. 立即阴道助产

49. 关于外转胎位术，下列何项条件是错误的

A. 应于妊娠32～34周进行
B. 动作应轻柔，间断进行
C. 适用于胎膜未破有适量的羊水者
D. 双胎其中1个胎儿为臀位者
E. 术前半小时口服沙丁胺醇

50. 与子宫收缩乏力无关的原因为

A. 双胎妊娠　B. 双角子宫
C. 子宫肌瘤　D. 胎膜早破
E. 羊水过多

51. 关于臀位，哪项错误

A. 为最常见的异常胎位
B. 胎儿病死率比枕前位高3～8倍
C. 多见于经产妇
D. 必须在妊娠28周左右行外转胎位术
E. 后出头困难时需产钳助产

52. 女，孕1产0，孕40周，中骨盆狭窄，在严密监护下试产，现宫口已开全，胎头双顶径达坐骨棘水平，可采取

A. 等待自然分娩
B. 灌肠促进宫缩
C. 作好阴道助产术准备

D. 遵医嘱给予镇静、镇痛药
E. 作好剖宫产准备

53. 初产妇，妊娠 41 周，下腹阵痛 9 小时，入院查为 LOA，已入盆，胎心 168 次/分，子宫处于持续紧张状态，间歇期不放松，产妇呼痛不已，阴道检查：宫口开 1cm，S = 0，观察 2 小时，产程无进展。初步诊断为
A. 先兆子宫破裂
B. 不协调性宫缩乏力
C. 潜伏期延长
D. 活跃期停滞
E. 子宫强直性收缩

54. 关于异常分娩产力异常病因，不正确的叙述是
A. 头盆不称或胎位异常，胎先露下降受阻，导致继发性宫缩乏力
B. 子宫肌纤维过度伸展
C. 产妇恐惧
D. 羊水过少
E. 临产后使用镇静剂

55. 子宫收缩乏力对母亲的影响不包括
A. 可导致膀胱阴道瘘
B. 胎盘滞留
C. 产后出血
D. 病理缩复环
E. 可导致产褥感染

56. 关于协调性子宫收缩乏力的叙述，正确的是
A. 子宫收缩极性倒置
B. 容易发生胎儿窘迫
C. 不宜静脉滴注缩宫素
D. 产程常延长
E. 不易发生胎盘残留

57. 下列哪项不是肩先露的临床表现
A. 容易发生胎膜早破
B. 容易出现宫缩乏力
C. 对母儿危害不大
D. 常有脐带脱垂
E. 形成忽略性肩先露

58. 持续性枕后位常发生于
A. 男型骨盆　　B. 女型骨盆
C. 扁平骨盆　　D. 窄小骨盆
E. 混合型骨盆

59. 女，初产妇，妊娠 40 周，宫口开全，胎头拨露 1.5 小时无进展，胎心 152 次/分，宫缩 50s/（2 ~ 3）min，产妇不断屏气。应立即采取的措施是
A. 第二产程未足 2 小时可继续观察
B. 催产素加强宫缩
C. 吸氧
D. 阴道检查
E. 剖宫产

60. 女，25 岁。初产妇，孕 2 产 0，规律宫缩 18 小时，胎心好，宫缩 20 ~ 25 秒/（6 ~ 7）分钟，骨盆测量正常，肛查，宫口开大 5cm，S -3，跨耻征阳性。其处理哪项正确
A. 静点催产素
B. 人工破膜
C. 人工破膜后静点催产素
D. 剖宫产
E. 顺其自然

61. 关于骨盆狭窄诊断的叙述，正确的是
A. 骨盆各径线比正常值小 1cm 为均小骨盆
B. 坐骨棘间径 <10cm 为中骨盆狭窄
C. 真结合径 <13cm 为骨盆入口狭窄
D. 坐骨结节间径与出口后矢状径之和 <18cm 为骨盆出口狭窄
E. 胎头跨耻征阳性为骨盆入口狭窄

二、共用题干单选题：以下提供若干个案例，每个案例下设若干道试题，每道试题有五个备选答案，请选择一个最佳答案。

（62~65题共用题干）

初产妇，26岁。妊娠38周，单臀位，规则腹痛8小时入院。未破膜，查骨盆正常，宫口4cm，胎心140次/分，估计胎儿体重3500g。

62. 此时选择最恰当的分娩方式是
    A. 剖宫产　B. 阴道分娩
    C. 外倒转　D. 内倒转
    E. 臀牵引

63. 如果决定经阴道分娩，第一产程中不正确的是
    A. 产妇应侧卧，不宜站立走动
    B. 少做肛查
    C. 注意胎心变化
    D. 若出现宫缩乏力，应加强宫缩
    E. 不必“堵”臀

64. 胎儿娩出后，产妇阴道有较多出血，色鲜红，血压正常，脉搏92次/分，下列哪项处理是错误的
    A. 尽快娩出胎盘，仔细检查有无异常
    B. 应用宫缩药
    C. 开放静脉
    D. 仔细检查软产道
    E. 等待30分钟

65. 该产妇分娩时应避免哪种情况
    A. 接生前，应导尿排空膀胱
    B. 应做会阴切开
    C. 如胎心好尽量自然分娩
    D. 可行臀助产术
    E. 行臀牵引术

（66~67题共用题干）

初产妇，30岁。妊娠41周，胎方位LSA，足先露，骨盆正常，B超提示胎儿双顶径9.5cm，胎心152次/分。

66. 最佳处理方案是
    A. 剖宫产　B. 臀牵引
    C. 外倒转　D. 立即引产
    E. 臀助产

67. 选择该项处理的主要原因是
    A. 产妇年龄偏大
    B. 避免产程过长
    C. 胎儿窘迫
    D. 延期妊娠
    E. 初产臀位足先露

（68~71题共用题干）

初产妇，28岁。定期做产前检查，B超示胎儿发育无异常，妊娠31周，腹部触诊发现先露部宽大不规则，浮，胎心136次/分，血压正常。

68. 诊断首先考虑
    A. 臀位　B. 横位
    C. 头位　D. 胎儿畸形
    E. 双胎

69. 复查骨盆出口7.5cm，胎儿双顶径8.9cm，足先露，应选择哪种分娩方式
    A. 阴道自然分娩
    B. 臀牵引
    C. 臀助产
    D. 剖宫产
    E. 后出头产钳助产

70. 孕39周，产妇要求剖宫产，医生的正确处理方案是
    A. 同意孕妇要求
    B. 不同意孕妇要求
    C. 结合孕妇情况及检查结果考虑合适的分娩方式
    D. 劝孕妇等待阴道自然分娩
    E. 给予缩宫素引产

71. 根据以上结果，最恰当的处理是
    A. 立即行外倒转术

B. 膝胸卧位

C. 任其自然发展

D. 给予镇静药

E. 口服沙丁胺醇（舒喘灵）

（72～74 题共用题干）

女，35 岁。妊娠 39 周，经产妇，$G_4P_2A_1L_1$，家属代述乡医院诊断为肩先露，现患者烦躁不安，腹痛剧烈难忍，导尿为血尿，胎心不规律。

72. 听诊胎心律不规律，频发减速，宫缩为 1～2 分钟 1 次，持续 40 秒，入院后的处理原则应是

A. 吸氧、左侧卧位送回胎手

B. 待宫口开全行内转胎位术

C. 行外转胎位术，转成纵产式

D. 在深麻醉下行内倒转术

E. 立即肌注哌替啶 100mg，尽快剖宫产

73. 腹部检查可能发现的异常情况应是

A. 子宫呈纵椭圆形

B. 呈尖腹

C. 出现病理缩复环

D. 子宫呈板状硬

E. 全腹压痛及反跳痛

74. 阴道检查应触及胎儿的部位为

A. 胎儿上肢　B. 胎儿下肢

C. 胎儿足　D. 胎臀

E. 胎头

（75～76 题共用题干）

女，29 岁。剖宫产术后 22 个月，现停经 16 周，B 超检查头臀径 4. 2cm，要求终止妊娠。

75. 终止妊娠首先选择的方法是

A. 剖宫取胎术

B. 水囊 + 缩宫素引产术

C. 静脉滴注缩宫素引产

D. 依沙吖啶羊膜腔内注射引产术

E. 依沙吖啶羊膜腔外注射引产术

76. 本例如选择了依沙吖啶（利凡诺）中期引产，最应需要观察的是

A. 子宫收缩过强

B. 胎儿从阴道后穹隆穿出

C. 胎盘残留

D. 子宫瘢痕部破裂

E. 引产后生殖道感染

（77～79 题共用题干）

40 周妊娠，临产 8 小时，阴道检查：先露头，棘上 2cm，宫口开大 3cm，无产瘤及骨缝重叠，胎头矢状缝位于骨盆入口前后径，前囟位于骨盆前方 12 点处，后囟位于骨盆后方约 6 点处，骨盆内诊无异常，胎膜未破，耻骨联合上方可触及胎儿颏部，胎心监护 CST 阴性，宫缩规律，间隔 4～5 分钟，持续 40 秒。

77. 目前诊断为

A. 40 周妊娠临产，持续性枕后位

B. 40 周妊娠临产，枕后位

C. 40 周妊娠临产，高直后位

D. 40 周妊娠临产，高直前位

E. 40 周妊娠临产，前不均倾位

78. 目前的处理是

A. 剖宫产终止妊娠

B. 静滴缩宫素加强宫缩

C. 地西泮 10mg 静推

D. 人工破膜

E. 人工破膜后充分试产

79. 如试产 2 小时，胎方位未发生变化，下一步处理

A. 静滴缩宫素进一步试产

B. 宫口开全高位产钳助产

C. 剖宫产结束分娩

D. 行内倒转，以臀位分娩

E. 推压宫底，促使胎头俯屈，完成内旋转

（80～82 题共用题干）

初产妇，孕40周，临产后发现胎儿纵轴与母体纵轴相互垂直，血压正常，胎心140次/分。

80. 根据以上情况判断不可能的胎方位是
    A. 肩左后位　　B. 肩左前位
    C. 肩右后位　　D. 肩右前位
    E. 头位

81. 此产妇经检查发现下腹脐耻之间出现一凹陷，并随宫缩逐渐升高，最可能的原因是
    A. 子宫破裂
    B. 病理性缩复环
    C. 宫缩不协调
    D. 生理性缩复环
    E. 尿潴留

82. 现胎心 140 次/分，目前应采取哪项措施
    A. 立即给予缩宫素引产
    B. 立即乙醚麻醉行内倒转
    C. 立即行外倒转
    D. 继续观察胎心变化情况
    E. 镇静剂＋立即剖宫产

（83～85 题共用题干）

女，29 岁。初产妇，宫内孕 40 周，1AM 临产，8AM 宫口开大 3.5cm，10AM 检查宫口仍开大 3.5cm，胎膜未破，先露头，S－2，宫缩 20～30 秒/5～6 分，弱。

83. 目前情况符合以下哪项诊断
    A. 滞产　　B. 潜伏期延长
    C. 潜伏期停滞　　D. 正常潜伏期
    E. 活跃期延长

84. 目前子宫收缩情况是
    A. 子宫收缩不协调
    B. 子宫收缩过强
    C. 子宫收缩乏力
    D. 子宫痉挛性收缩
    E. 子宫收缩正常

85. 目前的处理应是
    A. 等待自然分娩
    B. 产程过长，阴道分娩困难，应行剖宫产
    C. 产钳助产
    D. 会阴侧切分娩
    E. 人工破膜观察宫缩，必要时静脉点滴缩宫素加强宫缩

（86～87 题共用题干）

女，26 岁。初产妇，妊娠 39 周，于早晨 6：00 出现规律腹痛，下午 5：00 宫口开大 9cm，自然破膜，羊水清，量 20ml，胎心 100 次/分。阴道检查，先露 S＋1，胎头小囟在 7 点处，矢状缝与左斜径一致，触不到前囟。

86. 最可能的诊断是
    A. 持续性枕后位
    B. 高直后位
    C. 骨盆入口狭窄
    D. 枕前位
    E. 枕横位

87. 最恰当的处理是
    A. 静滴缩宫素
    B. 手转胎头，持续胎心监测
    C. 产钳助产术
    D. 胎头吸引术
    E. 剖宫产术

（88～90 题共用题干）

女，28 岁。初产妇，孕 39 周，规律宫缩 12 小时入院，当时为 LOA 位，胎心率 136 次/分，宫口开大 2cm，S＝0，胎膜已破，宫缩 30～40 秒/1～2 分，产妇疼痛哭叫。

88. 此时的临床表现应是
    A. 协调性子宫收缩乏力
    B. 协调性子宫收缩过强

C. 原发性宫缩乏力
D. 继发性宫缩乏力
E. 不协调性子宫收缩过强

89. 此时应该如何处理
A. 缩宫素点滴加强宫缩
B. 严密观察产程进展
C. 给哌替啶（杜冷丁）100mg
D. 立即行剖宫产术
E. 立即产钳助产

90. 如经处理后，宫缩 30 秒/2 ~ 3 分，宫口开大 6cm 已 2 小时，先露仍为 S = 0，有产瘤 5cm × 4cm × 3cm，及颅骨重叠，宫缩时胎儿头不下降，查骨盆正常，胎儿估计 3900g。此时应如何处理
A. 加强宫缩
B. 继续严密观察等待自然分娩
C. 给吗啡肌注
D. 立即剖宫产术
E. 准备宫口开全产钳助产

（91 ~ 92 题共用题干）

女，初产妇，40 周妊娠规律宫缩 18 小时，查：宫口开大 6cm，宫缩渐弱，20 ~ 30 秒，间隔 6 ~ 7 分钟，2 小时后复查，宫口仍开大 6cm，S + 1，骨盆外测量正常范围，胎心率 130 ~ 135 次/分，规律。

91. 该产妇属于哪种产程异常
A. 潜伏期延长
B. 活跃期停滞
C. 活跃期延长
D. 胎头下降延缓
E. 第二产程停滞

92. 首选的处理措施是
A. 阴道检查无异常后可行人工破膜，然后给予缩宫素静脉点滴
B. 立即行剖宫产术
C. 肌内注射哌替啶
D. 鼓励产妇进食、休息
E. 等待其自然分娩

（93 ~ 95 题共用题干）

某孕妇，G_1P_0，孕 37 周。骨盆外测量：骶耻外径 18.5cm，髂前上嵴间径 23cm，坐骨结节间径 7.5cm，坐骨结节间径 + 出口后矢状径之和为 14cm。肛诊：骶骨板弯曲好，骨盆内聚，坐骨棘间径约 9cm，骶坐切迹可容 1 + 指。胎儿估计 3000g，胎头浮，胎心 140 次/分。

93. 据以上骨盆所测各径线，属哪个平面狭窄
A. 中骨盆及出口平面
B. 骨盆三个平面
C. 骨盆入口平面
D. 中骨盆
E. 骨盆出口平面

94. 此孕妇孕 39 周在家规律宫缩 5 小时急诊入院。肛查宫口开大 4cm，产妇阵阵屏气向下用力：此时最可能的胎方位是
A. 胎头高直位　　B. 枕横位
C. 前不均倾位　　D. 枕后位
E. 枕前位

95. 入院后行触诊检查：宫口开 5cm，宫颈周边轻度水肿，人工破膜，羊水Ⅱ°粪染，胎心 120 次/分。此时最适宜的处理是
A. 肌肉注射杜冷丁 100mg
B. 人工破膜 + 催产素静脉滴注加速产程
C. 即刻行胎儿电子监护及头皮血 pH 测定
D. 拟行第二产程助产
E. 即刻行剖宫产术

（96 ~ 99 题共用题干）

女，28 岁。G_1P_0。孕 40 周，LOA，新生儿体重 4000g，无宫缩。检查：头先露，

宫口1cm，已容受，羊膜未破。

96. 如何决定分娩方式
A. 即刻行剖宫产终止妊娠
B. 经阴道分娩
C. 经阴道试产，放松剖宫产指征
D. 准备产钳助产
E. 缩短第二产钳

97. 孕妇于第3天临产，产程6小时，宫口开8cm，胎头S-0，持续时间约2小时后，胎膜破，羊水清，宫口开全，胎头S+1，胎位LOA，宫缩中强，胎心在正常范围。此刻应该如何处理
A. 行剖宫产终止妊娠
B. 继续观察产程进展，经阴道分娩
C. 继续观察1小时，若无进展行剖宫产术
D. 继续观察2小时，尚未分娩产钳助产
E. 行产钳助产

98. 若此时行产钳助产，最可能发生的问题是
A. 胎头下降困难　B. 胎头俯屈困难
C. 胎头仰伸困难　D. 胎肩娩出困难
E. 腹部娩出困难

99. 若此时行剖宫产术，最易出现的并发症有
A. 胎儿窘迫引起新生儿窒息
B. 宫缩乏力引起产后出血
C. 胎儿偏大引起胎肺不成熟
D. 胎儿偏大引起锁骨骨折
E. 易引起羊水吸入

（100～102题共用题干）

女，26岁。初产妇，妊娠39周，规律宫缩18小时，肛查宫口8cm，先露0，胎膜未破。腹部触诊为头先露，宫缩时宫体部不硬。持续30秒，间隔5分钟。胎心136次/分，B型超声检查示胎儿双顶径为9.0cm。

100. 出现以上情况最可能是
A. 胎儿相对过大
B. 子宫收缩乏力
C. 胎儿畸形
D. 子宫收缩过强
E. 骨盆狭窄

101. 应首先的处理是
A. 立即剖宫产
B. 静脉滴注催产素5U
C. 观察1小时后再决定
D. 人工破膜
E. 肌注哌替啶100mg

102. 若破膜后发现羊水为棕黄色，最合适的处理是
A. 立即剖宫产
B. 小剂量滴注催产素
C. 行胎头吸引术
D. 严密观察产程，等待自然分娩
E. 持续吸氧，等待宫口开全

（103～105题共用题干）

女，26岁。初产妇，妊娠40周，规律宫缩8小时入院。查：髂棘间径25cm，骶耻外径20cm，坐骨结节间径7.5cm。枕右前位，胎心134次/分。肛查宫口开大4cm，胎头为“0”。3小时后产妇呼叫腹痛难忍，检查宫缩1～2分钟一次，持续45秒，胎心102次/分，子宫下段压痛明显。肛查宫口开大5cm，S=0。

103. 此时产程受阻的原因主要为
A. 骨盆入口狭窄
B. 扁平骨盆
C. 骨盆出口狭窄
D. 漏斗骨盆
E. 中骨盆狭窄

104. 此时最可能的诊断为
A. 重型胎盘早剥

B. 不协调性子宫收缩过强
C. 先兆子宫破裂
D. 不协调性子宫收缩乏力
E. 协调性子宫收缩过强

105. 应立即采取的措施为
A. 即刻做宫缩应激试验，若异常行剖宫产术
B. 停止静滴缩宫素，继续观察产程
C. 立即行剖宫产术
D. 等待宫口开全行产钳术
E. 立即肌注哌替啶

（106～107 题共用题干）

女，34 岁。已婚，妊娠 39 周，规律宫缩 10 小时，破膜 3 小时入院。检查宫缩持续 20～25 秒，间隙 7～8 分钟，宫口开大 8cm，胎心率 160 次/分，阴道检查坐骨棘稍突，测量坐骨结节间径 7.5cm，S－1。

106. 本例可能的诊断为
A. 高龄初产
B. 骨盆出口狭窄
C. 骨盆入口和出口狭窄
D. 中骨盆和出口狭窄
E. 骨盆入口狭窄

107. 复查子宫长度 33cm，腹围 96cm，胎心 170 次/分，此时不恰当处置为
A. 静滴 5% 碳酸氢钠
B. 吸氧
C. 剖宫产
D. 静滴广谱抗生素
E. 行无应激试验

三、答案单选题：以下提供若干组试题，每组试题共用试题前列出的五个备选答案，请为每道试题选择一个最佳答案。每个备选答案可能被选择一次、多次或不被选择。

（108～109 题共用备选答案）
A. 会阴侧切术
B. 产钳术
C. 剖宫产术
D. 等待自然分娩
E. 催产素静脉滴注

108. 初产妇，孕 40 周，宫口开全 1 小时，胎头 S＋3，羊水Ⅱ°黄染
109. 初产妇，孕 41 周，胎儿估计 3200g。骨盆测量：坐骨结节间径 7cm，耻骨弓角度 <90°

（110～113 题共用备选答案）
A. 收缩强度低，具有协调性
B. 收缩力强，具有协调性
C. 收缩过强且持续，无节律性放松
D. 收缩极性倒置，间歇期子宫肌肉不能完全放松
E. 子宫上下段交界处子宫环形肌不协调性过强收缩

110. 子宫收缩乏力
111. 高张型子宫收缩乏力
112. 子宫强直性收缩
113. 子宫痉挛性狭窄环

（114～115 题共用备选答案）
A. 杜冷丁
B. 吗啡
C. 催产素静脉滴注
D. 苯巴比妥钠
E. 小剂量麦角新碱

114. 低张型子宫收缩乏力时首选
115. 高张型子宫收缩乏力时首选

（116～118 题共用备选答案）
A. 悬垂腹
B. 跨耻征为阴性
C. 常以枕后位入盆
D. 出现持续性枕横位
E. 第二产程停滞

116. 中骨盆平面狭窄的临床表现是
117. 入口平面狭窄的临床表现是

118. 出口平面狭窄的临床表现是

（119～121 题共用备选答案）

A. 单臀，孕足月已破水，羊水清亮，宫口未开
B. 完全臀，宫口开大 6cm，胎儿约 3000g，宫缩时阴道口已露出胎足
C. 完全臀，孕足月，已临产，DC105cm
D. 破水后羊水中混有胎便
E. 胎儿脐部已娩出，胎头 5 分钟尚未娩出

119. 即时处理是充分堵臀，等待阴道分娩的是
120. 即时处理是选择剖宫产术的是
121. 即时处理是以产钳助产的是

参考答案与解析

1. A	2. C	3. B	4. D	5. C	6. C
7. A	8. D	9. C	10. A	11. C	12. D
13. A	14. E	15. E	16. B	17. B	18. B
19. E	20. B	21. B	22. E	23. D	24. E
25. B	26. E	27. C	28. D	29. C	30. E
31. E	32. C	33. D	34. A	35. A	36. B
37. B	38. A	39. D	40. D	41. A	42. A
43. A	44. D	45. C	46. C	47. A	48. D
49. D	50. D	51. D	52. C	53. B	54. D
55. D	56. D	57. C	58. A	59. D	60. D
61. B	62. B	63. E	64. E	65. E	66. A
67. E	68. A	69. D	70. C	71. B	72. E
73. C	74. A	75. D	76. D	77. C	78. A
79. C	80. E	81. B	82. E	83. D	84. C
85. E	86. A	87. B	88. E	89. C	90. D
91. C	92. A	93. A	94. D	95. E	96. C
97. C	98. A	99. B	100. B	101. D	102. A
103. E	104. C	105. E	106. D	107. E	108. B
109. C	110. A	111. D	112. C	113. E	114. C
115. A	116. D	117. A	118. E	119. B	120. C
121. E					

1. A。**解析：**妊娠 30 周前臀先露多能自行转为头先露，不需处理。妊娠 30 周后仍为臀先露应予矫正。

2. C。**解析：**臀先露第二产程，做好接产前导尿准备，初产妇应行会阴后－侧切开术。

3. B。**解析：**继发性宫缩乏力指产程早期宫缩正常，进展到一定阶段后宫缩乏力，活跃期晚期和第二产程多见，常存在骨盆和胎位异常。

4. D。**解析：**根据题干信息，该患者为过期妊娠，胎心偏慢，胎头入盆好，宫口已 3cm，有水囊感，最佳处理为行人工破膜。通过人工破膜还可以了解羊水情况以较准确判断胎儿宫内情况。该患者目前尚无胎盘功能减退或胎儿窘迫征象，故尚无剖宫产的必要。

7. A。**解析：**如欲纠正胎位，宜在 30 周以后。有子宫破裂征象应立即剖宫产。临产后不宜行外倒转术。横位多为暂时性，进入产程，有效宫缩后，大多数横位变为纵产式，头位或臀位，如仍为横位应剖宫产分娩。

8. D。**解析：**胎位不正，先兆子宫破裂，需急诊行剖宫产术终止妊娠。

10. A。**解析：**单纯的胎粪羊水污染不是剖宫产的指征，立即使用催产素也无指征。可严密监测下阴道试产。

11. C。**解析：**宫缩乏力出血特点是出现在胎盘剥离后，在未剥离前阴道不流血或仅有少许流血，胎盘剥离后因子宫收缩乏力使子宫出血多，但血液能凝固。产妇可出现失血性休克表现。检查腹部可见子宫软、轮廓不清，摸不到宫底。

12. D。**解析：**不协调性子宫收缩乏力的处理原则是调节宫缩，恢复期正常节律及极性。给予哌替啶 100mg，或吗啡 10mg 肌注，醒后多能恢复调节性宫缩。此前严

禁用缩宫素。经上述处理，不协调性宫缩未能纠正，或伴胎儿窘迫现象，或伴头盆不称者，均行剖宫产。

14. E。**解析：**根据“坐骨棘间径 8.9cm，坐骨结节间径 7.5cm”可判断该产妇中骨盆狭窄，骨盆出口偏窄，再加上胎位异常（双足先露），所以阴道产有困难，应行剖宫产。

15. E。**解析：**出口平面狭窄者不宜试产。

16. B。**解析：**此患者为高龄初产，阴道流血发生于胎盘娩出后，出血特点表现为时多时少的阴道持续流血，最可能的出血原因为子宫收缩乏力。滞产（产程延长）可引起子宫肌水肿或渗血、宫缩乏力，从而导致出血。

19. E。**解析：**子宫收缩乏力的常见原因：①头盆不称或胎位异常；②子宫肌源性因素，如过早使用腹压多胎妊娠高龄产妇等；③精神源性因素如精神过度紧张、膀胱充盈、水及电解质紊乱；④内分泌失调：如雄激素宫缩素及前列腺素减少；⑤药物影响：子宫平滑肌细胞内 ATP 酶增高可使子宫收缩力增强。

20. B。**解析：**临产后胎头衔接较晚，常出现协调性宫缩乏力及宫颈扩张缓慢。枕骨位于骨盆后方压迫直肠，产生肛门坠胀及排便感。宫口尚未开全，过早使用腹压，易引起宫颈前唇水肿和产妇疲劳，影响产程进展。当阴道口见到胎发，经多次宫缩屏气不见胎头继续下降时，应想到可能是持续性枕后位。

23. D。**解析：**假临产的特点：①宫缩持续时间短（<30 秒）且不恒定，间歇时间长且不规律，宫缩强度不增加；②宫颈管不短缩，宫口不扩张；③常在夜间出现，清晨消失；④给予强镇静药物能抑制这种宫缩。协调性宫缩乏力多属继发性宫缩乏力，特点：①宫缩的节律性、对称性和极性均正常，但收缩力弱、持续时间短、间歇期长且不规律（宫缩 <2 次/10 分钟）；②宫缩高峰时，手指压宫底部，肌壁出现凹陷；③临产早期宫缩正常，于第一产程活跃期后期或第二产程时宫缩减弱，常见于中骨盆、骨盆出口平面狭窄，持续枕横位或枕后位，对胎儿影响不大。

24. E。**解析：**胎儿持续性枕左横位，即胎体纵轴与母体纵轴平行，且胎头枕部位于母体左侧，故应逆时针转 90°呈枕左前位以助其自然分娩。

26. E。**解析：**持续性枕后位不能引起脐绕颈。

27. C。**解析：**一旦确诊为强直性子宫收缩，应及时给予宫缩抑制剂，如 25% 硫酸镁 20ml 加于 25% 葡萄糖液 20ml 内缓慢静脉推注（不少于 5 分钟），或肾上腺素 1mg 加于 5% 葡萄糖液 250ml 内静脉滴注。若属梗阻性原因，应立即行剖宫产术。若胎死宫内可用乙醚吸入麻醉，若仍不能缓解强直性宫缩，应行剖宫产术。

28. D。**解析：**一般临产时，胎头多已入盆，如未入盆，首先考虑头盆不称（骨产道异常）。正常情况下，部分初孕妇在预产期前 2 周，经产妇于临产后，胎头应入盆。若已临产，胎头仍未入盆，则应充分估计头盆关系。

29. C。**解析：**软产道裂伤的出血特点是出血发生在胎儿娩出后。软产道裂伤流出的血液能自凝，若裂伤损及小动脉，则血液呈鲜红色。

30. E。**解析：**若初产妇已临产而胎头仍未衔接，应警惕有头盆不称。

31. E。**解析：**臀位可分为三类：①单臀先露或腿直臀先露：胎儿双髋关节屈曲，双膝关节伸直，以胎臀为先露。最多见。②完全臀先露或混合臀先露：胎儿双髋关节及双膝关节均屈曲，以胎臀和双足为先露。较多见。③不完全臀先露：以一足或双足，一膝或双膝或一足一膝为先露。较少见。臀位胎体纵轴与母体纵轴平行，胎心音在脐的左上方或右上方。妊娠 28 周以前，胎儿较小，胎位不固定，多数能自然转为头先露，故不必急于纠正。妊娠 30 ~ 34 周仍为臀位者，可予以纠正。脐部娩出至胎头娩出一般控制在 2 ~ 3 分钟，最长不超过 8 分钟，以免新生儿窒息或死亡。

32. C。**解析**：盆骨入口呈扁椭圆形，入口横径大于较前后径，盆骨侧壁直，耻骨弓宽，骶骨失去正常弯度，变直向后翘或深弧形，故盆骨浅，较为常见。

33. D。**解析**：在骨盆异常或者宫缩乏力、前置胎盘、胎儿过大过小以及胎儿发育异常时，均影响胎头俯屈及内旋转，造成持续性枕后位。

35. A。**解析**：低张力性宫缩无力多发生在分娩过程中，子宫收缩有正常的节律性、对称性和极性，但收缩力弱，宫腔基础压力低或近于正常，或持续时间短，宫缩次数少。对胎儿的影响不大，但增加手术机会，且因为存在有头盆不称、胎位异常或宫颈难产的因素，子宫破裂的发生率增高，使用缩宫素（催产素）时要注意子宫破裂的发生。

37. B。**解析**：以后顶骨枕横位衔接者，以后顶骨先入盆者，称为枕横位后不均倾。

38. A。**解析**：产妇宫颈未开全，胎心率减低，有胎儿窘迫的表现，应立即取头低臀高位，行剖宫产。

42. A。**解析**：不协调性子宫收缩乏力（高张性子宫收缩乏力）指宫缩时宫底部不强，而是中段或下段强，宫缩间歇期子宫壁不能完全松弛，表现为子宫收缩不协调，这种宫缩不能使宫口扩张，不能使胎先露部下降，属无效宫缩。产妇自觉下腹部持续疼痛、拒按，烦躁不安；胎儿 - 胎盘循环障碍，可出现胎儿宫内窘迫。检查：下腹部有压痛，胎位触不清，胎心不规律，宫口扩张缓慢或不扩张，胎先露部下降延缓或停滞，产程延长。

44. D。**解析**：根据题干信息，此产妇产后出血最可能的原因是子宫收缩不良。产道损伤的特点是胎儿娩出后立即出现阴道流血，色鲜红；凝血功能障碍时，表现为持续性阴道流血，血液不凝固；根据“产后检查胎盘、胎膜完整”可排除胎盘残留和胎盘滞留。

46. C。**解析**：第一产程分为潜伏期和活跃期。从宫口扩张至 4 ~ 5cm 进入活跃期，最迟至6cm 进入活跃期，直至宫口开全（10cm）称为活跃期。当破膜且宫口扩张≥6cm 后，如果宫缩正常，宫口停止扩张≥4 小时，若宫缩欠佳，宫口停止扩张≥6 小时，可诊断为活跃期停滞。根据题干信息，患者考虑为活跃期停滞。

50. D。**解析**：子宫收缩乏力的病因有：①头盆不称或胎位异常。②子宫局部因素：子宫肌纤维过度伸展（多胎妊娠、巨大儿、羊水过多等）使子宫肌纤维失去正常收缩力。经产妇使子宫肌纤维变性，结缔组织增生影响子宫收缩，子宫发育不良，子宫畸形（双角子宫等）子宫肌瘤等，均能引起子宫收缩乏力。③精神因素。④内分泌失调。⑤药物影响。

51. D。**解析**：妊娠期臀位，于妊娠 30 周前，臀先露多能自行转为头先露，若妊娠 30 周后仍为臀先露应予矫正。先采用胸膝卧位、艾灸至阴穴等，若无效，于妊娠 32 ~ 34 周时采用外倒转术。

52. C。**解析**：中骨盆狭窄若宫口开全，胎头双顶径达坐骨棘水平或更低，可经阴道徒手旋转胎头为枕前位，待其自然分娩，或行产钳助产或胎头吸引术助产。若胎头双顶径未达坐骨棘水平，或出现胎儿窘迫征象，应行剖宫产术结束分娩。

53. B。**解析**：胎心增快，子宫处于持续紧张状态，间歇期不放松，产妇呼痛不已，产程无进展，均为不协调性宫缩乏力的表现。

54. D。**解析：**异常分娩产力异常病因包括：①头盆不称或胎位异常。胎先露下降受阻，不能引起反射性子宫收缩，导致继发性宫缩乏力。②子宫因素，如多胎妊娠、巨大胎儿、羊水过多等使子宫肌纤维过度伸展；经产妇子宫肌纤维变性；子宫发育不良、子宫畸形和子宫肌瘤等，均能引起宫缩乏力。③精神因素，如产妇睡眠少、恐惧、精神过度紧张、膀胱充盈，可导致宫缩乏力。④内分泌失调，如雌激素、缩宫素及前列腺素减少可影响肌细胞收缩，导致宫缩乏力。⑤镇静、止痛、麻醉药物，如临产后大剂量使用吗啡、哌替啶、苯巴比妥钠等可抑制宫缩。

56. D。**解析：**子宫收缩乏力对母儿的影响：①对产妇的影响，由于产程长，产妇疲乏无力、肠胀气、排尿困难，影响宫缩，严重时脱水、酸中毒、低钾血症。第二产程延长，膀胱受压形成尿瘘，易引起产后出血，产后感染。②对胎儿的影响，协调性宫缩乏力使产程延长，增加手术机会，对胎儿不利；不协调性宫缩乏力不能使宫壁完全放松，易发生胎儿窘迫。胎膜早破易造成脐带受压或脱垂，出现胎儿窘迫甚至胎死宫内。

57. C。**解析：**肩先露易发生宫缩乏力和胎膜早破；破膜后随羊水外流胎儿上肢或脐带容易脱出，导致胎儿窘迫甚至死亡；随宫缩加强，上肢脱出于阴道口外，形成嵌顿性肩先露；宫缩继续增强，形成病理缩复环，若不及时处理，将发生子宫破裂。

58. A。**解析：**持续性枕后位常发生于男型骨盆或类人猿型骨盆。

59. D。**解析：**根据“宫口开全而产程无进展，产妇不断屏气”提示可能存在枕后位，此时应立即采取阴道检查，可明确产程无进展的原因，如为胎位异常引起，可徒手转胎位。

60. D。**解析：**“跨耻征阳性”提示头盆不称，无法阴道分娩，只能选择剖宫产。

61. B。**解析：**坐骨棘间径测量两坐骨棘间的距离，正常值10cm。骨盆三个平面各径线均比正常值小2cm或更多，称为均小骨盆。

68. A。**解析：**臀先露在未衔接时腹部触诊可以在耻骨联合上触及可移动的不规则宽而软的胎臀。

69. D。**解析：**临床估计胎儿体重>3500g、足先露、双顶径>9.5cm、高龄初产、既往有难产史等情况，均应剖宫产结束分娩。

70. C。**解析：**临产初期根据产妇的年龄、胎产次、骨盆类型、胎儿大小、臀先露的类型来判断分娩方式，并做出选择。

71. B。**解析：**臀先露在30周后，可以采用膝胸卧位进行纠正；外转胎位术在妊娠36～37周后进行，且必须在急诊剖宫产条件下进行。

72. E。**解析：**肩先露最易出现梗阻性难产，本患者考虑为先兆子宫破裂，查体应可见病理性缩复环，阴道检查可触及胎儿上肢，先兆子宫破裂一旦确诊应立即肌注哌替啶后剖宫产。

82. E。**解析：**胎儿纵轴与母体纵轴垂直，即为肩先露，嵌顿型肩先露直接阻碍产程进展，如此时宫缩过强，则可形成病理性缩复环，有子宫破裂的危险，伴先兆子宫破裂，无论胎儿死活，为抢救产妇生命，均应行剖宫产。

86. A。**解析：**已到分娩后期，胎儿后囟（枕部）仍在骨盆后方，可以诊断为持续性枕后位。因胎头下降较顺利，宫口已近开全且未出现宫缩乏力，所以可以手转胎头试产，虽然胎心率减慢，但羊水清，未出现胎儿窘迫，可手转胎头后持续监测胎心。

88. E。**解析：**不协调性子宫收缩过强多因精神紧张、过度疲劳以及不适当地应用缩宫药或粗暴地进行产科处理所致。产妇出现持续性腹痛、烦躁不安，宫颈扩张缓慢，结合病史考虑此诊断。

89. C。**解析：**潜伏期出现宫缩乏力，可以使用镇静药如哌替啶 100mg 肌注，使产妇休息后转入活跃期。

90. D。**解析：**经过应用镇静药处理后，宫口扩张 2 小时没有进展，先露高浮，此时应立即行剖宫产结束分娩。

第十二章　分娩期并发症

一、单选题：以下每道试题有五个备选答案，请选择一个最佳答案。

1. 羊水栓塞时羊水进入母体血循环的机制与下列哪项无关
   A. 宫缩过强
   B. 羊水混浊
   C. 宫颈存在开放血管
   D. 死胎
   E. 巨大胎儿

2. 胎儿在子宫内缺氧初期表现为胎动
   A. 减弱　B. 增强
   C. 次数减少　D. 频繁
   E. 次数稍增多

3. 产后子宫收缩乏力大量出血时，用无菌纱条填塞宫腔止血，取出时间应为
   A. 8 小时后　B. 16 小时后
   C. 24 小时后　D. 36 小时后
   E. 48 小时后

4. 女，27 岁。初孕妇，临产过程中出现下腹剧痛，烦躁不安，疼痛大叫，下腹拒按，听胎心音不清。最可能的诊断是
   A. 胎盘早剥
   B. 完全性前置胎盘
   C. 部分性前置胎盘
   D. 先兆子宫破裂
   E. 子宫破裂

5. 女，经产妇，宫口开大 4cm，破水后产妇突然烦躁不安，诉头晕、胸闷，测心率 124 次/分，血压为 0，胎心 70 次/分。最可能的诊断是
   A. 子宫破裂　B. 羊水栓塞
   C. 胎盘早剥　D. 脑梗死
   E. 子痫

6. 女，足月妊娠，临产 16 小时，伴排尿困难。产科检查：宫底剑突下 2 横指，拒按，ROP 位，胎心 68 次/mm，宫口开大 4cm，S－1.5，产瘤 5cm×5cm×1.5cm，胎儿头塑型明显。宫缩间歇时，患者呼痛不已，并于脐下 2 横指处见一凹陷，随宫缩逐渐上升，导尿发现为肉眼血尿。此时应做下列何种诊断
   A. 高张宫缩乏力
   B. 子宫痉挛性狭窄环
   C. 先兆子宫破裂
   D. 子宫破裂
   E. 低张性宫缩乏力

7. 女，26 岁。初产妇，孕 41 周，因臀位行臀牵引术。胎儿娩出后 5 分钟突发阴道多量出血约 400ml，检查血压 100/60mmHg，脉搏 100 次/分，宫底脐平。此时最适宜的处理是
   A. 静脉点滴催产素
   B. 检查软产道有无损伤
   C. 行人工剥离胎盘
   D. 按摩子宫
   E. 纱布填塞宫腔

8. 女，初产妇，孕 39 周，破水 2 小时入院。查宫口开大 4cm，于阴道内可触及胎足及搏动的脐带，宫缩规律，胎心 140～150 次/分。此患者的诊断为
   A. 臀位胎膜早破
   B. 臀位足先露，脐带脱垂
   C. 臀位脐带先露
   D. 脐带脱垂，胎儿窘迫
   E. 先兆早产，脐带脱垂

9. 胎儿娩出后，对于因胎盘粘连而导致阴道大量出血，最佳的处理方法是

A. 立即取出胎盘，并注射宫缩剂
B. 抽血做交叉配血
C. 阴道检查有无软产道裂伤
D. 检查凝血功能
E. 立即静脉输入生理盐水

10. 对于软产道裂伤，恰当的是
A. 宫颈裂伤时应从裂伤的外端开始间断缝合
B. 会阴Ⅱ度裂伤包括肛门外括约肌损伤
C. 会阴破裂伤仅为会阴皮肤及阴道黏膜损伤
D. 宫颈裂伤多发生于宫颈6点及12点处
E. 宫颈微小裂伤即会引起较多量的出血

11. 女，25岁。妊娠39周，上午8点开始阵发性宫缩，10点胎膜破裂，下午16时肛门检查：宫口已开全，胎头先露，胎位LOA，胎头颅骨最低点在坐骨棘水平以下3cm，胎心率100次/分，羊水呈草绿色，黏稠。应如何处理
A. 等待自然分娩
B. 剖宫产
C. 产钳术
D. 静点缩宫素
E. 加腹压

12. 胎盘功能不良的表现有
A. SP1 >100mg/L
B. 尿 E_3 >10mg/24h
C. 连续监测24小时尿 E_3 值减少30% ~40%
D. 尿E/C >10
E. 胎盘生乳素 >4mg/L

13. 孕产妇易发生右心衰的常见疾病为
A. 妊高征
B. 羊水栓塞
C. 产褥感染
D. 妊娠合并二尖瓣狭窄
E. 败血症

14. 诊断羊水栓塞的依据为
A. 出现呼吸困难，发绀
B. 心电图示右心房、右心室扩大
C. 下腔静脉血镜检出羊水成分
D. 凝血功能异常
E. 胸部X线片双肺有阴影

15. 慢性胎儿窘迫的表现不包括
A. 胎动减少或消失
B. 胎儿电子监护异常
C. 胎儿生物物理评分低
D. 胎盘功能正常
E. 羊水胎粪污染

16. 羊水栓塞的病理生理表现不包括
A. 过敏性休克
B. 急性肾衰
C. 全身小动脉痉挛
D. 肺动脉高压
E. 弥散性血管内凝血（DIC）

17. 出现产后出血不易被立即发现的是
A. 胎盘嵌顿　　B. 胎盘滞留
C. 胎盘植入　　D. 胎盘粘连
E. 胎盘剥离不全

18. 容易引起子宫破裂的软产道阻塞有
A. 宫颈水肿　　B. 宫颈坚韧
C. 外阴水肿　　D. 阴道纵膈
E. 阴道壁囊肿及肿瘤

19. 关于在第一产程发生羊水栓塞患者的治疗，错误的是
A. 等待自然分娩
B. 应用肾上腺皮质激素抗过敏
C. 应用解痉药物解除支气管痉挛
D. 及时治疗凝血功能障碍
E. 预防与治疗肾衰竭

20. 下列监测方法哪项不可以协助确诊慢性胎儿窘迫
   A. 胎动计数
   B. 胎盘功能测定
   C. 无应激试验
   D. 胎心听诊
   E. 胎儿生物物理评分

21. 初产妇，29 岁。36^{+4}周妊娠，孕妇不明原因高热 5 天，胎心监护提示胎心基线 180 次/分，变异减少，宫口未开，胎膜未破。应如何处理合适
   A. 吸氧，寻找发热原因，等待自然临产
   B. 立即剖宫产终止妊娠
   C. 静滴缩宫素引产
   D. 人工破膜引产
   E. 吸氧，等待满 37 周行剖宫产终止妊娠

22. 经产妇，30 岁。妊娠 39 周，临产后宫缩强，自然破膜后不久突然发生呛咳、呼吸困难、发绀，血压测不到。此时进行应急措施。错误的是
   A. 加压给氧，必要时气管插管
   B. 静注地塞米松 40mg
   C. 静脉缓注罂粟碱 90mg
   D. 静注阿托品 1mg
   E. 立即结束分娩

23. 经产妇，30 岁。40 周妊娠，头先露浮，胎膜早破，未临产，阴道检查在胎儿先露前方触及条索状物，有搏动感，此时不合适的处理为
   A. 吸氧 + 抬高臀部
   B. 检查者于阴道内上推胎儿头部
   C. 立即行剖宫产
   D. 立即行产钳术
   E. 阴道 B 超检查

24. 羊水栓塞的临床表现不包括
   A. 产妇呛咳，呼吸困难
   B. 产妇心率快，脉搏弱，血压降低
   C. 多脏器功能衰竭
   D. 阴道出血不止，血液不凝
   E. 腹痛剧烈，腹部呈板状

25. 女，30 岁。经产妇，G_3P_2，前两胎均经阴道分娩，本次妊娠足月后肌注缩宫素催产，肌注后出现强直宫缩，10 分钟后腹痛剧烈，腹部可及胎体，拒按，患者出现休克症状，听诊无胎心，诊为子宫破裂。何种处理方式较适宜
   A. 等待宫口开全行产钳术
   B. 静滴缩宫素，加快产程进展
   C. 肌注哌替啶或地西泮抑制宫缩
   D. 行穿颅术使胎儿经阴娩出
   E. 立即行剖腹探查术

26. 宫颈裂伤缝合时，第一针应在裂伤顶端上方何处
   A. ≥0.3cm　　B. ≥0.5cm
   C. ≥1cm　　D. ≥0.2cm
   E. ≥0.4cm

27. 女，25 岁。初产妇，孕 1 产 0，妊娠 34 周，因胎动胎心消失 1 周入院，经利凡诺引产后娩出一死女婴，之后阴道即开始不断地出血，人工完整剥离胎盘并使用宫缩剂后仍无效果，出血不止，无凝血块。产后出血的原因可能是
   A. 宫缩乏力致产后出血
   B. 凝血功能障碍
   C. 子宫破裂
   D. 宫内感染
   E. 子宫颈裂伤

28. 女，30 岁。因持续性枕后位剖宫产一 4100g 男活婴，剖宫产手术后 3 周，突然阴道大量出血。最可能的是
   A. 子宫复旧不良

B. 胎盘残留
C. 子宫切口感染、出血
D. 凝血机制障碍
E. 胎盘附着部位，子宫内膜修复不良

29. 胎儿娩出后，胎盘因素引起的出血，哪项处理不恰当
A. 胎盘已剥离未排出者，按压子宫协助胎盘娩出
B. 胎盘未全剥离出血多时，应行手取胎盘术
C. 胎盘植入者，尽量剥离胎盘
D. 胎盘或胎膜残留者，可行清宫术
E. 胎盘嵌顿时，麻醉后用手取出胎盘

30. 下列哪项不是羊水栓塞的诱因
A. 前置胎盘　B. 胎盘早剥
C. 子宫破裂　D. 急产
E. 早产

31. 羊水栓塞引起的病变最不恰当的一项是
A. 急性肝衰竭　B. 过敏性休克
C. 肺动脉高压　D. 急性肾衰竭
E. DIC

32. 由于分娩中羊水突然进入母体血液而引起的并发症中不包括
A. 血压升高　B. 急性肺栓塞
C. DIC　D. 肾衰竭
E. 过敏性休克

33. 羊水栓塞时羊水进入母体的途径是
A. 下肢静脉　B. 阴道静脉
C. 宫颈黏膜静脉　D. 子宫静脉
E. 卵巢静脉

34. 羊水栓塞引起的主要病理生理改变不包括
A. 肺动脉高压　B. 过敏性休克
C. DIC　D. 急性肾衰竭
E. 代谢性碱中毒

35. 导致胎儿缺氧的母体因素不包括
A. 重度贫血
B. 急性失血
C. 小动脉供血不足
D. 子宫胎盘血运受阻
E. 胎儿心血管系统功能障碍

36. 胎儿急性缺氧的原因，哪项是不正确的
A. 前置胎盘　B. 脐带脱垂
C. 胎盘早剥　D. 产程延长
E. 妊娠期高血压疾病

37. 胎儿窘迫病因中最不可能的是
A. 胎位异常
B. 过期妊娠胎盘功能低下
C. 母体患有贫血
D. 母儿血型不合
E. 胎盘早剥

38. 胎儿窘迫的病因不包括
A. 妊娠期高血压疾病
B. 一氧化碳中毒
C. 胎盘早剥
D. 轻度贫血
E. 羊水过多

39. 羊水胎粪污染与下列何项因素有关
A. 交感神经兴奋
B. 迷走神经兴奋
C. 肠蠕动减弱
D. 肛门括约肌紧缩
E. 呼吸运动减弱

40. 胎儿缺氧，在胎儿电子监护提示的是
A. 早期减速
B. 晚期减速
C. 胎动时胎心加速
D. 偶发变异减速
E. NST 无反应型

41. 初产妇，26 岁。胎儿娩出后不久，产

妇突然出现烦躁不安、呛咳、呼吸困难、发绀，心率快而弱，此时应考虑的疾病为

A. 产后血循环衰竭
B. 重度子痫前期
C. 羊水栓塞
D. 癫痫
E. 脑血管意外

42. 女，30 岁。孕 2 产 1，1 年前因中央型前置胎盘行子宫体部剖宫产，现妊娠 7 个月，6 小时前突感剧烈腹痛，头晕，大汗淋漓，胎动停止，胎心音消失，胎体漂浮感，左下腹可扪及妊娠 4 个月子宫大小硬块，移动性浊音（+）。最可能的诊断是

A. 子宫破裂
B. 腹腔妊娠
C. 先兆子宫破裂
D. 胎盘早剥
E. 子宫不完全破裂

43. 女，24 岁。G_1P_0，孕 40 周，头位，临产 8 小时，宫口开大 5cm，自然破膜后，突然胎心不规律，108～132 次/分，羊水Ⅱ°粪染，胎心监测图像为变异减速。最可能的原因是

A. 脐带受压
B. 胎头受压
C. 宫缩过强致胎盘血流量减少
D. 羊水过少
E. 胎盘功能减退

44. 初产妇，24 岁。足月妊娠临产 9 小时。破膜 3 小时。检查宫口开全，S+4，羊水黄绿色，胎心 168 次/分，枕右前位，无头盆不称征象。正确的处理是

A. 剖宫产
B. 产钳助娩
C. 前列腺素催产
D. 等待自然分娩
E. 静脉滴注缩宫素

45. 下述哪项不是抢救羊水栓塞的措施

A. 抗呼吸衰竭
B. 纠正 DIC 及继发纤溶
C. 在第一产程发生者应加强催产素应用，促使其尽早分娩
D. 在第二产程发生者可根据情况经阴道助产
E. 抗循环衰竭

46. 下列描述中不符合羊水栓塞临床表现的是

A. 心脏骤停
B. 呼吸停止
C. 无法解释的严重出血
D. 急性肾衰竭
E. 行为改变

47. 脐带先露与脐带脱垂对母儿的影响错误的是

A. 增加剖宫产率
B. 胎心率异常
C. 胎儿缺氧
D. 胎心消失
E. 脐带血循环阻断超过 3～4 分钟，胎死宫内

48. 下列因素可以引起脐带先露的是

A. 头盆不称
B. 枕前位
C. 羊水过少
D. 脐带过短
E. 胎盘早剥

49. 与病理缩复环关系最密切的是

A. 双胎妊娠
B. 先兆子痫
C. 子宫收缩过强
D. 胎盘早剥
E. 嵌顿性肩先露

50. 子宫病理收缩环是指

A. 宫缩时硬，子宫松弛时为软
B. 常发生于孕期

C. 子宫上下段之间形成缩窄环并随宫缩逐渐上升
D. 子宫某部肌肉呈不协调收缩形成环状狭窄
E. 子宫上下段之间形成环，但不随宫缩而上升

51. 胎儿窘迫，胎儿轻度缺氧，血氧降低，首先出现的为
A. 呼吸性酸中毒
B. 代谢性酸中毒
C. 混合性酸中毒
D. 呼吸性碱中毒
E. 代谢性碱中毒

52. Manning 评分 6 分，预计胎儿情况为
A. 疑有急性缺氧
B. 可能有慢性缺氧
C. 可有急性缺氧
D. 可有急、慢性缺氧
E. 疑有急、慢性缺氧

53. 胎儿缺氧的初期表现为
A. 胎心率 > 160 次/分，尤其是 > 180 次/分
B. 胎心率 < 120 次/分，尤其是 < 100 次/分
C. 胎心率 <90 次/分
D. 胎心率 >200 次/分
E. 羊水Ⅲ度胎粪污染

54. 羊水栓塞的抢救原则不包括
A. 抗循环衰竭
B. 抗呼吸衰竭
C. 纠正 DIC 及继发纤溶
D. 抗过敏治疗
E. 加强宫缩

55. 初孕妇，25 岁。妊娠 40 周，入院前 1 天出现不规律子宫收缩，入院 24 小时后静滴缩宫素引产，第一产程 5 小时，第二产程 10 分钟，胎儿娩出后 2 分钟，产妇突然出现寒战，咳嗽，发绀，血压 60/40mmHg，随后阴道流血不止，立即配血进行抢救。最可能的诊断是
A. 羊水栓塞
B. 急性肺栓塞
C. 子宫收缩乏力性出血
D. 缩宫素过敏
E. 心源性休克

56. 下列符合不完全性子宫破裂临床表现的是
A. 子宫局部无压痛
B. 胎心率减速
C. 可有阔韧带血肿
D. 全腹反跳痛
E. 产妇血压升高

57. 羊水栓塞引起的症状不包括
A. 肺栓塞　　B. 休克
C. DIC　　D. 肾衰竭
E. 消化不良

58. 关于子宫破裂不正确的叙述是
A. 发生在患者有子宫手术史的子宫切口瘢痕处，其原因为不能承受宫内压力的增加而导致在原子宫瘢痕部位破裂
B. 发生在无子宫手术史患者，多因阻塞性难产
C. 在产程中缩宫素使用不当，薄弱的子宫下段处易破裂
D. 实施产钳术不会造成子宫破裂
E. 根据发病原因可分为自然破裂、创伤性破裂

59. 妊娠 90 天行钳刮术中，患者突然烦躁不安，咳嗽、胸闷、呼吸困难、发绀、心率加快，血压下降，应考虑
A. 人工流产综合反应
B. 羊水栓塞

C. 空气栓塞
D. 子宫穿孔
E. 出血过多

60. 初产妇，孕 39 周，估计胎儿体重 3800g，临产 16 小时，宫口开 1cm，以 5% 葡萄糖、缩宫素 5U 静脉滴注，4 小时后宫口开 9cm，但产妇烦躁不安，疼痛难忍，腹部检查，脐下两指处呈环状凹陷，下段有压痛，胎心正常，导尿呈血性。可能的诊断是
A. 羊水栓塞
B. 子宫破裂
C. 高张性子宫收缩乏力
D. 精神过度紧张
E. 先兆子宫破裂

61. 预防羊水栓塞，以下哪项错误
A. 静脉点滴缩宫素时应避免宫缩过强
B. 行人工破膜时应选择子宫收缩期
C. 大月份流产钳刮术时，应先破水再给予催产素
D. 中期引产羊膜腔穿刺术中，外拔穿刺针时应带针芯一同拔出
E. 剖宫产时先破膜，迅速吸净羊水后再娩出胎儿

62. 羊水栓塞最常发生于下列哪一阶段
A. 妊娠早期　　B. 妊娠中期
C. 妊娠晚期　　D. 分娩过程中
E. 产后

63. 围产儿死亡的主要原因是
A. 子宫破裂　　B. 产后出血
C. 羊水栓塞　　D. 胎儿窘迫
E. 脐带异常

64. 胎儿宫内窘迫的诊断依据是
A. 破水后可见羊水胎粪污染
B. 胎动频，40 次/24h
C. 胎心监护示“早期减速”
D. 胎心听诊 120 ~ 150 次/分
E. 胎动时胎心率加速不明显，基线变异小于 3 次/分

65. 胎儿缺氧的表现不包括
A. 晚期减速
B. 胎动计数
C. 羊水黄绿色
D. 胎儿头皮血 pH7.18
E. CST 示早期减速

66. 下述哪项适于诊断胎儿宫内窘迫
A. 宫缩时胎心 110 次/分
B. 臀产式羊水中混有胎便
C. 胎儿头皮血 pH <7.20
D. 胎儿电子监测示早期减速
E. 胎动 3 ~ 5 次/h

67. 下列哪项提示胎儿宫内窘迫
A. 胎心率 130 次/分
B. 妊娠近足月时，胎动 >20 次/24h
C. 孕妇尿雌三醇值 15mg/24h
D. 头位，羊水胎粪污染Ⅲ度
E. 雌激素/肌酐（E/C）比值 >15

68. 胎儿窘迫的病因不包括
A. 母体患有贫血、感染、发热等
B. 过期妊娠胎盘功能低下
C. 脐带缠绕过紧
D. 母儿血型不合
E. 胎位异常

69. 胎盘胎膜残留是晚期产后出血的常见原因之一，其引起的出血多发生在
A. 产后 7 天左右
B. 产后 3 天左右
C. 产后 24 小时左右
D. 产后 10 天左右
E. 产后 30 天左右

70. 女，25 岁。G_1P_0，足月妊娠。胎膜早破，自然分娩后第 3 天，体温 38.8℃，

下腹痛，恶露血性混浊有臭味，宫底平脐，压痛，白细胞 15.8×10^9/L，中性粒细胞 0.80。最可能的诊断是

A. 急性子宫颈炎

B. 急性子宫内膜炎及子宫肌炎

C. 急性输卵管炎

D. 急性盆腔腹膜炎

E. 败血症

71. 女，26 岁。初产妇，孕 39 周，因胎膜早破临产 16 小时，相对性头盆不称行剖宫产术。术中出血 400ml，术后 4 天连续体温 38～39℃，诊断为产褥感染。出现下列哪种体征支持此诊断

A. 咳嗽，双肺可闻及干性啰音

B. 乳腺肿胀，可触及硬结，有压痛

C. 尿频、尿痛，一侧肾区叩击痛

D. 宫底平脐有压痛，恶露血性混浊

E. 伤口红肿有压痛

72. 有关产褥期急性乳腺炎，描述不正确的是

A. 细菌自乳头破损处侵入

B. 病菌由婴儿鼻咽部直接侵入乳管开口

C. 病菌由血液循环至乳腺内，引起乳腺炎

D. 乳汁淤积是易感因素

E. 以链球菌感染多见

73. 关于产后出血的预防，下列哪项是错误的

A. 第一产程要避免产妇过度疲劳

B. 对具有较高产后出血危险的产妇做好及早处理的准备工作，如配血

C. 第二产程要指导产妇适时及正确使用腹压

D. 双胎妊娠，在第一胎肩部娩出后应肌注麦角新碱 0.2mg

E. 产后 2 小时内在产房内观察宫缩及阴道流血情况

74. 胎儿娩出后、胎盘娩出前阴道大出血，应选下列哪种处理方法

A. 以纱条填塞阴道

B. 阴道检查有无软产道裂伤

C. 用胎盘钳夹取胎盘

D. 牵引脐带，使胎盘剥离

E. 徒手剥离胎盘

75. 下列疾病中哪项不易发生因 DIC 导致的产后出血

A. 死胎　　B. HELLP

C. 羊水栓塞　　D. 过期妊娠

E. 妊娠合并肝炎

76. 下列胎盘因素中哪项不会引起出血症状

A. 胎盘剥离不全

B. 胎盘全部粘连

C. 胎盘嵌顿

D. 胎盘部分植入

E. 胎盘胎膜残留

77. 产后出血最多发生于哪个时期

A. 胎儿娩出后至胎盘娩出前

B. 胎儿娩出后 2 小时内

C. 胎盘娩出后 2 小时后

D. 胎儿娩出后 24 小时内

E. 胎儿娩出后 48 小时内

78. 诊断孕期胎儿宫内窘迫，下列检查方法错误的是

A. 测定尿 E_3 值

B. 羊水肌酐值

C. 胎儿电子监测

D. 胎动计数

E. 羊膜镜检查

79. 脐带的安全长度是

A. 须超过从胎盘附着处达宫颈内口的距离

B. 须超过从胎盘附着处达母体外阴的距离
C. 从胎盘附着处达母体外阴的距离
D. 须超过从胎盘附着处达宫颈外口的距离
E. 须超过从胎盘附着处达阴道的距离

80. 女，第一胎孕41周，胎头浮，试产4小时，宫缩50秒/2～3分钟，胎心132次/分，突然阴道大量流水，清亮，胎儿头仍高浮，胎心90次/分。考虑可能为
A. 脐带过短　B. 脐带脱垂
C. 胎头受压　D. 脐带绕颈
E. 胎盘功能减退

81. 脐带脱垂是指
A. 胎膜未破脐带位于胎先露之下或者一侧
B. 胎膜未破脐带位于胎先露之下
C. 胎膜破裂后脐带位于胎先露之上
D. 胎膜破裂后脐带位于胎先露一侧
E. 胎膜已破脐带脱入阴道

82. 产程中下列哪项情况最易发生子宫破裂
A. 软产道阻塞　B. 胎儿脑积水
C. 横位　D. 额先露
E. 高张性宫缩乏力

83. 对于完全性子宫破裂的临床表现，下列恰当的是
A. 子宫出现强直性收缩
B. 出现凝血功能障碍
C. 病理性缩复环上升
D. 产妇突然感到宫缩停止
E. 胎心无变化

84. 羊水栓塞最早出现的症状是
A. 急性左心衰竭
B. 急性肝功能衰竭
C. 急性肾衰竭
D. 急性呼吸衰竭
E. 急性DIC

85. 羊水栓塞的处理，下列哪项恰当
A. 解除肺动脉高压，纠正缺氧
B. 立即终止妊娠，可提高治愈率
C. 慎用肾上腺皮质激素
D. 出血不止时立即应用肝素抗凝
E. 休克早期禁用低分子右旋糖酐

86. 女，26岁。初产妇，因宫缩乏力致第二产程延长行产钳助娩，产后阴道流血量约800ml，诊为宫缩乏力所致。其主要的临床表现应为
A. 胎盘娩出后阵发性出血量多
B. 胎盘未娩出时出血不止
C. 胎儿娩出后立即出血不止
D. 胎盘剥离延缓而出血
E. 胎盘娩出后出血无血块

87. 下面哪项不符合先兆子宫破裂
A. 导尿时有血尿
B. 出现病理性缩复环
C. 胎心音快慢不一
D. 已下降的胎儿先露部分上升，宫口回缩
E. 子宫下段明显压痛

88. 子宫破裂临床表现描述恰当的是
A. 在平脐处见到缩复环，应想到子宫破裂
B. 出现先兆子宫破裂征象，宫口已开全，应行产钳术
C. 剖宫产手术瘢痕破裂时，无先兆征象
D. 子宫破裂后继续可见子宫收缩过强
E. 因不发生胎盘早剥，胎儿极少死亡

89. 子宫病理性缩复环是指
A. 宫缩时硬，子宫松弛时软

B. 常发生于孕期
C. 子宫上下段之间形成缩窄环并随宫缩渐次上升
D. 子宫某部肌肉呈不协调收缩形成环状狭窄
E. 子宫上下段之间形成环，但不随宫缩而上升

90. 产妇 38 周妊娠，既往有剖宫产分娩史，此次妊娠行剖宫产术时见子宫下段菲薄，可见黑色胎发，诊断应是
A. 完全子宫破裂
B. 先兆子宫破裂
C. 不完全子宫破裂
D. 子宫瘢痕处妊娠
E. 子宫肌层断裂

91. 子宫出现病理性缩复环时描述正确的是
A. 是子宫破裂的先兆
B. 随产程进展，病理性缩复环位置无明显变化
C. 子宫下段增厚，膨隆
D. 宫体肌肉菲薄，拉长
E. 子宫下段膨隆，拒按，压痛明显

92. 胎心变化中与胎儿窘迫无关的是
A. 胎心率 >160 次/分
B. 胎心率
C. 胎儿早期减速
D. 胎心晚期减速
E. 胎心变异减速

93. 产后出血的定义是
A. 产程中阴道出血量超过 500ml
B. 在胎儿娩出后 24 小时内阴道出血量超过 500ml
C. 在胎儿娩出后 2 小时内阴道出血量超过 500ml
D. 在胎儿娩出后 3 小时内阴道出血量超过 500ml
E. 在胎儿娩出后 7 天内阴道出血量超过 500ml

94. 关于晚期产后出血的诊断，哪项检查不适合
A. 血常规
B. 超声
C. 病原菌和药敏试验
D. 病理检查
E. 心电图

二、共用题干单选题：以下提供若干个案例，每个案例下设若干道试题，每道试题有五个备选答案，请选择一个最佳答案。

（95 ~ 96 题共用题干）

女，30 岁。初孕妇，临产 16 小时，胎儿娩出后，宫底降至脐平后复升高达脐上，阴道流血约 200ml，暗红色，后胎盘排出。

95. 该产妇胎盘剥离方式是
A. 胎儿面娩出式
B. 母体面娩出式
C. 胎盘嵌顿
D. 异常剥离
E. 胎盘残留

96. 若发现副胎盘残留，正确的处理是
A. 静脉注射缩宫素促进副胎盘剥离
B. 经脐静脉快速注入缩宫素
C. 在无菌操作下伸手入宫腔取出残留组织
D. 等待 30 分钟待其自然排出
E. 立即行刮宫术

（97 ~ 99 题共用题干）

女，36 岁。经产妇，孕 40 周，晨 3 时突然大量阴道出血，急诊来院，体检：血压 120/75mmHg，尿蛋白（ - ）。腹部检查：子宫高 35cm，胎头高浮，子宫前壁无压痛。阴道检查：阴道内有手拳大的凝血

块，宫颈软，宫口开大一指，先露部未及胎盘组织。

97. 考虑可能的出血原因是
A. 子宫破裂
B. 宫颈裂伤
C. 胎盘早剥
D. 前置胎盘（边缘性）
E. 正常临产见红

98. 该产妇分娩后5分钟突然发生烦躁不安，寒战，呕吐，咳嗽，呼吸困难，发绀，血压80/40mmHg，脉细弱。首先应考虑下列何种情况
A. 失血性休克　B. 脑血管意外
C. 羊水栓塞　D. 感染与休克
E. 子宫破裂

99. 即刻应采取的措施不包括
A. 加压给氧改善呼吸循环功能
B. 盐酸罂粟碱静脉缓注
C. 抗过敏治疗
D. 抗休克治疗
E. 立即切除子宫

（100～102题共用题干）

女，24岁。G_1P_0，孕39周，入院前1天阴道大量流水，24小时后行缩宫素引产，第一产程5小时，第二产程10分钟，胎儿娩出后2分钟，患者突然寒战、呛咳、发绀及血压下降至80/60mmHg，阴道流血不止，立即交叉配血，进行抢救。

100. 最可能的诊断是
A. 缩宫素过敏
B. 羊水栓塞
C. 急性肺梗死
D. 心源性休克
E. 产后子宫收缩乏力性出血

101. 确诊的依据是
A. 早破水史
B. 产后阴道大量流血
C. 有休克表现
D. 母体下腔静脉血中检查出毳毛
E. 使用过缩宫素

102. 本例产后出血的主要原因是
A. 胎膜早破，宫内感染
B. 第二产程过短
C. 未给予药物预防产后出血
D. 宫缩乏力
E. 凝血功能障碍

（103～104题共用题干）

初产妇于胎儿娩出后短时间内，突然出现烦躁不安、寒战、呕吐、咳嗽、发绀、呼吸困难、脉搏加快。

103. 首先应考虑
A. 先兆子痫　B. 产后感染
C. 羊水栓塞　D. 癫痫
E. 脑血管意外

104. 不应选用的措施是
A. 地塞米松　B. 纠正碱中毒
C. 吸氧　D. 肝素
E. 阿托品

（105～106题共用题干）

女，26岁。初产妇，临产后静脉滴注催产素，破膜后不久出现烦躁不安、呛咳、呼吸困难、发绀，12分钟后死亡。

105. 本例最可能的诊断是
A. 低纤维蛋白原血症
B. 重度妊高征（子痫）
C. 羊水栓塞
D. 重型胎盘早剥
E. 子宫破裂

106. 下列各项中，可作为确诊的依据是
A. 突发呼吸困难
B. 查到胎儿有核红细胞
C. 休克及昏迷
D. 出血不止

E. 腔静脉中查到胎脂、胎粪

（107～109 题共用题干）

女，30 岁。初产妇，39 周妊娠临产 16 小时，宫口开大 4cm，给予缩宫素静滴，腹痛持续不缓解，胎心 90～110 次/分，可见脐耻之间出现一狭窄环。

107. 应考虑的诊断是
   A. 强直性子宫收缩
   B. 子宫收缩过强
   C. 先兆子宫破裂
   D. 胎盘早剥
   E. 高张性子宫收缩乏力

108. 引起上述情况的医源性原因是
   A. 分娩方式选择不当
   B. 产前检查不仔细
   C. 缩宫素应用不合理
   D. 解释安慰工作做的不够
   E. 胎位判断错误

109. 应立即给予的处理是
   A. 会阴侧切助产
   B. 产钳助产
   C. 胎头吸引术助产
   D. 立即停滴缩宫素，行剖宫产
   E. 继续静滴缩宫素，等待宫口开全

（110～111 题共用题干）

女，37 岁。初产妇，G_1P_0，胎膜已破 3 天，临产 2 天，胎动消失半天，由乡卫生院转来。查体：体温 39.9℃，脉搏 124 次/分，血压 90/60mmHg，胎位 LOA，先露 +2，胎心 110 次/分，胎儿监测晚期减速，宫体压痛，尿色清，宫口开大 2cm。血常规：白细胞 22×10^9/L，中性粒细胞 0.95，淋巴细胞 0.05。

110. 下列诊断，哪项是错误的
   A. 胎膜早破
   B. 产时感染
   C. 胎儿宫内窘迫
   D. 高龄初产
   E. 先兆子宫破裂

111. 下列处理哪项是错误的
   A. 静脉抗生素
   B. 高渗葡萄糖 + 维生素 C 静滴
   C. 剖宫产
   D. 吸氧
   E. 静注催产素促进阴道分娩

三、共用备选答案单选题：以下提供若干组试题，每组试题共用试题前列出的五个备选答案，请为每道试题选择一个最佳答案。每个备选答案可能被选择一次、多次或不被选择。

（112～113 题共用备选答案）
   A. 分娩期　　B. 妊娠早期
   C. 妊娠中期　　D. 妊娠晚期
   E. 妊娠期

112. 急性胎儿窘迫多发生于
113. 慢性胎儿窘迫常发生于

（114～116 题共用备选答案）
   A. 应立即考虑剖宫产以去除病因
   B. 在抢救产妇的同时，可及时阴道结束分娩
   C. 应立即行子宫切除
   D. 在抢救休克后行子宫切除
   E. 即使在休克状态下，亦应在抢救休克同时行子宫切除

114. DIC 在第一产程发病，恰当的处理是
115. DIC 在第二产程发病，恰当的处理是
116. 对无法控制的产后出血，恰当的处理是

参考答案与解析

1. E	2. D	3. C	4. D	5. B	6. C
7. C	8. B	9. A	10. C	11. C	12. C
13. B	14. C	15. D	16. C	17. A	18. A
19. A	20. D	21. B	22. E	23. D	24. E

25. E 26. B 27. B 28. C 29. C 30. E
31. A 32. A 33. C 34. E 35. E 36. E
37. A 38. D 39. B 40. B 41. C 42. A
43. A 44. B 45. C 46. E 47. E 48. A
49. E 50. C 51. A 52. E 53. A 54. E
55. A 56. C 57. E 58. D 59. B 60. E
61. B 62. D 63. D 64. E 65. E 66. C
67. D 68. E 69. D 70. B 71. D 72. E
73. D 74. E 75. D 76. B 77. B 78. B
79. B 80. B 81. C 82. C 83. D 84. D
85. A 86. A 87. D 88. C 89. C 90. C
91. A 92. C 93. B 94. E 95. B 96. C
97. D 98. C 99. E 100. B 101. D 102. E
103. C 104. B 105. C 106. E 107. C 108. C
109. D 110. E 111. E 112. A 113. D 114. A
115. B 116. E

1. E。**解析**：羊水进入母体血循环的机制可能与下列因素有关：宫缩过强或强直性收缩，子宫存在开放血管，死胎不下可使胎膜强度减弱而渗透性显著增加，羊水混浊刺激性强。

2. D。**解析**：缺氧初期为胎动频繁，表示胎儿有一定的储备能力。继而减弱及胎动次数减少，晚期胎动消失，提示胎儿储备能力消失。

3. C。**解析**：产后子宫收缩乏力大量出血时，用无菌纱条填塞宫腔止血，应在24小时后取出。

9. A。**解析**：胎儿娩出后，对于因胎盘粘连而导致阴道大量出血，最佳的处理方法为分娩后立即取出胎盘，及时应用子宫收缩药，如缩宫素、马来酸麦角新碱等，持续按摩子宫。

13. B。**解析**：孕妇容易发生右心衰的疾病是羊水栓塞。

14. C。**解析**：下腔静脉血检测到羊水成分，判断为羊水栓塞。

16. C。**解析**：羊水栓塞的病理表现不包括全身小动脉痉挛。

17. A。**解析**：出现产后出血不易被发现的是胎盘嵌顿。

19. A。**解析**：一旦出现羊水栓塞应立即给予紧急处理，包括：①最初阶段先是纠正缺氧；解除肺动脉高压；防止心衰；抗过敏；抗休克。②DIC 阶段应早期抗凝，补充凝血因子，应用肝素；晚期抗纤溶同时也补充凝血因子，防止大出血。③少尿或无尿阶段要及时应用利尿剂，预防与治疗肾衰竭。在第一产程发病者，应立即考虑行剖宫产结束分娩以去除病因。

20. D。**解析**：胎盘功能检查、无应激试验、B 超、生物物理评分、胎动计数和羊膜镜检查可以协助确诊慢性胎儿窘迫，胎心听诊一般不能诊断慢性胎儿窘迫。

21. B。**解析**：急性胎儿窘迫应积极寻找并去除病因，及早纠正孕产妇酸中毒，该孕妇不明原因高热，短时间内不能改善，且胎儿近足月，成活率高，应尽快终止妊娠。

22. E。**解析**：一旦初步诊断为羊水栓塞，必须立即积极抢救，重点针对过敏和急性肺动脉高压所致低氧血症及呼吸循环衰竭、DIC 及肾功能衰竭进行预防。

23. D。**解析**：该产妇考虑为脐带脱垂，宫口未开全，短时间内不能经阴分娩，应行剖宫产，在准备手术时应抬高产妇臀部，检查者于阴道内上推胎儿头部以减轻脐带受压。

24. E。**解析**：产妇腹痛剧烈，腹部呈板状为先兆子宫破裂的表现。

25. E。**解析**：一旦确诊子宫破裂，均应在输液输血抗休克同时尽快手术治疗。

27. B。**解析**：死胎可导致凝血功能障碍，“出血不止，无凝血块”是凝血功能障碍所致产后出血的特点。故此例产后出血的原因可能是凝血功能障碍。根据“使用宫缩剂后仍无效果”可排除宫缩乏力致产后出血的可能。

30. E。**解析：** 羊膜腔内压力增高、胎膜破裂和宫颈或宫体损伤处有开放的静脉或血窦，是导致羊水栓塞发生的基本条件。

31. A。**解析：** 羊水中含的物质可形成栓子引起肺动脉高压，其中有形成分可成为强致敏源引起过敏性休克，羊水中含有的促凝物质可引起 DIC，由于休克和 DIC，肾脏急性缺血导致肾功能障碍。

32. A。**解析：** 过敏性休克可引起Ⅰ型变态反应，会出现血压骤降、DIC、出现严重的产后出血。休克、DIC 及肾急性缺血可导致肾衰竭。

34. E。**解析：** 羊水中含的物质可形成栓子引起肺动脉高压，其中有形成分可称为强致敏源引起过敏性休克，羊水中含有的促凝物质可引起 DIC，由于休克和 DIC，肾脏急性缺血导致肾功能障碍。

35. E。**解析：** 导致胎儿缺氧的母体因素：①小动脉的供血不足；②红细胞携氧不足；③急性失血；④各种原因引起的休克和急性感染的发热；⑤子宫胎盘血运受阻。

36. E。**解析：** 急性胎儿窘迫多因脐带脱垂、前置胎盘、胎盘早剥、产程延长或者宫缩过强等引起。妊娠期高血压疾病容易导致绒毛间隙血液灌注不足，从而引起胎儿慢性缺氧。

37. A。**解析：** 胎儿窘迫的病因涉及多方面，可归纳为 3 大类。①母体因素：母体血液含氧量不足是重要原因，轻度缺氧时母体多无明显症状，但对胎儿则会有影响。②胎儿因素：胎儿心血管系统功能障碍，如严重的先天性心血管疾病的颅内出血等；胎儿畸形。③脐带、胎盘因素：脐带和胎盘是母体与胎儿间氧及营养物质的输送传递通道，其功能障碍必然影响胎儿不能获得所需氧及营养物质。

38. D。**解析：** 重度贫血、一氧化碳中毒等会导致红细胞携氧不足而至胎儿窘迫。

39. B。**解析：** 一般认为羊水污染是胎儿宫内缺氧的征象，因为胎儿宫内缺氧，酸中毒引起迷走神经兴奋，肠蠕动亢进，肛门括约肌松弛，促使胎粪排入羊水中。同时，孕妇感染及胎膜早破者出现羊水粪染的几率也增加。特别在产程中潜伏期发现。

40. B。**解析：** 晚期减速一般认为是胎儿缺氧的表现，应予以高度重视。

42. A。**解析：** 胎体漂浮感，子宫破裂胎儿及妊娠物进入腹腔，移动性浊音（+）符合子宫破裂的表现。

43. A。**解析：** 变异减速即宫缩和减速没有直接关系，可见胎心很快下降，但很快恢复，多为脐带受压导致。破水突然出现变异减速，可能是脐带随羊水涌出改变位置导致受压所致。

44. B。**解析：** 急性胎儿窘迫宫口开全，胎先露部已达坐骨棘平面以下 3cm 者，吸氧同时尽快助产经阴道娩出胎儿，该产妇已宫口开全，胎先露部达坐骨棘平面下 4cm，无头盆不称，所以应产钳助娩。

45. C。**解析：** 羊水栓塞的原因之一是自发或人为的过强宫缩，因此加强催产素应用是错误的。羊水栓塞发生于胎儿娩出前，应积极改善呼吸循环功能、防止 DIC、抢救休克等。如子宫颈口未开或未开全者，应行剖宫产术，以解除病因，防止病情恶化；子宫颈口开全，胎先露位于坐骨棘下者，可行产钳助产。术时及产后密切注意子宫出血等情况。如无出血，继续保守治疗；如有难以控制的产后大出血且血液不凝者，应当机立断行子宫切除术，以控制胎盘剥离面血窦出血，并阻断羊水沉渣继续进入血循环。

46. E。**解析**：羊水栓塞临床表现：①在分娩过程中，产妇突感寒战，出现呛咳、气急、烦躁不安、恶心、呕吐等前驱症状，继而出现呼吸困难、发绀、抽搐、昏迷，脉搏细数、血压急剧下降，心率加快、肺底部湿啰音。病情严重者常于数分钟内死亡。②出血：患者渡过心肺功能衰竭和休克后，进入凝血功能障碍阶段，表现以子宫出血为主的全身出血倾向，如切口渗血、全身皮肤黏膜出血、针眼渗血、血尿、消化道大出血等。③急性肾衰竭：本病全身脏器均受损害，除心脏外，肾脏是最常受损器官。存活的患者出现少尿（或无尿）和尿毒症表现。主要因为循环功能衰竭引起的肾缺血及 DIC 前期形成的血栓堵塞肾内小血管，引起缺血、缺氧，导致肾脏器质性损害。

47. E。**解析**：对母儿的影响：①对产妇影响：增加剖宫产率。②对胎儿影响：脐带先露宫缩时胎先露下降，压迫脐带导致胎心率异常。胎膜已破者，脐带受压于胎先露部与骨盆之间，引起胎儿缺氧，甚至胎心消失；以头先露最严重。脐带血循环阻断超过 7 ~8 分钟，胎死宫内。

48. A。**解析**：容易发生在胎先露未衔接时：①头盆不称、胎头入盆困难；②臀先露、肩先露、枕后位等胎位异常；③胎儿过小；④羊水过多；⑤脐带过长；⑥脐带附着异常及低置胎盘等。

49. E。**解析**：病理性缩复环是先兆子宫破裂的征象，子宫破裂的原因有梗阻性难产、胎位异常（肩先露）、损伤性子宫破裂、瘢痕子宫、子宫收缩药物不当。其他四项不是子宫破裂的原因。

50. C。**解析**：病理性缩复环随宫缩上升，生理性缩复环不随宫缩上升。在临产过程中，当胎儿先露部下降受阻时，强有力的阵缩使子宫下段逐渐变薄而宫体更加增厚变短，两者间形成明显的环状凹陷，此凹陷会逐渐上升达脐平或脐部以上，称为病理性缩复环。

51. A。**解析**：胎儿血氧降低、二氧化碳蓄积提示呼吸性酸中毒。

52. E。**解析**：Manning 评分法，满分为 10 分，提示胎儿无急慢性缺氧依据。8 分可能有急性或慢性缺氧；6 分可疑急、慢性缺氧；4 分有急性或慢性缺氧；2 分有急性缺氧伴慢性缺氧；0 分有急慢性缺氧。

53. A。**解析**：胎心率变化：胎心率是了解胎儿是否正常的重要标志，是急性胎儿窘迫最明显的临床征象。胎心率 > 160 次/分，为胎儿缺氧的初期表现。

55. A。**解析**：该产妇使用缩宫素静滴引产，胎儿娩出 2 分钟，产妇突然出现寒战，咳嗽，发绀，血压 60/40mmHg，提示发生了羊水栓塞。

56. C。**解析**：不完全子宫破裂在子宫不完全破裂处有压痛，若破裂发生在子宫侧壁或阔韧带两叶之间，可形成阔韧带内血肿，胎心音多不规则，因浆膜层尚未穿破，宫腔与腹腔未相通，胎儿及其附属物仍在宫腔内，无全腹反跳痛。

57. E。**解析**：在分娩过程中，羊水进入母体血循环引起肺栓塞、休克和 DIC 等一系列严重症状的综合征称羊水栓塞，是极严重的分娩并发症。

58. D。**解析**：子宫破裂根据发病原因分为自然破裂、创伤性破裂。一、自然破裂：①发生在患者有子宫手术史的子宫切口瘢痕处，其原因为不能承受宫内压力的增加而导致在原子宫瘢痕部位破裂；②发生在无子宫手术史患者，多因阻塞性难产，未及时恰当处理，使子宫下段过度延伸终致破裂；③在产程中缩宫素使用不当，使子宫强烈收缩，胎儿通过产道受阻，在薄弱的子宫下段处破裂。二、创伤性破裂：

在产妇出现难产时手术不当，如实施产钳术造成的子宫破裂。

59. B。**解析：**钳刮术中突然出现烦躁不安、咳嗽、胸闷、呼吸困难、发绀、心率加快，血压下降是羊水栓塞的表现。

60. E。**解析：**先兆子宫破裂时宫缩强有力使产妇下腹疼痛难忍、烦躁不安、呼痛不止，常有排尿困难。产妇呼吸急促，脉搏增快，膀胱充盈，导尿可见血尿。子宫外形呈葫芦状，出现病理性缩复环，下段有明显压痛。宫缩频繁使胎心改变或听不清。产程延长，先露下降受阻。

61. B。**解析：**行人工破膜时应在宫缩间期进行，让羊水慢慢流出。

63. D。**解析：**胎儿窘迫是胎儿在宫内因急性或慢性缺氧危及其健康和生命的综合症状。是围产儿死亡的主要原因，是儿童智力低下的主要原因。

86. A。**解析：**宫缩乏力性出血为胎盘娩出后的出血。

87. D。**解析：**关于子宫破裂应是子宫壁全层裂开，子宫腔与腹腔相通，胎儿和胎盘可嵌顿于子宫破裂口处，也可以进入腹腔，如果胎龄较小胎盘、羊膜囊包裹胎儿完全进入腹腔。

88. C。**解析：**子宫体部破裂可发生于妊娠晚期。此种情况的孕妇多为瘢痕子宫，可无先兆而突然破裂。

89. C。**解析：**病理性缩复环随宫缩上升，生理性缩复环不随宫缩上升。在临产过程中，当胎儿先露部下降受阻时，强有力的阵缩使子宫下段逐渐变薄而宫体更加增厚变短，两者间形成明显的环状凹陷，此凹陷会逐渐上升达脐平或脐部以上，称为病理性缩复环。

90. C。**解析：**不完全性子宫破裂指子宫肌层全都或部分破裂，浆膜层尚未穿破，宫腔与腹腔未相通，胎儿及其附属物仍在宫腔内，本患者隔着子宫下段可见胎发，说明仅剩浆膜未破，故为不完全子宫破裂。

91. A。**解析：**梗阻性难产时宫缩继续加强，子宫上段越来越厚，子宫下段被动扩张越来越薄，子宫上下段肌壁厚薄悬殊，形成环状凹陷，此环状凹陷随宫缩逐渐升高，可达脐上，形成病理缩复环，是子宫破裂先兆，若不及时处理，将发生子宫破裂。

92. C。**解析：**早期减速是宫缩时胎头受压，脑血流一时性减少的表现，是无伤害性的。

93. B。**解析：**产后出血是指胎儿娩出后24小时内失血量超过500ml，是我国产妇死亡的首要原因。

94. E。**解析：**根据排除法，可判断心电图与晚期产后出血的诊断无关。其他选项对于晚期产后出血的不同病因，是有针对性的检查。

105. C。**解析：**根据题干信息，该患者最可能的诊断是羊水栓塞。子痫患者常有全身高张阵挛惊厥、有节律的肌肉收缩和紧张；重型胎盘早剥发病急，有剧烈腹痛、阴道出血等表现；子宫破裂发生前常有下腹剧痛难忍、病理性缩复环形成、排尿困难和血尿、胎心率可增快、减慢或听不清等表现。

106. E。**解析：**羊水栓塞的发病基础是羊水中的有形成分进入母体血液循环，因此若腔静脉中查到胎脂、胎粪即可确诊羊水栓塞。突发呼吸困难、休克及昏迷、出血不止均可为羊水栓塞的临床表现，但不具有特异性。

第十三章　产褥期异常

一、单选题：以下每道试题有五个备选答案，请选择一个最佳答案。

1. 下列有关产褥感染说法正确的是
   A. 产褥感染是指产褥期生殖道受病原体感染
   B. 产褥病与产褥感染含义相同
   C. 产褥感染也包含泌尿系统感染
   D. 造成产褥感染的原因以产褥病为主
   E. 产褥感染发病率为1% ~7.2%

2. 关于产褥感染的处理原则，错误的是
   A. 支持疗法
   B. 因胎盘残留出现急性感染并发高热患者须立即清宫
   C. 根据细菌培养和药敏试验选择合适的抗生素
   D. 感染严重者短期加用肾上腺糖皮质激素
   E. 会阴伤口感染及时行切开引流术

3. 迅速降温对于产褥中暑患者很重要，下列处理不恰当的是
   A. 用冷水和乙醇擦浴
   B. 将患者置于阴凉、通风处
   C. 4℃葡萄糖盐水1000 ~1500ml静脉滴注
   D. 氯丙嗪25mg加入葡萄糖盐水500ml中，1 ~2小时滴完，4 ~6小时重复1次
   E. 体温降到38.5℃，停止降温处理

4. 对于产褥中暑描述不恰当的是
   A. 产褥中暑在发病前常有时间较长的先兆症状
   B. 容易在高温、高湿的环境下发生
   C. 是一种中枢性体温调节功能障碍性疾病
   D. 可以发生呼吸衰竭
   E. 可以发生休克

5. 以下可能引起产褥病率的原因不包括
   A. 产褥感染
   B. 泌尿系感染
   C. 正常分娩
   D. 上呼吸道感染
   E. 血栓静脉炎

6. 胎盘、胎膜残留多发生于产后
   A. 10天左右　　B. 15天左右
   C. 20天左右　　D. 25天左右
   E. 30天左右

7. 产褥期抑郁症诊断必备条件为
   A. 对生活明显缺乏兴趣
   B. 注意力涣散
   C. 失眠或睡眠过度
   D. 反复出现死亡想法
   E. 疲劳乏力

8. 子宫胎盘附着面感染或复旧不全多发生于产后
   A. 2周左右　　B. 3周左右
   C. 4周左右　　D. 5周左右
   E. 6周左右

9. 下列哪项不是晚期产后出血的原因
   A. 剖宫产术后子宫伤口裂开
   B. 继发性子宫收缩乏力
   C. 产后子宫滋养细胞肿瘤
   D. 子宫黏膜下肌瘤
   E. 切口缝合不当

10. 产褥抑郁症的诊断依据必须具备的症状是
    A. 情绪抑郁
    B. 疲劳和乏力

C. 失眠
D. 体重显著下降
E. 反复出现死亡想法

11. 产褥期抑郁症描述不恰当的是
A. 产褥期精神综合征的最常见类型之一
B. 分娩后出现失眠或睡眠过度
C. 通常在产后1周出现症状
D. 通常需要包括药物治疗和心理治疗
E. 通常预后良好，多数患者1年内治愈，再次妊娠，少数复发

12. 在产后2周内必须具备下列哪项表现才可诊断产褥期抑郁症
A. 对全部活动或多数活动明显缺乏兴趣或愉悦
B. 体重显著下降或增加
C. 失眠或睡眠过度
D. 疲劳或乏力
E. 反复出现死亡想法

13. 产褥病率是指用口表每天测体温4次，有2次≥38℃，时间范围应为
A. 产褥期内
B. 产后24小时内
C. 产后24小时以后的1周内
D. 产后24小时以后的10天内
E. 产后24小时以后的半月内

14. 下列关于产褥期保健不正确的是
A. 产褥期严禁性交
B. 产后不哺乳通常在产后4~8周月经复潮
C. 产后8周无月经来潮可以不必避孕
D. 产后检查包括产后访视和产后健康检查两部分
E. 产后应适当活动及做产后健身操

15. 下列有关产褥期急性乳腺炎哪项不正确
A. 细菌自乳头破损处侵入
B. 病菌由婴儿鼻咽部直接侵入乳管开口
C. 病菌由血液循环至乳腺内，引起乳腺炎
D. 链球菌是主要致病菌
E. 乳汁淤积是易感因素

16. 下列哪项不是产褥感染的诱发因素
A. 妊娠期糖尿病
B. 妊娠合并贫血
C. 早产
D. 胎膜早破
E. 产钳助娩

17. 产褥感染中最常见的病理表现是
A. 急性盆腹腔膜炎
B. 急性外阴炎、阴道炎、宫颈炎
C. 急性盆腔结缔组织炎、急性输卵管炎
D. 急性子宫内膜炎、子宫肌炎
E. 败血症

18. 引起产褥感染的病原体，不常见的有
A. 铜绿假单胞菌（绿脓杆菌）
B. 金黄色葡萄球菌
C. 衣原体
D. 支原体
E. 大肠埃希菌

19. 关于产褥感染的诱因，下列哪项描述不正确
A. 妊娠晚期性交
B. 孕期贫血及营养不良
C. 产前产后出的血、宫腔填纱、产道异物
D. 过早静脉滴注子宫收缩剂
E. 各种产科手术操作、产道损伤

20. 产褥感染的诱因不包括
A. 产程长，胎膜早破或失血多

B. 先兆子痫
C. 手术产，手取胎盘
D. 孕期贫血、营养不良
E. 产程中多次阴道检查

21. 关于“股白肿”，下列说法错误的是
A. 是下肢血栓性静脉炎
B. 病变多在股静脉、腘静脉及大隐静脉
C. 多继发于盆腔炎或周围结缔组织炎
D. 血液回流受阻，引起下肢水肿
E. 局部静脉无压痛

22. 女，阴道分娩后 15 天，间断阴道出血伴血块 3 天入院，入院时血压 120/80mmHg，心率 100 次/分，血红蛋白 80g/L。下列处理短时间内最无必要的是
A. 建立有效的静脉通道，大量输血
B. 应用缩宫素
C. 抗生素防治感染
D. 清宫术
E. B 超

23. 产褥期不会引起产妇发热的情况有
A. 乳汁淤积
B. 产褥期中暑
C. 产褥期甲亢合并甲状腺危象
D. 产褥期糖尿病酮症酸中毒
E. 产褥期糖尿病酮症

24. 以下可能引起产褥病的原因不包括
A. 产褥感染
B. 顺产
C. 上呼吸道感染
D. 泌尿系感染
E. 血栓性静脉炎

25. 产褥感染临床表现不包括
A. 急性外阴、阴道、宫颈炎
B. 急性子宫内膜炎、子宫肌炎
C. 急性盆腔结缔组织炎、急性输卵管炎
D. 急性盆腔腹膜炎及弥漫性腹膜炎
E. 急性尿道炎

26. 产后第 3 天突然出现畏寒、高热，体温 40℃，伴有恶心、呕吐，下腹剧痛、压痛、反跳痛，腹肌紧张感明显。最可能的诊断是
A. 子宫内膜炎
B. 下肢血栓性静脉炎
C. 急性盆腔结缔组织炎
D. 急性盆腔腹膜炎
E. 产后宫缩

27. 产褥感染的病原体主要来源于
A. 生殖道正常寄生的病原体
B. 空气中细菌
C. 手术区细菌污染
D. 无菌操作不严
E. 手术器械带来的致病菌

28. 产褥感染的处理原则，错误的是
A. 选用有效的抗生素
B. 纠正全身一般情况
C. 半卧位以利引流
D. 禁用肾上腺皮质激素，避免感染扩散
E. 胎盘残留者，应控制感染后清宫

29. 产褥感染中，哪种细菌的感染最易发生感染性休克
A. 厌氧性链球菌
B. 乙型溶血性链球菌
C. 金葡菌
D. 大肠埃希菌
E. 肺炎链球菌

30. 有关产褥感染下列哪项是正确的
A. 凡产褥期体温升高均为生殖器感染所致

B. 产后未发生产褥感染，宫腔内培养不出细菌
C. 多为单种细菌感染
D. 指产后生殖器官感染后，引起局部和全身的炎性变化
E. 全部为内源性感染所致

31. 关于产后出血的预防，哪项不恰当
A. 产后观察阴道出血情况 1～2 小时
B. 仔细检查胎盘胎膜是否完整
C. 仔细检查软产道是否有裂伤
D. 对有产后出血高危因素者，胎儿娩出前肩时静脉滴注缩宫素
E. 提高接生技术，减少软产道损伤

32. 为了明确非剖宫产产妇晚期产后出血的原因，最好的诊断方法是
A. CT 检查　　B. B 超检查
C. 阴道检查　　D. 诊断性刮宫
E. 腹腔镜

33. 下列哪种情况不能说明患有产褥感染
A. 产后 10 天，恶露多且臭
B. 高热、头痛
C. 子宫有压痛
D. 产后 10 天阴道排出大量小块肉样物
E. 产后宫缩痛

二、共用题干单选题：以下提供若干个案例，每个案例下设若干道试题，每道试题有五个备选答案，请选择一个最佳答案。

（34～36 题共用题干）

女，28 岁。初产妇，因胎儿窘迫行剖宫产后 1 周，体温 38.8℃，无腹痛，恶露正常无异味，哺乳时左乳触痛，无咳嗽。

34. 该患者最可能的诊断是
A. 产后出血　　B. 产褥感染
C. 上呼吸道感染　　D. 刀口感染
E. 急性乳腺炎

35. 为明确诊断，一般不需要的检查是
A. 检查刀口有无感染
B. 会阴检查
C. 血、尿常规检查
D. 盆腔 B 超检查
E. 乳腺外科检查

36. 若诊断为乳汁淤积，不适宜的措施有
A. 乳房红肿时不需用抗生素
B. 局部推拿、按摩
C. 立即暂停哺乳
D. 积极排空乳房
E. 炎症明显时可酌情使用抗生素

参考答案与解析

1. E	2. B	3. E	4. A	5. C	6. A
7. A	8. A	9. B	10. A	11. C	12. A
13. D	14. C	15. D	16. C	17. D	18. A
19. D	20. B	21. E	22. A	23. E	24. B
25. E	26. D	27. A	28. D	29. D	30. D
31. A	32. D	33. E	34. E	35. B	36. C

1. E。**解析：**产褥感染发病率为 1%～7.2%。

2. B。**解析：**急性感染并发高热者，应有效控制感染，待体温下降后再彻底清宫，避免因刮宫引起感染扩散和子宫穿孔。

3. E。**解析：**发热患者以体温降到 38℃为宜。

5. C。**解析：**产褥病率常由产褥感染引起，也可由生殖以外的感染引起，如急性乳腺炎、上呼吸道感染、泌尿系统感染、血栓静脉炎等。

6. A。**解析：**胎盘、胎膜残留多发生于产后 10 天左右，黏附在宫腔内的残留胎盘组织发生变性、坏死、机化，形成胎盘息肉，当坏死组织脱落时，暴露基底部血

管，引起大量出血。

8. A。**解析**：子宫胎盘附着面血管在分娩后即有血栓形成，继而血栓机化、血管变窄、阻塞。若胎盘附着面感染、复旧不全则引起出血。多发生在产后2周左右。

9. B。**解析**：继发性宫缩乏力的患者容易导致产后出血，而非晚期产后出血。

10. A。**解析**：产褥抑郁症必须具备情绪抑郁和对全部或多数活动明显缺乏兴趣或愉悦两条。

11. C。**解析**：产后抑郁症通常在产后2周内出现症状。

12. A。**解析**：产褥期抑郁症的诊断标准，在产后2周内出现下列5条或5条以上的症状，但必须具备第①②两条：①情绪抑郁。②对全部或多数活动明显缺乏兴趣或愉悦。③体重显著下降或增加。④失眠或睡眠过度。⑤精神运动性兴奋或阻滞。⑥疲劳或乏力。⑦遇事皆感毫无意义或负罪感。⑧思维能力减退或注意力涣散。⑨反复出现死亡想法。

13. D。**解析**：产褥病率指分娩24小时以后的10天内，每天测量体温4次，间隔时间4小时，有2次体温多≥38℃（口表），产褥病率常由产褥感染引起，但也可由生殖道以外感染如急性乳腺炎、上呼吸道感染、泌尿系统感染、血栓静脉炎等原因所致。

14. C。**解析**：产褥期严禁性交，产后42天起应采取避孕措施，原则是哺乳者以工具避孕为宜，不哺乳者可选用药物避孕。

15. D。**解析**：急性乳腺炎为细菌经乳头皲裂处或乳管口侵入乳腺组织所引起，发病除产后全身抗感染能力下降外，主要有以下两方面的原因：①乳汁淤积；②细菌入侵：乳头破损使细菌沿淋巴管入侵是感染的主要途径。其致病菌以金黄色葡萄球菌为主。

16. C。**解析**：产褥感染的诱发因素包括贫血、营养不良、慢性疾病、妊娠晚期性生活、胎膜早破、羊膜腔感染、各种产科手术操作、产道损伤、产前产后出血、宫腔填塞、产道异物、产程延长、胎盘残留等，均可成为产褥感染的诱因；早产不是产褥感染的诱因。

17. D。**解析**：病原体经胎盘剥离面侵入，扩散到蜕膜后，称子宫内膜炎。感染侵及子宫肌层，称子宫肌炎。子宫内膜炎伴有子宫肌炎。重者出现寒战，高热，头痛，心率快，白细胞增多，下腹部压痛轻重不一，恶露也不一定多而容易被误诊。急性子宫内膜炎、子宫肌炎是最常见的产褥感染表现形式。

19. D。**解析**：机体对入侵病原体的反应，取决于病原体的种类、数量、毒力及机体的防御能力。任何削弱产妇生殖道和全身防御能力的因素均有利于病原体入侵与繁殖。与是否使用缩宫素及使用缩宫素的时间无明显相关性。

21. E。**解析**：股白肿时，局部静脉有压痛，或者可触及硬索状。

24. B。**解析**：产褥病常由产褥感染引起，也可由生殖道以外的感染引起，如急性乳腺炎、上呼吸道感染、泌尿系统感染、血栓性静脉炎等。

25. E。**解析**：产褥感染指在分娩及产褥期生殖道遭受病原体感染，引起局部或全身的炎症变化，临床表现包括：急性外阴、阴道、宫颈炎；急性子宫内膜炎、子宫肌炎；急性盆腔结缔组织炎、急性输卵管炎；急性盆腔腹膜炎及弥漫性腹膜炎；血栓性静脉炎；脓毒血症及败血症。

27. A。**解析**：产褥感染的病原体主要来源于生殖道正常寄生的病原体。

31. A。**解析**：产后观察阴道出血不能预防产后出血，可及时发现产后出血。

32. D。**解析**：产后出血的常见原因有：子宫收缩乏力、胎盘因素、软产道裂伤以及凝血功能障碍等，单纯 B 超无法确定产后出血的主要原因，需做诊断性刮宫确诊。

33. E。**解析**：产后宫缩痛不能说明有产褥感染。

第十四章　妇科病史与检查

一、单选题：以下每道试题有五个备选答案，请选择一个最佳答案。

1. 女，40 岁。宫颈癌ⅠB 期行广泛性子宫切除术后出现阴道排液，检查见液体自阴道残端流出，为明确诊断，最简单的检查为
   A. 膀胱镜检查　　B. 尿管镜检查
   C. 尿动力学试验　　D. 亚甲蓝试验
   E. 泌尿系统造影

2. 女，43 岁。月经周期延长，约 2 个月来潮一次，经期 8 ~ 10 天，经量多。为确诊生殖内分泌失常类型，在月经来潮前 4 天检查，最有价值的辅助检查方法应为
   A. 测基础体温
   B. 阴道脱落细胞涂片检查
   C. 宫颈黏液涂片干燥后镜下检查
   D. 子宫内膜活组织检查
   E. 测尿孕二醇值

3. 女，48 岁。白带多，接触出血半年，妇科检查：宫颈糜烂状，阴道外观正常，子宫正常大小、双侧附件区无明显增厚。首选确诊检查是
   A. 宫颈锥切术
   B. 宫颈和宫颈管活检
   C. 宫颈涂片检查
   D. 阴道镜检
   E. 宫颈荧光检查

4. 女，58 岁。绝经后出血半年。妇科检查：宫颈外口呈鼠咬状，质硬脆，触血(+)，子宫萎缩。三合诊：宫颈呈桶样改变，双侧主韧带增粗达盆壁，弹性差。宫颈活检病理为“鳞状细胞癌”。恰当的治疗方法是
   A. 单纯手术治疗
   B. 外放疗及腔内后装治疗
   C. 单纯外放疗
   D. 动脉插管化疗后行手术治疗
   E. 单纯化疗

5. 女，23 岁。停经 51 天，右下腹剧痛 3 小时，伴肛门坠胀感入院。查体：血压 120/80mmHg，脉搏 90 次/分，腹腔穿刺抽出不凝血。Hb 120g/L。血 β - hCG 4000U/L。最佳的处理是
   A. 腹腔镜探查手术
   B. 补充血容量的同时剖腹探查
   C. 输液观察
   D. MTX 肌内注射
   E. 中药治疗

6. 女，41 岁。妇科检查宫颈糜烂样改变，宫颈细胞学检查为 LSIL，HPV - 18(+)。最合适的处理应为
   A. 宫颈激光治疗
   B. 分段诊刮术
   C. 全子宫切除术
   D. 宫颈 LEEP 锥切术
   E. 阴道镜检查

7. 阴道镜下表面构型为脑回状，局部血管管腔增大，螺旋状，血管间距增大，碘不着色，可能存在
   A. 宫颈轻度不典型增生
   B. 宫颈癌
   C. 宫颈糜烂
   D. 宫颈潴留囊肿
   E. 宫颈息肉

8. 阴道鳞状上皮的成熟程度与体内雌激素水平有关，下列哪项是恰当的

A. 成熟指数（MI）左移表示雌激素水平高
B. MI 左移表示雌激素水平低
C. MI 按表层/中层/底层顺序写出
D. 底层细胞大于 40% 称高度影响
E. 表层细胞大于 60% 称高度低落

9. 阴道脱落细胞主要来源于
A. 宫颈管
B. 输卵管
C. 子宫腔
D. 阴道下段
E. 阴道上段和宫颈阴道部

10. 女，50 岁。生育情况：足月顺产 1 胎，孕 8 个月顺产 1 胎，均健在。自然流产 1 次，人工流产 2 次。其生育史的书写应为
A. 2-1-3-2
B. 2-0-2-2
C. 1-1-3-2
D. 1-0-3-2
E. 2-1-1-2

11. 女，27 岁。停经 36 周，少量阴道出血 3 天，今大量阴道出血半小时，无腹痛。体检：子宫大小符合孕周，张力稍大，胎心率 144 次/分。该患者最可能的诊断是
A. 阴道静脉曲张破裂
B. 胎盘早剥
C. 妊娠合并宫颈癌
D. 先兆早产
E. 前置胎盘

12. 测卵巢排卵功能的方法不包括
A. 基础体温测定
B. 宫颈黏液结晶检查
C. 周期阴道脱落细胞检查
D. 雌激素测定
E. 血甾体激素雌孕激素测定

13. 外阴部检查不包括
A. 外阴发育及阴毛多少和分布情况
B. 外阴皮肤和黏膜色泽及质地变化
C. 尿道口、尿道旁腺
D. 大小阴唇、阴蒂、阴道口、前庭大腺
E. 会阴体、肛门

14. 盆腔检查的基本要求不包括
A. 检查前解净小便
B. 尽量避免经期做盆腔检查
C. 无性生活史者禁做双合诊及阴道窥器检查
D. 所有盆腔检查均取膀胱截石位
E. 检查时应每人一垫单，避免交叉感染

15. 发现子宫后壁直肠子宫陷凹、宫骶韧带病变选用
A. 双合诊
B. 三合诊
C. 直肠一腹部诊
D. 腹部扪诊
E. 肛诊

16. 腹腔镜检查时发生大血管出血应
A. 输血同时开腹手术
B. 压迫止血
C. 止血药物
D. 缝扎止血
E. 电凝

17. 宫颈锥切术中应
A. 切口在碘不着色区外 0.5cm
B. 全麻下进行
C. 切除标本 12 点做标记送病理切片检查
D. 深入颈管内 0.5cm
E. 术后 2 周探查宫颈管有无狭窄

18. 分段诊刮时应注意
A. 先用探针探查宫腔深度
B. 手术前不宜检查双合诊
C. 麻醉下进行
D. 先刮取宫颈管组织再探宫腔
E. 刮取可疑组织应彻底刮宫

19. 宫颈活检为原位癌，进一步应行
    A. B超
    B. 放疗
    C. 子宫切除
    D. 宫颈锥形切除
    E. 子宫切除+淋巴结活检

20. 子宫镜检查时间应为
    A. 月经中期
    B. 月经前5天
    C. 月经干净后3~7天
    D. 月经干净后10天
    E. 与月经无关

21. 为预防感染，诊断性刮宫患者至少应在术后几周禁性生活及盆浴
    A. 1周　　B. 2周
    C. 3周　　D. 4周
    E. 5周

22. 了解子宫内膜周期性变化最可靠的辅助检查方法为
    A. 镜检宫颈黏液
    B. 测定基础体温并画出曲线
    C. 测定血清雌二醇值
    D. 刮宫行病理检查
    E. 阴道细胞学涂片检查

23. 收集妇科病史时，错误的是
    A. 病情越重，抢救前越需要详细了解和掌握病情
    B. 对外院转诊者，应阅读病情介绍
    C. 对患者可以启发，但避免暗示
    D. 主诉简单明确地提出主要症状和持续时间
    E. 对有鉴别诊断意义的阴性症状应列入现病史中

24. 经腹壁穿刺术可用于
    A. 移动性浊音阴性
    B. 腹腔积液较少
    C. 腹腔有广泛粘连者
    D. 有腹腔多次手术史
    E. 腹水量多者

25. 三合诊为
    A. B超、阴道、腹部检查
    B. 腹部、阴道、直肠联合检查
    C. B超、腹部检查、阴道镜
    D. 阴道镜
    E. B超、腹部检查

26. 有下列哪种病情的患者可进行输卵管通液
    A. 子宫结核史
    B. 白带增多，外阴瘙痒
    C. 有不规则阴道出血
    D. 输卵管妊娠保守治疗后继发不孕
    E. 下腹痛伴发热

27. 不孕症的诊刮应于何时进行
    A. 排卵前期
    B. 月经中期
    C. 月经前或月经来潮12小时内
    D. 排卵期
    E. 黄体期

28. 宫颈癌普查筛选的首要方法为
    A. 妇科三合诊检查
    B. 子宫颈刮片细胞学检查
    C. 阴道镜检查
    D. 宫颈和宫颈管内活体组织检查
    E. HPV检查

29. 确定宫颈癌临床分期的必要检查为
    A. 妇科三合诊检查
    B. 子宫颈刮片细胞学检查
    C. 阴道镜检查
    D. 宫颈和宫颈管内活体组织检查
    E. HPV检查

30. 阴道镜观察血管时应加用
    A. 蓝色滤光片　　B. 黄色滤光片

C. 绿色滤光片　D. 红色滤光片
E. 白色滤光片

31. 关于宫颈锥切术，正确的是
A. 标记 3 点送病理组织检测
B. 标记 6 点送病理组织检测
C. 标记 9 点送病理组织检测
D. 标记 12 点送病理组织检测
E. 标记任一点送病理组织检测

32. 关于妇科查体方法的叙述，下列错误的是
A. 注意有无外阴色素减退、阴毛分布、阴蒂肥大等
B. 如需进行阴道涂片细胞学检查可改用生理盐水湿润窥器前端以免影响结果
C. 绝经后也可触及萎缩的正常卵巢
D. 子宫前倾指宫体朝向耻骨，子宫前屈指宫体、宫颈纵轴角度朝向前方
E. 正常输卵管不能触及

33. 男医生为未婚者检查时的要求是
A. 上级医生在场
B. 女医生在场
C. 家属在场
D. 其他医护人员在场
E. 单独一个人即可

34. 下列采集妇科病史的描述，哪项是不恰当的
A. 病情越重，越要详细问病史，掌握病情后才开始抢救
B. 对外院转诊者，应阅读病情介绍，作为参考资料
C. 对患者询问病史时应避免暗示
D. 主诉简单明确，提出主要症状和发病时间
E. 有鉴别诊断意义的阴性体征应列入现病史

35. 对于未婚者应采取的检查方法是
A. 三合诊　B. 双合诊
C. 肛诊　D. 阴道扪诊
E. 宫腔镜

36. 关于月经史中常规询问内容的叙述，错误的是
A. 末次月经日期
B. 末次月经经量
C. 末次月经持续时间
D. 前次月经日期
E. 绝经后患者应询问绝经年龄

37. 腹腔镜检查的麻醉方式多选用
A. 局麻 + 腰麻
B. 连续硬膜外
C. 腰麻
D. 局麻 + 静脉麻醉
E. 全麻

38. 腹腔镜检查体位为
A. 头高脚低位
B. 平卧位
C. 膀胱截石位，抬高臀部
D. 膀胱截石位，抬高头部
E. 左侧卧位

39. 关于妇科查体注意事项的叙述，正确的是
A. 大便充盈者宜排便后检查
B. 患者应取膀胱截石位，两手枕于头下，头部略抬高
C. 尿失禁者妇科检查前也应排空膀胱
D. 阴道流血者严禁盆腔检查
E. 无性生活史患者需要行阴道窥器检查时口头告知患者后即可检查

40. 侵蚀性葡萄胎无组织学检查者，其诊断标准错误的是
A. 葡萄胎清宫 4 周以后，hCG 仍持续在正常水平以上

B. 尿 hCG 定性试验阴性后又转为阳性
C. 血 hCG 已降至正常水平一段时间后又出现升高
D. 葡萄胎清宫术后 1 年内
E. 应根据病史及临床表现结合辅助诊断方法进行判断

41. 以下哪些辅助检查结果显示与胎儿生长发育受限不符
A. B 型超声常提示羊水过少
B. B 型超声常过早发现胎盘Ⅲ级
C. 超声多普勒孕晚期 S/D <3
D. 胎儿生物物理评分常出现 4 ~6 分
E. NST 无反应型

42. 询问月经史不包括
A. 初潮年龄
B. 月经周期及经期
C. 每次经血量
D. 有无血块
E. 常规询问末次月经，不必询问再前次月经情况

43. 下面哪些患者不宜做子宫镜检查
A. 宫腔可疑残留物
B. 生殖道结核未治疗者
C. 子宫肌瘤
D. 输卵管堵塞
E. 有习惯性流产史

44. 腹腔镜检查适用于
A. 结核性腹膜炎史
B. 风心病，心功能 3 ~4 级患者的腹腔检查
C. 异位妊娠
D. 膈疝
E. 精神病

45. 女，26 岁。月经规律，停经 50 天，少量阴道出血 6 天，偶有腹痛。妇科检查：宫颈软，宫体稍大而软，附件无异常。该患者最可能的诊断是
A. 功能性子宫出血
B. 子宫肌瘤
C. 宫外孕
D. 先兆流产
E. 子宫内膜炎

46. 有关主诉，下列不正确的是
A. 围绕主要症状或体征及其发生和经过的时限描述
B. 如有两项主诉可按先后顺序列出
C. 力求简明扼要，通常不超过 20 个字
D. 一般采用症状学名称，避免使用病名
E. 患者最先叙述的病症

47. 下述疾病与处理哪项不合适
A. Ⅰ度闭经 - 克罗米芬治疗
B. 葡萄胎伴有黄素囊肿 - 手术切除黄素囊肿
C. 多囊卵巢综合征 - 腹腔镜手术或药物治疗
D. 黄体功能不全 - 给予人绒毛膜促性腺激素治疗
E. 子宫发育不良 - 人工月经周期疗法

48. 宫颈黏液检查见羊齿状结晶提示
A. 体内无雌、孕激素
B. 体内有一定量的雌激素
C. 体内有一定量的孕激素
D. 体内有一定量的雄激素
E. 体内有一定量的绒毛膜促性腺激素

49. 宫颈鳞癌特异性的肿瘤标志物是
A. NB70/K
B. CA125
C. SCC
D. AFP
E. CA19 -9

50. 后穹隆穿刺的指征是
A. 移动性浊音阳性或 B 超提示盆腹腔液性暗区

B. 腹部压痛
C. 盆腔结核
D. 卵巢囊肿
E. 休克

51. 关于功血诊断刮宫术，下列哪项不恰当
A. 刮宫的目的是止血及排除子宫内膜病变
B. 在经前期或月经来潮6小时内刮宫可确定有无排卵
C. 不规则流血原因不明者可随时进行刮宫术
D. 无排卵功血子宫内膜可呈现增生期变化
E. 为了解黄体功能，应在月经来潮第16天诊刮

52. 关于基础体温，正确的是
A. 影响基础体温的激素为孕激素
B. 每天无论何时测一次体温的结果就可以
C. 体温正常为单相
D. 正常双相体温升高持续8天以上为正常
E. 每天晚上测体温比较准

53. 下列检查卵巢功能的方法，准确性最高的是
A. B超检查
B. 阴道细胞学检查
C. 基础体温测定
D. 子宫内膜病理检查
E. X线检查

54. 关于妇科检查的描述，错误的是
A. 正常输卵管不能扪及
B. 拨动宫颈时患者感觉疼痛称为宫颈举痛
C. 正常卵巢可扪及
D. “倾”是子宫纵轴与宫颈纵轴的关系
E. 三合诊可弥补双合诊的不足

55. 子宫镜检查最常用的膨宫液是
A. 10%葡萄糖　B. 生理盐水
C. 5%葡萄糖　D. 林格液
E. 5%糖盐水

56. 子宫镜检查不适于
A. 寻找不孕症的宫腔内原因
B. 宫腔内节育器残留
C. 行子宫内膜切除
D. 探查子宫异常出血的原因
E. 急性子宫内膜炎

57. 女，60岁。绝经5年，阴道排液7天，黄色伴有血迹，伴轻度下腹隐痛。妇科检查：宫颈光滑，左附件区有条状占位，大小不清。此患者可能的诊断是
A. 卵巢囊肿　B. 子宫内膜癌
C. 输卵管癌　D. 宫颈癌
E. 老年性阴道炎

58. 盆腔检查的重要内容是
A. 双合诊
B. 检查白带性质
C. 查看宫颈是否糜烂
D. 观察外阴病变
E. 了解是否有阴道壁膨出

59. 正常宫颈鳞状上皮涂片，镜下表现为
A. 底层细胞核染色质致密
B. 由表层到底层逐渐成熟
C. 表层细胞核固缩
D. 表层细胞为梭形
E. 底层细胞为多边形

60. 关于妇科查体注意事项的叙述，错误的是
A. 男医生检查时应有其他女性人员在场

B. 每检查一人，更换一次垫单
C. 经期一定不要做妇科检查
D. 一般患者采取膀胱截石位，尿瘘患者有时需要膝胸卧位
E. 无性生活史患者禁行双合诊和窥阴器检查

61. 有排卵的正常月经周期体温曲线为
A. 单相曲线　B. 不规则曲线
C. 双相曲线　D. 正弦曲线
E. 对数曲线

62. 下列哪些患者可进行宫颈活检术
A. 月经周期延长
B. 阴道排液
C. 宫颈糜烂
D. 宫颈碘试验有不着色区
E. 阴道镜下柱状上皮

63. 下列导致下腹部囊性肿块的疾病是
A. 子宫腺肌病　B. 子宫肌瘤
C. 异位妊娠　D. 输卵管癌
E. 直肠子宫陷凹脓肿

64. 阴道脱落细胞雌激素高度影响表示为
A. 40/20/40　B. 40/40/20
C. 80/10/10　D. 10/10/80
E. 5/40/55

65. 妇科检查何时行宫颈刮片
A. 打开窥阴器前
B. 窥阴器打开暴露宫颈观察后
C. 暴露宫颈并将阴道分泌物擦拭干净后
D. 双合诊检查完毕
E. 放置窥阴器前

66. 下腹部包块多来源于
A. 泌尿道　B. 肠道
C. 生殖道　D. 腹壁
E. 腹腔

67. 阴道镜的放大倍数最大为
A. 200 倍　B. 400 倍
C. 40 倍　D. 20 倍
E. 10 倍

68. 阴道细胞学卵巢功能检查最常用的指标是
A. 角化指数
B. 嗜伊红细胞指数
C. 致密核细胞指数
D. 成熟指数
E. 巴氏分级

69. 下列说法哪项是恰当的
A. 树枝状血管为异型血管
B. 白斑和白色上皮是同样的
C. 镶嵌可于见子宫颈癌和不典型增生
D. 宫颈糜烂表面可见异型血管
E. 白色上皮为恶性病变

70. 就诊妇科，除一般检查外应进行
A. 血尿常规化验
B. B 超
C. 激素水平测定
D. 盆腔检查
E. 肿瘤标记物检测

71. 病史的主要组成部分为
A. 月经史及婚育史
B. 主诉
C. 现病史
D. 过去史
E. 个人史及家族史

72. 下列哪项不属于现病史内容
A. 起病时间与情况
B. 慢性疾病
C. 主要症状及特点
D. 伴随症状
E. 诊治经过

73. 基础体温持续上升几天，提示早孕可能性大

A. 16 天　　B. 14 天
C. 10 天　　D. 12 天
E. 18 天

74. 无周期的持续性出血应最先考虑
A. 子宫肌瘤　　B. 宫颈癌
C. 流产　　D. 宫颈炎
E. 异位妊娠

75. 女，52 岁。多产，已绝经 3 年，因 1 周前出现接触性出血来诊。此时最合适的检查是
A. 染色体检查
B. 阴道内取分泌物做镜检
C. 取后穹隆处白带做细菌培养 + 药敏试验
D. 宫颈黏液涂片看其结晶情况
E. 宫颈刮片细胞学检查

76. 妊娠几周可见到胎心搏动
A. 4 ~ 5 周　　B. 3 ~ 4 周
C. 5 ~ 6 周　　D. 6 ~ 7 周
E. 7 ~ 8 周

77. 临产后，下列哪项是肛门检查的禁忌证
A. 疑有胎儿窘迫
B. 试产 4 ~ 8 小时产程进展缓慢者
C. 宫缩过强
D. 可疑有头盆不称
E. 疑有前置胎盘者

78. 患者就诊妇科门诊，除一般查体外应进行
A. B 型超声检查盆腔
B. 血、尿常规化验
C. 双合诊检查或肛诊
D. 激素水平测定
E. 肿瘤标记物检测

（79 ~ 80 题共用题干）

女，26 岁。初孕妇，平素月经规律，4 ~ 5/28 ~ 30 天，停经 45 天，偶有轻度下腹坠痛感，尿 hCG（+）。

79. 此时产前检查必须检查的项目不包括
A. 双合诊软产道及内生殖器官有无异常
B. 测血压、检查心肺
C. 测尿蛋白及尿糖
D. B 超检查排除异位妊娠
E. 家族史

80. 2 天后孕妇下腹痛加剧，见少许阴道褐色分泌物，应首先进行的处理是
A. 住院保胎
B. 查血 hCG
C. B 超检查
D. 阴道后穹隆穿刺
E. 人工流产术

（81 ~ 82 题共用题干）

女，40 岁。发现子宫肌瘤 3 年，月经周期正常，经期长，常规妇科体检。

81. 采集病史时应特别注意的是
A. 婚育史　　B. 痛经
C. 月经史　　D. 白带症状
E. 末次月经

82. 体检重点应该是
A. 宫颈形态大小
B. 白带症状与镜检
C. 子宫位置、大小及形态
D. 双卵巢大小
E. 输卵管形态

（83 ~ 84 题共用题干）

女，48 岁。已婚。月经紊乱 1 年，阴道少量流血 20 余天就诊。妇科检查：宫颈重度糜烂，子宫稍大，双附件无异常。

83. 应进行哪项检查
A. 宫颈细胞学检查
B. B 型超声检查
C. 诊断性刮宫

D. 阴道镜下宫颈活检
E. 宫颈细胞学检查加分段刮宫

84. 若刮宫病理结果为复杂性增生伴重度不典型增生，最佳处理方案是
A. 大剂量孕激素治疗3个月后复查
B. 子宫全切术
C. 口服避孕药1号
D. 子宫次全切除术
E. 宫腔镜电切内膜

（85～88题共用题干）

女，26岁。初产妇，孕37周，近1周头痛、视力模糊，昨晚头痛开始加重，呕吐2次，急诊入院。

85. 查体发现有意义的体征应为
A. 血压>180/110mmHg
B. 心率>120次/分
C. 肝、脾肿大
D. 眼底见小动脉变细
E. 24小时尿蛋白>5g

86. 对诊断有重要价值的病史为
A. 既往血压正常
B. 有高血压家族史
C. 曾患泌尿系统感染，多次发作
D. 曾患病毒性肝炎
E. 既往无头痛史

87. 与慢性肾炎相区别，最有价值的辅助检查为
A. 血尿素氮
B. 血肌酸
C. 血尿酸
D. 血红蛋白
E. 血肌酐

88. 随后若发现胎心184次/分，最恰当的处理应为
A. 静脉滴注肼屈嗪
B. 立即缩宫素引产
C. 静脉滴注硫酸镁、甘露醇并行剖宫产术
D. 肌注地西泮
E. 立即剖宫产

（89～91题共用题干）

女，30岁。身高158cm，体重75kg，月经不规则8年，周期40～90天，原发不孕2年，基础体温单相，月经第25天B超子宫内膜厚1.6cm，双侧卵巢被膜下多个小囊泡，HSG子宫大小形态正常，双侧输卵管通畅，男方精液检查正常。

89. 该患者可能的诊断是
A. 黄体功能不全
B. 子宫内膜癌
C. 甲状腺功能低下
D. 多囊卵巢综合征（PCOS）
E. 高泌乳素血症

90. 以下哪项有助于进一步的明确诊断
A. 诊断性刮宫术
B. 免疫抗体检查
C. 宫腔镜检查
D. 内分泌检查
E. 腹腔镜探查术

91. 患者出现不规则阴道出血，量多，淋漓不断，进一步的处理是
A. 诊断性刮宫术+病理检查
B. 免疫抗体检查
C. 宫腔镜检查
D. 内分泌检查
E. 腹腔镜探查术

（92～93题共用题干）

女，30岁。月经周期正常，因停经6周就诊，尿妊娠试验阳性。检查：子宫稍饱满，左附件区增厚、轻压痛。

92. 最适当的辅助检查方法为
A. B型超声检查
B. 阴道后穹隆穿刺
C. 诊断性刮宫
D. 血β－hCG测定

E. 腹腔镜检查

93. 患者突然出现剧烈下腹痛，血压急剧下降，移动性浊音（±），本例为确诊应行
A. B 型超声检查
B. 阴道后穹隆穿刺
C. 诊断性刮宫
D. 血 β－hCG 测定
E. 腹腔镜检查

（94～96 题共用题干）

女，30 岁。因月经量增多，经期延长 1 年就诊。

94. 下列哪项体检与其主诉有密切关系
A. 宫颈上前唇有两个 1cm×0.5cm 的赘生物
B. 子宫体孕 2 个月大小，软
C. 子宫体孕 8 周大小，硬，外形不规则
D. 左附件有囊性肿块
E. 后穹隆触及痛性结节

95. 应进一步做哪些检查
A. B 超检查
B. 宫颈刮片细胞学检查
C. 血常规
D. 阴道内取分泌物做镜检
E. 胸部平片

96. 如近 1 周出现接触性出血，此时最合适的检查是
A. 染色体检查
B. 阴道内取分泌物做镜检
C. 取后穹隆处白带做细菌培养＋药敏试验
D. 宫颈黏液涂片看其结晶情况
E. 宫颈刮片细胞学检查

二、共用备选答案单选题：以下提供若干组试题，每组试题共用试题前列出的五个备选答案，请为每道试题选择一个最佳答案。每个备选答案可能被选择一次、多次或不被选择。

（97～99 题共用备选答案）
A. 胎盘剥离不全
B. 子宫胎盘卒中
C. 凝血功能障碍
D. 宫缩乏力
E. 软产道损伤

97. 胎盘娩出前断续大量阴道出血，暗红色，有血块，见于

98. 胎盘娩出后阴道大量出血，宫体软，伴轮廓不清，见于

99. 胎儿娩出后持续阴道流血，鲜红色，见于

（100～103 题共用备选答案）
A. 脐带先露　　B. 脐带脱垂
C. 脐带缠绕　　D. 脐带长度异常
E. 脐带扭转

100. 脐带多在近胎儿脐轮部变细坏死，引起血管闭塞而致胎儿死亡，考虑为

101. 使用脐血流图及彩色超声多普勒或 B 超检查可诊断

102. 胎膜未破，胎动、宫缩后胎心突然减慢，改变体位后迅速恢复，考虑可能存在

103. 临产后出现胎心异常，易造成胎盘早剥，考虑为

（104～105 题共用备选答案）
A. 胎盘植入　　B. 胎盘粘连
C. 胎盘残留　　D. 宫缩乏力
E. 软产道损伤

104. 女，G_3P_0，孕 40 周，人工流产史 2 次，因第二产程长达 2 个小时，行低位产钳助产，胎儿娩出后随即阴道不断出血，6～7 分钟后胎盘自娩，检查完整，子宫轮廓清，阴道出血不断，色鲜红。产后出血的原因最可能的是

105. 女，G_1P_0，孕39周，产程进展顺利，自娩女婴，体重3200g，胎儿娩出15分钟阴道出血200ml，即行人工剥离胎盘，手入宫腔感胎盘与宫壁界限不清，无法剥离。产后出血的原因最可能的是

（106～109题共用备选答案）

A. 阴道镜下宫颈活检
B. 筋膜外全子宫切除
C. 广泛性子宫切除及盆腔淋巴结清扫术
D. 放射治疗
E. 动脉插管化疗后放疗

106. 女，37岁。有性交后出血史，宫颈重度糜烂，刮片巴氏Ⅳ级，应选择的措施是
107. 女，66岁。宫颈活检为鳞癌，宫颈菜花样，双侧主韧带增粗未达盆壁，右肾盂积水，应选择的措施是
108. 女，46岁。阴道不规则流血3个月余，宫颈菜花样改变，直径4cm，穹隆未受累，双侧宫骶韧带不硬韧，弹性好，宫颈活检为鳞状细胞癌，应选择的措施是
109. 女，70岁。宫颈结节样改变，直径3cm，宫颈活检为鳞癌，右主韧带部分浸润，应选择的措施是

（110～113题共用备选答案）

A. 滴虫性阴道炎
B. 霉菌性阴道炎
C. 老年性阴道炎
D. 幼女性阴道炎
E. 阿米巴阴道炎

110. 泡沫样白带见于
111. 豆渣状白带见于
112. 用碱性溶液冲洗阴道可提高疗效的是
113. 妊娠糖尿病患者以及用广谱抗生素时易于发生的是

（114～115题共用备选答案）

A. 阴道内诊检查
B. 肛门指诊
C. 宫颈刮片检查
D. 宫颈黏液检查
E. X线腹部平片

114. 诊断早期宫颈癌的方法是
115. 间接测定卵巢功能的方法是

（116～118题共用备选答案）

A. 阴道分泌物悬滴检查
B. 子宫输卵管碘油造影
C. 基础体温测定
D. 放射性同位素扫描
E. B型超声检查

116. 检查有无滴虫感染的方法是
117. 测定输卵管功能的方法是
118. 诊断子宫肌瘤的方法是

（119～121题共用备选答案）

A. 腹痛放射至肩部
B. 腹痛放射至腰骶部
C. 腹痛放射至腹股沟及大腿内侧
D. 腹痛放射至腋下
E. 腹痛放射至面颊部

119. 腹腔内出血
120. 子宫附件病变
121. 宫颈、子宫病变

（122～124题共用备选答案）

A. 活动性子宫出血
B. 探寻异常子宫出血原因
C. 了解输卵管通畅情况
D. 月经中、后期了解有无排卵，探寻不孕症原因
E. 子宫内节育器嵌顿

122. B型超声检查适应证为
123. 输卵管通液术适应证为
124. 宫腔镜检查适应证为

（125～128 题共用备选答案）

A. 脓样白带　　B. 下腹剧痛

C. 下腹部肿块　　D. 闭经

E. 痛经

125. 卵巢囊肿蒂扭转常表现为

126. 子宫肌瘤常表现为

127. 子宫腺肌病常表现为

128. 多囊卵巢综合征常表现为

（129～131 题共用备选答案）

A. 3cm　　B. 7.5cm

C. 8cm　　D. 20cm

E. 10cm

129. 羊水过多为单一羊水暗区垂直深度大于

130. 羊水过少为单一羊水暗区垂直深度小于

131. 羊水过少为四象限羊水深度相加之和小于

（132～133 题共用备选答案）

A. 性交后出血

B. 经间出血

C. 绝经多年后阴道出血

D. 停经后阴道出血

E. 经前或经后点滴出血

132. 排卵期常表现为

133. 子宫内膜癌常表现为

（134～136 题共用备选答案）

A. 性交后出血

B. 妊娠晚期无痛性阴道流血

C. 输卵管呈串珠状改变，有钙化点

D. 停经后阴道出血

E. 原发不孕、月经稀少或闭经

134. 宫颈息肉常表现为

135. 先兆流产常表现为

136. 宫颈癌常表现为

（137～139 题共用备选答案）

A. 月经来潮前或来潮 6～12h 内刮宫

B. 分段诊断性刮宫

C. 月经周期第 5 天刮宫

D. 先用抗生素控制感染再刮宫

E. 急诊刮宫

137. 证实或排除子宫内膜癌的刮宫时机是

138. 不孕症了解卵巢功能的刮宫时机是

139. 不全流产的刮宫时机是

（140～142 题共用备选答案）

A. 腹腔镜　　B. 宫腔镜

C. 阴道镜　　D. 超声检查

E. 诊断性刮宫

140. 可用于诊断卵巢癌的是

141. 可用于诊断和治疗不规则子宫出血的是

142. 可用于诊断子宫颈癌的是

（143～145 题共用备选答案）

A. 外阴检查　　B. 阴道窥器检查

C. 双合诊　　D. 三合诊

E. 肛腹诊

143. 查前庭大腺

144. 了解已婚妇女子宫直肠陷凹病变

145. 了解未婚女子盆腔情况

（146～149 题共用备选答案）

A. 妇科三合诊检查

B. 子宫颈刮片细胞学检查

C. 阴道镜检查

D. 宫颈多点活检和宫颈管刮术病检

E. 碘试验

146. 确定宫颈癌临床分期的必要检查是

147. 对宫颈不典型增生、原位癌或浸润癌具有鉴别诊断价值的检查是

148. 宫颈癌普查筛选首要方法为

149. 确诊宫颈癌的方法是

参考答案与解析

1. D　2. D　3. B　4. B　5. A　6. E

7. B　8. B　9. E　10. C　11. E　12. D

13. E 14. D 15. B 16. A 17. A 18. D
19. D 20. C 21. B 22. D 23. A 24. E
25. B 26. D 27. C 28. B 29. A 30. C
31. D 32. C 33. D 34. A 35. C 36. D
37. D 38. C 39. A 40. A 41. C 42. E
43. B 44. C 45. D 46. E 47. B 48. B
49. C 50. A 51. E 52. A 53. D 54. D
55. C 56. E 57. C 58. A 59. C 60. C
61. C 62. D 63. E 64. D 65. C 66. C
67. C 68. D 69. C 70. D 71. C 72. B
73. E 74. B 75. E 76. E 77. E 78. C
79. D 80. C 81. C 82. C 83. E 84. B
85. A 86. A 87. C 88. C 89. D 90. D
91. A 92. A 93. B 94. C 95. A 96. E
97. A 98. D 99. E 100. E 101. C 102. A
103. D 104. E 105. A 106. A 107. D 108. C
109. D 110. A 111. B 112. B 113. B 114. C
115. D 116. A 117. B 118. E 119. A 120. C
121. B 122. E 123. C 124. B 125. B 126. C
127. E 128. D 129. C 130. A 131. C 132. B
133. C 134. A 135. D 136. A 137. B 138. A
139. E 140. A 141. B 142. C 143. A 144. D
145. E 146. A 147. D 148. B 149. D

2. D。**解析**：诊断性刮宫（附子宫内膜活组织检查）：①子宫异常出血，须证实或排除子宫内膜病变：如结核、息肉、增生、癌前病变及子宫内膜癌、宫颈癌等。②功能失调性子宫出血病，除了解子宫内膜的变化及对性激素的反应外，刮宫还可起到止血的作用。③闭经，疑有卵巢功能不佳、宫腔粘连或排除子宫内膜结核等。④不孕症。

3. B。**解析**：患者48岁。白带多，接触出血半年，宫颈糜烂状，考虑患者存在宫颈癌的可能，为明确诊断应宫颈和宫颈管活检。

8. B。**解析**：成熟指数（MI）左移提示不成熟细胞增多，即雌激素水平下降；MI按底层/中层/表层顺序写出；表层细胞大于60%称高度影响；表层细胞小于20%称低度影响。

12. D。**解析**：测卵巢排卵功能的方法：①子宫内膜检查；②血性激素检查；③超声卵泡监测；④阴道脱落细胞；⑤B超卵泡监测；⑥内分泌检查；⑦监测基础体温。

13. E。**解析**：外阴检查不包括会阴体，肛门。

17. A。**解析**：宫颈锥切术切口应在碘不着色区外0.5cm，在蛛网膜下腔或硬膜外阻滞麻醉下进行，于切除标本的12点做标记，送病理切片检查。深入颈管内2.5cm，术后6周探查宫颈管有无狭窄。

18. D。**解析**：分段诊刮时，先刮取宫颈管组织，再探宫腔。

19. D。**解析**：宫颈活检为原位癌，进一步进行宫颈锥形切除。

20. C。**解析**：子宫镜检查时间月经干净后3~7天。

21. B。**解析**：诊断性刮宫患者在术后两周进行性生活。

23. A。**解析**：对危急患者应在初步了解病情后，即行抢救。

25. B。**解析**：三合诊为腹部、阴道、直肠联合检查。

36. D。**解析**：月经史常规询问内容应是末次月经日期，而不是前次月经日期。若流血情况不同于以往正常月经，还应问准前次月经（PMP）起始日期。

38. C。**解析**：腹腔镜检查的体位为膀胱截石位，抬高臀位。

39. A。**解析**：大便充盈影响盆腔检查和三合诊，应排空大便或灌肠后检查；过于肥胖者或晚期宫颈癌患者可在麻醉下检查；阴道流血必须阴道检查时应注意消毒；尿失禁者不应排空膀胱检查；膀胱截石位头抬高、双手置于头下者可使腹肌紧张，而影响检查，应双手平放于身体两侧；无性生活患者，确需行阴道窥器检查时，应取得书面签字同意。

41. C。**解析：**S/D 值与孕周呈负相关，至孕晚期比值降低，S/D <3 是正常的。

42. E。**解析：**月经史包括初潮年龄、月经周期及经期、每次经血量、有无血块、经前有无不适、有无痛经及痛经部位、性质、程度及痛经起始和消失时间。常规询问末次月经，若流血情况不同于以往正常月经时，应问明再前次月经情况。绝经后患者应询问绝经年龄、绝经后有无阴道流血、白带增多或其他不适。

43. B。**解析：**生殖道结核未治疗者，不宜做子宫镜检查。

44. C。**解析：**腹腔镜检查适用于异位妊娠。

45. D。**解析：**先兆流产指妊娠 28 周前先出现少量阴道流血，常为暗红色或血性白带，无妊娠物排出，随后出现阵发性下腹痛或腰背痛。妇科检查宫颈口未开，胎膜未破，子宫大小与停经周数相符。患者子宫稍大而软，附件正常，不优先考虑宫外孕。功能性子宫出血多有月经周期紊乱；子宫肌瘤的常见症状是经量增多及经期延长；子宫内膜炎常见下腹痛，阴道分泌物增多，检查可见子宫颈举痛或宫体压痛或附件区压痛。

60. C。**解析：**经期一般不做妇科检查，C 项叙述太绝对。

70. D。**解析：**盆腔检查是诊断妇科疾病的重要手段之一。临床上医生可以通过盆腔检查，直接观察外阴、阴道及宫颈的病变，还可以通过触摸子宫、卵巢，了解内生殖器的情况。

76. E。**解析：**在胚胎发育的早期胚芽时就可通过 B 超看到心管搏动，最早可以在 6 ~ 8 周，胎心搏动要等胚芽出现了才能看到的，胚芽 6 ~ 7 周才可见。

78. C。**解析：**双合诊检查或肛诊属于妇科检查的常规检查。

80. C。**解析：**妊娠早期发现腹痛、阴道流血等异常，应行 B 超检查明确诊断。

94. C。**解析：**生育年龄女性，月经量增多，经期延长 1 年，首先考虑子宫良性肿瘤，即子宫肌瘤，所以查体见子宫体孕 8 周大小，硬，外形不规则，与主诉有密切关系。

95. A。**解析：**通过 B 超检查可了解子宫大小、形态及与周围脏器的关系。

96. E。**解析：**此时首先考虑宫颈病变。宫颈刮片细胞学检查是筛查早期宫颈癌的重要方法。

114 ~ 118. C、D、A、B、E。**解析：**宫颈刮片检查为最简单的宫颈上皮内瘤变的辅助检查方法，可发现早期病变。宫颈黏液在卵巢激素的影响下，发生周期性变化。雌激素可刺激分泌细胞的分泌功能，随着雌激素水平不断提高，至排卵期黏液分泌量增加，黏液稀薄、透明，拉丝度可达 10cm 以上，黏液涂片，可见羊齿状结晶。排卵后黄体形成，分泌孕激素，其可加快阴道上皮细胞脱落，宫颈黏液分泌量减少，变黏稠而混浊，拉丝度差，镜检时结晶逐步模糊，至月经周期第 22 天左右完全消失，而代之以排列成行的椭圆体。阴道分泌物悬滴检查找到滴虫即可确诊。子宫输卵管碘油造影可了解输卵管是否通畅及其形态、阻塞部位。B 型超声检查可了解子宫大小、形态，肿物大小、形态及与周围组织的关系等。

137 ~ 139. B、A、E。**解析：**子宫异常出血或排液，需证实或排除子宫内膜癌及宫颈管癌，应进行分段诊刮，不探宫腔，先刮宫颈管一周，然后进宫腔，刮取子宫内膜分别送病理。子宫内膜可以间接反映卵巢功能，直接反映子宫内膜病变；判定子宫发育程度及有无宫颈管及宫腔粘连。不孕症了解卵巢功能，在月经来潮前或来潮6~12h内刮宫。不全流产常因阴道出血急诊就诊，如不及时处理，可造成大出血，甚至出血性休克，所以常需急诊刮宫，清除宫腔残留物，达到止血目的。

140~142. A、B、C。**解析**：阴道镜检查可用于外阴阴道及宫颈病变的诊断，但不能用于内膜病变诊断。宫腔镜检查可以观察子宫内膜情况，用于子宫异常出血、不孕症以及子宫内病变的诊断和治疗。腹腔镜检查可用于不孕症、卵巢良性肿瘤的治疗，在无法明确诊断的卵巢癌中，可用腹腔镜进行检查活检以明确诊断。

143~145. A、D、E。**解析**：外阴检查可分开小阴唇，暴露阴道前庭、尿道口及阴道口。妇科三合诊检查能更清楚地了解骨盆后部及子宫直肠陷凹部肿物与子宫及直肠的关系，也可查清极度后屈的子宫、阴道直肠隔、宫颈旁、宫骶韧带的病变。未婚女子禁做双合诊及阴道窥器检查，可作直肠腹部检查了解盆腔情况。

146~149. A、D、B、D。**解析**：妇科三合诊检查能更清楚地了解宫颈旁、宫骶韧带及直肠受累情况，判定临床分期。子宫颈刮片细胞学检查为最简单的宫颈上皮内瘤变的辅助检查方法，可发现早期病变，故为宫颈癌普查筛选首要方法。宫颈多点活检和宫颈管刮术病检适用于宫颈刮片检查巴氏Ⅲ级或Ⅲ级以上，阴道镜检查时反复可疑阳性或阳性，疑有宫颈癌或慢性非特异性炎症需进一步明确诊断。

第十五章 外阴色素减退疾病与外阴瘙痒

一、单选题：以下每道试题有五个备选答案，请选择一个最佳答案。

1. 外阴色素减退疾病又称为
   A. 外阴癌前病变
   B. 外阴不典型增生
   C. 外阴皮肤和黏膜上皮内非瘤样病变
   D. 派杰病
   E. 非特异性外阴炎

2. 女，44岁。外阴奇痒2年，查体：阴蒂处皮肤色素略减退，双侧大阴唇表面粗糙、呈苔藓样变，可见抓痕、皲裂。最可能的诊断是
   A. 阴虱病
   B. 阴蒂癌
   C. 外阴鳞状上皮细胞增生
   D. 外阴神经性皮炎
   E. 外阴硬化性苔藓

3. 治疗外阴鳞状上皮增生的常用药物是
   A. 红霉素软膏
   B. 5-FU局部注射
   C. 酮康唑软膏
   D. 干扰素治疗
   E. 1%~2%氢化可的松软膏

4. 关于外阴硬化性苔藓的描述，错误的是
   A. 主要症状为病损区皮肤发痒
   B. 诊断主要依靠病理检查
   C. 是一种以外阴及肛周皮肤萎缩变薄为主的皮肤病
   D. 常采用外科疗法治疗
   E. 可发生包括幼女在内的任何年龄妇女

二、共用备选答案单选题：以下提供若干组试题，每组试题共用试题前列出的五个备选答案，请为每道试题选择一个最佳答案。每个备选答案可能被选择一次、多次或不被选择。

（5~6题共用备选答案）
   A. 外阴及肛周皮肤萎缩变薄，失去弹性
   B. 外阴皮肤增厚，纹理突出，角化过度部位呈白色
   C. 外阴红肿，白带呈凝乳或豆渣样
   D. 外阴出现界限分明的发白区，表面光滑润泽
   E. 外阴孤立、散在或簇状分布粉色乳头状或菜花状赘生物

5. 外阴尖锐湿疣表现为
6. 外阴白癜风表现为

参考答案与解析

1. C　2. C　3. E　4. D　5. E　6. D

1. C。**解析：**外阴上皮非瘤样病变是一组女性外阴皮肤和黏膜组织发生色素改变和变性的常见慢性病变。由于鳞状上皮增生和外阴硬化性苔藓多有外阴皮肤和黏膜的色素减退，临床上也称外阴白色病变。

3. E。**解析：**局部药物治疗目的在于控制局部瘙痒。采用糖皮质激素局部治疗。临床常用药物有0.025%氟轻松软膏，0.01%曲安奈德软膏或1%~2%氢化可的松软膏，每天涂擦局部3~4次。

4. D。**解析：**因外阴硬化性苔藓恶变较少，一般不用手术治疗。

第十六章　女性生殖系统炎症

一、单选题：以下每道试题有五个备选答案，请选择一个最佳答案。

1. 女，29 岁。产后 3 个月，月经未复潮，发热伴下腹痛及血性白带 2 天。查体：腹软，下腹有轻压痛，无反跳痛，子宫稍大、压痛，双侧附件增厚，明显压痛，阴道分泌物为脓血性，体温 38.5℃。最可能诊断为
   A. 输卵管妊娠
   B. 卵巢瘤蒂扭转
   C. 急性双侧附件炎
   D. 输卵管积水
   E. 急性盆腔炎

2. 确诊阴道炎病原体的最好方法是
   A. 悬滴法
   B. PCR 法
   C. 革兰氏染色法
   D. 病原体培养法
   E. 免疫荧光法

3. 盆腔炎手术治疗的指征不包括
   A. 体温不降　　B. 脓肿破裂
   C. 输卵管积脓　　D. 包块减小
   E. 症状加重

4. 盆腔炎药物治疗，病情改善后，也应巩固治疗的时间是
   A. 1～3 天　　B. 5～7 天
   C. 10～14 天　　D. 15～20 天
   E. 1～2 个月

5. 关于慢性盆腔炎病理变化的叙述，正确的是
   A. 急性输卵管卵巢炎
   B. 输卵管积脓
   C. 输卵管卵巢脓肿
   D. 输卵管卵巢囊肿
   E. 败血症

6. 盆腔腹膜结核与上皮性卵巢癌的鉴别要点不包括
   A. 腹膜活检　　B. 有无腹水
   C. 有无肿块　　D. 患病年龄
   E. CA125 水平

7. 有关滴虫的叙述，错误的是
   A. 取分泌物化验时应保温，否则滴虫活力减弱难以辨认
   B. 月经前后隐藏在腺体和阴道皱襞中的滴虫得以繁殖，导致炎症发作
   C. 滴虫可能在尿常规中查到
   D. 顽固发作者滴虫可能寄生于直肠
   E. 部分滴虫性阴道炎患者的宫颈呈“草莓样”

8. 引起前庭大腺炎的常见病原菌不包括
   A. 葡萄球菌　　B. 淋病奈瑟菌
   C. 沙眼衣原体　　D. 链球菌
   E. 支原体

9. 最常见的盆腔脓肿部位为
   A. 直肠子宫陷凹
   B. 膀胱子宫陷凹
   C. 两叶阔韧带
   D. 肠管粘连处
   E. 输卵管系膜处

10. 关于输卵管结核的描述，正确的是
   A. 结核菌素试验强阳性可确诊
   B. 输卵管伞端可出现外翻如烟斗嘴状
   C. 常由子宫内膜结核蔓延而来
   D. 主要通过性交传播
   E. 多见于绝经后的妇女

11. 宫颈息肉的治疗下列哪项最合适

A. 电熨
B. 冷冻
C. 息肉摘除
D. 息肉摘除并送病检
E. 宫颈锥切

12. 女性生殖系统的自然防御功能不包括
A. 大阴唇自然合拢
B. 输卵管上皮纤毛向伞端摆动
C. 宫颈黏液栓
D. 阴道自净作用
E. 子宫内膜周期性脱落

13. 滴虫阴道炎的治愈标准是
A. 临床症状消失
B. 局部用药 3 个疗程
C. 连续 3 次月经后检查滴虫阴性
D. 连续 3 次月经前检查滴虫阴性
E. 治疗后悬滴法检查滴虫阴性

14. 关于急性盆腔炎的治疗措施，错误的是
A. 卧床休息，半卧位
B. 静滴足量抗生素
C. 行血培养或宫颈分泌物培养 + 药敏试验
D. 盆腔脓肿破裂时应保守治疗
E. 盆腔脓肿抗感染治疗后，仍持续存在可以手术治疗

15. 下列哪项不是诊断细菌性阴道病的条件
A. 匀质、稀薄、白色阴道分泌物
B. 线索细胞阳性
C. pH >4. 5
D. 盆腔炎
E. 胺臭味试验阳性

16. 关于慢性宫颈炎，错误的是
A. 病原体主要侵入宫颈柱状上皮所覆盖的部分
B. 临床多无急性过程的表现
C. 宫颈肥大一般无需治疗
D. 宫颈腺体囊肿是病原体侵入腺体内所引起的
E. 物理疗法是目前治疗子宫颈糜烂较好的方法

17. 关于急性宫颈炎的叙述，不正确的是
A. 可采用局部物理治疗
B. 可伴有尿频、尿急、尿痛
C. 最常见的病原体是淋病奈瑟菌
D. 主要症状是白带过多、脓性
E. 宜采用抗生素全身治疗

18. 对于无并发症的急性淋病奈瑟菌性宫颈炎，目前多主张采用
A. 大剂量、单次给药
B. 小剂量、单次给药
C. 大剂量多次给药后再小剂量给药
D. 大剂量多次给药
E. 小剂量多次给药

19. 女，56 岁。白带增多，均匀稀薄，有臭味，阴道黏膜无明显充血，阴道 pH 为 5，线索细胞阳性。最可能的诊断是
A. 急性淋病
B. 细菌性阴道病
C. 滴虫阴道炎
D. 念珠菌阴道炎
E. 老年性阴道炎

20. 女，35 岁。滴虫性阴道炎迁延半年不愈，应采取的措施不包括
A. 阴道分泌物滴虫培养 + 药敏试验
B. 性伴侣同时治疗
C. 可改用替硝唑
D. 增加甲硝唑疗程及剂量
E. 加用广谱抗生素静脉点滴

21. 女，23 岁。尿频、尿痛 2 天，10 天前有性生活史。查体：外阴充血，阴道

黏膜点状出血，泡沫状黄绿色白带。尿常规检查：查到滴虫，WBC（++），RBC（+）。恰当的治疗方案是

A. 口服环丙沙星

B. 顿服甲硝唑2g

C. 甲硝唑0.4g，每天3次，口服7天，联合外用甲硝唑泡腾片

D. 外用甲硝唑泡腾片0.2g×10天

E. 甲硝唑0.4g，每天2次，口服7天，联合环丙沙星0.5g，每天2次，口服

22. 女，35岁。诉3天来稀薄的泡沫状白带增多，并有外阴瘙痒、灼痛，并伴尿频、尿痛。妇科检查见阴道黏膜充血，后穹隆见多量白带，呈黄白色泡沫状，阴道分泌物悬滴法有阳性发现。应该诊断为

A. 淋病

B. 生殖器疱疹

C. 滴虫性阴道炎

D. 念珠菌阴道炎

E. 细菌性阴道炎

23. 女，29岁。已婚，结婚3年不孕，月经量少1年，闭经已10个月。妇科检查：子宫稍小，活动差，双侧宫旁组织增厚，附件可及黄豆大小不等的结节数个，压痛轻微，诊断性刮宫无组织物刮出。输卵管碘油造影见输卵管呈串珠样，输卵管不通。最可能的诊断是

A. 慢性盆腔炎

B. 子宫内膜异位症

C. 输卵管癌

D. 生殖器结核

E. 子宫内膜炎

24. 治疗滴虫阴道炎最常用的药物是

A. 青霉素　　B. 甲硝唑

C. 诺氟沙星　　D. 头孢拉定

E. 制霉菌素

25. 幼女性阴道炎最常见的细菌感染是

A. 大肠埃希菌　　B. 链球菌

C. 葡萄状球菌　　D. 淋病奈瑟菌

E. 白假丝酵母菌

26. 绝经后妇女出现血性白带，除生殖器恶性肿瘤外，最常见的疾病是

A. 宫颈糜烂　　B. 宫颈息肉

C. 宫颈内膜炎　　D. 宫腔积脓

E. 老年性阴道炎

27. 关于滴虫性阴道炎的治疗，哪项不正确

A. 全身治疗和局部治疗相结合

B. 妊娠早期和哺乳期不易口服甲硝唑（灭滴灵）

C. 常用2%～4%碳酸氢钠液冲洗阴道来提高疗效

D. 治疗后复查转阴，还需巩固1个疗程

E. 每次经期后检查白带，只有连续3次均为阴性方可称之为治愈

28. 用子宫输卵管碘油造影诊断生殖器结核，以下不正确的是

A. 子宫腔狭窄或变形，边缘呈锯齿状

B. 输卵管伞端膨大

C. 碘油可进入子宫一侧或两侧静脉丛

D. 盆腔淋巴结、输卵管及卵巢部位有钙化灶

E. 输卵管腔细小而僵直或串珠状

29. 关于滴虫阴道炎的叙述，错误的是

A. 滴虫能侵入尿道、尿道旁腺、膀胱及肾盂

B. 分泌物呈灰黄、稀薄、有泡沫，阴道黏膜可见散在红色斑点

C. 有外阴瘙痒、性交疼痛、尿频、尿

痛等症状，可导致不孕

D. 阴道分泌物悬滴法找到滴虫可以诊断

E. 悬滴法找不到滴虫，用酸性液灌洗阴道后复查

30. 关于滴虫阴道炎传播方式的叙述，错误的是

A. 性交传播

B. 垂直传播

C. 公共浴池传播

D. 不洁医疗器械和敷料传播

E. 游泳池传播

31. 不属于生殖器结核X线检查特点的是

A. 子宫腔畸形，边缘呈锯齿状

B. 输卵管有钙化影

C. 输卵管呈串珠样

D. 碘油进入子宫肌层静脉丛

E. 宫腔有一致性暗影

32. 女，67岁。阴道分泌物增多6天，伴外阴瘙痒，来院就诊，妇科检查见阴道黏膜充血，有小出血点，阴道分泌物呈淡黄色脓样，无臭味。该患者应考虑为

A. 滴虫性阴道炎　B. 链球菌阴道炎

C. 淋病　D. 老年性阴道炎

E. 细菌性阴道病

33. 女，34岁。已婚，白带增多、腥臭1个月，外阴不痒。最可能的诊断是

A. 真菌性阴道炎　B. 滴虫性阴道炎

C. 细菌性阴道病　D. 外阴炎

E. 萎缩性阴道炎

34. 慢性盆腔炎的临床表现不包括

A. 下腹部坠胀、疼痛

B. 月经失调

C. 经量增多

D. 高热、头痛

E. 继发不孕

35. 女，32岁。婚后5年不孕。经量少2年，近8个月闭经，经常低热。检查见子宫小，活动不良，两侧宫旁组织增厚，左侧触及3cm × 3cm × 2cm 肿物，轻压痛。红细胞沉降率30mm/h。刮宫发现宫腔不规则，刮出组织少。子宫输卵管碘油造影提示双侧输卵管不通，有串珠样改变。应考虑的诊断为

A. 子宫内膜异位症

B. 化脓性输卵管炎

C. 宫腔粘连

D. 生殖器结核

E. 慢性盆腔炎

36. 女，32岁。下腹坠胀半年，白带多，呈脓性7天。查体发现阴道、宫颈明显充血，分泌物呈脓性，宫颈轻度糜烂，颗粒型，肥大。以下哪种治疗方法最合适

A. 中药治疗

B. 硝酸银腐蚀局部

C. 物理治疗

D. 抗感染治疗后再行物理治疗

E. 宫颈锥形切除术

37. 关于非特异性外阴炎，下列说法错误的是

A. 各种化学物质及各种分泌物刺激造成

B. 外因皮肤瘙痒、疼痛

C. 时间长者可见外阴皮肤增厚、粗糙

D. 用1：1000高锰酸钾液坐浴

E. 治疗应保持外阴清洁、干燥

38. 关于盆腔炎传播途径的叙述，错误的是

A. 生殖器结核主要经淋巴系统扩散

B. 淋病奈瑟菌主要通过生殖道黏膜上

行蔓延

C. 子宫内膜感染沿生殖道黏膜上行蔓延到盆腔组织

D. 产褥感染主要经淋巴系统蔓延

E. 放置宫内节育器后感染主要经淋巴系统蔓延

39. 女，35 岁。腹痛、腹部肿块伴发热 1 周，不孕症 10 年（原发）。查：T 38.5℃，消瘦，心肺（－），下腹部可触及质韧肿块，压痛（＋），活动欠佳。妇科检查：子宫正常大小，偏右，于子宫左可及新生儿头大样肿块，触痛（＋）。曾用抗生素 1 周，体温及症状无缓解。如何处理

A. 抗生素静脉、肌肉同时给药

B. 应用抗生素，同时剖腹探查行切脓肿切除或切开引流术

C. 立即剖腹探查

D. 应用退热药（激素等）并手术治疗

E. 经阴道穿刺排脓

40. 女，36 岁。已婚。早孕药物流产后反复下腹坠痛 5 个月，B 型超声检查发现盆腔包块 1 个月。妇科检查：子宫后位，正常大小，活动度差，左附件区可扪及一直径约 6cm 的包块，囊实性，与子宫分界不清，不活动，压痛。最可能的诊断为

A. 盆腔脓肿

B. 左卵巢良性肿瘤

C. 左附件炎性包块

D. 卵巢恶性肿瘤

E. 左卵巢囊肿蒂扭转

41. 女，30 岁。白带增多伴腥臭味 1 个月，妇科检查见阴道分泌物呈稀薄灰白色，镜检发现线索细胞。考虑诊断为

A. 念珠菌阴道炎

B. 细菌性阴道病

C. 衣原体性阴道炎

D. 滴虫阴道炎

E. 支原体性阴道炎

42. 女，25 岁。已婚。主诉外阴痒，白带多6 天。白带常规检查发现滴虫，诊断为滴虫性阴道炎。下列处理错误的是

A. 局部和全身用抗滴虫药物治疗

B. 连续 3 次月经后白带常规检查滴虫阴性方为治愈

C. 患者的丈夫也应检查和治疗

D. 用酸性溶液冲洗阴道

E. 4% 碳酸氢钠溶液冲洗阴道

43. 生殖器结核的传播途径不包括

A. 下行感染　　B. 淋巴转移

C. 性交传播　　D. 直接蔓延

E. 血行传播

44. 下列哪项不属于宫颈炎

A. 宫颈息肉　　B. 宫颈质硬

C. 宫颈外翻　　D. 宫颈肥大

E. 宫颈腺囊肿

45. 下列哪种疾病不是性传播疾病

A. 淋病

B. 宫颈息肉

C. 梅毒

D. 生殖道沙眼衣原体感染

E. 生殖器疱疹

46. 下列哪个时期生理性宫颈糜烂面积会缩小

A. 妊娠期

B. 产后月经复潮后

C. 口服避孕药期间

D. 月经卵泡期

E. 卵巢早衰后

47. 关于外阴炎症，表述错误的是

A. 尖锐湿疣病原体为人乳头状瘤病毒

（HPV）

B. HPV 主要感染上皮细胞

C. 引起尖锐湿疣者以 HPV18 型为主

D. 非特异性外阴炎由各种化学物质及各种分泌物刺激造成

E. 女性的会阴、阴道后壁易受感染

48. 女，28 岁。$G_1P_1L_1$，患慢性盆腔炎 2 年，反复发作，此次高热 3 天伴有下腹痛。妇科检查：子宫大小正常，左侧可及 5cm × 6cm × 7cm 包块，不活动，压痛明显。最适宜的处理原则为

A. 抗生素及物理治疗

B. 抗生素治疗 + 剖腹探查术

C. 中药治疗

D. 中药及抗生素治疗

E. 后穹隆切开引流术

49. 女，35 岁。因盆腔炎用广谱抗生素治疗 2 周，出现白带多，外阴奇痒，外阴见散在针空孔样浅表小溃疡，阴道内见凝乳样白带，其诊断应为

A. 滴虫性外阴阴道炎

B. 霉菌性外阴阴道炎

C. 阿米巴性外阴阴道炎

D. 淋球菌感染

E. 细菌性阴道炎

50. 盆腔炎的合并症和后遗症不包括

A. 输卵管积水

B. 卵巢子宫内膜异位囊肿

C. 继发性不孕

D. 输卵管妊娠

E. 子宫后屈，粘连固定

51. 关于婴幼儿外阴炎，下列哪项错误

A. 婴幼儿抵抗力差，易发生外阴炎

B. 婴幼儿外阴炎以淋菌感染最常见

C. 久治不愈者应排除阴道异物

D. 外阴炎常与阴道炎并发

E. 主要表现为外阴红肿，分泌物多

52. 关于婴幼儿外阴阴道炎，叙述错误的是

A. 常见于 5 岁以下幼女

B. 病原体传播通常是通过成人间的间接传播

C. 主要表现为阴道脓性分泌物增多

D. 检查时一定排除阴道异物史

E. 年龄小，不可以全身应用抗生素，推荐局部用药

53. 对于生殖器结核，下述正确的是

A. 好发于青春期和绝经后女性

B. 输卵管浆膜层最易受累

C. 不孕可能是患者就诊的唯一主诉

D. 卵巢结核多数为血行传播

E. 子宫内膜结核病灶首先出现于子宫峡部

54. 为确诊生殖器结核行诊断性刮宫术，下述正确的是

A. 术前 3 天至术后 4 天每天肌注链霉素 0.75g，口服异烟肼 0.3g

B. 刮宫时注意刮取子宫后壁内膜

C. 应选择经前 1 周至月经期内时间段

D. 刮宫未发现结核灶可排除结核

E. 宫腔小而硬，未刮出内膜组织者可排除结核

55. 女，29 岁。已婚，婚后 5 年未孕，半年来低热、食欲缺乏伴乏力。检查：子宫略小，活动受限，双侧附件结节样增厚。最可能的诊断是

A. 子宫内膜异位症

B. 慢性盆腔炎

C. 生殖器结核

D. 子宫发育不良

E. 多囊卵巢综合征

56. 急性盆腔炎的病理改变不包括

A. 急性子宫肌炎

B. 输卵管间质炎

C. 脓毒血症
D. 盆腔结缔组织炎
E. 输卵管积水，腊肠样变

57. 卵巢癌与慢性盆腔炎难以鉴别诊断时，首选的方案是
A. 短期抗感染治疗
B. CT/MRI
C. 剖腹探查
D. 诊断性刮宫
E. 腹腔镜探查

58. 卵巢癌与慢性盆腔炎的鉴别诊断，关键应注意
A. B型超声检查
B. 妇科检查
C. 病史的全面采集
D. 腹腔镜探查
E. 剖腹探查

59. 女，25岁。顺产后3个月，下腹痛，发热2天，无阴道流血，查体：宫颈少许脓性分泌物、有举痛，宫体压痛。B超未见明显异常。诊断为急性盆腔炎。该病例的主要感染途径是
A. 直接蔓延
B. 经生殖道黏膜上行播散
C. 经淋巴系统蔓延
D. 血行传播
E. 种植播散

60. 关于急性盆腔炎的病因，叙述错误的是
A. 产褥感染多为病原体经淋巴途径蔓延引起
B. 经期使用不洁卫生巾，引起病原体血行蔓延
C. 反复多次流产，可直接导致急性盆腔炎
D. 机体免疫力低下时，慢性盆腔炎可急性发作
E. 不洁性交后，淋球菌、衣原体、葡萄球菌等病原菌上行感染

61. 急性盆腔炎的病理类型不常见
A. 急性子宫内膜炎
B. 输卵管积脓
C. 急性卵巢炎
D. 急性附件炎
E. 急性盆腔结缔组织炎

62. 下列哪项不是导致非特异性外阴炎的病因
A. 糖尿病
B. 月经血
C. 尿道阴道瘘
D. 慢性宫颈炎
E. 淋病

63. 关于急性盆腔炎，哪项不正确
A. 常发生于产后、盆腔手术后
B. 急性期应定期做盆腔检查，以了解病情变化
C. 可引起盆腔脓肿或败血症
D. 盆腔脓液培养诊断较宫颈管分泌物培养可靠
E. 表现为下腹剧痛，伴有高烧、寒战

64. 关于萎缩性阴道炎，叙述正确的是
A. 萎缩性阴道炎仅见于绝经后女性
B. 萎缩性阴道炎阴道pH常降低
C. 萎缩性阴道炎可见于产后闭经
D. 治疗萎缩性阴道炎应补充雄激素
E. 萎缩性阴道炎可应用孕激素软膏治疗

65. 符合PID诊断的附加标准的是
A. 宫颈或阴道异常稀薄分泌物
B. 血C反应蛋白升高
C. 红细胞沉降率下降
D. 宫颈举痛
E. 附件区压痛

66. 诊断子宫内膜结核最可靠的依据是
A. 结核菌素试验呈阳性

B. 子宫内膜病理检查

C. 腹腔镜检查

D. B 超

E. X 线检查

67. 慢性宫颈炎较多用的治疗方法为

A. 抗生素全身治疗

B. 阴道内放消炎栓剂

C. 下腹部理疗

D. 局部治疗

E. 宫颈锥形切除

68. 女性生殖器结核最常见的部位为

A. 输卵管　B. 子宫内膜

C. 宫颈　D. 卵巢

E. 盆腔腹膜

69. 生殖器结核的主要传染途径是

A. 血行传播　B. 上行感染

C. 直接蔓延　D. 淋巴转移

E. 种植转移

70. 关于慢性宫颈炎的病理改变，错误的是

A. 宫颈息肉常恶变

B. 可表现为宫颈息肉

C. 可表现为慢性宫颈管黏膜炎

D. 有时可见宫颈腺囊肿

E. 可表现为宫颈肥大

71. 容易形成盆腔脓肿的病原菌为

A. β-溶血性链球菌

B. 金黄色葡萄球菌

C. 大肠埃希菌

D. 厌氧菌

E. 结核杆菌

72. 关于阴道毛滴虫的叙述，正确的是

A. 适宜 pH 为 7.0

B. 喜干燥环境

C. 适宜温度为 25～40℃

D. 有滋养体和包囊期

E. 不能在普通肥皂水中生存

73. 关于婴幼儿外阴阴道炎的描述，不正确的是

A. 婴幼儿卫生习惯不良

B. 婴幼儿外阴发育差，不能遮盖阴道前庭

C. 常见于 7 岁以下的幼女

D. 婴幼儿外阴上皮薄

E. 病原体可以通过母亲的毛巾等间接传染

74. 关于外阴阴道假丝酵母菌病，叙述正确的是

A. 假丝酵母菌可分布于正常人消化道、阴道等部位，适于碱性环境

B. 假丝酵母菌是条件致病菌，存在于每位女性体内

C. 假丝酵母菌感染主要为外源性感染，如接触污染的衣物等

D. 来自肠道的自身假丝酵母菌感染是该病反复感染的主要原因

E. 酵母相是该病急性发作时假丝酵母菌的主要形态

75. 正常阴道寄居微生物不包括

A. 人型支原体　B. 衣原体

C. 大肠埃希菌　D. 表皮葡萄球菌

E. 假丝酵母菌

二、共用题干单选题：以下提供若干个案例，每个案例下设若干道试题，每道试题有五个备选答案，请选择一个最佳答案。

（76～77 题共用题干）

女，40 岁。下腹坠痛，脓性白带 1 周。妇科检查发现宫颈光滑，宫颈管内有脓性分泌物排出，子宫体轻压痛，双附件无压痛。

76. 首选的检查方法为

A. 宫颈涂片细胞学检查

B. 阴道镜检查

C. B超检查

D. 取宫颈分泌物查找G^-双球菌

E. 血常规检查

77. 首选的治疗方法是

A. 阴道放置抗生素栓

B. 激光治疗

C. 电熨治疗

D. 中药治疗

E. 全身抗炎治疗

（78～81题共用题干）

女，50岁。下腹坠胀1年余，性交后阴道流血半个月。妇科检查：宫颈中度糜烂，颗粒状，有少量接触性出血，子宫正常大小，双附件区未见异常。

78. 最可能的诊断是

A. 宫颈癌　　B. 慢性宫颈炎

C. 宫颈肌炎　　D. 子宫内膜癌

E. 滴虫性阴道炎

79. 为明确诊断，应首先选择下列哪项检查

A. 阴道分泌物培养

B. 宫腔分泌物培养

C. 阴道镜检查

D. 宫颈活检

E. 宫颈刮片细胞学检查

80. 假设宫颈刮片细胞学检查为巴氏Ⅱ级，下述哪种治疗方法疗效较好、疗程最短

A. 无需处理

B. 子宫颈锥形切除术

C. 阴道内塞消炎栓

D. 口服抗生素

E. 物理治疗如激光、电熨等

81. 假设宫颈活体组织检查结果为不典型增生伴部分区域原位癌，以下哪种治疗最佳

A. 宫颈锥形切除术

B. 全子宫切除术

C. 激光治疗

D. 扩大全子宫切除术

E. 宫颈冷冻术

（82～83题共用题干）

女，27岁。已婚。第一胎人工流产后反复下腹疼痛2年多。月经规律，量多，无痛经。妇科检查：子宫颈轻度糜烂，子宫后位，正常大小，活动度受限，双侧附件区增厚，深压痛。

82. 最可能的诊断是

A. 急性盆腔炎　　B. 输卵管妊娠

C. 慢性盆腔炎　　D. 盆腔结核

E. 子宫内膜异位症

83. 下列哪种疾病与该病无关

A. 慢性盆腔炎急性发作

B. 子宫内膜异位症

C. 输卵管卵巢炎性包块

D. 异位妊娠

E. 继发不孕

（84～85题共用题干）

女，34岁。已婚，因妊娠5个月在当地医院行水囊引产，术后持续阴道不规则流血，伴发热及下腹疼痛；术后第10天腹痛加剧。体格检查：体温39.5℃，脉搏110次/分，腹痛拒按。妇科检查：子宫稍大，软，压痛明显，左侧附件区可扪及一囊性包块，6cm×6cm×5cm大小，边界不清，压痛，右附件区压痛。血白细胞16×10^9/L，中性粒细胞0.92。

84. 最可能的诊断是

A. 左侧卵巢囊肿扭转

B. 急性盆腔炎、盆腔脓肿

C. 流产诱发急性阑尾炎

D. 左侧子宫内膜异位囊肿破裂

E. 左侧输卵管囊肿破裂

85. 为明确诊断，下面哪项检查是不必要的

A. B 型超声

B. 诊断性刮宫

C. 必要时后穹隆穿刺涂片

D. 宫颈分泌物涂片或培养

E. 血培养 + 药敏

(86～87 题共用题干)

女，54 岁。已婚，白带多伴外阴痒 2 周。外阴皮肤有抓痕，检查见阴道后穹隆处有多量稀薄泡沫状分泌物，阴道黏膜有多处散在红色斑点。

86. 诊断为

A. 外阴阴道假丝酵母菌病

B. 滴虫阴道炎

C. 细菌性阴道病

D. 老年性阴道炎

E. 慢性宫颈炎

87. 根据初步诊断，应选择的治疗措施是

A. 咪康唑栓剂放阴道内，连用 7 天

B. 甲硝唑 0.4g 口服每天 2 次，连用 7 天

C. 甲硝唑 0.2g 放阴道内，连用 7 天

D. 克林霉素 0.3g 每天 2 次口服，连用 7 天

E. 尼尔雌醇 2mg，每半个月口服 1 次，连用 4 次

(88～89 题共用题干)

女，28 岁。有多个性伴侣。因下腹不适、白带增多 7 天来诊，略痒。查体：白带脓性，宫颈 Ⅰ 度糜烂，颈口触血、有脓性分泌物，子宫体双附件无明显压痛。

88. 该患者最可能的诊断是

A. 急性盆腔炎

B. 急性盆腔结缔组织炎

C. 急性黏液脓性宫颈炎

D. 急性阴道炎

E. 慢性宫颈炎

89. 关于该病的治疗，以下哪项不恰当

A. 行宫颈分泌物染色或培养，明确病原体

B. 针对病原体治疗

C. 治疗应及时、足量、规范和彻底

D. 应同时治疗性伴侣

E. LEEP 刀治疗宫颈糜烂

(90～91 题共用题干)

女，48 岁。查体时宫颈 TCT 示 ASC－H，月经干净 3 天来诊。

90. 妇科检查时，发现患者阴道大量黄色泡沫状分泌物，询问患者偶有瘙痒，下一步处理不恰当的是

A. 阴道分泌物检查

B. 行宫颈活检术

C. 药物治疗后再行进一步宫颈检查

D. 药物治疗一般选用甲硝唑

E. 应夫妻双方共同治疗

91. 治疗后，下一步最应做

A. 阴道镜检查 + 宫颈管搔刮 + 宫颈活检

B. 宫腔镜检查 + 活检

C. 宫颈管搔刮 + 点切法宫颈活检

D. 宫颈 LEEP 术

E. 妇科 B 超检查

(92～94 题共用题干)

女，26 岁。G_0P_0，阴道分泌物增多伴瘙痒 2 周，性交后加重。LMP 于 3 周前，否认性病史及口服避孕药史。妇科查体：阴道分泌物稀薄白色，鱼腥味，未发现阴道红斑及病损，宫颈 Ⅰ 度糜烂，子宫附件未见异常。

92. 最可能的诊断是

A. 输卵管炎

B. 慢性宫颈炎

C. 细菌性阴道病
D. 念珠菌性阴道病
E. 滴虫性阴道炎

93. 实验室检查特点不包括
A. 阴道分泌物 pH <4.5
B. 胺臭味试验阳性
C. 可见线索细胞
D. 乳酸杆菌明显减少
E. 阴道加德纳菌鉴定试验阳性

94. 最佳治疗是
A. 甲硝唑洗剂外洗
B. 中药制剂外洗
C. 克霉唑阴道栓外用
D. 口服或阴道内应用硝基咪唑类药物
E. 外用乳酸活菌

（95～97 题共用题干）

女，45 岁。近 3 天来白带增多伴外阴瘙痒。妇科检查：外阴及阴道黏膜充血，分泌物呈黄白色，稀薄泡沫状，宫颈充血，子宫正常大小，附件阴性。

95. 首选的辅助检查是
A. 宫颈分泌物培养
B. 宫颈分泌物涂片细胞学检查
C. 阴道分泌物悬滴法检查
D. 阴道分泌物涂片细胞学检查
E. 阴道分泌物细菌培养

96. 初步的诊断是
A. 滴虫性阴道炎
B. 霉菌性阴道炎
C. 老年性阴道炎
D. 淋菌性阴道炎
E. 阿米巴性阴道炎

97. 正确的治疗方法为
A. 制霉菌素片阴道用药
B. 甲硝唑片阴道用药
C. 己烯雌酚片阴道用药
D. 青霉素肌内注射
E. 喹碘片口服

（98～99 题共用题干）

女，32 岁。已婚。继发不孕 3 年，月经规律，5 天/30 天，偶有经期痛。既往药物流产 3 次，有盆腔炎病史。妇科检查：外阴毛发分布正常，阴道通畅，子宫中位，常大，活动差，质中，无压痛，双附件增厚，轻度压痛。输卵管通液提示通而不畅。

98. 为明确诊断，进一步应首选的检查是
A. 宫腔镜
B. BBT
C. 宫颈黏液检查
D. 诊断性刮宫
E. 子宫输卵管造影

99. 如发现异常，采取哪种手段进行治疗
A. 促排卵药物治疗
B. 腹腔镜或 IVF－ET
C. IUI
D. 黄体支持
E. 期待治疗

（100～103 题共用题干）

女，38 岁。阴道不规则出血 1 个月，发热 2 天伴下腹坠痛，腰酸痛来诊。平素月经规律 5/28 天，G_2P_1，上环 8 年，曾患左附件炎。1 月前月经中期阴道开始出血，量时多时少，同时感下腹部坠痛，腰酸，精神不振，疲乏，失眠。昨天起发热，体温 38.8℃，腹痛、腰酸加重。查体：血压 120/80mmHg，脉搏 100 次/分，心、肺（－），下腹部肌紧张（＋），压痛（＋），反跳痛（±），移动性浊音（－）。妇科检查：外阴经产型，阴道畅通，少量暗红血，宫颈中度糜烂，子宫颈举痛（＋），子宫后位正常大小，活动受限，子宫左后方触及一拳头大小囊性肿物，张力大，边界不清，压痛（＋），活动受限。凝血酶（－），白

细胞 15.0×10^9/L，中性粒细胞 90%，淋巴细胞 10%。

100. 该患者可能诊断是
    A. 陈旧性宫外孕
    B. 盆腔子宫内膜异位症
    C. 慢性盆腔炎急性发作
    D. 卵巢癌
    E. 左卵巢囊肿

101. 为进一步明确诊断，可做哪些检查
    A. B 超，后穹隆穿刺囊肿抽液
    B. B 超，CA125
    C. 血 β - hCG，B 超
    D. B 超，血培养
    E. 诊刮

102. 正确的治疗方法是
    A. 立即剖腹探查
    B. 抗生素治疗后剖腹探查
    C. 化疗后手术治疗
    D. 抗生素治疗后化疗
    E. 立即后穹隆切开引流

103. 正确的手术范围是
    A. 全子宫 + 双附件切除术
    B. 右附件切除术
    C. 左附件切除术
    D. 左附件切除 + 子宫次全切除术
    E. 盆腔肿瘤减灭术

（104 ~ 105 题共用题干）

女，26 岁。哺乳 2 年，外阴灼热感、瘙痒 3 天。查体：阴道黏膜充血，分泌物较少水样，无异味，阴道分泌物检查未见明显细菌。

104. 该患者最可能的诊断是
    A. 宫颈上皮内瘤变
    B. 萎缩性阴道炎
    C. 念珠菌性阴道病
    D. 滴虫性阴道炎
    E. 细菌性阴道病

105. 恰当的治疗方案是
    A. 外用克霉唑阴道栓
    B. 外用己烯雌酚软膏
    C. 甲硝唑 0.2g，po，qd
    D. 建议停止哺乳，外用乳酸或醋酸冲洗阴道
    E. 甲羟孕酮 2mg，po，qd

（106 ~ 108 题共用题干）

女，57 岁。绝经 8 年，脓血性白带 2 个月伴下腹疼痛 10 天就诊。妇科检查：阴道壁明显充血，有脓血性分泌物，味臭，宫颈光滑充血，子宫 50 天妊娠大小，轻压痛，双附件无异常。白带查念珠菌、滴虫阴性，见大量脓球。

106. 应首先考虑何种疾病
    A. 急性阴道炎，宫腔积脓，子宫内膜癌
    B. 宫颈癌，宫腔积脓
    C. 宫腔积脓，宫体癌和输卵管癌
    D. 急性阴道炎，宫腔积脓，输卵管癌
    E. 急性阴道炎，宫腔积脓，宫颈癌

107. 应首选的处理方法是
    A. 阴道冲洗和抗感染后扩宫腔
    B. 口服雌激素后抗感染，宫颈活检
    C. 扩宫腔和抗感染后做宫颈活检
    D. 扩宫腔和抗感染后做诊刮
    E. 抗感染后行子宫全切加双附件切除术

108. 下列错误的处理方法是
    A. 诊断明确、感染基本控制后手术
    B. 高压宫腔冲洗，尽早控制感染
    C. 抗感染应选用抗厌氧菌药物
    D. 取宫腔脓液做细菌培养
    E. 可进行持续宫腔引流

（109 ~ 111 题共用题干）

女，26 岁。已婚，人工流产术后 1

周，发热4天，右下腹痛3天，追问病史有术后性交史。查体：体温39℃，血压90/60mmHg，心率102次/分，右下腹有压痛、反跳痛。妇科检查：阴道有粉红色少量液体，宫颈举痛（+），宫口闭，子宫正常大，压痛明显，双附件稍增厚，轻微压痛。白细胞总数16×10^9/L，中性粒细胞0.90。

109. 本例最可能的诊断是
   A. 急性肠炎　B. 急性盆腔炎
   C. 急性肾盂肾炎　D. 急性阑尾炎
   E. 急性膀胱炎

110. 对治疗最有价值的辅助检查是
   A. 血常规　B. 病原体检查
   C. 尿妊娠试验　D. 尿常规
   E. 血沉

111. 本例的紧急处理是
   A. 后穹隆穿刺注药
   B. 少量输新鲜血液
   C. 静滴广谱抗生素
   D. 口服退热药
   E. 腹部置冰袋

（112～113题共用题干）

女，25岁。有多位性伴侣，因痛经、发热、阴道分泌物异常和恶心呕吐前来就诊。体检发现Chandelier征阳性。

112. 导致痛经的原因是
   A. 盆腔炎
   B. 子宫肌瘤
   C. 子宫内膜不规则脱落
   D. 黄体功能不足
   E. 子宫内膜异位症

113. 此例痛经属于
   A. 原发性痛经　B. 继发性痛经
   C. 混合型痛经　D. 无诱因性痛经
   E. 功能性痛经

三、共用备选答案单选题：以下提供若干组试题，每组试题共用试题前列出的五个备选答案，请为每道试题选择一个最佳答案。每个备选答案可能被选择一次、多次或不被选择。

（114～115题共用备选答案）
   A. 急性阑尾炎
   B. 子宫内膜异位症
   C. 慢性盆腔炎
   D. 急性盆腔炎
   E. 生殖器结核

114. 女，30岁。既往月经正常，26岁时患胸膜炎，继而出现月经量明显减少，现闭经6个月。子宫输卵管碘油造影显示子宫腔狭窄，边缘呈锯齿状。该患者最可能的诊断是

115. 女，30岁。半年前人工流产术后曾寒战、高热及下腹疼痛，给予抗感染治疗后好转。以后常出现下腹胀和腰骶部疼痛。妇科检查：子宫后倾后屈，正常大小，活动度差，压痛，子宫左侧片状增厚、压痛。该患者最可能的诊断是

（116～118题共用备选答案）
   A. 宫外孕
   B. 生殖器结核
   C. 子宫内膜异位症
   D. 卵巢囊肿蒂扭转
   E. 急性盆腔炎

116. 不孕，子宫输卵管碘油造影呈串珠状。可能的诊断是

117. 继发性痛经，子宫一侧或双侧可扪及肿物，活动受限。可能的诊断是

118. 高热，下腹疼痛，白带增多，触诊宫旁两侧呈片状增厚、压痛。可能的诊断是

（119～120题共用备选答案）
   A. 沿生殖道黏膜蔓延

B. 经淋巴系统蔓延
C. 经血液循环蔓延
D. 直接蔓延
E. 种植蔓延

119. 产褥期、流产、宫腔操作致盆腔感染的主要途径是
120. 非妊娠期、非产褥期盆腔炎的主要感染途径是

(121～122 题共用备选答案)
A. 急性输卵管炎
B. 慢性盆腔结缔组织炎
C. 急性盆腔腹膜炎
D. 卵巢炎
E. 急性子宫内膜炎及急性子宫肌炎

121. 多见于流产、分娩后的是
122. 可能在盆腔形成散在小脓肿的是

(123～126 题共用备选答案)
A. 高热、子宫及两侧压痛明显，白细胞升高
B. 停经、恶性呕吐，阴道少量出血
C. 继发痛经逐渐加重，盆腔有肿块
D. 不孕，输卵管碘油造影呈串珠样
E. 停经，阴道少量出血，腹痛，下腹部压痛及反跳痛，后穹隆饱满

123. 生殖器结核可见
124. 急性盆腔炎可见
125. 子宫内膜异位症可见
126. 异位妊娠可见

(127～130 题共用备选答案)
A. 白色稠厚豆渣样
B. 稀薄，脓性，泡沫状
C. 灰白色，均质，腥臭味
D. 白色糊状或蛋清样
E. 脓性白带

127. 滴虫阴道炎的典型白带为
128. 外阴阴道假丝酵母菌性阴道病的典型白带为
129. 细菌性阴道病的典型白带为
130. 阴道正常白带为

(131～133 题共用备选答案)
A. 又称为“股白肿”
B. 冰冻骨盆
C. 是最为常见的产褥感染类型
D. 一般在产后 3～7 天出现症状
E. 产后 1～2 周出现的下腹疼痛和压痛，并向腹股沟放射

131. 盆腔血栓性静脉炎
132. 急性盆腔结缔组织炎
133. 急性子宫内膜炎、子宫肌炎

(134～136 题共用备选答案)
A. 萎缩性阴道炎
B. 细菌性阴道炎
C. 念珠菌性阴道炎
D. 滴虫性阴道炎
E. 婴幼儿阴道炎

134. 妊娠、糖尿病及长期应用抗生素者易患
135. 女，48 岁。自觉外阴、阴道瘙痒，查体见白带呈黄色稀薄泡沫状。考虑为
136. 女，34 岁。子宫内膜异位症，应用 GnRH－a 治疗后，阴道干涩、性交痛。考虑为

(137～138 题共用备选答案)
A. 四环素治疗
B. 青霉素治疗
C. 1% 乳酸或 0.5% 醋酸溶液冲洗
D. 2%～4% 碳酸氢钠溶液冲洗
E. 50% 三氯醋酸涂抹

137. 治疗滴虫性阴道炎可选用
138. 治疗霉菌性阴道炎可选用

(139～140 题共用备选答案)
A. 甲硝唑
B. 土霉素

C. 2%醋酸冲洗
D. 制霉菌素栓剂
E. 5%碳酸氢钠冲洗

139. 外阴瘙痒白带呈泡沫状，阴道黏膜散在红斑点，局部用
140. 外阴瘙痒，白带呈豆渣状，阴道黏膜红肿，局部用

（141 ~142 题共用备选答案）
A. 中药治疗 + 物理治疗
B. 三代头孢菌素 + 灭滴灵静脉点滴
C. 抗结核治疗
D. 手术治疗
E. 口服抗生素治疗

141. 急性盆腔炎患者，存在发热、下腹痛，首选的治疗是
142. 慢性盆腔炎患者腰骶部酸痛，首选的治疗是

（143 ~147 题共用备选答案）
A. pH≥6.5 B. pH5 ~6.5
C. pH >4.5 D. pH3.8 ~4.4
E. pH <4.5

143. 阴道取样检测 pH，提示妊娠晚期胎膜早破的结果是
144. 阴道取样检测 pH，提示念珠菌性阴道病的结果是
145. 阴道取样检测 pH，提示细菌性阴道病的结果是
146. 阴道取样检测 pH，提示滴虫性阴道炎的结果是
147. 正常阴道 pH 为

参考答案与解析

1. E 2. D 3. D 4. C 5. D 6. B
7. D 8. E 9. A 10. B 11. D 12. B
13. C 14. D 15. D 16. D 17. A 18. A
19. B 20. E 21. E 22. C 23. D 24. B
25. A 26. E 27. C 28. B 29. E 30. B
31. E 32. D 33. C 34. D 35. D 36. D
37. D 38. A 39. B 40. C 41. B 42. E
43. A 44. C 45. B 46. E 47. C 48. B
49. B 50. B 51. B 52. E 53. C 54. A
55. C 56. E 57. A 58. C 59. C 60. B
61. C 62. E 63. B 64. C 65. B 66. B
67. D 68. A 69. A 70. A 71. D 72. C
73. C 74. D 75. B 76. D 77. E 78. B
79. E 80. E 81. B 82. C 83. B 84. B
85. B 86. B 87. B 88. C 89. E 90. B
91. A 92. C 93. A 94. D 95. C 96. A
97. B 98. E 99. B 100. C 101. A 102. B
103. D 104. B 105. D 106. A 107. D 108. B
109. B 110. B 111. C 112. A 113. B 114. E
115. C 116. B 117. C 118. E 119. B 120. A
121. E 122. C 123. D 124. A 125. C 126. E
127. B 128. A 129. C 130. D 131. E 132. B
133. C 134. C 135. D 136. A 137. C 138. D
139. A 140. D 141. B 142. A 143. A 144. E
145. C 146. B 147. D

2. D。**解析：**病原体分离培养为疾病确诊的金标准，特异性和灵敏度均很好，优于其他方法。

3. D。**解析：**盆腔炎性疾病的手术治疗指征：①药物治疗 48 ~72 小时，体温不降、症状加重、包块增大者；②输卵管积脓或输卵管卵巢脓肿；③脓肿破裂。

4. C。**解析：**盆腔炎药物治疗，病情改善后，也应巩固治疗 10 ~14 天。

5. D。**解析：**输卵管卵巢囊肿是慢性盆腔炎病理变化，其他选项属于急性盆腔炎。

6. B。**解析：**卵巢恶性肿瘤大多伴有明显的腹水，不易与盆腔结核的腹水或包裹性积液相鉴别。

8. E。**解析：**引起前庭大腺炎的常见病原体有葡萄球菌、淋病奈瑟菌、大肠埃希菌、沙眼衣原体、链球菌、肠球菌等。

10. B。**解析**：输卵管结核多见于20～40岁妇女的患者，也可见于绝经后的老年妇女。血行传播是最主要的传播途径，性交传播极罕见。输卵管增粗肥大，其伞端外翻如烟斗嘴状是输卵管结核的特有表现；也可表现为伞端封闭，管腔内充满干酪样物质。子宫内膜结核常由输卵管结核蔓延而来。结核菌素强阳性说明患者目前体内仍存在活动性病灶，但并不能说明病灶部位。

11. D。**解析**：宫颈息肉应行息肉摘除术，术后将切除息肉送病理组织学检查。

13. C。**解析**：临床症状消失、局部用药3个疗程、连续3次月经前检查滴虫阴性、治疗后悬滴法检查滴虫阴性都不能作为治愈标准。连续3次月经后检查滴虫阴性是滴虫阴道炎的治愈标准。

17. A。**解析**：急性宫颈炎治疗主要针对病原体，宜采用抗生素全身治疗。

18. A。**解析**：无合并症的淋病推荐大剂量、单次给药方案，以使足够的血药浓度杀死淋病奈瑟菌。

19. B。**解析**：细菌性阴道病的诊断标准为：①匀质、稀薄、白色的阴道分泌物；②阴道pH>4.5；③胺臭味试验阳性；④线索细胞阳性。以上4项中满足3项即可。该患者最可能的诊断是细菌性阴道病。滴虫阴道炎分泌物为稀薄脓性、黄绿色、泡沫状，有臭味。老年性阴道炎的阴道分泌物稀薄，呈淡黄色，感染严重者呈脓血性白带，外阴瘙痒、灼烧感。念珠菌阴道炎的阴道分泌物呈白色，豆腐渣样。

21. E。**解析**：该患者滴虫性阴道炎、尿道炎、泌尿系统感染诊断成立，首选甲硝唑2g顿服或0.4g，每天2次，口服7天，因合并泌尿系统感染，最好联合环丙沙星。性伴侣无症状不需要治疗，治疗期间避免性生活。局部用药效果不如全身用药。

24. B。**解析**：因滴虫阴道炎可同时有尿道、尿道旁腺、前庭大腺滴虫感染，治愈此病，需全身用药，主要治疗药物为甲硝唑。

27. C。**解析**：阴道毛滴虫在pH5以下环境中不生长，滴虫性阴道炎的阴道pH一般为5.1～5.4，用1%乳酸或者0.5%醋酸冲洗阴道，改善内环境可以提高疗效。

28. B。**解析**：生殖器结核造影的特征表现：输卵管僵直如铁丝样；输卵管显影断续如串珠样；输卵管阻塞，伞端少量积水；输卵管间质有小漏管；碘油造影剂溢出间质输卵管周围；宫腔狭窄变形不规则。造影剂进入血管或淋巴管，伞端膨大是输卵管积水的表现。

29. E。**解析**：滴虫性阴道炎根据临床表现，生理盐水悬滴法在阴道分泌物中找到滴虫即可确诊，若多次湿片法未能及时发现滴虫时可送培养，准确率达98%左右。

30. B。**解析**：经性交直接传播是滴虫阴道炎的主要传播方式。滴虫可寄生于男性的包皮皱褶、尿道或前列腺中，男性由于感染滴虫后常无症状，易成为感染源。也可经公共浴池、浴盆、浴巾、游泳池、坐式便器、衣物、污染的器械及敷料等间接传播。

31. E。**解析**：盆腔X线片发现孤立钙化点，提示曾有盆腔淋巴结结核病灶。子宫输卵管碘油造影可能见到下列征象：①宫腔呈不同形态和不同程度狭窄或变形，边缘呈锯齿状；②输卵管管腔有多个狭窄部分，呈典型串珠状或显示管腔细小而僵直；③在相当于盆腔淋巴结、输卵管、卵巢部位有钙化灶；④若碘油进入子宫一侧或两侧静脉丛，应考虑有子宫内膜结核的可能。

32. D。**解析**：老年性阴道炎常见于绝经后的老年女性，临床表现为白带增多，呈黄色水样，亦可呈脓性、血性白带；外阴瘙痒或烧灼感，伴尿频、尿痛；妇科检查可见外阴、阴道萎缩，阴道弹性差，黏膜皱襞充血、水肿，有散在出血点或溃疡。滴虫阴道炎的白带特点为稀薄，脓性，泡沫状；念珠菌阴道炎的白带特点为白色、豆腐渣样；细菌性阴道病的白带特点为白色、均质、腥臭味。

34. D。**解析**：急性盆腔炎发病时有发热、头痛、食欲缺乏、血白细胞增高等全身性表现。慢性盆腔炎无高热头痛表现。

36. D。**解析**：急性生殖器炎症是宫颈糜烂行物理治疗的禁忌证，故要先治疗阴道炎症再行物理治疗。

37. D。**解析**：非特异性外阴炎在局部治疗时，可用 1∶5000 高锰酸钾液坐浴，或 0.1% 聚维酮碘液坐浴，每天 2 次。坐浴后涂抗生素软膏或紫草油，还可选用中药煎水洗外阴。

38. A。**解析**：生殖器结核以血行传播为最主要的传播途径。淋巴传播较少见。

39. B。**解析**：新生儿头大样肿块，触痛（+），曾用抗生素 1 周，体温及症状无缓解，说明有盆腔脓肿。此时应将脓肿切除或切开引流，同时应用抗生素。

41. B。**解析**：线索细胞是指阴道脱落上皮细胞上黏附大量加特纳杆菌等厌氧菌的一种形态表现，阴道分泌物中出现大量线索细胞，一般预示患有细菌性阴道病。细菌性阴道病主要表现为阴道排液增多，有恶臭味，白带呈灰白色、均匀一致、稀薄，黏度很低。诊断依据：①阴道分泌物为匀质稀薄的白带。②阴道 pH >4.5（正常阴道≤4.5）。③胺臭味试验阳性。④线索细胞阳性。

42. E。**解析**：因滴虫适宜环境为 pH 5.2～6.6，阴道用药前先使用 1% 或 0.5% 醋酸等酸性洗液清洗阴道，可改变阴道内酸碱度，同时减少阴道内恶臭分泌物，再使用甲硝唑栓或替硝唑栓 200mg，每天 1 次，7 天为 1 个疗程。

43. A。**解析**：生殖器结核的传染途径包括血行传播、直接蔓延、淋巴传播、性交传播。

44. C。**解析**：慢性宫颈炎的病理包括慢性宫颈管黏膜炎、宫颈息肉、宫颈肥大。妇科检查时可见宫颈有不同程度糜烂、肥大、充血、水肿，有时质较硬，有时可见息肉、裂伤及宫颈腺囊肿。

45. B。**解析**：宫颈管黏膜增生形成的局部突起病灶称为宫颈息肉，息肉形成机制不清，可能与局部的慢性炎症刺激有关。

46. E。**解析**：生理性宫颈糜烂是宫颈糜烂面被宫颈管柱状上皮覆盖所致，宫颈鳞柱交界随体内雌激素变化而移位称为生理性鳞柱交界部。雌激素水平降低，则鳞柱交界内移，生理性糜烂面积减小。妊娠期、卵泡期、产后月经复潮后、口服避孕药期体内雌激素水平增高，可使鳞柱交界外移，生理性糜烂面增大；而卵巢早衰后闭经、雌激素水平降低，导致生理性糜烂面减小。

47. C。**解析**：HPV 有许多亚型，引起尖锐湿疣者以 HPV6、HPV11 型为主，HPV16、HPV18 型次之。HPV16、HPV18 型与宫颈癌、外阴癌的发病有关。

51. B。**解析**：婴幼儿外阴炎常见病原体有大肠埃希菌及葡萄球菌、链球菌等。

52. E。**解析**：婴幼儿阴道炎多发生于 5 岁以下，应重视外阴卫生。治疗可全身或局部用药，可用 1∶5000 高锰酸钾坐浴，抗生素软膏外用。

53. C。**解析**：生殖器结核好发于 20～40 岁女性，也可见于绝经后女性。输卵管黏膜层最易受累。卵巢结核多数为输卵管结核直接蔓延而来，少数为血行转移所致。子宫内膜结核病灶首先出现于宫角部位。

56. E。**解析：**输卵管积水为慢性盆腔炎表现，急性盆腔炎可表现为输卵管积脓。

58. C。**解析：**卵巢癌与慢性盆腔炎的鉴别诊断，关键应注意病史的全面采集，慢性盆腔炎常有流产、产后感染病、不洁性交、放置节育器、疲劳、急性盆腔炎反复发作、不孕等病史。常有发热及下腹痛，用抗生素治疗后症状缓解，肿物缩小。B型超声检查有助于鉴别。

62. E。**解析：**非特异性外阴炎是由各种化学物质和各种分泌物刺激造成，慢性宫颈炎时阴道分泌物增多，也可造成此病。诊断时应结合病史、症状和体征，且排除滴虫、念珠菌、淋病奈瑟菌等导致的特异性外阴炎。

65. B。**解析：**盆腔炎性疾病（PID）诊断的最低标准：宫颈举痛或子宫压痛或附件区压痛。附加标准：①体温超过38.3℃（口表）。②宫颈或阴道异常黏液脓性分泌物。③阴道分泌物湿片出现大量白细胞。④血C反应蛋白升高。⑤实验室证实的宫颈淋病奈瑟菌或衣原体阳性。

66. B。**解析：**子宫内膜病理检查是诊断子宫内膜结核最可靠的依据。

67. D。**解析：**慢性宫颈炎以局部治疗为主，根据病变特点采用不同的治疗方法。

68. A。**解析：**输卵管结核占女性生殖器结核的90%～100%，双侧性居多。输卵管增粗肥大，其伞端外翻如烟斗嘴状是输卵管结核的特点表现；也可表现为伞端封闭，管腔内充满干酪样物质；有的输卵管增粗，管壁内有结核结节；有的输卵管僵直变粗，峡部有多个结节隆起。

69. A。**解析：**生殖器结核以血行传播最多见。

70. A。**解析：**宫颈息肉极少恶变，但子宫恶性肿瘤可呈息肉样突出于子宫颈口，应注意鉴别。

71. D。**解析：**厌氧菌感染的特点是容易形成盆腔脓肿、感染性血栓静脉炎，脓液有粪臭并有气泡。

72. C。**解析：**阴道毛滴虫适宜 pH 在5.0～6.5之间生长。一般只有滋养体而无包囊期，在普通肥皂水中能生存45～120分钟。

73. C。**解析：**婴幼儿阴道炎常见于5岁以下的幼女。因雌激素缺乏，局部抵抗力低造成。常见病原体为大肠埃希菌、葡萄球菌、链球菌、淋病奈瑟菌、滴虫等。病原体的传播通常是经过成人的间接传播造成。此外，卫生不良、二便污染也是致病原因。

74. D。**解析：**假丝酵母菌适于酸性环境，pH 通常 <4.5，10%～20%的非孕妇女性阴道内存在该菌，菌丝相时阴道炎症状明显。假丝酵母菌感染主要为内源性感染，寄生于人口腔、肠道、阴道的念珠菌可相互传染，来自肠道的自身感染是该病反复感染的主要原因。

75. B。**解析：**正常阴道内有微生物寄居形成阴道正常微生物群，包括：①革兰阳性需氧菌及兼性厌氧菌，如乳杆菌、棒状杆菌、非溶血性链球菌、肠球菌及表皮葡萄球菌；②革兰阴性需氧菌及兼性厌氧菌，如加德纳菌（此菌革兰染色变异，有时呈革兰阳性）、大肠埃希菌及摩根菌；③专性厌氧菌，如消化球菌、消化链球菌、类杆菌、动弯杆菌、梭杆菌及普雷沃菌；④支原体及假丝酵母菌。

76. D。**解析：**该患者考虑诊断为子宫内膜炎，但需要进一步取宫颈分泌物明确病原体。

77. E。**解析：**盆腔炎主要应用抗生素治疗，抗生素治疗可清除病原体，改善症状及体征，减少后遗病变。

95. C。**解析：**根据病史及白带性状，考虑可能为滴虫性阴道炎，其检查方法为阴道分泌物悬滴法。

97. B。**解析：**滴虫性阴道炎首选甲硝唑治疗，可局部用药和全身用药，但单独局部用药效果不如全身用药。

99. B。**解析：**输卵管因素不孕的治疗首选腹腔镜检查，辅助生育手段选用 IVF – ET。

100. C。**解析：**患者有左附件炎病史，现有发热伴下腹坠痛，腰酸痛，下腹部肌紧张，压痛，反跳痛，考虑有腹膜刺激症状，有感染存在；妇科检查见子宫左后方触及一拳头大小囊性肿物，张力大，边界不清，压痛，活动受限；白细胞数增多，表明左附件炎急性发作。

101. A。**解析：**B 超可了解盆腔情况，肿物与周围脏器关系，大致判断肿物性质。后穹隆穿刺囊肿抽液可了解肿物囊液性质，如为脓性液，考虑是脓肿形成。

102. B。**解析：**抗生素治疗后病情好转，继续治疗数天，包块仍未消失但已局限，应手术切除。

103. D。**解析：**手术范围以切除病灶为主。患者较年轻，子宫及左附件受累，应行左附件切除 + 子宫次全切除术。

104. B。**解析：**根据病史和辅助检查，萎缩性阴道炎最为可能。长期哺乳、无排卵造成的低雌激素状态是导致此种阴道炎的原因。

105. D。**解析：**结束哺乳、恢复月经可以去除病因。己烯雌酚、甲硝唑、甲羟孕酮不适用于哺乳期。

106. A。**解析：**子宫内膜癌合并感染、坏死时出现阴道异常排液，多为血性脓性液体，恶臭。

107. D。**解析：**出现宫腔积脓，应首先扩宫口引流脓液、抗感染，之后诊刮明确诊断。

108. B。**解析：**怀疑子宫内膜癌时行高压宫腔冲洗，可能将癌细胞扩散到腹腔引起分期增加，同时可能导致感染扩散。

114 ~ 115. E、C。**解析：**患者有胸膜炎病史，子宫输卵管碘油造影显示子宫腔狭窄，边缘呈锯齿状，月经量减少，均支持生殖器结核的诊断。患者有急性盆腔炎史，妇科检查时子宫位置常后倾后屈，活动受限，子宫两旁片状增厚及轻压痛，形成囊肿时可触及边界清或不清的囊性肿物等体征，首先考虑为慢性盆腔炎。

119 ~ 120. B、A。**解析：**病原体经外阴、阴道、宫颈及宫体创伤处的淋巴管侵入盆腔结缔组织及内生殖器其他部分，是产褥感染、流产后感染及放置宫内节育器后感染的主要感染途径。病原体侵入外阴、阴道后，或阴道内的病原体沿宫颈黏膜、子宫内膜、输卵管黏膜，蔓延至卵巢及腹腔，是非妊娠期、非产褥期盆腔炎性疾病的主要感染途径。

137 ~ 138. C、D。**解析：**真菌性阴道炎应选用 2% ~4% 碳酸氢钠溶液冲洗，阴道放入克霉唑或米康唑或制霉菌素片剂治疗；滴虫性阴道炎应选用 1% 乳酸或 0.5% 醋酸溶液冲洗，甲硝唑口服和/或阴道放入。

139 ~ 140. A、D。**解析：**外阴瘙痒白带呈泡沫状，阴道黏膜散在红斑点为滴虫阴道炎的特点。治疗可局部用甲硝唑。外阴瘙痒，白带呈豆渣状，阴道黏膜红肿，为真菌性阴道炎的特点。治疗可局部用制霉菌素栓剂。

第十七章　女性生殖器肿瘤

一、单选题：以下每道试题有五个备选答案，请选择一个最佳答案。

1. 外阴鳞状细胞癌最常见的转移途径为
   A. 淋巴转移
   B. 性交传播
   C. 血行转移
   D. 淋巴转移和血行转移
   E. 种植播散

2. 女，26 岁。停经 45 天，阴道出血持续 20 天，时多时少，无腹痛。妇科检查：宫颈光滑，子宫颈管内有透明分泌物，涂片见羊齿状结晶黏液中混有血丝，子宫前位正常大小，附件未及。其可能的诊断是
   A. 宫外孕
   B. 流产
   C. 子宫内膜不规则脱落
   D. 无排卵性功血
   E. 黄体功能不足

3. 女，28 岁。因卵巢直径 10cm 肿块，行腹腔镜手术治疗，对侧卵巢正常。术中完整剥除肿瘤，快速病理为“浆液性囊腺瘤”。手术方案为
   A. 双附件 + 子宫切除
   B. 患侧附件切除
   C. 肿瘤切除
   D. 患侧卵巢切除
   E. 患侧附件 + 子宫切除

4. 关于子宫肌瘤，下列正确的是
   A. 浆膜下肌瘤不易受孕
   B. 浆膜下肌瘤主要症状为月经过多
   C. 黏膜下肌瘤常无症状
   D. 带蒂的黏膜下肌瘤容易发生扭转
   E. 黏膜下肌瘤受孕后易发生流产

5. 女，18 岁。因卵巢肿瘤 8cm，手术治疗，术中探查右侧结肠沟、大网膜散在粟粒样结节，活检快速病理提示“卵巢无性细胞瘤”。决定手术方式为
   A. 患侧附件切除
   B. 患侧附件切除 + 大网膜
   C. 患侧附件切除 + 大网膜 + 肉眼可见癌灶切除 + 盆腔及腹主动脉旁淋巴结清扫
   D. 患侧附件切除 + 转移粟粒样结节切除
   E. 双附件切除 + 子宫 + 大网膜 + 肉眼可见癌灶切除 + 盆腔及腹主动脉旁淋巴结清扫

6. 女，38 岁。无诱因出现持续性阴道流血 2 个月，量时多时少，10 年前曾患葡萄胎。本次诊刮病理报告结果为：见滋养细胞增生活跃，未见绒毛结构。最可能诊断为
   A. 绒癌
   B. 不全流产
   C. 侵蚀性葡萄胎
   D. 滋养细胞内膜炎
   E. 重复性葡萄胎

7. 女，56 岁。绝经 2 年，阴道不规则出血 1 月余，无腹痛，阴道脱落细胞学检查为巴氏Ⅱ级。妇科检查：宫颈轻度糜烂，宫体略大，双宫旁（－）。进一步处理应是
   A. 宫颈锥切术
   B. 广泛性全子宫切除术
   C. 子宫切除术
   D. 诊刮及宫颈活组织检查
   E. 宫腔镜检查

8. 女，56 岁。绝经 5 年。阴道镜下宫颈活检未见异常，宫颈光滑，子宫稍大，两次宫颈刮片均查到腺癌细胞。为明确诊断应选择
A. 再次行宫颈刮片查癌细胞
B. 行刮宫活组织检查
C. 再次行阴道镜下宫颈活检
D. 行分段刮宫活组织检查
E. 行宫颈椎切活组织检查

9. 女，45 岁。阴道细胞学检查为巴氏Ⅱ级，宫颈活检为鳞状上皮化生，提示
A. 宫颈癌
B. 宫颈真性糜烂
C. 宫颈糜烂病变进展期
D. 宫颈不典型增生
E. 宫颈糜烂愈合过程

10. 女，26 岁。转身时突感右下腹疼痛不能直立。妇科检查：子宫正常大小，于右侧扪及拳头大小包块，形状规则，触痛明显，以子宫右角部为甚。诊断可能是
A. 卵巢肿瘤恶变
B. 卵巢肿瘤蒂扭转
C. 卵巢肿瘤感染
D. 卵巢肿瘤破裂
E. 异位妊娠

11. 女，16 岁。剖腹探查见右侧卵巢手拳大实性肿瘤，包膜完整，腹腔液未找到癌细胞。右侧卵巢外观正常，冷冻病理切片报告为卵巢颗粒细胞瘤。本例恰当处理应是
A. 肿瘤切除，术后化疗
B. 肿瘤切除，术后放疗
C. 患侧附件切除，术后化疗
D. 全子宫及双附件切除，术后放疗
E. 全子宫、双附件及大网膜切除

12. 关于输卵管卵巢囊肿，叙述不恰当的是
A. 慢性盆腔炎的轻型
B. 输卵管卵巢脓肿的脓液被吸收而成
C. 输卵管伞端与卵巢粘连贯通
D. 妇科检查扪及附件区有囊性肿块
E. 年龄大可行子宫及双附件切除术

13. 女，47 岁。妇科检查：宫颈Ⅱ度糜烂，宫颈刮片细胞学检查为巴氏Ⅲ级。最合适的处理应为
A. 宫颈激光治疗
B. 子宫全切除术
C. 筋膜外全子宫切除术
D. 宫颈锥形切除术
E. 宫颈活检

14. 女，53 岁。绝经 4 年，阴道流脓血样物伴有臭味月余。妇科检查：子宫稍大、稍软，有压痛，双附件未触及异常，分泌物脓血性，有臭味。本例最有价值的处置是
A. 检查血、尿常规
B. 宫颈刮片细胞学检查
C. 阴道分泌物涂片查病原体
D. 分段刮宫活组织检查
E. 静滴广谱抗生素消炎治疗

15. 女，58 岁。绝经 10 年，阴道流血伴流液 2 个月就诊，行分段诊刮，诊断为子宫内膜癌Ⅰ期。首选治疗方案为
A. 盆腔内放射治疗
B. 盆腔外照射治疗
C. 子宫全切术
D. 扩大子宫全切术及双附件切除术
E. 子宫广泛切除术及盆腔淋巴结清扫术

16. 女，52 岁。绝经 6 年，阴道淋漓流血 10 天。查右附件区扪及拳头大肿物，阴道脱落细胞提示雌激素高度影响。本例最可能的诊断应是右侧卵巢

A. 纤维瘤
B. 浆液性囊腺瘤
C. 良性囊性畸胎瘤
D. 黏液性囊腺瘤
E. 卵泡膜细胞瘤

17. 女，30岁。1年前查体发现右侧卵巢囊肿直径5cm，今晨起突发右下腹痛伴恶心、呕吐。妇科检查：扪及右下腹肿物增大，有压痛，蒂部最明显。首先的处理是
A. 密切观察
B. 急查盆腔磁共振成像
C. 抗生素治疗
D. 急查血清CA125、甲胎蛋白
E. 剖腹探查或腹腔镜检

18. 女，25岁。闭经56天，尿hCG阳性，B超为宫内孕，但发现右侧卵巢囊性肿物直径5cm，内见密集光点。妇科检查：肿物活动、囊性感，血肿瘤标记物未见异常。下一步处理哪项最合适
A. 等待至孕中期后引产
B. 等待至妊娠3个月后进行手术
C. 立即手术
D. 等待至足月，剖宫产同时切除肿瘤
E. 密切观察随访

19. 属于良性卵巢肿瘤的是
A. 内胚窦瘤
B. 库肯勃瘤
C. 颗粒细胞瘤
D. 无性细胞瘤
E. 卵泡膜细胞瘤

20. 女，64岁。绝经14年，阴道少量出血3次。查体：腹膨隆，如足月妊娠，腹水征（-）。B超示巨大肿物40cm×50cm×30cm大，囊性，多房性。体重、食欲、二便均无变化。本例最可能为卵巢的
A. 浆液性囊腺瘤
B. 黏液性囊腺瘤
C. 皮样囊肿
D. 卵泡膜细胞瘤
E. 透明细胞癌

21. 腹痛1天，诊断为卵巢瘤蒂扭转，错误的处理是
A. 一经确诊即应手术
B. 术时应在蒂根部下方钳夹
C. 行肿瘤剜出术避免术中将肿瘤弄破，取下肿瘤应切开检查并送病理
D. 切除肿瘤前不能松解肿瘤蒂后钳夹
E. 抢救休克同时尽快手术

22. 女，20岁。未婚，3个月前发现腹部肿块，伴胸、腹水，均为淡黄色滤出液，患者月经正常。一般情况好。妇科检查：子宫后位，大小正常，其右前方实性肿块15cm×12cm×10cm，表面光滑、浮球感。下列最可能的诊断为
A. 卵巢颗粒细胞瘤
B. 卵巢无性细胞瘤
C. 卵巢纤维瘤
D. 卵巢恶性畸胎瘤
E. 盆腔结核

23. 女，32岁。产后4个月，突然出现抽搐，CT检查证实为颅内占位，手术后病理为绒癌脑转移。为进一步治疗，鞘内注射化疗药应首选
A. 5-FU　　B. MTX
C. KSM　　D. CTX
E. VCR

24. 卵巢良性肿瘤的年轻患者，手术治疗方案的一般原则是
A. 肿瘤切除
B. 患侧附件切除

C. 患侧卵巢切除
D. 患侧附件＋子宫切除
E. 患侧切除送病理

25. 晚期卵巢恶性肿瘤行肿瘤细胞减灭术的要点是
A. 切除原发灶和转移灶，使肿瘤残余灶直径＜4cm
B. 切除原发灶和转移灶，使肿瘤残余灶直径＜3cm
C. 切除原发灶和转移灶，使肿瘤残余灶直径＜2cm
D. 子宫＋双附件切除＋大网膜切除＋盆腔及腹主动脉旁淋巴结清扫
E. 双附件切除＋子宫＋大网膜＋肉眼可见癌灶切除＋盆腔及腹主动脉旁淋巴结清扫

26. 临床上对于晚期卵巢恶性肿瘤常采用的术式是
A. 肿瘤活检术
B. 解除肠梗阻
C. 肿瘤负荷缩减术
D. 肿瘤细胞减灭术
E. 肿瘤大块切除活检术

27. 女，40岁。阴道不规则流血3个月。检查见宫颈后唇菜花状赘生物并侵及阴道后穹隆达1cm，双侧主韧带未触及增厚，子宫正常大，宫颈活检病理为鳞状细胞癌。恰当的治疗方法应是
A. 广泛子宫切除术＋盆腔淋巴结清扫术
B. 化疗后行子宫全切除术
C. 放化疗同步
D. 化疗后放疗
E. 子宫全切除＋双附件切除术

28. 女，55岁。因绝经后阴道流血就诊，诊断为子宫内膜癌Ⅱ期。目前该患者首选的治疗方法是
A. 化疗
B. 放疗
C. 他莫昔芬治疗
D. 广泛子宫切除术＋盆腔及腹主动脉旁淋巴结清扫术
E. 筋膜外子宫切除术＋双附件切除术

29. 关于子宫内膜癌放射治疗的叙述，不正确的是
A. Ⅳ期患者仍可选择放疗
B. 老年患者不能耐受手术可考虑放疗
C. 放射治疗是子宫内膜癌的首选治疗方法
D. 透明细胞癌且怀疑淋巴结转移者术后需加放疗
E. Ⅱ、Ⅲ期术前放疗可减少复发或缩小手术范围

30. 女，43岁。已婚，月经规则，量增多2年，妇科检查：子宫表面多个结节，如孕3个月大小，双附件正常。B超提示多发性子宫肌瘤。最佳处理方法为
A. 子宫肌瘤切除术
B. 全子宫＋单侧附件切除
C. 全子宫＋双侧附件切除
D. 全子宫切除
E. 药物治疗

31. 关于肌瘤的症状，哪项是错误的
A. 肌瘤较大时可引起腹痛、腰痛
B. 疼痛与肌瘤数目有关
C. 浆膜下肌瘤蒂扭转可发生疼痛
D. 红色变性时可产生疼痛
E. 黏膜下肌瘤可因宫缩而产生下腹痛

32. 子宫肌瘤合并妊娠时发生红色变，首选的措施是
A. 立即行肌瘤切除术
B. 立即切除子宫
C. 立即终止妊娠

D. 止血治疗
E. 保守治疗

33. 子宫肉瘤Ⅰ期患者首选的治疗措施是
A. 单纯放疗
B. 单纯化疗
C. 子宫及双附件切除
D. 大剂量孕激素制剂治疗
E. 子宫切除及双侧盆腔淋巴结及腹主动脉旁淋巴结切除

34. 子宫肌瘤变性说法不恰当的是
A. 红色变时腹痛剧烈
B. 囊性变是癌变的前期
C. 玻璃样变最常见
D. 肉瘤变多见于较大年龄女性
E. 钙化多见于蒂部狭小的浆膜下肌瘤

35. 年轻、有生育要求的恶性卵巢上皮肿瘤患者保留生育功能主要适用于
A. 肿瘤局限于单侧卵巢的Ⅰ期患者
B. 肿瘤局限于单侧卵巢的Ⅱ期患者
C. 肿瘤局限于单侧卵巢的Ⅲ期患者
D. 肿瘤局限于单侧卵巢的Ⅳ期患者
E. 肿瘤局限于单侧卵巢的Ⅴ期患者

36. 目前上皮性卵巢癌化疗疗效的实验室检测指标是
A. CA125 和 CA19 - 9
B. 血沉和球蛋白总量
C. 性激素水平
D. AFP 和 hCG
E. CA274 和 C 反应蛋白

37. 关于单侧外阴原位癌，正确的治疗方法是
A. 单侧外阴切除
B. 单侧广泛切除
C. 外阴广泛切除
D. 单侧外阴切除加同侧腹股沟淋巴结清扫
E. 放射治疗

38. 关于子宫内膜癌孕激素治疗，以下哪点是错误的
A. 有严重内科合并症不能手术者
B. 晚期或复发癌患者
C. 细胞分化好
D. 选用大剂量孕激素 1 个月后观察疗效
E. 孕激素受体阳性者

39. 甲基睾丸素治疗年龄较大的子宫肌瘤患者，每月用药总量不能超过
A. 100mg B. 150mg
C. 200mg D. 300mg
E. 500mg

40. 子宫肌瘤患者需行子宫切除的是
A. 多发肌瘤，月经量较多
B. 单发肌瘤，膀胱压迫症状明显
C. 药物治疗效果不理想的黏膜下肌瘤
D. 子宫肌瘤导致月经过多并继发严重贫血者
E. 围绝经期女性，多发肌瘤，子宫如妊娠 4 个月者

41. 女，27 岁。婚后 2 年未孕，普查发现子宫肌瘤，无任何不适。妇科检查：子宫后壁峡部突出一约 9cm 大小之质硬肿块，子宫被顶向前上方，正常大小，附件区未及肿块。下列哪项处理最为恰当
A. 药物治疗
B. 行全子宫切除，保留双附件
C. 行肌瘤挖出术，保留子宫及双附件
D. 门诊随访，待生育后再手术
E. 行子宫次全切除术，同时切除双侧附件

42. 最容易合并皮 - 杰综合征的卵巢肿瘤是

A. 内胚窦瘤
B. 纤维瘤
C. 卵巢浆液性乳头状囊腺癌
D. 透明细胞癌
E. 环管状性索间质瘤

43. 宫内孕 8 周，右卵巢畸胎瘤直径约 7cm，此时应首选的治疗方式为
A. 随访观察至孕 3 ~4 个月手术切除囊肿
B. 急诊或尽快手术切除囊肿
C. 终止妊娠，并手术切除囊肿
D. 孕足月时剖宫产同时切除囊肿
E. 分娩后手术切除囊肿

44. 女，50 岁。阴道不规则流血 3 个月，G_2P_1，BMI30kg/m^2，行分段诊刮，宫颈管黏膜及宫腔内膜组织均见到癌组织，其他部位未见异常，其分期为
A. Ⅱ期
B. ⅠB 期
C. ⅢA 期
D. ⅢB 期
E. ⅢC 期

45. 女，60 岁。绝经后出血，诊刮诊断子宫内膜癌，手术时发现阴道处有癌转移，其分期为
A. Ⅰ期
B. Ⅱ期
C. Ⅲ期
D. ⅣA 期
E. ⅣB 期

46. 外阴恶性肿瘤病灶 2cm，侵犯下尿道和阴道，单侧淋巴结转移，为
A. Ⅱ期
B. ⅢA 期
C. ⅢB 期
D. ⅣA 期
E. ⅣB 期

47. 外阴癌肿物局限于右侧大阴唇，肿物直径为 2cm，未发现淋巴结转移，临床分期应属于
A. ⅡA 期
B. Ⅰ期
C. 0 期
D. ⅡB 期
E. Ⅲ期

48. 外阴癌ⅠA 期病灶直径小于
A. 1cm
B. 2cm
C. 3cm
D. 4cm
E. 5cm

49. 卵巢性索间质肿瘤不包括
A. 纤维瘤
B. 颗粒细胞瘤
C. 无性细胞瘤
D. 卵泡膜细胞瘤
E. 支持细胞－间质细胞瘤

50. 外阴癌ⅢC 期指的是
A. 肿瘤局限于外阴，无淋巴结转移
B. 囊外淋巴结转移伴囊外扩散
C. 肿瘤侵犯宫旁组织
D. 肿瘤腹股沟－股淋巴结出现溃疡
E. 肿瘤侵犯肛门，无淋巴结转移

51. 输卵管癌Ⅱ期指
A. 一侧或双侧输卵管癌，伴盆腔转移
B. 蔓延至子宫或卵巢
C. 蔓延至其他盆腔组织
D. 肝表面转移
E. 一侧或双侧输卵管癌，伴腹腔外远处转移

52. 子宫平滑肌肉瘤转移至肝脏实质，临床分期为
A. Ⅱ
B. ⅢA
C. ⅢB
D. ⅣA
E. ⅣB

53. 子宫平滑肌肉瘤Ⅱ期指
A. 肿瘤局限于宫体
B. 肿瘤侵及盆腔
C. 肿瘤侵及腹腔组织
D. 侵及直肠
E. 侵及膀胱

54. 子宫平滑肌肉瘤Ⅰ期为

A. 肿瘤局限于宫体
B. 肿瘤浸润至宫颈
C. 肿瘤超出子宫范围
D. 肿瘤超出盆腔范围
E. 肿瘤有淋巴转移

55. 发生子宫内膜癌的高危因素不包括
A. 糖尿病和高血压
B. 肥胖
C. 多生育
D. 未生育或少生育
E. 雌激素对子宫内膜的长期刺激

56. 关于子宫内膜癌，下列哪项正确
A. 患者以40~50岁妇女居多
B. 较突出的症状是不规则阴道出血
C. 宫腔冲洗液查癌细胞是最有效的诊断方法
D. 单纯放射治疗效果佳
E. 晚期用大剂量雌激素治疗有效

57. 关于外阴汗腺瘤特点的叙述，错误的是
A. 生长缓慢
B. 直径为1~2cm
C. 与表皮粘连
D. 极少恶变
E. 包膜完整

58. 下列哪项不是外阴良性肿瘤
A. 乳头瘤　　B. 脂肪瘤
C. 汗腺腺瘤　　D. 纤维瘤
E. 外阴鳞状上皮肉瘤样病变

59. 晚期卵巢癌的表现不包括
A. 盆腔活动性肿块
B. 大量腹水
C. 恶病质
D. 阴道后穹隆肿块
E. 贫血、消瘦

60. 有时卵巢癌与盆腹腔结核，很难鉴别诊断，处理原则是
A. B型超声检查
B. 观察病情进展再判断
C. 加强营养支持治疗
D. X线胸片检查
E. 腹腔镜或剖腹探查

61. 关于成熟囊性畸胎瘤恶变的描述，不正确的是
A. 多见于绝经后妇女
B. “头节”的上皮易恶变
C. 恶变率较高，可达20%
D. 预后差
E. 可以看到逆转现象

62. 卵巢上皮性肿瘤，术后化疗效果或评估肿瘤负荷的敏感指标是
A. 血清CA125　　B. 血清HE4
C. 性激素　　D. 血清hCG
E. 血清AFP

63. 卵巢癌的早期临床症状是
A. 腹部肿块　　B. 腹水、消瘦
C. 腹痛　　D. 腹胀
E. 无特异症状

64. 关于卵巢良性肿瘤，错误的是
A. 多无症状
B. 生长较慢
C. 多无腹水
D. 多伴有体重下降
E. 妇科检查时肿瘤活动

65. 关于B超检查卵巢肿瘤提供的信息，下列错误的是
A. 肿瘤的性质
B. 肿瘤的部位
C. 肿瘤的形态
D. 肿瘤的囊实性
E. 肿瘤的大小

66. 关于卵巢上皮性肿瘤的描述，不正确

的是

A. 最常见的组织学类型

B. 多见于中老年妇女

C. 浆液性囊腺癌是卵巢上皮性恶性肿瘤中最常见的类型

D. 可分为良性、交界性和恶性

E. 镜下特点与子宫内膜癌极相似，多为高分化腺癌或腺棘皮癌

67. 腹部X线平片发现内有牙齿或骨片影子，应首先考虑的诊断是

A. 直肠内食物残留

B. 卵巢畸胎瘤

C. 卵巢多胚瘤

D. 引产后胎儿骨片残留

E. 绒癌

68. 卵巢肿瘤临床上在B超检查后还会再行CT或MRI检查的原因是

A. B型超声检查不能确定肿瘤性质

B. CT或MRI可以确定肿瘤的性质

C. CT或MRI比B型超声检查更清晰

D. CT或MRI更清晰地显示肿瘤的比邻关系

E. CT或MRI可以确定肿瘤内的血流变化

69. 关于卵巢肿瘤B型彩色超声检查的描述，不正确的是

A. 不易测出直径<1cm的实性肿瘤

B. 可判断周围侵犯及远处转移情况

C. 临床诊断符合率高

D. 了解肿块的大小、形态

E. 测定卵巢及其新生组织血流变化

70. 卵巢肿瘤切除后快速病理报告为“库肯勃瘤”，术中应首先探查

A. 胃　　B. 肝脏

C. 肾脏　　D. 乳腺

E. 胰腺

71. 占卵巢肿瘤的2%～5%，可伴有腹水或胸水的卵巢良性肿瘤是

A. 透明细胞瘤

B. 纤维瘤

C. 成熟畸胎瘤

D. 浆液性囊腺瘤

E. 卵泡膜细胞瘤

72. 关于卵巢浆液性囊腺癌病理表述，错误的是

A. 囊腔内可见胶冻样黏液

B. 多为双侧

C. 体积较大

D. 可有乳突状增生

E. 多房

73. 卵巢癌和盆腔内膜异位症的共同体征是

A. 腹腔积液

B. 卵巢实性肿块

C. CA125水平升高

D. AFP升高

E. 阴道后穹隆硬性结节

74. 良性卵巢肿瘤与巨大卵巢囊肿相鉴别，哪项检查结果意义不大

A. 移动性浊音　　B. 蛙腹

C. 叩诊　　D. B型超声检查

E. 胃肠道造影

75. 卵巢实性肿块最易与哪项混淆

A. 阔韧带肌瘤

B. 闭孔淋巴结

C. 双子宫畸形

D. 浆膜下子宫肌瘤

E. 残角子宫

76. 输卵管卵巢囊肿常与哪项疾病有关

A. 手术史

B. 异位妊娠

C. 慢性盆腔感染

D. 子宫颈炎
E. 子宫内膜异位症

77. 卵巢良性肿瘤的生长特点是
A. 多为实性或囊实性
B. 常与子宫粘连
C. 常合并腹腔积液
D. 多生长较慢
E. 双合诊检查发现位置固定，活动差

78. 最常见的卵巢肿瘤并发症应为
A. 蒂扭转　B. 破裂
C. 出血　D. 感染
E. 恶变

79. 卵巢癌患者术后病理报告为左髂总淋巴结转移，手术病理分期应为
A. ⅡB 期　B. ⅡC 期
C. ⅢA 期　D. ⅢB 期
E. ⅢC 期

80. 最常见的女性生殖系统良性肿瘤应为
A. 子宫肌瘤
B. 外阴脂肪瘤
C. 卵巢纤维瘤
D. 卵巢成熟畸胎瘤
E. 卵巢浆液性囊腺瘤

81. 宫颈癌一级组淋巴转移不包括
A. 髂内淋巴　B. 髂外淋巴
C. 闭孔淋巴　D. 宫颈旁淋巴
E. 腹股沟深淋巴

82. 宫颈癌的好发部位是
A. 子宫底　B. 子宫角
C. 子宫体　D. 子宫腔
E. 宫颈外口柱状上皮与鳞状上皮交界处

83. 关于宫颈癌的描述中错误的是
A. 多见于 50~55 岁妇女
B. 早期表现为接触性出血
C. 发病与 HPV 感染无关
D. 不典型增生属癌前病变
E. 原位癌不发生转移

84. 宫颈癌播散超出真骨盆，侵犯膀胱，按 FIGO 临床分期，应属于
A. ⅡB 期　B. ⅢA 期
C. ⅢB 期　D. ⅣA 期
E. ⅣB 期

85. 关于宫颈上皮内瘤变的叙述，错误的是
A. 高级别 CIN 有可能发展为浸润癌
B. 根据病变侵犯上皮程度分为 3 级
C. 宫颈原位癌是指原发于宫颈的癌症
D. Ⅲ级包括重度不典型增生和原位癌
E. 级别越低，自然消退机会越大

86. 女，15 岁。放学玩耍后，反复出现左下腹痛 5 天，时轻时重，伴有恶心、呕吐、发热 1 天。医院就诊检查后，临床诊断为“左侧卵巢畸胎瘤扭转伴感染”。下一步处理是
A. 自然复位
B. 抗生素治疗
C. 纠正酸中毒
D. 疼痛缓解后手术
E. 输液、抗感染、手术

87. 女，18 岁。B 超检查发现左附件区有一 8cm×6cm×5cm 囊实肿块，境界清楚。肛查肿物韧，活动良好。本例最可能的诊断为
A. 阔韧带内肌瘤
B. 盆腔炎症性包块
C. 卵巢黏液性囊腺瘤
D. 卵巢皮样囊肿
E. 卵巢子宫内膜异位囊肿

88. 女，50 岁。宫颈癌患者，肥胖。查宫颈肥大，呈结节状，硬，表面呈糜烂状外观，肿瘤直径 3cm，阴道无浸润，

子宫大小正常，双附件正常。临床分期是

A. ⅠA　　B. ⅢA
C. ⅡB　　D. ⅠB
E. ⅡA

89. 子宫肉瘤的临床表现不包括
A. 不正常的子宫出血
B. 子宫肌瘤生长突然加快
C. 较子宫肌瘤质软，但可与子宫肌瘤同时存在
D. 子宫恶性苗勒管混合瘤外观可呈息肉状
E. 多有双侧卵巢均匀增大

90. 晚期子宫内膜癌患者，为暂时控制病情进展，应选用
A. 放疗
B. 化疗
C. 放疗 + 手术治疗
D. 孕酮类药物治疗
E. 睾丸酮治疗

91. 子宫内膜癌与哪个因素无关
A. 与雌激素的长期刺激有关
B. 单纯型增生
C. 不典型增生
D. 复杂型增生
E. 多产

92. 子宫肌瘤合并妊娠易发生的变性是
A. 玻璃样变性　　B. 囊性变
C. 坏死感染　　D. 红色变性
E. 肉瘤变

93. 子宫肌瘤最常见的变性为
A. 囊性变　　B. 红色变
C. 玻璃样变　　D. 肉瘤变
E. 钙化

94. 关于外阴上皮内瘤变的病因，不正确的是
A. 与外阴性传播疾病有关
B. 大多数与 HPV16 型感染有关
C. 与分娩次数有关
D. 与免疫抑制有关
E. 与吸烟有关

95. 关于外阴上皮内瘤变的手术治疗，不正确的是
A. 局限未分化型病灶可采用外阴上皮局部表浅切除术
B. 对大的病灶可行表浅外阴切除术
C. 老年人可行单纯外阴切除术
D. 广泛性 VIN 的分化型患者可行单纯外阴切除术
E. Paget 病可行浅表局部切除术

96. 外阴癌中最常见的病理类型是
A. 腺癌　　B. 恶性黑色素瘤
C. 鳞状细胞癌　　D. 基底细胞癌
E. 肉瘤

97. 下列疾病中哪种不容易发生生殖器异常出血
A. 颗粒细胞瘤
B. 黄体萎缩不全
C. 老年性阴道炎
D. 卵巢纤维瘤
E. 子宫内膜异位症

98. 常用的治疗子宫肌瘤的药物，哪项是错误的
A. 雄激素
B. 抗雌激素制剂（三苯氧胺）
C. 黄体生成素释放激素激动剂（GnRH－a）
D. 孕激素受体拮抗剂（米非司酮）
E. 孕激素受体激动剂

99. 与子宫肌瘤临床症状轻重关系密切的项目为
A. 肌瘤大小　　B. 肌瘤数目

C. 肌瘤有无变性　　D. 肌瘤生长部位
E. 肌瘤病理

100. 关于子宫肌壁间肌瘤临床表现的描述，错误的是
A. 经量增多，经期延长
B. 白带增多
C. 前壁较大肌瘤有尿频症状
D. 因宫腔变形导致不孕
E. 易发生蒂扭转

101. 肿瘤局限于一侧卵巢，闭孔淋巴结有转移，按FIGO分期属于
A. ⅠC期　　B. ⅡA期
C. ⅡB期　　D. ⅡC期
E. Ⅲ期

102. 最常见的卵巢恶性肿瘤为
A. 库肯勃瘤
B. 恶性畸胎瘤
C. 绒毛膜癌
D. 浆液性囊腺癌
E. 黏液性囊腺癌

103. 卵巢库肯勃瘤最常见的原发部位为
A. 肺　　B. 子宫
C. 肝脏　　D. 膀胱
E. 胃肠道

104. 下述哪项是宫颈癌最常见的症状
A. 阴道大量排液
B. 反复阴道出血
C. 接触性阴道出血
D. 大腿及腰骶部疼痛
E. 恶病质

105. 宫颈癌的临床分期是根据
A. 临床症状严重程度
B. 有无淋巴转移
C. 术后所见修订分期
D. 病灶侵犯范围
E. 病理分级

106. 宫颈癌临床分期ⅡB期是指
A. 癌灶浸润宫旁为主，未达骨盆壁
B. 癌灶浸润至子宫体
C. 镜下癌灶侵及间质宽度6mm
D. 癌灶浸润间质深度2mm
E. 癌灶累及阴道

107. 女，52岁。绝经3年，反复阴道流血4个月。妇科检查：外阴阴道正常，宫颈光滑，子宫正常大小，双附件无异常。B超提示宫腔内有回声团。诊断性刮宫未刮出组织。哪项处理最恰当
A. 行子宫及双附件切除术
B. 观察3个月再行B型超声检查
C. 宫腔镜检查
D. 再次诊断性刮宫
E. 采用口服止血药及激素药物

108. 最易引起继发性贫血的子宫肌瘤类型是
A. 黏膜下子宫肌瘤
B. 肌壁间子宫肌瘤
C. 浆膜下子宫肌瘤
D. 肉瘤变子宫肌瘤
E. 妊娠期子宫肌瘤

109. 与黏膜下子宫肌瘤关系最密切的症状是
A. 腰痛　　B. 下腹包块
C. 尿频　　D. 贫血
E. 腹痛

110. 子宫肌瘤的药物治疗不包括
A. 戈舍瑞林　　B. 亮丙瑞林
C. 曲普瑞林　　D. 地屈孕酮
E. 米非司酮

111. 女，43岁。近2个月来发现外阴皮肤色素减退，外阴活检哪种病变是外阴癌前病变

A. 外阴鳞状上皮细胞增生
B. 外阴色素减退疾病伴上皮中度不典型增生
C. 外阴白癜风
D. 外阴硬化型苔藓合并鳞状细胞增生
E. 外阴硬化型苔藓

112. 较大的子宫肌壁间肌瘤合并妊娠，出现发热伴腹痛，检查肌瘤迅速增大，应考虑为肌瘤发生
A. 红色变　B. 囊性变
C. 钙化　D. 肉瘤变
E. 玻璃样变

113. 阴道不规则流血2个月余，阴道内触及鸡卵大实质性肿物，其周围有宫颈包绕。应考虑为
A. 宫颈息肉
B. 宫颈腺囊肿
C. 宫颈癌
D. 子宫内膜癌
E. 子宫黏膜下肌瘤

114. 女，38岁。因卵巢肿物行手术治疗，术中探查发现左卵巢肿物25cm×20cm×15cm，肿物完整，肿瘤剖面可见多房，囊腔1～5cm不等，部分囊壁较厚，囊内壁可见细小乳头，质软。镜下见囊壁内衬高柱状上皮约为3层，细胞有异型性，核分裂象<1个/高倍镜，未见明显间质浸润，亦未见其他部位转移。可能的诊断为
A. 浆液性囊腺瘤
B. 黏液性囊腺瘤
C. 交界性浆液性囊腺瘤ⅠA期
D. 交界性黏液性囊腺瘤ⅠA期
E. 黏液性囊腺癌ⅠA期

115. 女，40岁。左下腹部触及肿块2个月。近日腹部膨隆，B型超声显示盆腔肿块伴多量腹水。胸片右侧胸水。妇科检查：左侧附件区触及不规则质硬肿块，如鹅卵大、活动良好。本例最可能的诊断为
A. 卵巢梅格斯综合征
B. 卵巢恶性肿瘤
C. 多发性子宫肌瘤
D. 输卵管癌
E. 卵巢库肯勃瘤

116. 35岁以上女性，子宫肌瘤发现于人群中的百分数为
A. 10%　B. 20%
C. 30%　D. 40%
E. 50%

117. 子宫内膜癌治疗时不需要考虑的因素是
A. 子宫肌层浸润深度
B. 是否绝经
C. 病理类型
D. 细胞分化程度
E. 宫颈管是否受累

118. 子宫肉瘤的诊断，哪项除外
A. 超声检查
B. 分段诊刮
C. 手术切除标本快速冷冻切片病理检查
D. 血清AFP检查
E. CT检查

119. 子宫内膜癌非手术治疗的适应证有
A. 年轻Ⅰ期和Ⅱ期，要求保留生育者
B. 年轻ⅠA早期、ⅠB期高分化肿瘤要求保留生育功能者
C. 年轻Ⅰ期低分化肿瘤，要求保留生育功能者
D. 年龄>50岁Ⅰ期和Ⅱ期，不愿手术者

E. 年轻Ⅰ期，要求生育者

120. 子宫内膜癌治疗中以下哪项对孕激素治疗反应好

A. 组织学分级高分化

B. PR（－）

C. 肿瘤体积大

D. 明确诊断后至治疗的时间长

E. 已有转移

121. 女，60 岁。绝经后 10 年，阴道出血 2 个月，妇科检查：阴道黏膜正常，宫颈光滑，子宫稍大。诊刮宫腔内物为“豆渣样”组织，最可能的诊断是

A. 子宫内膜结核

B. 子宫内膜炎

C. 子宫内膜癌

D. 黏膜下肌瘤变性

E. 功能性子宫出血

122. 临床上对于晚期卵巢恶性肿瘤Ⅲ、Ⅳ期患者常采用的是

A. 肿瘤活检术

B. 解除肠梗阻

C. 中间型手术

D. 肿瘤细胞减灭术

E. 肿瘤大块切除活检术

123. 黏膜下子宫肌瘤行宫腔镜手术，一般要求术时子宫内膜厚度最好不超过

A. 2mm　　B. 3mm

C. 4mm　　D. 5mm

E. 6mm

124. 外阴鳞状细胞癌的转移途径常见的转移部位是

A. 肺　　B. 肝脏

C. 盆腔　　D. 骨骼

E. 尿道

125. 子宫肉瘤的临床表现不包括

A. 绝经后肌瘤增大

B. 阴道口脱出紫红色息肉样物

C. 较子宫肌瘤质硬，但可与子宫肌瘤同时存在

D. 下腹部扪及肿块

E. 绝经后阴道流血

126. 下列哪些不是子宫内膜癌临床表现

A. 阴道排液　　B. 阴道流血

C. 下腹痛　　D. 闭经

E. 腰骶部疼痛

127. 女，55 岁。因经绝 4 年，发生阴道出血淋漓不尽 3 个月来院就诊。妇科检查：外阴、阴道正常，宫颈光滑，子宫正常大小，双附件无异常。最恰当的处理是

A. 宫颈细胞学检查

B. 分段诊刮

C. 止血及抗生素治疗

D. 阴道镜检查

E. 激素药物治疗

128. 女，48 岁。G_3P_2。接触性出血 3 个月，既往有慢性支气管炎。妇科检查：宫颈重度糜烂，较硬，有出血点，阴道穹隆部变硬，碘试验不着色，子宫正常大小，双侧附件正常；X 线胸片显示肺动脉段明显突出，心电图显示电轴右偏，重度顺中向转位，阵发性室上性心动过速。宫颈活检：宫颈鳞状上皮癌。妇科治疗宜选

A. 子宫根治术　　B. 化疗

C. 宫颈锥切术　　D. 激素治疗

E. 放疗

129. 宫颈癌超越宫颈累及阴道已达下 1/3，但未达骨盆壁，按 FIGO2009 的临床分期，应属于

A. ⅡA 期　　B. ⅡB 期

C. ⅠB 期　　D. ⅢA 期

E. ⅢB 期

130. 关于宫颈癌的预防，下列哪项说法不恰当
A. 提倡适时婚育
B. 每半年开展1次宫颈癌普查
C. 积极治疗中度和重度宫颈糜烂
D. 有性交后出血者均应警惕宫颈癌的可能
E. 65岁以上妇女不常规作宫颈细胞学检查

131. 女，56岁。绝经2年，阴道不规则出血15天，无腹痛，阴道脱落细胞学检查为ASC－US，妇科检查：宫颈糜烂样改变，宫体略大，双宫旁（－）。进一步应
A. 宫颈锥切术
B. 宫颈LEEP切除术
C. 子宫切除术
D. 诊刮及宫颈活组织检查
E. 宫腔镜

132. 宫颈癌保留生育功能的手术是
A. 广泛子宫切除术及盆腔淋巴结清扫术
B. 筋膜外全子宫切除术
C. 改良广泛子宫切除术及盆腔淋巴结清扫术
D. 经阴道广泛子宫切除术及腹膜外淋巴结清扫术
E. 宫颈锥切术及根治性宫颈切除术

133. 子宫肌瘤最常见的临床症状是
A. 接触性出血　　B. 腹痛
C. 白带增多　　D. 尿频
E. 月经改变

134. 女，48岁。阴道不规则出血2个月。查体：宫颈糜烂样改变，其余无特殊。多点宫颈活检报告：宫颈鳞癌，癌细胞泪滴样穿透基底膜，深度3mm，宽度5mm。最恰当的治疗方法应是
A. 放疗后行全子宫及双附件切除术
B. 单纯腔内放射治疗
C. 筋膜外全子宫切除术
D. 广泛性全子宫切除＋盆腔淋巴结清扫术
E. 化疗后行全子宫切除术

135. 女，32岁。已婚未孕，妇科检查发现子宫增大如孕12周，B超提示子宫前壁壁间单发肌瘤8cm×7cm×7cm，双附件未发现异常。最佳治疗方法是
A. GnRH－a治疗
B. 全子宫切除术
C. 次全子宫切除术
D. 子宫肌瘤切除术
E. 严密随访观察

136. 早期发现宫颈癌的最佳方法是
A. 阴道镜检查
B. 碘试验
C. 宫颈刮片细胞学检查
D. 宫颈活体组织检查
E. 宫颈锥形切除

137. 女，42岁。性交后出现阴道出血5个月，妇科检查：宫颈见菜花状赘生物，直径约6cm，阴道穹隆部变硬，子宫前位，大小正常，欠活动，两侧主韧带呈条索状增粗，质硬，延伸未达盆壁。宫颈活检为鳞状细胞癌Ⅱ级，合适的治疗为
A. 化疗
B. 广泛性子宫切除＋双侧淋巴结清扫术
C. 放疗后全子宫切除术
D. 化疗后全子宫切除术
E. 体外放疗＋腔内放疗

138. 关于子宫肉瘤的描述，不正确的是
A. 子宫肉瘤可发生在宫颈或宫体
B. 子宫平滑肌肉瘤最常见

C. 手术是治疗的首选
D. 淋巴转移是子宫肉瘤主要的转移途径
E. 恶性中胚叶混合瘤也称癌肉瘤

139. 年轻 VIN Ⅲ 患者，病灶局限者治疗首选
A. 局部扩大手术
B. 外阴皮肤切除
C. 单纯外阴切除
D. 抗 HPV 治疗
E. 观察

140. 病灶局限、年轻的 VIN 普通型患者，适用的治疗为
A. 激光气化的物理治疗
B. 外阴局部切除术
C. 外阴扩大切除
D. 单纯外阴切除术
E. 广泛性外阴切除术

141. 女，39 岁。孕 3 产 1，月经量明显增多，伴经期延长 1 年，但月经周期基本正常，无痛经。应首先考虑
A. 子宫内膜癌
B. 子宫颈癌
C. 子宫肌瘤
D. 无排卵性功能失调性子宫出血
E. 子宫腺肌病

142. 早孕合并卵巢囊肿，手术治疗可等待至妊娠
A. 1 个月后　　B. 2 个月后
C. 3 个月后　　D. 4 个月后
E. 5 个月后

143. 继发性肿瘤原发部位多为
A. 胃肠道　　B. 尿道
C. 肺　　D. 肝
E. 骨

144. 女性生殖系统恶性肿瘤中死亡率最高的是
A. 子宫颈癌
B. 外阴癌
C. 恶性滋养细胞肿瘤
D. 子宫内膜癌
E. 卵巢癌

145. 恶性卵巢肿瘤的主要治疗手段为
A. 手术治疗　　B. 手术加化疗
C. 手术加放疗　　D. 化疗
E. 手术加免疫治疗

146. 下列哪项不是卵巢瘤的并发症
A. 蒂扭转　　B. 囊肿破裂
C. 红色变性　　D. 感染
E. 恶性变

147. 良性卵巢肿瘤伴右侧胸腔积液形成可见于
A. 浆液性囊腺瘤
B. 黏液性囊腺瘤
C. 卵泡膜细胞瘤
D. 纤维瘤
E. 皮样囊肿

148. 慢性宫颈炎与子宫颈癌早期肉眼难以鉴别，确诊方法应是
A. 宫颈刮片细胞学检查
B. 宫颈碘试验
C. 阴道镜检查
D. 宫颈及宫颈管活检
E. 氦激光肿瘤固有荧光诊断法

149. 与子宫内膜癌的癌前病变关系最密切的是
A. 子宫内膜囊腺型增生过长
B. 子宫内膜腺瘤型增生过长
C. 分泌期子宫内膜
D. 萎缩型子宫内膜
E. 增生期子宫内膜

150. 子宫内膜癌恶性程度最高的是

A. 腺鳞癌　　B. 腺棘癌
C. 内膜样腺癌　　D. 透明细胞癌
E. 浆液性乳头样腺癌

151. 女，46 岁。阴道不规则出血 5 个月。妇科检查：宫颈后唇外有菜花样肿物直径 5cm，阴道后穹隆质硬，双侧主韧带内增厚，子宫正常大小。宫颈活检为鳞癌。治疗方法应是
A. 广泛性全子宫切除术及盆腔淋巴结清扫术
B. 全子宫及双附件切除
C. 单纯放疗
D. 化疗后放疗
E. 化疗后行全子宫切除术

152. 女，42 岁。阴道间断出血 4 个月。妇科检查：阴道黏膜正常，宫颈光滑，子宫稍大，药物治疗后出血停止。最可能的诊断是
A. 子宫内膜结核
B. 老年性阴道炎
C. 黏膜下子宫肌瘤
D. 子宫内膜癌
E. 功能性子宫出血

153. 某老年女性，诊断为外阴鳞状细胞癌 0 期，哪项处理最为妥当
A. 可仅行激光或冷冻治疗
B. 给予放射治疗
C. 单侧外阴切除术
D. 单侧外阴切除术 + 患侧淋巴结清扫术
E. 单侧外阴切除术 + 双侧腹股沟淋巴结清扫术

154. 某老年女性，病理检查示外阴基底细胞癌，腹股沟未扪及淋巴结，治疗宜选择
A. 放射治疗 + 手术
B. 较广的局部病灶切除
C. 单纯外阴切除
D. 外阴广泛切除
E. 外阴广泛切除 + 左侧腹股沟淋巴结清扫术

155. 女，56 岁。绝经后阴道出血 3 个月。妇科检查：阴道黏膜正常，宫颈光滑，子宫稍大。诊刮刮出内膜为“烂肉样”。最可能的诊断是
A. 子宫内膜结核
B. 老年性阴道炎
C. 黏膜下子宫肌瘤
D. 子宫内膜癌
E. 功能性子宫出血

156. 女，51 岁。未育，绝经 5 年后出现阴道流血近 3 个月。查：宫颈光滑，子宫正常大，双附件未触及。为确诊应采取的最有价值的措施是
A. 宫颈刮片细胞学检查
B. 分段刮宫活组织检查
C. 阴道后穹隆涂片细胞学检查
D. 阴道镜检查后取宫颈活组织检查
E. 宫颈锥形切除后活组织检查

157. 女，60 岁。绝经 5 年，反复阴道流血 3 次，量中等，平时白带少许。首先考虑的诊断是
A. 输卵管癌　　B. 子宫内膜癌
C. 子宫颈癌　　D. 子宫内膜炎
E. 老年性阴道炎

158. 子宫内膜癌手术，病理分期ⅡA 期是指
A. 病变侵犯浆膜和（或）附件
B. 病变侵犯宫颈间质
C. 病变累及宫颈黏膜腺体
D. 病变侵犯肌层 >1/2
E. 病变累及阴道上 1/3 段

159. 卵巢上皮癌患者血清 CA125 检测值最

具有特异性意义的是

A. 颗粒细胞癌　B. 浆液性腺癌
C. 内膜样癌　D. 未分化癌
E. 透明细胞癌

160. 女，65 岁。绝经 6 年，少量阴道流血 2 周。妇科检查：宫颈正常，子宫如妊娠 6 周大，稍软，双附件正常。本例确诊方法是

A. B 超　B. 宫颈刮片
C. 腹腔镜　D. 分段诊刮
E. 血清肿瘤标志物检查

161. 浸润性子宫颈癌指肿瘤浸润深度至少要超过基底膜下

A. 1mm　B. 2mm
C. 4mm　D. 5mm
E. 3mm

162. 卵巢浆液性乳头状囊腺瘤，伴非典型增生是

A. 癌前病变　B. 交界性肿瘤
C. 癌肉瘤　D. 原位癌
E. 非肿瘤性病变

163. 女，28 岁。已婚，术中见左侧卵巢肿瘤拳头大小，包膜完整，实质性，左侧卵巢剖视正常，腹腔冲洗液中未发现肿瘤细胞。冷冻切片示左卵巢颗粒细胞瘤。处理宜为

A. 子宫全切除术 + 双附件切除术
B. 左侧附件切除术，术后密切随访
C. 左侧肿瘤切除术 + 子宫切除术，术后密切随访
D. 左侧附件切除术 + 大网膜切除术
E. 子宫全切除术 + 左侧附件切除术，术后化疗

164. 女，18 岁。未婚，普查行 B 型超声检查时发现左附件区有 7cm × 6cm × 5cm 囊实性肿块，其内可见强回声，表面光滑。最可能的诊断是

A. 卵巢子宫内膜异位囊肿
B. 卵巢良性囊性畸胎瘤
C. 卵巢黏液性囊腺瘤
D. 盆腔炎症性包块
E. 阔韧带内肌瘤

165. 关于子宫内膜癌，恰当的是

A. 多见于围绝经期和绝经后女性
B. 最常见的病理类型是浆液性乳头样腺癌
C. 早期症状是阴道流血
D. 宫腔冲洗液查癌细胞可早期诊断
E. 早期症状多为浆液血性白带或脓血性排液

166. 月经量多或经期延长但周期基本正常，应首先考虑

A. 子宫内膜癌
B. 子宫颈癌
C. 子宫肌瘤
D. 无排卵性功能失调性子宫出血
E. 宫颈息肉

167. 宫颈癌癌灶已超出宫颈，但未达盆壁，癌累及阴道，但未达阴道下 1/3，分期为

A. ⅠA 期　B. ⅠB 期
C. Ⅱ期　D. Ⅲ期
E. Ⅳ期

168. 宫颈癌间质浸润深度 <3mm，符合

A. ⅠA1 期　B. ⅠA2 期
C. Ⅱ期　D. ⅡA 期
E. ⅡB 期

169. 卵巢浆液性肿瘤来源于

A. 卵巢的生发上皮，向输卵管上皮分化
B. 卵巢的生发上皮，向宫颈黏膜分化
C. 卵巢的生发上皮，恶变

D. 卵巢的生发上皮，发生逆转现象
E. 卵巢的生发上皮，向子宫内膜分化

170. 女，50岁。白带带血1个月。妇科检查宫颈中度糜烂，易出血，子宫大小正常，附件正常。宫颈活检报告为“上皮全层非典型性增生”，进一步处理的方法是
A. 宫颈锥形切除术
B. 子宫根治术
C. 诊断性刮宫
D. 宫颈刮片
E. 定期随访

171. 子宫颈原位癌累及腺体是指
A. 子宫颈腺体充满癌细胞
B. 子宫颈表面发生的原位癌影响腺体分泌排出
C. 子宫颈表面和腺体先后发生了原位癌，并侵及腺体周围间质
D. 子宫颈原位癌突破基底膜侵及腺体
E. 子宫颈原位癌沿基底膜伸入腺体内，致腺管上皮为癌细胞所取代，腺体基底膜完整

172. 关于子宫肉瘤的叙述，错误的是
A. 来源于子宫肌层或肌层内结缔组织
B. 好发于围绝经期妇女
C. 占子宫恶性肿瘤2%～4%
D. 病理类型以平滑肌肉瘤最多见
E. 子宫肌瘤肉瘤变的恶性程度较低

173. 女，45岁。血性白带2个月。妇科检查：阴道未受肿瘤侵犯，宫颈菜花样，宫体正常大小，宫旁明显增厚，未达盆腔。宫颈活检为鳞癌，其分期是
A. ⅠB期　　B. ⅡC期
C. ⅡA期　　D. ⅡB期
E. ⅢA期

二、共用题干单选题：以下提供若干个案例，每个案例下设若干道试题，每道试题有五个备选答案，请选择一个最佳答案。

（174～175题共用题干）

女，17岁。3小时前左下腹部剧烈疼痛，恶心、呕吐2次，为胃内容物，体温37.5℃，肛查：子宫左侧触及手拳大肿物，压痛、张力大、活动欠佳。

174. 本例最可能的诊断是
A. 输卵管卵巢脓肿
B. 盆腔炎性包块
C. 卵巢子宫内膜异位囊肿破裂
D. 子宫浆膜下肌瘤扭转
E. 卵巢囊肿蒂扭转

175. 本例应采取的处理措施是
A. 给予抗生素、止痛药，观察病情进展
B. 结核药物治疗
C. 进行腹部穿刺明确诊断
D. 待疼痛缓解后手术
E. 行剖腹探查

（176～177题共用题干）

女，30岁。婚后6年不孕。妇科查体：无腹水，卵巢双侧囊实肿块6～7cm，不活动，子宫直肠陷凹内片状触痛结节2.5cm。辅助检查：B超提示双侧卵巢囊性肿块，血CA125 800mIU/ml。临床诊断：原发不孕，盆腔内异症。

176. 最需要鉴别的疾病是
A. 生殖道结核
B. 卵巢原发癌
C. 慢性盆腔炎
D. 胃肠道癌
E. 卵巢转移性癌

177. 恰当的治疗方案是
A. 观察，期待疗法

B. 避孕药周期治疗
C. 手术探查
D. 动态监测 CA125
E. CT 检查明确诊断

(178～179 题共用题干)

女，40 岁。查体时发现右侧卵巢囊实性肿块 7cm，建议手术治疗，因恐惧手术而拖延了治疗。晨练后出现右下腹部剧痛，常伴恶心、呕吐，忍受后自然缓解，无发热。妇科检查，右下腹部肿块 10cm、压痛明显。

178. 最可能的临床诊断是
A. 急性阑尾炎
B. 卵巢肿瘤蒂扭转
C. 卵巢肿瘤伴感染
D. 卵巢肿瘤破裂
E. 良性肿瘤恶变

179. 下一步的处理是
A. 准备手术前检查
B. B 超检查
C. 抗感染治疗
D. MRI 检查
E. CT 检查

(180～182 题共用题干)

女，43 岁。子宫次全切除术后 6 年。4 个月前开始出现阴道分泌物增多，黏液水样，且伴有腰部胀痛，尿量可。妇科检查：宫颈结节状，阴道前壁上 1/3 质硬，双侧主韧带团块状增粗达盆壁，触痛(+)。既往无慢性病史。

180. 此患者最可能的诊断为
A. 宫颈肌瘤　　B. 宫颈癌
C. 阴道癌　　D. 膀胱癌转移
E. 卵巢癌转移

181. 若确诊需做以下哪项检查
A. 阴式 B 超
B. 腹腔镜检查
C. 性激素测定
D. 病变部位活组织检查
E. 宫颈刮片细胞学检查

182. 若确诊为宫颈腺癌，其临床分期为
A. ⅠA 期　　B. ⅡB 期
C. ⅢA 期　　D. ⅢB 期
E. ⅣA 期

(183～185 题共用题干)

女，16 岁。无意中扪及左下腹部有一肿物，今晨起排便时突然发生左下腹部剧痛伴恶心、呕吐，体温 37.6℃，查体：左下腹部有一压痛明显肿块，其下极压痛更甚。

183. 该患者最可能的诊断是
A. 结核性腹膜炎
B. 卵巢肿瘤合并感染
C. 盆腔炎性包块
D. 子宫浆膜下肌瘤扭转
E. 卵巢肿瘤蒂扭转

184. 为确诊最有价值的辅助检查方法是
A. B 超检查盆腹腔
B. 检测血中 C 反应蛋白
C. 血常规
D. 腹部 X 线
E. 痰中找抗酸杆菌

185. 确诊后，恰当的处理是
A. 立即手术治疗
B. 大剂量广谱抗生素
C. 抗结核
D. 先抗炎待病情稳定后手术治疗
E. 抗炎治疗

(186～187 题共用题干)

女，43 岁。因同房后出血半个月就诊，病理结果提示为宫颈癌ⅠA1 期。

186. 宫颈癌ⅠA1 期是指
A. 癌局限在上皮层内，未突破基

底膜
B. 显微镜下间质浸润不超过 1mm
C. 显微镜下间质浸润不超过 3mm
D. 显微镜下间质浸润不超过 5mm
E. 显微镜下间质浸润不超过 7mm

187. 宜选择何种手术方式
A. 宫颈锥切术
B. 全子宫及双附件切除术
C. 筋膜外子宫全切术
D. 广泛全子宫切除加双侧附件切除术
E. 广泛性全子宫切除加盆腔淋巴结清扫术

（188～192 题共用题干）

女，67 岁。外阴瘙痒 18 年，发现会阴肿块 3 年。妇科检查：会阴处有一直径 6cm 肿块，表面破溃，有较多脓性分泌物，侵及肛管和阴道下 1/3，右侧腹股沟有一肿大固定淋巴结，其他检查无阳性发现（胸片正常），患者较消瘦，病检结果为低分化鳞癌。

188. 该患者的 UICC 分期是
A. $T_2N_1M_0$　　B. $T_2N_2M_0$
C. $T_3N_1M_0$　　D. $T_3N_2M_0$
E. $T_4N_1M_0$

189. 为制定最佳治疗方案，不需要行下列哪项检查
A. 宫颈细胞学检查
B. CT 检查盆腔和腹主动脉淋巴结
C. 诊断性刮宫
D. 直肠镜检
E. 膀胱镜检查

190. 为达到最佳治疗效果，不必要的术前检查和准备是
A. 心肺、肝肾、血液系统等检查
B. 每天外阴清洗
C. 支持疗法
D. 精心设计手术方案
E. 静脉输注抗生素，待癌肿感染控制后再行手术

191. 最佳治疗方案是
A. 先行放疗，待 4～8 周后手术
B. 直接行外阴广泛切除手术
C. 先行化疗，等待 1～2 周后手术
D. 先行放疗，等待 2 周后手术
E. 直接手术，术后立即化疗

192. 与该患者预后无关的因素是
A. 癌肿大
B. 癌灶浸润肛门和阴道
C. 腹股沟淋巴结转移
D. 低分化癌
E. 癌肿感染微生物种类

（193～195 题共用题干）

女，31 岁。葡萄胎刮宫术后 3 个月，阴道流血 20 余天，术后一直无月经来潮。2 天前突然下腹剧痛，出冷汗，昏倒。检查：贫血貌，血压 80/50mmHg，心率 108 次/分，体温 36.8℃。腹部移动性浊音阳性，阴道左侧壁有 1.5cm 紫蓝色结节，子宫大小不清，双侧附件有 6～8cm 直径囊性包块，尚活动，下腹有压痛及反跳痛。

193. 诊断是
A. 输卵管妊娠破裂
B. 黄素囊肿破裂
C. 卵巢囊肿破裂
D. 卵巢囊肿扭转
E. 侵蚀性葡萄胎并发子宫穿孔

194. 对于 3 个月前的葡萄胎治疗，患者有哪项缺憾以致现在的严重后果
A. 未行 2 次清宫
B. 未行全子宫切除
C. 葡萄胎清宫后未定期随访
D. 未纠正贫血
E. 未行预防性化疗

195. 紧急处理中不应包括
A. 建立静脉通道，补充血容量及输血
B. 立即给予化疗
C. 开腹探查
D. B超或腹腔穿刺进一步明确诊断
E. 测定静脉血 hCG 水平，留给日后疗效比较

（196～199 题共用题干）

女，30 岁。因阴道大量流血 2 小时来院。该患者平素月经规律，5～6/30 天，现闭经 40 天，孕 3 产 0（人工流产 1、宫外孕 1、葡萄胎 1），末次妊娠 1 年半前为葡萄胎。近 1 个月轻度咳嗽并少量咯血。既往曾有肺结核史。妇科检查：外阴、阴道、宫颈正常，子宫稍大、略软、活动好，无压痛，左附件区可扪及鸭卵大囊性肿物，右附件软。辅助检查：血 β－hCG 6ng/ml。

196. 下列病史中对诊断最有帮助的是
A. 肺结核史
B. 宫外孕史
C. 人工流产术
D. 葡萄胎史
E. 闭经史

197. 该患者最可能的诊断是
A. 先兆流产合并卵巢囊肿
B. 侵蚀性葡萄胎
C. 绒毛膜癌
D. 先兆流产合并肺结核
E. 输卵管妊娠

198. 入院后，首选合理的治疗方法是
A. 刮宫
B. 左附件切除术
C. 抗结核治疗
D. 子宫切除术
E. 化疗

199. 下列哪项因素对该患者预后最无关
A. 年龄　　B. 阴道流血
C. 咯血　　D. hCG 水平
E. 子宫大小

（200～203 题共用题干）

女，40 岁。G_1P_1，月经规律，腰酸下坠 1 个月，憋尿时常扪及下腹部有包块，妇科检查：宫颈光滑，子宫前位，肿大如孕 3 个月大小，质硬，活动良好，双附件区未扪及异常。

200. 首先应做的辅助检查是
A. B超　　B. 心电图
C. X线片　　D. 血常规
E. 血 hCG

201. 一经确诊，应选择的治疗是
A. 因无月经改变，应继续观察
B. 口服消炎药治疗
C. 行手术切除子宫＋双附件切除术
D. 行手术切除子宫
E. 行手术切除双侧附件

202. 术中见瘤体失去漩涡状结构，呈烂鱼肉样，急送冰冻病理检查可报为
A. 子宫肉瘤　　B. 畸胎瘤
C. 子宫肌瘤　　D. 子宫癌
E. 卵巢癌

203. 确诊后应做的术式是
A. 全子宫＋双附件切除术
B. 全子宫切除术
C. 全子宫＋双附件切除＋盆腔淋巴结清扫术
D. 子宫次全切除术
E. 肌瘤剥除术

（204～206 题共用题干）

女，23 岁。宫内妊娠 14 周，B超示：宫内单活胎，相当于孕 14 周，于子宫左侧可见一大小约 14cm×10cm×9cm 的肿物，其内可见液性暗区。今天上午突然出现左

侧腹部疼痛，伴恶心，无阴道出血就诊。妇科检查：左侧腹肌紧张，左侧腹部压痛明显。

204. 对该患者确切的诊断为
    A. 先兆流产
    B. 妊娠合并卵巢肿瘤蒂扭转
    C. 异位妊娠
    D. 难免流产
    E. 子宫破裂

205. 一旦确诊，应做的治疗应是
    A. 立即行剖腹探查术
    B. 抗炎、止血治疗
    C. 注射止痛剂治疗
    D. 保胎治疗
    E. 继续观察

206. 手术中左侧卵巢肿瘤扭转360°，包膜完整，应做的术式为
    A. 将肿瘤回复正常位置，行肿瘤剥除术
    B. 在肿瘤蒂根下方钳夹瘤蒂，将肿瘤和扭转瘤蒂一并切除
    C. 在肿瘤蒂上方钳夹肿瘤，切除肿瘤
    D. 不动肿瘤，将肿瘤剥除
    E. 将肿瘤刺破，吸净囊液后放回腹腔

（207～208题共用题干）

女，16岁。初潮13岁。月经规律。因左下腹胀痛不适3个月余就诊。妇科检查：子宫正常大小，子宫左上方可触及一8cm×6cm大小的偏实性肿物，活动尚可，轻触痛。血生化检查：AFP 140ng/dl，β－hCG 108U/L。

207. 如果手术病理结果以内胚窦瘤成分为主，术后应首选的化疗方案是
    A. VAC　　B. PC
    C. PAC　　D. Taxol＋DDP
    E. PVB

208. 最可能的诊断是
    A. 卵巢囊肿
    B. 宫外孕
    C. 卵巢混合性生殖细胞肿瘤
    D. 卵巢内胚窦瘤
    E. 卵巢转移性癌

（209～210题共用题干）

女，36岁。不孕3年，低热。查体发现盆腔内有一包块，血清CA125为485U/L。

209. 该患者最不可能的诊断是
    A. 子宫肌瘤
    B. 盆腔结核
    C. 卵巢上皮性肿瘤
    D. 子宫内膜异位症
    E. 子宫内膜癌

210. 为明确诊断，下列最有价值的处理是
    A. 剖腹探查
    B. 细胞学检查
    C. B超检查
    D. CT、MRI检查
    E. 肿瘤标志物测定

（211～212题共用题干）

女，58岁。绝经后出现阴道少量流血1个月。妇科检查见宫口脱出红色肿物，直径约4.0cm，蒂直径0.5cm，子宫正常大，双附件未扪及。

211. 本例最可能的诊断为
    A. 宫颈肌瘤肉瘤变
    B. 宫颈息肉
    C. 子宫黏膜下肌瘤
    D. 宫颈肌瘤
    E. 宫颈癌

212. 若检查排除恶性可能，最恰当的处理措施为
    A. 经阴道肿物切除术

B. 全子宫切除术

C. 宫腔镜子宫内膜切除术

D. 全子宫及双附件切除术

E. 宫颈锥形切除术

（213～215题共用题干）

女，44岁。已婚，既往月经周期规则，经期正常，经量中等。末次月经10天前。今晨排便后突然发生右下腹剧烈疼痛急诊来院。妇科检查：子宫稍大，硬，其右侧扪及手拳大实性肿块，触痛明显。检查白细胞总数及分类：白细胞总数$14.2\times10^9/L$，中性粒细胞0.84，淋巴细胞0.16。患者腹痛进一步加重，检查下腹部时压痛及反跳痛均明显。

213. 补充能协助诊断的病史是

A. 停经史　B. 附件炎症史

C. 晕厥史　D. 下腹部包块史

E. 阑尾炎史

214. 还应做下列哪项检查

A. 尿妊娠试验

B. 诊断性刮宫活组织检查

C. B超检查盆腔

D. 腹腔镜检查

E. 阴道后穹隆穿刺

215. 此病例最可能的诊断是

A. 子宫浆膜下肌瘤扭转

B. 子宫肌瘤红色变性

C. 输卵管妊娠流产

D. 卵巢子宫内膜异位症

E. 子宫腺肌病

（216～219题共用题干）

女，20岁。有性生活史，以往月经规律，停经3个月。妇科检查时发现子宫增大如孕4～5个月大小，双侧附件区触及直径分别为6cm及8cm囊性肿块，活动，无触痛；超声多普勒未探到胎心音，超声波显示宫腔内充满弥漫分布的光点和小囊样回声，双侧附件囊性肿块。

216. 如果患者无腹痛等自觉症状，双侧卵巢肿块的处理是

A. 经腹手术切除

B. 抗感染治疗

C. 无需特殊处理

D. B超引导下穿刺

E. 腹腔镜下穿刺

217. 如果该患者为双侧卵巢肿块。其诊断应为

A. 卵巢黄素化囊肿

B. 卵巢黄体囊肿

C. 卵巢巧克力囊肿

D. Krukenberg瘤

E. 双侧卵巢畸胎瘤

218. 该病例的初步诊断是

A. 双侧卵巢肿瘤

B. 胚胎停止发育

C. 完全性葡萄胎

D. 部分性葡萄胎

E. 难免流产

219. 该病例的处理原则是

A. 雷凡诺尔宫腔内注射

B. 子宫切除术

C. 药物流产

D. 缩宫素引产

E. 负压吸宫术

（220～223题共用题干）

女，58岁。绝经8年，腹胀、消瘦1个月来诊。检查：全腹部膨隆，下腹压痛（+），未触及明显包块，肝区叩诊肝界无扩大。妇科检查：外阴阴道萎缩，宫颈光滑，后穹隆可触及1～2cm结节，无触痛，子宫附件触诊不满意。B超见大量腹水，右附件区包块12cm×10cm×8cm实性不规则，包膜不完整，全消化道造影未见异常。

220. 最可能的诊断是

A. 原发性腹膜炎
B. 肝硬化
C. 卵巢肿瘤破裂
D. 肾病综合征
E. 卵巢恶性肿瘤

221. 进一步确诊需行
A. 试验性化疗
B. 查血尿常规肝功能甲胎蛋白
C. 取腹水，细胞学检查，并于放腹水后再次内诊
D. 试验性放疗
E. 立即开腹探查

222. 最恰当的处理方法为
A. 行肿瘤细胞减灭术
B. 行全子宫双侧附件大网膜切除术
C. 行全子宫加双侧附件切除术
D. 行门脉分流术
E. 行肾移植术

223. 术后主要的辅助治疗方法为
A. 增加营养　　B. 免疫抑制治疗
C. 随访观察　　D. 化疗
E. 输血

（224～230 题共用题干）

女，57 岁。绝经 3 年，近 2 个月出现少量阴道流血，伴下腹胀痛。妇科检查：阴道无异常，宫颈光滑，子宫稍大、略软，双附件正常。

224. 对诊断需要追加采集的病史，哪项最重要
A. 生育史
B. 近期体重变化
C. 有无低热
D. 饮食、睡眠情况
E. 既往病史

225. 为进一步诊断，门诊常用的辅助检查方法首选
A. 超声检查
B. MRI 检查
C. 分段刮宫活组织检查
D. 宫颈细胞学检查
E. 宫腔镜检查

226. 为了确诊行分段诊刮术，探查宫腔深度 9cm，刮出少许烂肉样内膜组织，提示可能为子宫内膜癌，其临床分期是
A. ⅠA 期　　B. ⅠB 期
C. Ⅱ期　　D. Ⅲ期
E. 0 期

227. 该患者术前 MRI 检查示病灶直径为 3cm，浸润深度为 1/3 肌层，最佳处理方案是
A. 筋膜外子宫切除及双附件切除
B. 广泛子宫切除术 + 双附件切除 + 盆腔及腹主动脉淋巴结切除术
C. 筋膜外子宫切除 + 双附件切除 + 盆腔及腹主动脉淋巴结切除术
D. 筋膜外子宫切除 + 双附件切除，送快速病理检查后决定是否清扫淋巴
E. 放疗 + 化疗同步，辅助醋酸甲羟孕酮

228. 术中取盆腔冲洗液查到癌细胞，快速病理检测结果为透明细胞癌，最深处侵及 1/2 肌层，则按照 FIGO2009 正确的分期应当是
A. ⅠA 期　　B. ⅠB 期
C. Ⅱ期　　D. Ⅲ期
E. 0 期

229. 鉴于术中出现上述情况，此时的手术方案应当是
A. 筋膜外子宫切除及双附件切除
B. 广泛子宫切除术及附件切除 + 盆腔及腹主动脉淋巴结切除术

C. 筋膜外子宫切除 + 双附件切除 + 大网膜切除 + 盆腔及腹主动脉淋巴结切除术
D. 放弃手术，改为放射治疗
E. 放弃手术，改为大剂量孕激素治疗

230. 术后病理再次证实为透明细胞癌，且已有淋巴结转移，随后的治疗应当是
A. 术后加放射治疗
B. 术后加甲羟孕酮 400mg/d，连用 2 个月
C. 术后加他莫昔芬 10mg/d，连用 2 个月
D. 手术已可满足要求，随访即可
E. 术后不能加用化疗

(231 ~235 题共用题干)

女，55 岁。腹胀 2 个月，查体发现大量的腹水，盆腔检查发现双侧附件囊实性包块，CA125 1250U/ml，腹水找到了癌细胞。

231. 如果术前通过各种检查发现肿瘤固定于盆底，估计手术非常困难，本例应该
A. 术前给予免疫治疗
B. 术前给予放化疗
C. 术前给予放射治疗
D. 术前给予 1 ~2 疗程化疗
E. 术前给予生物治疗

232. 如术中发现肿瘤仅累及右侧卵巢，盆腹腔其他部位肉眼未见异常，那么手术方式应该是
A. 全子宫切除术
B. 子宫及双附件切除术
C. 子宫次全切除术
D. 子宫及双附件切除术，盆腔淋巴结清扫
E. 肿瘤细胞减灭术

233. 如病理证实为卵巢中分化浆液性乳头状囊腺癌ⅠC 期，本例的治疗应该是
A. 给予盆腔放疗
B. 可不化疗，但需给予免疫治疗
C. 属于早期，可以观察，无需进一步治疗
D. 应给予化疗
E. 手术后给予生物疗法

234. 如果术中发现肿瘤主要局限于盆腔，而腹腔表面肉眼均未见异常，但是病理证实大网膜有灶性转移，那么本例的分期是
A. ⅢB 期　　B. ⅢA 期
C. ⅠC 期　　D. ⅡC 期
E. Ⅳ期

235. 本例确诊的最佳方法是
A. 腹腔镜检查　　B. B 超
C. 剖腹探查　　D. CT 扫描
E. 盆腔 X 线

(236 ~238 题共用题干)

女，34 岁。G_3P_0。既往月经规律，5 ~6 天/30 天，有继发不孕史 6 年，现停经 10 周。盆腔检查：子宫妊娠 10 周大小、质软，左侧附件区可触及 8cm ×7cm ×6cm 大小的囊性肿物，界限清楚。B 超提示：宫内早孕，左附件区 8cm ×8cm ×7cm 大小的无回声，可见内生乳头。血清 CA125 45U/ml，β－hCG8 万 U/L。

236. 产后 1 年，恢复正常月经来潮 4 个月后，盆腔检查发现右附件有 4cm ×5cm ×4cm 大小的质韧包块，最应该考虑
A. 包裹性积液
B. 卵巢恶性肿瘤
C. 粘连的肠管
D. 盆腔脓肿
E. 代偿增生的正常卵巢可能性大，为明确诊断可先行腹腔镜检查术

237. 如果患者家属要求手术治疗，医生的意见应该是
   A. 立即行腹腔镜检查+治疗术
   B. 立即行剖腹探查术
   C. 等到妊娠16~20周时进行剖腹探查术
   D. 立即进行人工流产术，人工流产术后正常月经恢复后即刻行腹腔镜检查术
   E. 上述方法均可

238. 如果术中发现肿瘤单侧，表面光滑，界限清楚；剥出的肿瘤包膜完整，术中冰冻示浆液性囊腺瘤伴局灶交界性。进一步的治疗最好是
   A. 术中仅需进行右侧卵巢剖探
   B. 即刻行左附件切除+右侧卵巢剖探
   C. 即刻行全宫双附件切除术
   D. 即刻关腹，无需进一步治疗
   E. 即刻进行全宫双附件切除+大网膜切除+腹膜后淋巴结清扫术

（239~240题共用题干）

女，31岁。孕3产2，阴道接触性出血3个月。一般状态良好，妇查：宫颈轻糜。宫体前位，大小正常，活动好，双附件（-），宫颈活检为宫颈鳞癌细胞呈泪滴状向间质浸润，深度4mm，无病灶融合及脉管侵犯。

239. 其诊断应为
   A. 0期　　B. ⅠA期
   C. ⅠB期　　D. ⅡA期
   E. ⅢA期

240. 应采用何种治疗方法
   A. 宫颈锥形切除术
   B. 经腹子宫切除术
   C. 放射治疗
   D. 改良性根治性子宫切除+盆腔淋巴结清扫术
   E. 根治性宫颈切除+盆腔淋巴结清扫术

（241~242题共用题干）

女，41岁。接触性出血1个月余，白带有恶臭。妇科检查：宫颈Ⅱ度糜烂，前唇有5cm的质地脆赘生物，易出血，子宫正常大，三合诊（-）。

241. 最可能的诊断是
   A. 子宫颈息肉
   B. 子宫颈结核
   C. 子宫颈癌
   D. 子宫内膜异位症
   E. 子宫内膜癌

242. 为确定诊断，最可靠的诊断方法为
   A. 宫颈刮片细胞学检查
   B. 碘试验
   C. 阴道镜检查
   D. 氮激光肿瘤固有荧光诊断法
   E. 宫颈活检

（243~245题共用题干）

女，29岁。常规查体发现子宫颈糜烂样改变，接触性出血阴性。

243. 应考虑哪些情况，除了
   A. 子宫颈生理性柱状上皮异位
   B. 慢性子宫颈黏膜炎
   C. 子宫颈黏膜下肌瘤
   D. 子宫颈上皮内瘤样病变
   E. 子宫颈癌

244. 下一步的诊治流程首选
   A. 子宫颈分泌物培养
   B. 子宫颈细胞学检查
   C. HPV检测
   D. 子宫颈锥切术
   E. 阴道镜检查

245. 若子宫颈细胞学检查未发现异常，最

佳的处理方案为

A. 定期随访　　B. 激光治疗

C. 微波治疗　　D. 抗生素治疗

E. 干扰素栓治疗

（246～248 题共用题干）

女，45 岁。因白带增多伴下腹胀痛 1 年，性交后少量出血 1 个月就诊。妇科检查发现子宫颈中度糜烂，子宫正常大小，两侧附件阴性。

246. 如宫颈刮片为巴氏Ⅲ级，提示下列哪种情况

A. 正常　　B. 炎症

C. 可疑癌症　　D. 高度可疑癌症

E. 癌症

247. 对于其进一步的处理，下列哪项最合适

A. 宫颈锥形切除术

B. 宫颈固有荧光检查

C. 激光治疗

D. 碘试验

E. 阴道镜下宫颈定点活检

248. 若宫颈活体组织检查结果为鳞状上皮化生，提示

A. 宫颈不典型增生

B. 宫颈糜烂愈合过程

C. 宫颈人乳头状病毒感染

D. 宫颈癌

E. 宫颈息肉形成

（249～250 题共用题干）

女，62 岁。外阴瘙痒 4 年，发现外阴肿物 3 个月。检查见左侧大阴唇后部有直径 3cm 菜花样肿物，质脆，触之易出血；腹股沟浅淋巴结不肿大。

249. 对确诊最有价值的检查是

A. 影像学检查

B. 细胞学检查

C. 阴道镜检查

D. 病灶活组织检查

E. 腹股沟浅淋巴结活组织检查

250. 确诊为外阴鳞状细胞癌，按 FIGO 分期是

A. Ⅰ期　　B. Ⅱ期

C. Ⅲ期　　D. ⅣA 期

E. ⅣB 期

（251～253 题共用题干）

女，55 岁。发现右侧大阴唇黄豆大硬结半年，未见明显增大。腹股沟浅淋巴结未触及。病灶活检镜下见组织自表皮基底层长出。

251. 本例最可能的诊断是外阴

A. 乳头瘤　　B. 脂肪瘤

C. Paget 病　　D. 基底细胞癌

E. 恶性黑色素瘤

252. 本例需要鉴别的疾病是

A. 尿道癌

B. 阴道癌

C. 前庭大腺癌

D. 外阴良性肿瘤

E. 外阴 Paget 病

253. 本例正确的治疗措施是

A. 外阴硬结切除术

B. 较广泛切除局部病灶

C. 患侧外阴切除

D. 双侧外阴切除

E. 外阴切除及腹股沟浅淋巴结切除

（254～256 题共用题干）

女，39 岁。淋漓阴道出血 3 个月。平素月经规律，经量多，经期长，今为脓血性分泌物 3 天。G_3P_1，无宫内节育器。

254. 下列疾病何种可能性最大

A. 子宫内膜癌

B. 卵巢颗粒细胞瘤

C. 黏膜下子宫肌瘤

D. 功能失调性子宫出血
E. 宫颈息肉

255. 对此患者为明确诊断，应首先采取下列何项措施
A. 诊刮 + 病理
B. 性激素止血
C. 行宫腔镜检查
D. 消毒后妇科检查
E. 抗生素治疗后妇科检查

256. 如妇科检查发现宫颈口脱出一直径约 3cm 球形质硬肿块，表面局部溃疡状，根部有蒂细长，来自宫腔，则正确的处理应是
A. 抗生素治疗后再处理
B. 雌激素止血 + 抗生素抗感染
C. 行宫腔镜检查
D. 取组织活检 + 病理检查
E. 经阴切除肿物 + 病理检查

（257～259 题共用题干）

女，28 岁。初孕妇，妊娠 35 周，自述剧烈腹痛伴发热、恶心、呕吐半天就诊。B 超见子宫如孕 35 周，子宫底偏左有一超手拳大肌瘤。查血白细胞总数为 $14.4 \times 10^9/L$。

257. 该患者所患疾病易并发以下哪种继发变性
A. 玻璃样变　　B. 囊性变
C. 脂肪变　　D. 红色变
E. 肉瘤变

258. 该病与卵巢肿瘤蒂扭转在妊娠中表现不同之处是
A. 持续性下腹绞痛常伴发热
B. 腹痛常伴恶心呕吐
C. 腹部检查时腹部拒按，有压痛和反跳痛
D. 于妊娠中期和产褥期均可发病
E. B 型超声可帮助明确诊断

259. 在急诊室，告诉患者应入院并需做的处置是
A. 对症处理，观察病情进展
B. 静脉滴注广谱抗生素
C. 剖腹切除变性肌瘤
D. 行剖宫产，同时切除肌瘤
E. 行剖宫产，以后再考虑行肌瘤切除

（260～261 题共用题干）

女，51 岁。腹胀、食欲缺乏、乏力已半年。自觉腹部逐渐增大，经量减少，月经周期正常。查子宫正常大，双附件区均触及直径 6cm 实性肿块，活动不良，宫骶韧带触及散在结节状物。

260. 结合患者年龄，本例可能性最大的卵巢肿瘤是
A. 内胚窦瘤
B. 颗粒细胞瘤
C. 无性细胞瘤
D. 浆液性囊腺癌
E. 黏液性囊腺癌

261. 本例的治疗原则错误的是
A. 手术治疗为主，辅以化疗
B. 手术治疗后辅以小剂量单药化疗
C. 放射治疗以局限在盆腔为好
D. 手术残留肿块直径应在 1cm 以下
E. 行全子宫、双附件切除术

（262～264 题共用题干）

女，40 岁。经量增多 3 年，妇科检查子宫增大如孕 2 个月，彩超提示子宫肌瘤。

262. 子宫肌瘤患者经量增多与下列哪项有关
A. 肌瘤大小
B. 肌瘤部位
C. 肌瘤数目
D. 肌瘤变性
E. 肌瘤伴感染

263. 当患者出现了不规则阴道流血和血性

脓样排液时，提示最有可能为
A. 浆膜下肌瘤 B. 黏膜下肌瘤
C. 肌壁间肌瘤 D. 阔韧带肌瘤
E. 多发性肌瘤

264. 最少见的子宫肌瘤变性类型是
A. 囊性变 B. 肉瘤变
C. 钙化 D. 玻璃样变
E. 红色变

（265～266 题共用题干）

女，56 岁。绝经 6 年，阴道少量出血 3 个月，B 超提示：左侧附件区可见 8cm×7cm×6cm 的实性肿物。

265. 首先考虑的诊断是
A. 卵巢转移性肿瘤
B. 子宫浆膜下肌瘤
C. 卵巢上皮性肿瘤
D. 卵巢生殖细胞肿瘤
E. 卵巢性索间质肿瘤

266. 为明确阴道出血的原因和性质，首选的诊断方法为
A. CA125
B. 分段诊刮
C. 阴道彩色多普勒 B 超
D. CT
E. MRI

（267～269 题共用题干）

女，42 岁。G_2P_1，2 年前查体发现右下腹一直径 6cm 实性肿物，未定期复查。1 天前小便后突然下腹痛，伴恶心，无发热。查体：子宫正常大小，子宫右上方可及一直径 14cm 包块，张力较大，不活动，有压痛。B 超提示右卵巢肿物，内有不均质回声，后陷凹有少量积液。

267. 可能的诊断为
A. 卵巢肿物恶变
B. 卵巢肿物破裂
C. 卵巢肿物扭转
D. 继发感染
E. 阑尾炎穿孔包裹

268. 下一步治疗应为
A. 立即行急诊剖腹手术
B. 消炎治疗，继续观察有无缓解
C. 准备常规检查，以免为恶性需扩大手术范围
D. 先化疗
E. 外科急诊处理

269. 若此患者为恶性卵巢肿瘤，手术中不应
A. 仔细探查盆腹腔
B. 留取腹水找癌细胞
C. 术中肉眼观察肿瘤性状不好，应送冰冻病理检查
D. 患者年轻可仅行一侧附件切除术
E. 为彻底治疗应行肿瘤细胞减灭术

三、共用备选答案单选题：以下提供若干组试题，每组试题共用试题前列出的五个备选答案，请为每道试题选择一个最佳答案。每个备选答案可能被选择一次、多次或不被选择。

（270～273 题共用备选答案）
A. 广泛子宫切除＋腹膜后淋巴结清扫术
B. 肿瘤细胞减灭术或缩减术
C. 全子宫及双附件切除术
D. 全子宫切除术
E. 化疗

270. 子宫颈原位癌的治疗可选择
271. 子宫内膜癌Ⅱ期的治疗首先选择
272. 侵蚀性葡萄胎的治疗首先选择
273. 卵巢癌Ⅲ期的治疗首先选择

（274～275 题共用备选答案）
A. 0 期 B. Ⅰ期
C. Ⅱ期 D. Ⅲ期
E. Ⅳ期

274. 子宫内膜癌宫颈受累，分期为
275. 子宫内膜癌侵犯至子宫浆膜表面，分期为

（276～277 题共用备选答案）
A. 低危滋养细胞肿瘤
B. 卵巢生殖细胞肿瘤
C. 高危滋养细胞肿瘤
D. 卵巢巧克力囊肿
E. 子宫内膜癌

276. 5－FU 一般用于治疗
277. BEP 一般用于治疗

（278～280 题共用备选答案）
A. 子宫肌瘤
B. 卵巢黄素化囊肿
C. 高危滋养细胞肿瘤
D. 卵巢上皮性癌
E. 子宫内膜癌

278. EMA－CO 用于治疗
279. TP 一般用于治疗
280. 大剂量孕激素可用于治疗

（281～284 题共用备选答案）
A. 黏膜下肌瘤　B. 浆膜下肌瘤
C. 肌壁间肌瘤　D. 子宫颈肌瘤
E. 阔韧带肌瘤

281. 发生率最高的是
282. 最容易出现蒂扭转的是
283. 最易发生阴道大量出血或肌瘤坏死的是
284. 最易在分娩过程中引起难产的肌瘤为

（285～287 题共用备选答案）
A. 直接蔓延
B. 淋巴转移
C. 血行转移
D. 直接蔓延和淋巴转移
E. 直接蔓延和种植转移

285. 绒毛膜癌的主要转移途径为
286. 宫颈癌的主要转移途径为
287. 卵巢恶性肿瘤的主要转移途径为

（288～290 题共用备选答案）
A. AFP　B. CA125
C. β－hCG　D. LDH
E. E

288. 女，14 岁。左下腹肿物约手拳大，活动性不良，腹部无移动性浊音，应查的肿瘤标志物为
289. 女，60 岁。绝经 12 年，阴道再现流血 2 个月余。查子宫小，左侧附件区发现鹅卵大实质性肿物。应查的肿瘤标志物为
290. 女，35 岁。腹胀 4 个月，查右侧附件区鸡卵大实质性肿物，有腹水。应查的肿瘤标志物为

（291～294 题共用备选答案）
A. 肿瘤局限于卵巢
B. 肿瘤累及一侧或双侧卵巢，伴盆腔内扩散
C. 远处转移如胸水有癌细胞、肝实质转移
D. 腹腔转移灶直径＞2cm 和（或）腹膜后区域淋巴结阳性
E. 一侧或双侧卵巢肿瘤，镜检证实有盆腔外的腹腔转移和（或）区域淋巴结转移

291. Ⅲ期
292. Ⅱ期
293. ⅢC 期
294. Ⅰ期

（295～298 题共用备选答案）
A. 中度不典型增生
B. 原位癌累及腺体
C. 镜下早期浸润癌（ⅠA）
D. 浸润癌ⅠB
E. 宫颈癌ⅡA 合并心脏病

295. 合适治疗手段是全子宫切除术的病

变是

296. 合适治疗手段是广泛性全子宫切除术的病变是

297. 合适治疗手段是放疗的病变是

298. 合适治疗手段是激光、冷冻并随访的病变是

（299～302 题共用备选答案）

A. 肿瘤细胞减灭术，辅以化疗

B. 肿瘤细胞减灭术，辅以放疗

C. 肿瘤细胞减灭术，辅以激素治疗

D. 保留生育功能的手术，辅以化疗

E. 保留生育功能的手术，辅以放疗

299. 女，20 岁。未孕，卵巢内胚窦瘤，ⅢC 期，治疗宜

300. 女，11 岁。原发卵巢绒癌，治疗宜

301. 女，50 岁。卵巢颗粒细胞瘤，ⅢC 期，治疗宜

302. 女，22 岁。未孕，卵巢无性细胞瘤，ⅢC 期，腹主动脉淋巴结 3cm，治疗宜

（303～304 题共用备选答案）

A. 腹腔镜

B. 宫颈细胞学检查 + 高危型 HPV－DNA 检测

C. 阴道镜

D. 宫腔镜

E. 宫颈组织病理学检查

303. 宫颈癌筛查方法为

304. 宫颈癌确诊方法为

（305～307 题共用备选答案）

A. 卵巢透明细胞癌

B. 支持细胞瘤

C. 内胚窦瘤

D. 浆液性囊腺癌

E. 卵巢的性索间质肿瘤

305. 卵巢恶性肿瘤比例最多

306. 可向男女两性分化

307. 来源于卵巢生殖细胞的肿瘤

（308～309 题共用备选答案）

A. 继发变性　　B. 淀粉变性

C. 红色变性　　D. 脂肪变性

E. 肉瘤样变性

308. 子宫肌瘤在妊娠期最常见

309. 肌瘤剖面漩涡状结构消失，被均匀透明样物质取代

四、案例分析题：为不定项选择题，试题由一个病历和多个问题组成。每个问题有六个及以上备选答案，选对 1 个给 1 个得分点，选错 1 个扣 1 个得分点，直扣至得分为 0。

（310～314 题共用题干）

女，31 岁。已婚未孕。因经量增多、经期延长 1 年就诊。妇科检查：子宫孕 3 个月大，表面不平，宫底触及鸡卵大质硬结节，子宫右侧触及鸭卵大质硬肿物，活动度大，似与宫体相连。

310. 本例首选有价值的辅助检查方法为

A. 腹腔镜检查

B. 宫腔镜检查

C. B 型超声检查

D. 检测血清 CA125 值

E. 盆腔 X 线片

F. 检测 C 反应蛋白

311. 本病对分娩的影响包括

A. 剖宫产率增加　　B. 羊水栓塞

C. 难产　　D. 产程延长

E. 产后出血　　F. 无明显影响

312. 本例应采取的治疗措施为

A. 子宫次全切除术

B. 口服米非司酮

C. 对症处理

D. 子宫全切除术

E. 肌瘤切除术

F. 化学治疗

313. 若该患者突然出现右下腹剧痛，最可能的疾病为
A. 卵巢瘤蒂扭转
B. 右侧输卵管妊娠破裂
C. 子宫浆膜下肌瘤蒂扭转
D. 急性阑尾炎
E. 右侧输尿管结石
F. 绒毛膜癌

314. 本例未经治疗腹痛消失，直至妊娠4个月时，出现发热、剧烈腹痛伴恶心、呕吐。与本例有关的项目包括
A. 镜检见肌细胞减少，较多脂肪小球沉积
B. 瘤体剖面暗红色，腥臭，质软，漩涡状结构消失
C. 瘤体质软脆，切面灰黄，似生鱼肉状
D. 白细胞计数 12.5×10^9/L
E. 瘤体内小静脉出现血栓及溶血
F. 阴道有紫蓝色转移结节

（315～317题共用题干）

女，53岁。因“绝经3年，阴道不规则流血1年余，加重3个月”就诊。

315. 引起“绝经后不规则阴道流血”可能的原因有
A. 子宫黏膜下肌瘤
B. 老年性阴道炎
C. 宫颈癌
D. 子宫内膜癌
E. 少量内膜组织脱落
F. 子宫内膜移位症

316. 病史询问结果：1年余前开始无明显诱因出现阴道流血，量少，色淡红，持续约10d，流血自行停止，其后每隔20～30d即出现阴道不规则流血，均色淡红，每次持续约10d，均可自行停止，3月前开始阴道流血增多，为鲜红色，持续20d停止，患者无发热、阴道排液，无腹痛、腹胀，饮食、睡眠好，二便正常，3个月前BMI 32.4kg/m^2，3个月来体重下降10kg。既往月经规律，初潮14岁，5/30d，量中，痛经（－），50岁绝经。24岁结婚，G_1P_1。既往高血压病史8年，口服药物治疗，血压控制良好。5年前空腹血糖偏高，OGTT考虑糖耐量异常。无药物过敏史。个人史无特殊。父亲患高血压病，死于脑血管意外，母亲体健，姑姑患卵巢癌。查体：T 36.6℃，P 80次/分，R 20次/分，BP 150/85mmHg，身高162cm，体重75kg，一般情况好，浅表淋巴结未及肿大，心肺无异常，腹平软，无压痛及反跳痛，肝、脾肋下未及，未及包块，移动性浊音（－），肠鸣音4次/分。妇科检查：外阴已婚已产型，阴道畅，前壁轻度膨出，可见少量血迹，阴道黏膜无明显充血，宫颈轻度糜烂，宫口可见少量鲜红色血迹，子宫中位，如孕6周大小，质中，表面不平，活动好，无压痛，双侧附件未及异常增厚及压痛。进一步的辅助检查应选择
A. 宫颈防癌涂片
B. 经阴道彩超
C. 肿瘤标记物检测
D. 核磁共振检查
E. 胸部X线片
F. 腹部B超

317. 辅助检查结果：宫颈防癌涂片未见异常；B超：多发性子宫肌瘤，子宫内膜厚度不均，宫腔可见低回声团块，直径2.1cm，侵犯肌层，最薄处距浆膜0.3cm，宫腔回声团血流信号丰富，RI 0.32；CA125为1211U/L，CP2为731U/L；MRI提示宫腔占位性病

变，盆腔及腹主动脉旁淋巴结肿大；胸片及腹部肝、胆、胰、脾、肾B超无异常。另外，该患者血、尿常规、心电图、肝肾功能测定无异常发现。子宫分段诊刮结果示宫颈仅少许黏液，宫腔刮出糟脆组织，病理提示（宫腔）子宫内膜样腺癌，中分化，ER（+），PR（+）。该患者应采取的治疗措施为

A. 以“放疗”为主
B. 以“化疗”为主
C. 以“孕激素治疗”为主
D. 以“广泛全子宫切除”为主
E. 以“次广泛全子宫切除”为主
F. 以“筋膜外全子宫+双侧附件切除+盆腔及腹主动脉旁淋巴结切除术”为主

（318～324题共用题干）

女，58岁。未生育，患高血压、糖尿病，体重90kg，近2个月不规则阴道出血，妇科检查：宫颈光滑，子宫稍增大，活动尚好，双附件区未见异常。

318. 首先应做的检查是
A. B超　　B. 抽血做血常规
C. 化验血hCG　　D. 胸部拍片
E. 分段诊刮　　F. 痰细胞学检查

319. 根据以上病史及体征应高度怀疑
A. 功能失调性子宫出血
B. 葡萄胎
C. 绒癌
D. 子宫内膜癌
E. 宫颈癌
F. 异位妊娠

320. 如诊刮术时探宫腔深度8cm，刮出物病理回报：子宫内膜腺癌Ⅰ级，确切诊断应是
A. 功能性子宫出血
B. 子宫内膜癌ⅠA期
C. 子宫内膜癌ⅠB期
D. 绒癌Ⅰ期
E. 宫颈癌Ⅰ期
F. 子宫内膜癌ⅡA期

321. 该病的主要转移途径是
A. 淋巴转移　　B. 血行转移
C. 直接蔓延　　D. 直接种植
E. 广泛播散　　F. 局限生长

322. 该病需与哪些疾病鉴别
A. 绝经过渡期功血
B. 子宫黏膜下肌瘤或内膜息肉
C. 原发性输卵管癌
D. 老年性子宫内膜炎合并宫腔积脓
E. 宫颈管癌
F. 输卵管妊娠破裂

323. 对此患者应选择的首选治疗是
A. 手术加放射治疗
B. 孕激素治疗
C. 抗雌激素治疗
D. 筋膜外全子宫切除术+双附件切除术，术中取腹水送病理（或腹腔镜冲洗液）
E. 筋膜外全子宫切除术
F. 中药治疗

324. 此病的高危因素包括
A. 肥胖
B. 高雄激素刺激
C. 高血压
D. 糖尿病
E. 不孕或不育
F. 生活作息规律

（325～331题共用题干）

女，28岁。孕3产1，人工流产2次，近日阴道分泌物增多，黄色脓性。

325. 妇科检查：外阴阴道正常。宫颈Ⅱ度

糜烂，子宫附件未见异常。下一步首先应做的检查是

A. B超　　B. 宫颈刮片
C. 指检　　D. 阴道镜
E. X线片　　F. 血hCG

326. 如宫颈刮宫回报ⅡA级，下一步应考虑

A. 宫颈活组织检查
B. B超
C. 物理治疗
D. 血常规
E. 尿常规
F. 便常规

327. 做如上处理应注意

A. 有阴道炎不宜做
B. 治疗时间应选择在月经干净后3~7天内进行
C. 月经期进行治疗
D. 任何时候均可治疗
E. 应注意有无宫颈管狭窄
F. 必须同时行肾上腺功能检测

328. 如病例回报为ⅡB级，下一步应考虑

A. 宫颈活组织检查
B. B超
C. 盆腔检查
D. 胸透
E. 血常规
F. 基础体温测定

329. 宫颈活检为重度不典型增生，下一步应考虑的治疗是

A. 继续定期复查宫颈刮片
B. 抗炎药物治疗
C. 子宫全切术
D. 全子宫切除加双附件切除术
E. 全子宫切除术加双附件切除术加盆腔淋巴结清扫术
F. 中药治疗

330. 宫颈活检为宫颈癌，浸润深度为5mm，应做的治疗是

A. 全子宫切除术
B. 双附件切除术
C. 全子宫+双附件切除术
D. 全子宫广泛性切除术及盆腔淋巴结清扫术，卵巢正常者应予保留
E. 宫颈锥切术
F. 中药治疗

331. 术后病理回报为癌灶浸润，深度为6mm，患者的确切诊断为

A. 慢性宫颈炎
B. 宫颈癌ⅡB期
C. 宫颈癌Ⅲ期
D. 宫颈癌ⅠB期
E. 宫颈癌Ⅱ期
F. 宫颈癌Ⅳ期

（332~337题共用题干）

女，72岁。下腹痛3个月，发热10天入院。3个月前无诱因出现持续下腹钝痛，静滴抗生素腹痛缓解。近10天出现发热，高达41℃，腹痛加重，为确诊入院。绝经25年，孕2产1。查体：体温39.6℃，脉搏100次/分，血压100/60mmHg，一般状态差，面色潮红，心肺未见异常，下腹有压痛，无反跳痛及肌紧张。妇科检查：宫颈萎缩，举痛（+）；宫体如孕50天大，有压痛；双附件区未触及；按压宫底见脓性分泌物由宫颈外口流出，有恶臭。

332. 根据病史及体征，本例的初步诊断应为

A. 卵巢肿瘤破裂
B. 急性胃肠炎
C. 子宫内膜癌宫腔积脓
D. 急性阑尾炎穿孔
E. 急性盆腔炎
F. 子宫肌瘤

333. 该患者入院后应立即给予的处置包括
A. 半卧位
B. 广谱抗生素静脉滴注
C. 盆腔引流
D. 剖腹探查术
E. 彩色多普勒超声检查
F. 腹腔穿刺
G. 分段诊刮

334. 经上述处理病情平稳，下一步处置包括
A. 宫腔镜检查 B. 分段诊刮
C. 剖腹探查术 D. 子宫内膜病理
E. 腹腔镜检查 F. 盆腔 CT 检查

335. 本例的临床分期为
A. ⅠB 期 B. ⅣB 期
C. ⅣA 期 D. ⅠA 期
E. Ⅲ期 F. Ⅱ期

336. 若子宫内膜病理回报为子宫内膜腺癌，治疗方案应为
A. 广泛性子宫及双附件切除术，盆腔淋巴结及腹主动脉旁淋巴结清扫术
B. 化疗
C. 筋膜外全子宫及双附件切除术，盆腔淋巴结及腹主动脉旁淋巴结清扫术
D. 放射治疗
E. 孕激素及抗雌激素制剂治疗
F. 单纯抗生素治疗

337. 本例治疗后随访的内容应包括
A. 详问有无新症状出现
B. 阴道细胞学检查
C. 血清 CA125 检测
D. 盆腔 CT 检查
E. 盆腔检查
F. 胸部 X 线片

（338～342 题共用题干）

女，27 岁。已婚。下班坐公交回家后，逐感右下腹部疼痛 3 小时，伴恶心、无呕吐。月经正常 3～4/28～30 天，现为月经第 25 天，G_1A_1。查体：T 37.5℃，P 100 次/分，R 25 次/分，BP 128/70mmHg。妇科查体：外阴（－），阴道（－），宫颈Ⅰ度单纯性糜烂、轻举痛，子宫前位正常大，略摆痛，附件区左侧卵巢可及，右侧触痛。

338. 应考虑的临床诊断有
A. 急性胃肠炎
B. 阑尾炎
C. 右侧腹股沟疝
D. 异位妊娠
E. 卵泡破裂
F. 黄体破裂
G. 卵巢肿瘤扭转

339. 如妇科检查右下腹部存在边界不清、触痛性肿块 5～6cm，考虑的诊断是
A. 急性胃肠炎
B. 右侧腹股沟疝
C. 卵泡破裂
D. 阑尾炎
E. 卵巢肿瘤扭转
F. 黄体破裂
G. 异位妊娠

340. 首先选择的辅助检查是
A. 血尿常规 B. CT
C. 尿 hCG D. MRI
E. 肝功生化 F. B 超

341. 如 B 超显示右卵巢 6cm 囊性、壁薄、腔内低回声且有细线条带分隔的肿块，盆腔少量积液，提示“卵巢黄体”。下一步的处理是
A. 输液抗炎
B. 阴道后穹隆穿刺
C. 保守治疗，密切观察

D. 腹腔穿刺
E. 腹腔镜探查
F. 如疼痛肌注杜冷丁

342. 如B超显示右卵巢6cm囊实性、壁厚、腔内面团样物且有强回声的肿块，提示“卵巢畸胎瘤”。下一步处理是
A. B超引导穿刺
B. MRI确诊
C. 剖腹探查
D. 保守治疗密切观察
E. 经阴道后穹隆探查
F. 腹腔镜探查

（343～348题共用题干）

女，50岁。下腹疼痛伴高热8天。8天前深夜，无明显诱因突然出现下腹部坠痛，腹泻水样便，高热39～40℃，到当地胸科医院就诊，以“肠炎”收入院，给予抗生素治疗5天，住院期间有咳嗽、发热、时伴胸闷。3天前转至当地县医院抗生素治疗3天，有效但午后仍有发热。20年前行输卵管结扎术。13岁初潮，既往月经规律，6/28～30天，近2年月经半年一次，LMP 7个月前，无痛经，量中。25岁结婚，$G_2P_2A_0L_2$，初产年龄27岁。末产年龄28岁。否认遗传性疾病、传染性疾病史。大、小便通畅。

343. 需要的临床检查包括
A. 妇科检查
B. 腹部检查
C. 胸部正、侧位片
D. 生命体征
E. 痰培养+药敏
F. 心肺检查

344. 生命体征：T 36℃，P 82次/分，R 20次/分，BP 117/80mmHg。心脏检查（－），肺部听诊呼吸音粗糙，无痰鸣音。腹部软，下腹部轻压痛和反跳痛，移动性浊音（±）。妇科检查：外阴陈旧Ⅱ度裂伤，阴道通畅，宫颈光滑，宫体平位，正常大，附件左（－），右侧附件区可触及一不规则包块，直径约10cm，轻压痛，后穹隆处不规则结节，质软。辅助检查：B超（入院时）示：绝经后子宫；右附件区囊实性肿块10.7cm×6.7cm；腹水，最深约3.0cm。血常规：WBC 8.61×10^9/L，RBC 3.88×10^{12}/L，Hb 111g/L，淋巴细胞百分比8.6%，中性粒细胞百分比86.5%，中性粒细胞绝对值7.45×10^9/L，嗜酸性粒细胞百分比0.0%。尿常规：白细胞（++），蛋白（++），酮体（+），尿胆原（+），胆红素（+），潜血（++）。肿瘤标志物：CA125 176.90mU/ml，CA19－9 616.60mU/ml。ALT 99U/L，AST 80U/L，γ－GT 341U/L，ALP 368U/L，ADA 31.00U/L。凝血五项正常，纤维蛋白原5.27g/L。大便常规（－），病毒系列（－）。宫颈TCT：轻度炎症，未见癌细胞。依据上述病史、查体、辅助检查，可能的临床诊断有
A. 右卵巢肿瘤并感染
B. 急性肠炎、膀胱炎
C. 肺炎
D. 子宫腔积脓
E. 阑尾穿孔
F. 右卵巢脓肿
G. 右卵巢肿瘤并破裂
H. 肾盂肾炎

345. 入院后积极抗感染治疗，入院2天复查盆腔B超：腹水，深约7.0cm，右附件区囊性包块，大小约9.4cm×6.7cm×6.2cm。影像：卵巢囊腺瘤。应选择的

治疗方案是

A. 腹腔穿刺

B. 剖腹探查

C. 腹腔镜探查

D. 腹腔插管引流

E. 继续抗感染治疗

F. 放置导尿管利尿

346. 入院后第3天术前准备完善，已安排手术探查，但体温在38℃左右，暂缓手术。入院后第4天体温达40℃，有咳嗽、咳痰，出现手术探查相对禁忌证。入院第5天，血常规：WBC 12.86 × 10^9/L，RBC 3.36 × 10^{12}/L，Hb 96g/L，PLT 430 × 10^9/L，淋巴细胞百分比5.8%，中性粒细胞百分比86.6%，中性粒细胞绝对值11.15 × 10^9/L，嗜酸性粒细胞百分比0.2%。胸片：右下肺索条状密度增高影。胸部CT：右肺中叶、双肺下叶多发病灶，左侧少量胸水，符合炎症CT表现。入院后第6天，请呼吸内科会诊，考虑“结核”，建议查ESR、结核抗体，建议改用抗生素。入院后第7天，结核抗体结果阴性，血沉120.00mm/h。呼吸内科考虑结核可能性大，建议用异烟肼、利福平、吡嗪酰胺治疗。下一步处理如何决策

A. 请多个专业科室会诊

B. 控制体温后手术探查

C. 后穹隆切开引流

D. 血液透析术

E. 腹腔穿刺抽液细菌培养 + 药敏实验

F. 遵循呼吸内科会诊意见

347. 入院后第8天，多专业科室会诊，病例讨论，一致认为因盆腔存在“肿块”有探查指征，继续抗感染保守治疗可能延误手术时机，应尽快手术，术中看病理结果确定手术方案。抗生素治疗下，加用地塞米松有效控制体温。全麻下剖腹探查：黄绿色腹水约800ml，盆腔内各脏器及腹膜表面布满白色絮状物，肠管水肿粘连，大网膜呈“饼状”，右侧卵巢肿块10cm × 8cm × 8cm，切除送快速冷冻病理检查。结果显示：（右卵巢）成熟性囊性畸胎瘤，其主要成分为甲状腺肿，并腺瘤样增生，合并感染及坏死；（大网膜）脂肪结缔组织急慢性炎。选择的手术方案是

A. 右附件切除术 + 大网膜切除

B. 双附件 + 子宫切除

C. 盆腔放置大号引流管

D. 全盆切除

E. 右附件切除术

F. 双附件 + 子宫切除 + 大网膜切除

348. 选择子宫 + 双附件切除 + 盆腔引流，术后继续抗感染、支持治疗，术后未再出现发热。常规病理结果：（右侧卵巢）成熟性囊性畸胎瘤，其主要成分为甲状腺肿，并腺瘤样增生，合并感染及坏死；左侧卵巢及双侧输卵管慢性炎伴脓肿形成；子宫平滑肌瘤（1枚，直径1.5cm）；增生期子宫内膜；慢性宫颈炎；子宫浆膜面慢性炎伴脓肿形成；（大网膜）脂肪结缔组织急慢性炎。术后7天，一般情况良好，生命体征稳定，无明显不适，饮食睡眠可，刀口愈合良好。治愈出院。该案例首要的出院诊断是

A. 右卵巢成熟性畸胎瘤伴感染

B. 腹膜炎

C. 双侧输卵管脓肿

D. 盆腔炎脓肿形成

E. 盆腔脓肿伴脓毒血症
F. 大网膜炎
G. 肺炎
H. 子宫肌瘤，慢性宫颈炎

（349～353 题共用题干）

女，48 岁。腹胀 3 个月，进行加重，腹部逐渐胀大，食欲降低，体重略有下降，大小便正常。近 2 个月月经量减少，周期正常，无痛经，LMP10 天前，$G_1P_1A_0L_1$，20 年前剖宫产分娩，否认肝炎及结核病史。母亲 76 岁。30 年前曾患乳腺癌。

349. 在门诊首先需要做的临床检查是
A. 妇科检查
B. 一般情况检查
C. 腹部检查
D. B 超检查
E. 腹水细胞学检查
F. 基础体温测定

350. 腹部检查：外观呈“蛙腹状”，移动浊音（+）；妇科检查：外阴（-），阴道（-），宫颈光滑，子宫附件因腹胀明显触诊不清，三合诊检查子宫直肠陷凹内触及“月牙样”硬性结节。应考虑可能的临床诊断是
A. 肝癌
B. 溃疡性结肠炎
C. 胰头癌
D. 结核性腹膜炎
E. 卵巢癌
F. 腹膜后纤维化
G. 子宫内膜异位症
H. 胃癌
I. 结肠癌
J. 肝硬化

351. 为了明确诊断，住院后一般需要哪些辅助检查
A. 血 CA125、CA19-9、CEA
B. B 超检查
C. 腹水细胞学
D. CT
E. PET/CT
F. MRI

352. B 超检查双侧卵巢囊实性肿块右侧 8cm、左侧 5cm，以实性为主，血流丰富，大量腹水；CA125 1200mIU/ml；腹水细胞学查见癌细胞。根据以上提供的信息，最可能的临床诊断是
A. 转移性卵巢癌
B. 库肯勃氏瘤
C. 晚期卵巢癌
D. 晚期胃癌
E. 早期卵巢癌
F. 晚期胰腺癌

353. 完善术前准备，改善一般情况后，剖腹探查：淡血性腹水 3500ml，双侧卵巢菜花样肿块，腹盆腔内壁层腹膜和脏层腹膜广泛转移，大网膜呈饼状厚约 2.5cm，切除一侧附件送快速病理诊断为“浆液性乳头状癌”。已很难完成肿瘤细胞减灭术，下一步处理是
A. 切除子宫+双附件+大网膜
B. 术后放置腹腔引流
C. 关腹结束手术
D. 术后以铂类药物为主的联合化疗
E. 肿瘤细胞减灭术
F. 尽术者所能行肿瘤负荷缩减术

参考答案与解析

1. A	2. D	3. C	4. E	5. C	6. A
7. D	8. D	9. E	10. B	11. C	12. B
13. E	14. D	15. D	16. E	17. E	18. B
19. E	20. B	21. C	22. C	23. B	24. A
25. C	26. C	27. A	28. D	29. C	30. D
31. B	32. E	33. C	34. B	35. A	36. A

37. A 38. D 39. D 40. E 41. C 42. E
43. A 44. A 45. C 46. B 47. B 48. B
49. C 50. B 51. A 52. E 53. B 54. A
55. C 56. B 57. C 58. E 59. A 60. E
61. C 62. A 63. E 64. D 65. A 66. E
67. B 68. D 69. B 70. A 71. B 72. A
73. E 74. E 75. D 76. C 77. D 78. A
79. E 80. A 81. E 82. E 83. C 84. D
85. C 86. E 87. D 88. D 89. E 90. D
91. E 92. D 93. C 94. C 95. E 96. C
97. D 98. E 99. D 100. E 101. E 102. D
103. E 104. C 105. D 106. A 107. C 108. A
109. D 110. D 111. B 112. A 113. E 114. D
115. A 116. B 117. B 118. D 119. B 120. A
121. C 122. C 123. C 124. E 125. C 126. D
127. B 128. E 129. D 130. B 131. D 132. E
133. E 134. C 135. D 136. C 137. E 138. D
139. A 140. A 141. C 142. C 143. A 144. E
145. B 146. C 147. D 148. D 149. B 150. E
151. C 152. E 153. C 154. B 155. D 156. B
157. B 158. C 159. B 160. D 161. E 162. B
163. B 164. B 165. A 166. C 167. C 168. A
169. A 170. A 171. E 172. E 173. D 174. E
175. E 176. B 177. C 178. B 179. A 180. B
181. D 182. D 183. E 184. A 185. A 186. C
187. C 188. C 189. C 190. E 191. D 192. E
193. E 194. C 195. B 196. D 197. C 198. E
199. B 200. A 201. D 202. A 203. A 204. B
205. A 206. B 207. E 208. C 209. A 210. A
211. C 212. A 213. D 214. C 215. A 216. C
217. A 218. C 219. E 220. E 221. C 222. A
223. D 224. A 225. A 226. B 227. D 228. D
229. C 230. A 231. D 232. E 233. D 234. B
235. C 236. E 237. C 238. B 239. B 240. D
241. C 242. E 243. C 244. B 245. A 246. C
247. E 248. B 249. D 250. B 251. D 252. D
253. B 254. C 255. D 256. E 257. D 258. A
259. A 260. D 261. B 262. B 263. B 264. B
265. E 266. B 267. C 268. A 269. D 270. D
271. A 272. E 273. B 274. C 275. D 276. A
277. B 278. C 279. D 280. E 281. C 282. B
283. A 284. D 285. C 286. D 287. E 288. A
289. E 290. B 291. E 292. B 293. D 294. A
295. B 296. D 297. E 298. A 299. D 300. D
301. A 302. E 303. B 304. E 305. D 306. E
307. C 308. C 309. D 310. C 311. ACDE
312. E 313. C 314. ABDE 315. ABCDE
316. ABCDEF 317. F 318. E 319. D
320. B 321. A 322. ABCDE 323. D
324. ACDE 325. B 326. C 327. ABE
328. A 329. C 330. D 331. D 332. C
333. ABE 334. ABDF 335. A 336. C
337. ABCDEF 338. BFG 339. EF
340. AF 341. C 342. CF 343. ABDF
344. A 345. BE 346. AB 347. BC
348. A 349. ABC 350. EH 351. ABC
352. C 353. BDF

1. A。**解析：**外阴鳞状细胞癌除直接浸润外，因外阴有丰富的淋巴网，主要为淋巴转移。晚期可有血行转移。

2. D。**解析：**导致生育年龄妇女停经后出血的疾病可与妊娠有关，也可与妊娠无关。根据子宫颈管内见有透明分泌物呈羊齿状结晶（提示有雌激素影响），可以排除与妊娠有关疾病。与妊娠无关的出血多见于功血和肿瘤。该患者妇科检查未发现生殖道异常病变，可暂不考虑肿瘤。宫颈透明分泌羊齿植物叶状结晶说明无孕激素影响，故不属因黄体功能异常引起的出血，最可能诊断是无排卵功血。

5. C。**解析：**由于卵巢恶性生殖细胞瘤多为单侧发病，即使复发也很少累及对侧卵巢和子宫，且卵巢恶性生殖细胞肿瘤对化疗十分敏感。因此对于希望生育的年轻患者无论期别早晚，只要对侧卵巢和子宫未受肿瘤累及，可考虑行保留生育功能的手术，同时行全面分期手术。

6. A。**解析**：患者有葡萄胎病史，诊刮病理报告只见增生活跃的滋养细胞，而无绒毛结构，符合绒毛膜癌。

8. D。**解析**：本例高度怀疑子宫内膜癌，应行诊断性刮宫活组织检查。

14. D。**解析**：本例考虑为子宫内膜癌合并宫腔积脓，诊断性刮宫是最有价值的处理方法。

15. D。**解析**：子宫内膜癌首选的治疗方法为手术治疗，Ⅰ期患者子宫行根治手术及双侧附件切除术，Ⅱ期应行子宫广泛切除术及双侧盆腔淋巴结清扫术。

16. E。**解析**：卵泡膜细胞瘤是有内分泌功能的卵巢实性肿瘤，能分泌雌激素。根据题干，考虑为卵泡膜细胞瘤。

23. B。**解析**：甲氨蝶呤（MTX）为作用于细胞周期（S期）的特异性药物，可用于鞘内注射治疗中枢神经系统转移癌。

24. A。**解析**：卵巢良性肿瘤的手术方案应根据患者年龄、生育要求及对侧卵巢情况决定手术范围。年轻患者行卵巢肿瘤剥除术，以保留部分正常卵巢组织。绝经前后妇女则行全子宫及双侧附件切除术。术中不能明确诊断者应将切下的卵巢肿瘤送快速冰冻组织病理学检查以确定卵巢肿瘤良、恶性，决定手术范围。

25. C。**解析**：晚期卵巢恶性上皮性肿瘤则行肿瘤细胞减灭术，术式与全面确定分期的手术相同。手术的目的是尽最大努力切除卵巢恶性肿瘤的原发灶和转移灶，使肿瘤残余灶直径<2cm以下，癌灶切除不能<2cm，盆腔及腹主动脉旁淋巴结清扫也就无意义了。对于手术困难的患者可在组织病理学确诊为卵巢恶性肿瘤后，先行1~2个周期的化疗后再行手术。

26. C。**解析**：晚期卵巢恶性肿瘤已在盆腹腔内广泛转移，很难实行或做到理论上的“肿瘤细胞减灭术”，多数情况下采用的术式是“肿瘤负荷缩减术”，根据手术者的技能，尽量切除癌灶，术后化疗，延长患者生存期，获得可接受的生存质量。强行完成理想的肿瘤细胞减灭术，增加了术后并发症，反而降低了患者的生存质量，对生存期的延长意义不大。

28. D。**解析**：子宫内膜癌Ⅰ期患者多行筋膜外子宫切除术及双附件切除术，根据病理分型、肿瘤大小、位置及肌层浸润情况等决定是否切除淋巴结。Ⅱ期患者一般行次广泛或广泛子宫切除术及盆腔淋巴结清扫，腹主动脉旁淋巴结清扫术。Ⅲ期患者行肿瘤细胞减灭术。

29. C。**解析**：子宫内膜癌手术治疗为首选治疗方法，以早期为宜。手术联合放射治疗Ⅱ、Ⅲ期可在术前放射治疗，可减少复发或缩小手术范围。也可在术后根据手术病理情况，辅助放疗。对于病理类型为透明细胞癌、浆液性乳头状腺癌，组织分化差，侵肌深，淋巴结转移者应术后进行放射治疗。单纯放射治疗适用于老年或有严重合并症不能耐受手术者，Ⅲ、Ⅳ期病例不宜手术者，均可考虑放射治疗，或放化疗同步。

31. B。**解析**：子宫肌瘤疼痛症状与子宫肌瘤的位置是否变性等有关系，与子宫肌瘤的数目无关。

32. E。**解析**：子宫肌瘤合并妊娠时发生红色变后，经保守治疗几乎均能缓解，所以首选的措施是保守治疗。对于保守治疗无效者行手术治疗。

41. C。**解析**：患者年轻（<35岁），有生育要求（婚后2年未孕），肌瘤较大且与不孕可能有关，所以应行肌瘤挖出术，保留子宫及双附件。

42. E。**解析**：皮杰综合征是指一组皮肤黏膜色素沉着、胃肠道息肉为特点的综合征，常伴有环管状性索间质肿瘤。

44. A。**解析**：子宫内膜癌Ⅱ期：肿瘤侵犯宫颈间质，但无宫体外蔓延。

45. C。**解析**：子宫内膜癌Ⅲ期癌扩散至子宫外，局限于盆腔内。

48. B。**解析**：外阴癌ⅠA期：肿瘤最大径线≤2cm，局限于外阴或会阴且间质浸润≤1.0mm，无淋巴结转移。

49. C。**解析**：无性细胞瘤属于卵巢生殖细胞肿瘤，不属于性索间质肿瘤。

50. B。**解析**：外阴癌Ⅲ期：任何大小的肿瘤，有或无侵犯至会阴临近结构（下1/3尿道、下1/3阴道、肛门），有腹股沟-股淋巴结转移。ⅢA期：（ⅰ）1个淋巴结转移（≥5mm）；或（ⅱ）1~2个淋巴结转移（<5mm）。ⅢB期：（ⅰ）≥2个淋巴结转移（≥5mm）；或（ⅱ）≥3个淋巴结转移（<5mm）。ⅢC期：阳性淋巴结伴囊外扩散。

52. E。**解析**：子宫平滑肌肉瘤Ⅳ期：膀胱和（或）肿瘤直肠或有远处转移。ⅣA期：肿瘤侵及膀胱和（或）直肠。ⅣB期：远处转移。

53. B。**解析**：子宫平滑肌肉瘤肿瘤分期：①Ⅰ期，肿瘤局限于子宫体。②Ⅱ期，肿瘤侵及盆腔。③Ⅲ期，肿瘤侵及腹腔组织（不包括子宫肿瘤突入腹腔）。④Ⅳ期，膀胱和（或）直肠或有远处转移。

54. A。**解析**：子宫平滑肌肉瘤肿瘤Ⅰ期：肿瘤局限于子宫体。

55. C。**解析**：Ⅰ型子宫内膜癌多见，均为子宫内膜样癌，患者较年轻，常伴有肥胖、高血压、糖尿病、不孕或不育及绝经延迟，或伴有无排卵性疾病、功能性卵巢肿瘤、长期服用单一雌激素或他莫昔芬等病史，肿瘤分化较好，雌、孕激素受体阳性率高，预后好。

56. B。**解析**：子宫内膜癌多见于老年女性，早期无症状，一旦出现症状多表现为阴道不规则出血，分段诊刮是诊断子宫内膜癌最常用的方法。腺癌对放疗不敏感，但在老年或有合并症不能耐受手术者，可以考虑行放射治疗。

57. C。**解析**：汗腺瘤多发位于大阴唇上部。常见于青春期后。肿瘤包膜完整，与表皮不粘连。肿瘤边界清楚，隆起于皮肤表面，生长缓慢，直径常在1~2cm以内。一般为良性，极少恶变。患者多无症状，有时由于囊内的乳头状生长可溃破于壁外，可有少量出血，伴感染时有瘙痒、疼痛。

58. E。**解析**：外阴良性肿瘤比较少见，主要有上皮来源的外阴乳头瘤、汗腺腺瘤及中胚叶来源的纤维瘤、脂肪瘤、平滑肌瘤等。

59. A。**解析**：盆腔活动性肿块为良性肿瘤的包块性质。

60. E。**解析**：X线胸片检查、B型超声检查、胃肠检查多可协助诊断，必要时剖腹行活体组织检查确诊。

61. C。**解析**：成熟囊性畸胎瘤恶变率2%~4%，多见于绝经后妇女；“头节”的上皮易恶变，形成鳞状细胞癌，预后差。未成熟畸胎瘤复发及转移率均高，但复发后再次手术可见到未成熟肿瘤组织向成熟转化，即恶性程度逆转现象。

62. A。**解析**：90%以上患者CA125水平与病程进展相关，故更多用于病情监测和疗效评估。

63. E。**解析**：卵巢恶性肿瘤早期常无症状，可在妇科检查发现。

64. D。**解析**：消瘦、恶病质为恶性肿瘤的一般情况。

65. A。**解析**：B型超声检测肿块部位、大小、形态，可提示肿瘤性状。确定肿瘤的性质需要术中或术后的病理学检查。

66. E。**解析**：卵巢上皮性肿瘤为最常见的组织学类型，多见于中老年女性，可分为良性、交界性和恶性。浆液性囊腺癌占卵巢上皮性癌 75%。卵巢子宫内膜样肿瘤镜下特点与子宫内膜癌极相似。

67. B。**解析**：卵巢畸胎瘤的腹部平片可显示牙齿及骨质。

68. D。**解析**：CT 或 MRI 更清晰显示肿块性状，但主要原因是可以更多地提供肿瘤的比邻关系，有利于手术方案的制订和术中操作的入径实施。

69. B。**解析**：B 型超声检查可了解肿块的部位、大小、形态，囊性或实性，囊内有无乳头。临床诊断符合率 >90%，但不易测出直径 <1cm 的实性肿瘤。彩色多普勒超声扫描可测定卵巢及其新生组织血流变化，有助于诊断。MRI 可较好显示肿块及肿块与周围的关系，有利于病灶定位及病灶与相邻结构关系的确定；可判断周围侵犯及远处转移情况，对手术方案的制订有较大优势。

70. A。**解析**：卵巢继发性肿瘤：任何部位的原发性癌均可能转移到卵巢。常见的原发性肿瘤器官有乳腺、胃、肠、生殖道、泌尿道等，占卵巢肿瘤的 5% ~10%。库肯勃瘤原发部位为胃肠道。

71. B。**解析**：纤维瘤是卵巢较常见的良性肿瘤，占卵巢肿瘤的 2% ~5%。多见于中年女性，单侧居多，中等大小，表面光滑，切面灰白色，实性，坚硬。镜下见梭形瘤细胞，排列呈编织状。可见患者伴有胸水或腹水，称 Meigs 综合征（梅格斯综合征）。

72. A。**解析**：浆液性囊腺癌占卵巢上皮性癌 75%。多为双侧，体积较大，囊实性。结节状或分叶状，灰白色，或有乳突状增生，切面为多房，腔内充满乳头，质脆，出血坏死。

73. E。**解析**：卵巢癌和盆腔内膜异位症的共同体征是阴道后穹隆硬性结节，均可出现触痛。

74. E。**解析**：良性卵巢肿瘤平卧时腹部两侧突出如蛙腹，叩诊部中间鼓音，两侧浊音，移动性浊音阳性。巨大卵巢囊肿并不具有此类特点。良性卵巢肿瘤腹水 B 型超声检查见不规则液性暗区，液平面随体位变化，其间有肠区光团浮动，无占位性病变。巨大卵巢囊肿 B 型超声检查见圆球形暗区，边界整齐光滑，液平面不随体位变化。

75. D。**解析**：浆膜下肌瘤或肌瘤囊性变易与卵巢实体瘤或囊肿混淆。检查时肿瘤随宫体及宫颈移动。B 型超声检查可协助鉴别。

76. C。**解析**：输卵管卵巢囊肿为炎性囊性积液，常有不孕或盆腔感染史。肿块边界较清，活动受限。

77. D。**解析**：卵巢良性肿瘤肿瘤较小时多无症状，常在妇科检查时偶然发现。双合诊和三合诊检查可在子宫一侧或双侧触及圆形或类圆形肿块，多为囊性，表面光滑，活动，与子宫无粘连。

78. A。**解析**：蒂扭转为常见的妇科急腹症，约 10% 卵巢肿瘤可发生蒂扭转。好发于瘤蒂较长、中等大、活动度良好、重心偏于一侧的肿瘤，如成熟畸胎瘤。

79. E。**解析**：ⅢC 期：肉眼盆腔外腹膜转移灶最大径线 >2cm，和（或）区域淋巴结转移。本例已有左髂总淋巴结转移。

80. A。**解析**：最常见的女性生殖系统良性肿瘤，应该为子宫肌瘤。常见的良性卵巢肿瘤有浆液性囊腺瘤。

81. E。**解析**：淋巴转移一级组包括宫旁、子宫颈旁、闭孔、髂内、髂外、髂总、骶前淋巴结；二级组包括腹股沟深浅淋巴结、腹主动脉旁淋巴结。

82. E。**解析：**宫颈癌的好发部位在宫颈外口柱状上皮与鳞状上皮交界处。

83. C。**解析：**已在接近90%的CIN和99%以上的子宫颈癌组织中发现有高危型HPV感染，其中约70%与HPV16和18型相关。

84. D。**解析：**Ⅳ期：肿瘤超过了真骨盆范围，或侵犯膀胱和（或）直肠黏膜。ⅣA期：肿瘤侵犯邻近的盆腔器官。ⅣB期：远处转移。

85. C。**解析：**宫颈原位癌是癌细胞侵占宫颈上皮内全层或接近全层，尚未穿破上皮基底膜者。

86. E。**解析：**卵巢肿瘤感染多因肿瘤扭转或破裂后引起，也可由邻近器官感染灶如阑尾脓肿扩散所致。表现为发热、腹痛，肿块及腹部压痛及反跳痛，腹肌紧张及白细胞计数升高等。治疗应在应用抗生素抗感染的同时行手术切除肿瘤。

87. D。**解析：**卵巢皮样囊肿（良性囊性畸胎瘤）占卵巢肿瘤的10%～20%，小的肿瘤通常无症状，常常在肿瘤较大时才明确诊断。皮样囊肿生长较慢，但肿瘤的生长逐渐侵蚀卵巢组织，严重损害卵巢功能。而且，皮样囊肿可发生扭转、破裂、恶变等严重并发症。卵巢囊性成熟畸胎瘤一般是中等大小，多为一侧，外表是圆形或椭圆形，被一层光滑的包膜所包含，囊壁质韧，多为单房。此患者B超示囊实肿块，境界清楚，考虑卵巢皮样囊肿是最可能的诊断。

88. D。**解析：**宫颈癌局限于宫颈，肿瘤直径不超过4cm，为ⅠB1期。

89. E。**解析：**子宫肌瘤肉瘤变的典型症状包括：子宫肌瘤增大迅速、绝经后肌瘤增大伴阴道不规则出血、腹痛，子宫肉瘤质地较肌瘤软，切面失去肌纤维旋涡状结构消失，呈生鱼肉样外观。

90. D。**解析：**对晚期或复发癌可用孕激素治疗。其机制可能是孕激素作用于癌细胞并与孕激素受体结合形成复合物进入细胞核，延缓DNA和RNA复制，抑制癌细胞生长。

91. E。**解析：**子宫内膜癌易发生在肥胖、高血压、糖尿病、未婚、少产的妇女。

92. D。**解析：**红色样变多见于妊娠期或产褥期，为肌瘤的一种特殊类型坏死，发生机制不清楚，可能与肌瘤内小血管退行性变引起血栓及溶血，血红蛋白渗入肌瘤内有关。患者可有剧烈腹痛伴恶心呕吐、发热，白细胞计数升高，检查发现肌瘤迅速增大、压痛。肌瘤剖面为暗红色，如半熟的牛肉，有腥臭味，质软，旋涡状结构消失。镜检见组织高度水肿，假包膜内大静脉及瘤体内小静脉血栓形成，广泛出血伴溶血，肌细胞减少，细胞核常溶解消失，并有较多脂肪小球沉积。

93. C。**解析：**子宫肌瘤以玻璃样（透明）变最常见。切面旋涡状结构消失，代之以均质透明状物、镜下见变性区域平滑肌细胞消失，为透明的无结构区。

94. C。**解析：**外阴上皮内瘤变的发生病因不完全清楚。目前认为大多数与人乳头瘤病毒（HPV）16型感染有关，也可能与外阴性传播疾病、肛门-生殖道瘤病变、免疫抑制以及吸烟相关。

95. E。**解析：**对Paget病，由于病变多超越肉眼所见病灶边缘，且偶有浸润发生，应行较广泛局部病灶切除或单纯外阴切除。

96. C。**解析：**外阴鳞状细胞癌即浸润性鳞状细胞癌，是外阴癌中最常见的一种，一般分化较好。

97. D。**解析：**卵巢纤维瘤常表现为单侧居多，中等大小，表面光滑或结节状，切面灰白色，实性、坚硬。偶见患者伴有腹水或胸腔积液，称梅格斯综合征，腹水经淋巴或横膈至胸腔，右侧横膈淋巴丰富，故多见右侧胸腔积液。无生殖器异常出血的表现。

98. E。**解析：**常用的治疗子宫肌瘤的药物：雄激素；抗雌激素制剂（三苯氧胺）；黄体生成素释放激素激动剂（GnRH－a）；孕激素受体拮抗剂（米非司酮）。

99. D。**解析：**多数子宫肌瘤患者无症状。其临床症状取决于肌瘤的部位、大小、生长速度、有无继发性改变等因素，与肿瘤数目关系不大。

102. D。**解析：**卵巢上皮性肿瘤为最常见的卵巢肿瘤，占原发性卵巢肿瘤50% ~70%，占卵巢恶性肿瘤85% ~90%。有四种分型，其中浆液性在卵巢上皮性肿瘤中发病率最高。浆液性囊腺癌占卵巢上皮性癌75%。多为双侧，体积较大，囊实性。

103. E。**解析：**库肯勃瘤即印戒细胞癌，是一种特殊的卵巢转移性癌，原发部位在胃肠道，肿瘤为双侧性，中等大，多保持卵巢原状呈肾形，镜下可见印戒状黏液细胞，间质伴有肉瘤样的浸润的卵巢转移。

104. C。**解析：**接触性出血是宫颈癌最突出的症状，宫颈癌中约有70% ~80%的患者有阴道出血现象。多表现为性交后或行妇科检查，或用力大便时，阴道分泌物混有鲜血。

107. C。**解析：**绝经后阴道流血，宫腔有占位，怀疑子宫内膜癌，诊刮未刮出组织，应行宫腔镜检查以明确诊断。

111. B。**解析：**外阴癌患者常并发外阴上皮内非瘤变，其中仅5% ~10%伴不典型增生者有可能发展为外阴癌。

112. A。**解析：**子宫肌瘤红色变多发生于妊娠期或产褥期，肌瘤体积迅速增大。临床上可有急腹症表现。肌瘤剖面呈暗红色，质软，腥臭味。病理检查可见瘤组织水肿和广泛出血，有小血栓形成。

113. E。**解析：**子宫黏膜下肌瘤是突向子宫腔内生长的子宫肌瘤，由于肌瘤表面覆盖着子宫内膜，增加了子宫内膜面积，且在宫腔内占位，影响经血排出，因此可引起子宫异常收缩，发生痛经，并伴有月经量多及周期紊乱。

114. D。**解析：**交界性黏液性囊腺瘤乳头细小，质软，少量核分裂象，无间质浸润；根据此例病理结果，考虑交界性黏液性囊腺瘤诊断。

115. A。**解析：**纤维瘤占卵巢肿瘤2% ~5%，多见于中年女性，单侧居多，中等大小，实性，坚硬，表面光滑或结节状，切面灰白色。镜下见由梭形瘤细胞组成，排列呈编织状，纤维瘤伴有腹腔积液或胸腔积液者，称梅格斯综合征，手术切除肿瘤后，胸腔积液、腹腔积液自行消失。

118. D。**解析：**有助于子宫肉瘤诊断的辅助检查包括阴道超声检查、CT、MRI及诊断性刮宫，子宫内膜间质肉瘤CA125有时增高，有一定的辅助诊断作用。

120. A。**解析：**激素治疗主要是用孕酮类药物及他莫昔芬（三苯氧胺）。对于病理分化好的子宫内膜腺癌，特别ER、PR阳性者反应较好。

122. C。**解析：**卵巢癌术式包括：全面分期手术、肿瘤细胞减灭术及中间型肿瘤细胞减灭术。晚期卵巢恶性肿瘤已在盆腹腔内广泛转移，很难实行或做到理论上的“肿瘤细胞减灭术”，多数情况下采用的术式是“肿瘤负荷缩减术”，根据手术者的技能，尽量切除癌灶，术后化疗，延长患者生存期，获得可接受的生存质量。强行完成理想的肿瘤细胞减灭术，增加了术后并发症，反而降低了患者的生存质量，对生存期的延长意义不大。

127. B。**解析**：绝经后妇女出现阴道流血应警惕内子宫膜癌可能，绝经后出血的首要诊断手段是分段诊刮。

128. E。**解析**：根据癌已累及阴道，估计该患者宫颈癌分期为Ⅱ期，但因有不能耐受手术的严重内科合并症，所以放射治疗为最佳方法。

131. D。**解析**：CIN 和宫颈癌的确诊最终都要依据宫颈的活体组织病理检查，同时诊刮可排除内膜癌。

132. E。**解析**：宫颈癌保留生育功能的手术即切除病变的宫颈组织，保留宫体和部分宫颈的手术；目前临床常用的方式为宫颈锥切术和根治性宫颈切除术。

133. E。**解析**：由于子宫肌瘤引起宫腔变形以及影响子宫收缩，引起月经量增多、经期延长等症状。

134. C。**解析**：该患者宫颈癌分期已达ⅠA1 期，原则上使用筋膜外子宫切除术是恰当的。因为多点活检不能反映癌灶侵蚀宫颈的全部，ⅠA2 的可能也存在，临床上会选择子宫次广泛切除（有人称改良式广泛子宫切除）+盆腔淋巴结清扫术。

135. D。**解析**：子宫肌瘤的手术指征：①继发贫血，特别是黏膜下肌瘤者，纠正贫血后手术治疗；②出现膀胱和（或）直肠压迫症状，如尿频、尿潴留、大便困难等；③肌瘤生长较快，疑恶变者；④肌瘤导致反复流产和不孕者；⑤宫颈或阔韧带肌瘤。手术方式：①肌瘤切除术：适用于年轻要求保留子宫者；②子宫切除术：肌瘤较大、数目较多，症状明显，不需保留生育功能者。关于卵巢保留：50 岁以下或未绝经者，卵巢外观正常，应保留附件。

136. C。**解析**：子宫颈刮片细胞学检查是发现宫颈癌前期病变和早期宫颈癌的主要方法。宫颈暴露在阴道顶端，易于观察和取材，所以目前在临床对凡已婚女性，妇科检查或防癌普查时，都常规进行宫颈细胞刮片检查，作为筛查手段。

137. E。**解析**：该患者宫颈癌分期已达ⅡB 期，且为巨块型，不宜手术，首先放疗。放疗效果与手术治疗相当。

138. D。**解析**：子宫肉瘤以平滑肌肉瘤最为常见，其主要转移途径为血行播散。

141. C。**解析**：生育年龄女性，月经周期正常，单纯月经增多而不伴有痛经，首先应考虑子宫肌瘤。

142. C。**解析**：早期妊娠发现肿瘤者可等待至妊娠 12 周后手术，以免引起流产；妊娠晚期发现者，可等待至妊娠足月行剖宫产，同时切除肿瘤。

143. A。**解析**：其原发部位多为胃肠道，乳腺及生殖器官。

145. B。**解析**：卵巢恶性肿瘤的治疗原则以手术和化疗为主，辅以放疗及其他综合治疗。

146. C。**解析**：红色变性是子宫肌瘤的一种变性，不是并发症。子宫肌瘤红色样变多见于妊娠期或产褥期，为肌瘤的一种特殊类型坏死，发生机制不清，可能与肌瘤内小血管退行性变引血栓及溶血，血红蛋白渗入肌瘤内有关。患者可有剧烈腹痛伴恶心呕吐、发热、白细胞计数升高，检查发现肌瘤迅速增大、压痛。肌瘤剖面为暗红色。

147. D。**解析**：纤维瘤为卵巢良性肿瘤，偶见患者伴有腹水或胸腔积液，称梅格斯综合征，腹水经淋巴或横膈至胸腔，右侧横膈淋巴丰富，故多见右侧胸腔积液。

149. B。**解析**：子宫内膜增生过长分类：①简单型增生过长，即腺囊型增生过长，内膜局部或全部增厚，或呈息肉样增生，腺体数目增加，腺体增生有轻至中度的结构异常。②复杂型增生过长，即腺瘤型增生过长。腺体高度增生，数目明显增多，出现背靠背，细胞核大、深染，有核分裂，但无不典型性改变。与癌前期病变关系密切。③不典型增生过长，即癌前期病变。腺上皮出现不典型增生改变，此类改变已不属于功血范畴。

150. E。**解析：**子宫内膜癌的病理类型：①腺癌占 80% ~90%，Ⅰ级（高分化）：非鳞状或桑椹状实性生长区域≤5%，常局限于子宫内膜；Ⅱ级（中分化）：分化稍差，腺体轮廓欠清晰，部分为实性癌，非鳞状或桑椹状实性生长区域占 6% ~50%；Ⅲ级（低分化或未分化癌）：分化差，腺体结构消失，实性癌块为主，非鳞状或桑椹状实性生长区域 >50%；②腺癌伴鳞状上皮化生包括腺癌中含分化良好的良性鳞状上皮（腺棘癌）及鳞癌（腺鳞癌）；③透明细胞癌呈管状结构，内衬透明的鞋钉状细胞，恶性程度高；④浆液性乳头样腺癌 1/3 含有砂粒体，易广泛累及肌层和脉管，恶性度极高。

156. B。**解析：**本例怀疑为子宫内膜癌，故诊断性刮宫并活检对确诊是必不可少的。

157. B。**解析：**绝经后女性，不规则阴道流血首先应该考虑子宫内膜癌。

159. B。**解析：**卵巢上皮癌患者血清 CA125 检测值最具有特异性意义的是浆液性腺癌。

160. D。**解析：**子宫内膜癌确诊靠子宫内膜分段诊刮。

165. A。**解析：**子宫内膜癌为女性生殖道常见三大恶性肿瘤之一，平均发病年龄为 60 岁。其中 75% 发生于 50 岁以上妇女。病理分为两型：Ⅰ型为雌激素依赖型，主要为各种类型的腺癌；Ⅱ型为非激素依赖型，包括浆乳癌、透明细胞癌等。早期无明显症状，一旦出现症状则多表现为：①阴道流血：不规则、持续、间歇性流血、经量增多、经期延长等；②阴道排液：为浆液血性白带或脓血性排液，有恶臭；③晚期症状：疼痛，贫血、消瘦，恶病质，发热及全身衰竭等。诊刮或分段诊刮取样，病理确诊。

167. C。**解析：**Ⅱ期癌灶已超出宫颈，但未达盆壁；癌累及阴道，但未达阴道下 1/3。

168. A。**解析：**由宫颈癌临床分期（FIGO，2009）可知，ⅠA1 期：间质浸润深度≤3mm，宽度≤7mm。ⅠA2 期：3mm <间质浸润深度 <5mm，宽度≤7mm。由宫颈癌临床分期（FIGO，2018）可知，ⅠA1 期：间质浸润深度 <3mm，ⅠA2 期：3mm≤间质浸润深度 <5mm。

170. A。**解析：**患者为 CINⅢ，应行宫颈锥切术，可用冷刀宫颈锥切术（CKC）或宫颈电热圈切除术（LEEP）。

172. E。**解析：**子宫肉瘤虽然少见，但恶性程度高，多见于年龄大、肌瘤较大且生长快者，特别是绝经后肌瘤增长迅速或绝经后再出现的肌瘤患者。病变机制不详。肉瘤病变区域组织灰黄，质软如生鱼肉样。

196. D。**解析：**生育年龄女性，阴道大量流血 2 小时，有停经史，外阴、阴道、宫颈正常，子宫稍大、略软、活动好，无压痛，左附件区可扪及鸭卵大囊性肿物，右附件软。血 β - hCG 6ng/ml。血 hCG 是葡萄胎清宫后的重要指标。首先考虑疾病与葡萄胎史有关。

197. C。**解析：**1 年半前患葡萄胎病史，对于葡萄胎排空后 1 年以上发病者一般临床诊断为绒癌，半年内多诊断为侵蚀性葡萄胎。半年至 1 年者，绒癌和侵蚀性葡萄胎均有可能，间隔时间越长，绒癌可能性越大。而继发于流产、足月分娩、异位妊娠者临床诊断为绒癌。

198. E。**解析：**绒毛膜癌的治疗原则是以化疗为主，手术和放疗为辅。

199. B。**解析**：该患者预后与 hCG 水平、有无转移有直接关系，年龄越大预后越差，与病灶大小亦有一定关系，但与阴道出血无关。

227. D。**解析**：术前 MRI 检查的确对子宫内膜癌的临床分期有所帮助，但不够准确，筋膜外子宫切除 + 双附件切除后，送快速病理检查确定手术病理分期，再决定是否清扫淋巴结，更为合理。Ⅰ期子宫内膜癌存在以下几个因素应考虑行盆腔及腹主动脉淋巴结切除术：①G2/G3；②高危组织类型如透明细胞癌，浆液性乳头状腺癌；③肌层浸润≥1/2；④肿瘤直径超过 2cm；⑤肿瘤位置低。

230. A。**解析**：术后放疗适用于深肌层浸润、特殊组织学类型、淋巴结转移、腹腔冲洗液/腹腔细胞学检查阳性或有残余病灶者。另外需配合辅助化疗。

231. D。**解析**：根据腹水细胞学找到癌细胞，双侧附件区囊实性肿物，CA125 水平高，应当考虑卵巢恶性肿瘤晚期的可能；卵巢癌对化疗敏感，手术困难时，可以先行辅助化疗 1 ~2 个疗程。

232. E。**解析**：卵巢癌采用手术病理分期，原则是理想的细胞减灭术包括全子宫双附件切除、盆腔及腹膜后淋巴结清扫，使残余病灶直径 <2cm。

233. D。**解析**：卵巢的治疗原则是彻底的细胞减灭术加规范化疗。

234. B。**解析**：大网膜有转移即为Ⅲ期。

235. C。**解析**：卵巢癌时手术病理分期，剖腹探查可以明确病理诊断同时可进行分期。

236. E。**解析**：产后 1 年恢复正常月经来潮。提示代偿增生的正常卵巢可能性大。

237. C。**解析**：产妇有 6 年不孕史，此次妊娠不易，妊娠合并卵巢肿瘤边界清楚，早孕期间手术探查有造成流产的风险，卵巢肿瘤合并妊娠的手术探查应在中孕期间 16 ~20 周进行。

239. B。**解析**：该患者仅在显微镜下可见浸润癌，肉眼未见癌灶，此患者宫颈间质浸润深度 <5mm，所以其临床分期可诊断为Ⅰ A2 期。

240. D。**解析**：对于Ⅰ A2 期，没有生育要求（该患者已孕 3 产 2）的宫颈癌患者应采用改良性子宫切除加盆腔淋巴结清扫术。

241. C。**解析**：根据该患者的临床表现及相关检查结果，首先应考虑到子宫颈癌的可能。根据赘生物的质地（质地脆）可排除宫颈息肉；子宫内膜异位症的典型症状为继发性痛经呈进行性加重，直肠子宫陷凹或宫骶韧带或子宫后壁下段等部位扪及触痛性结节；子宫内膜癌主要表现为绝经后排液或阴道不规则流血。

242. E。**解析**：宫颈和宫颈管活检是确诊宫颈癌及其癌前病变最可靠的方法。选择宫颈鳞 - 柱交界部的 3、6、9、12 点处取 4 点活检。

243. C。**解析**：慢性子宫颈炎、子宫颈的生理性柱状上皮异位、子宫颈上皮内瘤变，甚至早期子宫颈癌均可呈现子宫颈糜烂样改变。

244. B。**解析**：对表现为糜烂样改变者，治疗前必须经筛查排除子宫颈上皮内瘤变和子宫颈癌。

245. A。**解析**：对表现为糜烂样改变者，若为无症状的生理性柱状上皮异位无需处理。

246. C。**解析**：宫颈糜烂，接触性出血，宫颈刮片为巴氏Ⅲ级，应考虑有宫颈癌的可能。

247. E。**解析**：宫颈病变的诊断手段为宫颈细胞学检查，若提示异常则行阴道镜下活检，根据组织病理学诊断决定处理方法。

248. B。**解析：**宫颈糜烂愈合过程中，柱状上皮为鳞状上皮代替，表现为鳞状上皮化。

299 ~ 302. D、D、A、E。**解析：**内胚窦瘤对化疗敏感，患者20岁，未孕，若肿瘤为单侧生长，应行保留生育功能的手术，术后辅以化疗。绒癌的治疗原则为采用以化疗为主、手术和放疗为辅的综合治疗，本例应行保留生育功能的手术，术后辅以化疗。50岁女性，卵巢颗粒细胞瘤，手术治疗采用卵巢肿瘤细胞减灭术，术后辅以化疗。22岁女性，未生育，应尽可能保留生育功能，因无性细胞瘤对放射治疗敏感，即使晚期病例放疗效果也很好，因此采用保留生育功能手术，术后辅以放射治疗。

303 ~ 304. B、E。**解析：**已经证实，宫颈癌的发生与高危型HPV感染有关，推荐宫颈癌的筛查手段为宫颈细胞学检查加HPV – DNA检测。组织病理学检查是确诊宫颈癌的依据。

315. ABCDE。**解析：**导致“绝经后不规则阴道流血”的可能原因有：①子宫内膜息肉或子宫黏膜下肌瘤；②老年性阴道炎；③宫颈病变和宫颈癌；④子宫内膜增生和子宫内膜癌；⑤部分患者绝经后少量、短期出血，各项检查均无异常，考虑少量内膜组织脱落。在这五种原因中，最重要的是确定或排除宫颈癌及子宫内膜癌。如果明确为子宫内膜癌，要进一步明确有无转移、及是否存在合并症；如果排除子宫内膜癌，则应考虑其他原因。

第十八章　滋养细胞疾病

一、单选题：以下每道试题有五个备选答案，请选择一个最佳答案。

1. 女，25 岁。诊断为绒毛膜癌，下列哪项不正确
   A. 化疗为主的综合治疗
   B. 一般情况下，术前应先行化疗
   C. 如绒毛膜癌侵犯子宫肌壁，应行子宫全切术
   D. 常选用 5 – FU 与放线菌素 D 联合化疗
   E. 阴道转移灶一般不必切除
2. 滋养细胞肿瘤哪种标志物升高
   A. AFP　B. ACTH
   C. CA125　D. E_2
   E. hCG
3. 恶性葡萄胎与绒毛膜癌的主要鉴别点是
   A. 继发良性葡萄胎后的时间
   B. 症状轻重
   C. 体内 hCG 浓度高低
   D. 有无黄素囊肿
   E. 病理切片中有无绒毛结构
4. 不属于改良 FIGO 评分系统评价滋养细胞肿瘤预后的项目是
   A. 年龄　B. 肿瘤大小
   C. 夫妇双方血型　D. 转移部位
   E. hCG 水平
5. 甲氨蝶呤用于治疗
   A. 绒癌肺转移　B. 绒癌脑转移
   C. 葡萄胎　D. 卵巢上皮性癌
   E. 子宫内膜腺癌
6. 女，30 岁。人工流产术后不规则阴道出血 3 个月，经 2 次刮宫术均未见明显妊娠残留组织，亦未送病检，B 超显示子宫增大如妊娠 2 个月，宫底部 3cm × 4cm 结节，内部回声杂乱伴部分强回声。首先应考虑的诊断是
   A. 宫外孕
   B. 侵蚀性葡萄胎
   C. 绒毛膜癌
   D. 人工流产不全
   E. 人工流产后宫腔感染
7. 高危葡萄胎不包括
   A. hCG > 100000U/L
   B. 子宫明显大于相应孕周
   C. 卵巢黄素化囊肿大于 6cm
   D. 年龄大于 30 岁
   E. 重复葡萄胎
8. 卵巢内胚窦瘤哪种标志物升高
   A. AFP　B. ACTH
   C. CA125　D. E_2
   E. hCG
9. 诊断葡萄胎的临床表现不包括
   A. 阴道不规则流血
   B. 轻微阵发性腹痛
   C. 胸痛及咯血
   D. 高血压蛋白尿
   E. 停经
10. 关于妊娠滋养细胞疾病，下列哪项是错误的
    A. 妊娠滋养细胞肿瘤不包括葡萄胎
    B. 侵蚀性葡萄胎多发生在葡萄胎清除术后 6 个月内
    C. 葡萄胎二次刮宫标本中镜下见到退变绒毛即可诊断为侵蚀性葡萄胎
    D. 侵蚀性葡萄胎和绒癌对化疗敏感
    E. 绒癌易发生肺转移

11. 关于胎盘部位滋养细胞肿瘤病理表述，不正确的是
    A. 可局限于宫腔肌层
    B. 肿瘤为突向宫腔的息肉样组织
    C. 可弥漫性浸润深肌层
    D. 可穿破浆膜层
    E. 无灶状出血

12. 葡萄胎行清宫术时，下列哪项处理是不正确的
    A. 一旦确诊后应及时清宫
    B. 一般采用吸宫术
    C. 首先应选择小号吸管至大号吸管
    D. 子宫缩小后可慎重刮宫
    E. 刮出物送组织学检查

13. 下列各项哪项是错误的
    A. 转移部位主要表现为疼痛
    B. 子宫颈息肉极少恶变
    C. 子宫脱垂多伴有膀胱膨出
    D. 卵巢实质性肿瘤多是恶性
    E. 长期用广谱抗生素，易引起真菌性阴道炎

14. 绒毛膜癌最常见子宫以外的转移部位依次是
    A. 肺、盆腔、脑、肝、阴道
    B. 肝、脑、盆腔、阴道、肺
    C. 肺、阴道、盆腔、肝、脑
    D. 盆腔、肝、肺、阴道、脑
    E. 盆腔、阴道、肺、肝、脑

15. 有关髂内动脉介入化疗技术在恶性滋养细胞肿瘤治疗中的应用，下列哪项不正确
    A. 控制肿瘤破裂出血
    B. 阻断肿瘤血供，导致肿瘤坏死
    C. 栓塞剂含有抗癌物质起缓释药物的作用
    D. 对有较大盆腔动静脉瘘的患者行栓塞，不可能导致肺栓塞
    E. 对绒癌耐药患者可采用超选择性动脉插管持续灌注合并全身静脉用药

16. 下列关于绒癌不正确的是
    A. 原发灶位于子宫
    B. 癌组织可侵入肌壁
    C. 癌组织与周围分界清
    D. 最常见的转移部位为阴道
    E. 有水泡状组织

17. 关于妊娠滋养细胞肿瘤的描述，错误的是
    A. 子宫表面可见蓝紫色结节
    B. 有滋养细胞的增生和异型性
    C. 与周围组织分界清
    D. 水泡状物占满整个宫腔
    E. 可有退化的绒毛结构或仅存绒毛阴影

18. 关于绒癌病理，错误的叙述是
    A. 海绵状
    B. 无固定形态
    C. 可突破宫腔或穿破浆膜
    D. 与周围组织界线清
    E. 肿瘤含有自身血管

19. 下列葡萄胎不需要给预防性化疗的是
    A. 卵巢黄素化囊肿直径4cm
    B. 清除葡萄胎后hCG不进行性下降
    C. 有可疑转移灶出现
    D. 无条件随访时
    E. hCG＞100000U/L

20. 关于完全性葡萄胎的说法，正确的是
    A. 常见核型为69，XXX和69，XXY
    B. 组织学可见胎儿及其附属物
    C. 经检查可见，仅有部分绒毛变为水泡
    D. 镜下可见弥漫性滋养细胞增生
    E. 大体观无固定形态

21. 关于葡萄胎发病的病因学，下列哪项

说法不恰当
A. 病因尚不清楚
B. 完全性葡萄胎的发生可能与年龄有关
C. 完全性葡萄胎染色体核型为二倍体，均来自父系
D. 孤雄来源是导致滋养细胞过度增生的主要原因
E. 完全性葡萄胎无活胎

22. 关于部分性葡萄胎的说法，不正确的是
A. 染色体核型可以是三倍体
B. 与母亲的发病年龄有关
C. 染色体核型可以是四倍体
D. 与完全性葡萄胎的发生比例基本相同
E. 高危因素了解较少

23. 完全性葡萄胎的主要病因是
A. 遗传因素
B. 营养状况
C. 社会经济因素
D. 年龄
E. 葡萄胎病史

24. 关于妊娠滋养细胞疾病的描述，错误的是
A. 葡萄胎时子宫大于停经周数者居多
B. 葡萄胎时血 hCG 水平比正常妊娠高
C. 葡萄胎时血 hCG 水平越高，提示病情越重
D. 7% 葡萄胎出现轻度甲状腺功能亢进表现
E. 侵蚀性葡萄胎大多仅造成局部侵犯

25. 除下述哪项外均是葡萄胎的病理变化
A. 水泡壁薄，内含清液
B. 绒毛上皮细胞增生
C. 绒毛间质水肿
D. 绒毛内血管消失
E. 绒毛退行性变

26. 葡萄胎的确诊依据是
A. 子宫增大已 4 个月，听不到胎心音
B. 阴道排出物中有水泡状组织
C. 血清 β－hCG 超过 100kU/L，持续不降
D. 子宫大于相应妊娠月份
E. B 型超声波检查见宫腔内充满弥漫光点和小囊样无回声区

27. 侵蚀性葡萄胎的特点是
A. 水泡样组织局限宫腔
B. 葡萄胎未排出前不会转变为侵蚀性葡萄胎
C. 可无葡萄胎史
D. 不发生宫旁及阴道转移
E. 葡萄胎组织侵入子宫肌层

28. 侵蚀性葡萄胎与绒毛膜癌最主要的区别点应为
A. 镜下见活组织有无绒毛结构
B. 距葡萄胎排空后的时间长短
C. 尿中 hCG 值的高低
D. 子宫大小程度的不同
E. 阴道流血时间的长短

29. 关于葡萄胎的发病因素，不正确的是
A. 病因明确
B. 可能与种族有关
C. 大于 40 岁或小于 20 岁发生率升高
D. 可能与营养状况有关
E. 可能与葡萄胎病史有关

30. 葡萄胎处理，下述哪项是错误的
A. 一经确诊，应尽快清宫
B. 必要时 2 次刮宫
C. 宫腔内刮出物病理检查
D. 术后严密随访至妊娠试验（－）为止
E. 嘱患者术后避孕 1 年

31. 诊断葡萄胎最有价值的项目为
A. 血β-hCG 呈高值
B. 子宫大于妊娠周数
C. 停经及不规则阴道流血
D. 妇科检查于附件区触及囊性肿物
E. B 型超声检查见宫腔内充满落雪状或蜂窝状回声

32. 能够排除完全性葡萄胎诊断的依据为
A. 停经后阴道流血
B. 子宫大于妊娠周数
C. 尿妊娠试验阳性
D. 超声多普勒闻及胎心
E. 触及卵巢黄素化囊肿

33. 女，48 岁。因疑侵蚀性葡萄胎行子宫切除术。见子宫肌壁间有水泡样物，镜下见滋养细胞增生活跃。正确处理应为
A. 继续随访观察
B. 放射治疗
C. 化学药物治疗
D. 消炎治疗
E. 免疫疗法

34. 关于侵蚀性葡萄胎诊断的描述，正确的是
A. 不发生脑转移者
B. 光镜下见不到绒毛结构者
C. 能查到卵巢黄素化囊肿者
D. 葡萄胎清宫后半年内发病者
E. 前次妊娠为妊娠足月分娩者

35. 应用抗癌药物疗效最佳的是
A. 绒癌
B. 子宫颈癌
C. 子宫内膜癌
D. 卵巢转移癌
E. 原发性卵巢癌

36. 关于葡萄胎随访概念，下述哪项是正确的
A. 葡萄胎有 50% 的恶变率
B. 葡萄胎排出后，基础体温双相，恶变机会很大
C. 葡萄胎排出 8 周内，妊娠试验持续（+），恶变可能大
D. 葡萄胎排出后持续（+），恶变可能性小
E. 葡萄胎清宫后，自第一次阴性后共随访 1 年

37. 关于葡萄胎，下列描述正确的是
A. 属于妊娠滋养细胞肿瘤
B. 可分为完全性和部分性葡萄胎，其中大多数为部分性葡萄胎
C. 病变可侵入子宫肌层
D. 葡萄胎也称水泡状胎块，是指妊娠后胎盘绒毛滋养细胞异常增生，终末绒毛转变呈水泡，相连成串
E. 滋养层发育异常，属胚胎组织发生的一种变形

38. 典型葡萄胎的临床表现不包括
A. 子宫异常增大、变软
B. 停经后不规则阴道流血
C. 卵巢黄素化囊肿
D. 妊娠呕吐、妊娠高血压综合征或甲亢
E. 肺转移

39. 女，38 岁。停经 3 个月，突然剧烈下腹痛 2 小时，腹腔内出血伴休克，即开腹探查，见子宫左角破口有水泡状物，出血活跃，镜下见子宫肌壁深层及浆膜下有增生活跃的滋养层细胞，并见绒毛结构。正确的诊断是
A. 宫角妊娠
B. 葡萄胎
C. 侵蚀性葡萄胎
D. 绒毛膜癌
E. 合体细胞子宫内膜炎

40. 关于完全性葡萄胎的定义，错误的是

A. 整个子宫腔内充满水泡状组织
B. 无胎儿及其附属物
C. 滋养细胞增生
D. 染色体核型常是三倍体
E. 绒毛水泡状水肿

41. 下列哪项不是葡萄胎的病因
A. 营养状况
B. 女性激素
C. 年龄 >40 岁
D. 前次妊娠有葡萄胎病史
E. 年龄 <20 岁

42. 女，42 岁。G_2P_2，末产 5 年前，阴道不规则出血半年，伴轻微咳嗽 2 个月。妇科检查：子宫正常大小，质较软，右附件可及拳头大小囊性肿物，活动无压痛，尿 hCG 阳性。胸片可见棉球状阴影。最可能的诊断是
A. 肺结核及子宫内膜结核
B. 不全流产
C. 侵蚀性葡萄胎
D. 绒毛膜癌
E. 右卵巢颗粒细胞瘤

43. 女，24 岁。已婚，停经 13 周后出现不规则阴道流血，量不多，时断时续。停经 10 周时恶心呕吐明显。检查子宫底平脐。B 超见子宫腔内呈典型落雪状图像。该患者最佳的处理方案是
A. 给予止吐剂，治疗频繁呕吐
B. 给予宫缩抑制剂，以减少阴道流血
C. 行负压吸宫术，清除子宫内容物
D. 行药物性流产
E. 利凡诺羊膜腔内注射引产

44. 女，31 岁。生育史 1－0－0－1，因诊断为葡萄胎收入院。当天行刮宫术，吸出多量水泡样组织，7 天行第 2 次刮宫术，术后 2 周尿 hCG（－），血 β－hCG <3.0U/L。该患者出院后应该再复查的时间是
A. 1 周后　　B. 1 个月后
C. 3 个月后　　D. 半年后
E. 1 年后

45. 女，26 岁。已婚，因停经 2 个月，阴道流血 10 天来就诊。妇科检查：子宫如 4 个月妊娠大小，B 超检查提示为葡萄胎，完全性葡萄胎染色体组型为 46，XX；少数为 46，XY。其 46，XX 来源是
A. 母 23X，父 23X
B. 母 23X，父 23Y
C. 父 23X，复制而成
D. 母 23X，复制而成
E. 母 46，XX 未分离

46. 女，45 岁。已婚，G_3P_1。葡萄胎刮宫术后随访，下列各项指标和临床表现中，哪项最有可能提示有恶性病的发生
A. 阴道流血淋漓不净
B. 子宫稍增大而质软
C. 下腹胀痛不适
D. B 型超声检查提示宫腔内有液性暗区
E. 尿妊娠试验持续 8 周为阳性，或转阴后又变阳性（已排除再次妊娠）

47. 女，26 岁。初产妇，停经 3 个月，阴道流血 10 天。宫底平脐，听不到胎心，扪不到胎体。患者确诊后应立即采取的措施为
A. 备血，立即行清宫术
B. 输血
C. 静脉滴注缩宫素
D. 子宫切除术后化疗
E. 立即化疗

48. 女，28 岁。停经 2 个月，伴阴道流血 2 天。妇科检查：子宫如 4 个月妊娠大

小，两侧卵巢增大，直径约 5cm。最可能的诊断是

A. 子宫肌瘤　　B. 葡萄胎
C. 先兆流产　　D. 双胎妊娠
E. 羊水过多

49. 女，24 岁。G_1P_0，因患葡萄胎住院治疗 40 天，经清宫后行各项必要化验均在正常范围出院。出院后下一步处理是

A. 出现异常情况再随诊
B. 定期做阴道细胞涂片检查
C. 定期复查血 hCG
D. 定期做胸部 X 线片
E. 出院后休息半年可再继续妊娠

50. 女，26 岁。已婚，G_0P_0，诊断为葡萄胎。下列哪项处置不恰当

A. 应取近子宫壁的刮出物送病理检查
B. 子宫过大者，应行第二次刮宫
C. 一经诊断应尽快清宫
D. 葡萄胎排出后，均应进行预防性化疗
E. 40 岁以上的女性，水泡较小，滋养层细胞增生明显，可考虑切除子宫

51. 女，32 岁。不规则阴道出血 4 个月。妇科检查：子宫如孕 4 个月大小，左侧可及儿头大小囊性肿物。为尽快明确诊断，首先应做哪项检查

A. 盆腔 CT 检查　　B. 血 hCG
C. 尿 hCG　　D. B 超检查
E. 多普勒超声检查

52. 女，30 岁。婚后 2 年未孕，现停经 2 个半月，阴道少量流血 1 周，伴腹胀。妇科检查：子宫增大如 4 个月妊娠大小，两侧附件阴性。为明确诊断，首选哪项辅助检查

A. 诊断性刮宫术
B. 尿妊娠试验
C. B 型超声检查
D. 盆腔 X 线片
E. 宫腔镜检查

53. 关于良性葡萄胎的处理，不正确的是

A. 确诊后尽快排空子宫腔
B. 充分扩张子宫颈，选小号吸管
C. 应取近子宫壁刮出物送病检
D. 40 岁以上女性，水泡较小，滋养层细胞增生明显，可行子宫切除
E. 子宫大于妊娠 3 个月者，葡萄胎排出 1 周后行第 2 次刮宫

54. 关于葡萄胎的清宫术，下列哪项不恰当

A. 清宫应在输液、配血、建立静脉通道后进行
B. 扩张宫口同时给予缩宫素静脉滴注可减少失血和子宫穿孔
C. 子宫大于 12 周者可于 1 周后行 2 次清宫，但并非必须行 2 次清宫
D. 扩张颈管应扩张到 8 号扩张棒以上
E. 刮出物选取近种植部位及宫腔内组织分别送检

55. 对于葡萄胎的预后，下列说法中不恰当的是

A. 部分性葡萄胎与完全性葡萄胎的最大区别是部分性葡萄胎发展为持续性葡萄胎的较少，不易恶变
B. 葡萄胎清宫后 8 周 hCG 降至不可测出水平者，预后较好
C. 黄素化囊肿可影响 hCC 清宫后的下降曲线，不一定进展为侵蚀性葡萄胎
D. 持续性葡萄胎为葡萄胎清宫后 3 个月 hCG 仍高于正常范围者，多恶变
E. 单从清宫后 hCG 降至正常水平后又迅速升高就可确诊侵蚀性葡萄胎

56. 对于葡萄胎的阴道出血，下列哪项说

法恰当

A. 均为大量流血，可伴有水泡状组织，可导致贫血及继发感染
B. 为子宫病灶侵蚀血管所致
C. 出血原因在于葡萄胎组织自蜕膜剥离，使母体血管破裂
D. 多在葡萄胎清宫后几个月开始出现
E. 肿瘤组织可穿破子宫，形成腹腔内出血

57. 下列哪项不是绒癌化疗的用药原则
A. Ⅳ期或耐药病例可用 EMA－CO 方案
B. Ⅱ期～Ⅲ期宜联合用药
C. Ⅰ期单药治疗
D. 联合用药时疗程间隔为 2 周
E. 联合用药各药宜较单药减量

58. 女，28 岁。经产妇，人工流产术后 8 个月，术后不断有阴道流血，量不多，阴茎套避孕。现尿妊娠试验阳性，胸部 X 线片见两肺中下叶散在浅淡半透明圆形阴影及棉花团影。最可能的诊断为
A. 吸宫不全
B. 绒毛膜癌
C. 先兆流产
D. 侵蚀性葡萄胎
E. 葡萄胎

59. 女，26 岁。停经 11 周，阴道少量出血 1 周。宫底耻骨上 3 横指，尿妊娠试验阳性。下述哪项检查最有助于鉴别诊断
A. 盆腔 B 超　　B. 头部 CT
C. 胸片　　D. 诊断性刮宫
E. 血 hCG 定量检查

60. 女，55 岁。绒癌化疗 1 疗程后失访，2 个月后因子宫穿孔、大量腹腔内出血、休克急症入院。恰当的处理不包括
A. 立即联合化疗
B. 补充血容量和输新鲜血
C. 双侧子宫动脉栓塞术
D. 纠正休克
E. 开腹探查，全子宫切除术

61. 女，40 岁。停经 5 个月，阴道流血 15 天。宫底平脐，听不到胎心，扪不到胎体。确诊为葡萄胎后应立即采取的措施是
A. 静脉滴注缩宫素
B. 立即化疗
C. 输血输液
D. 子宫切除术后化疗
E. 备血，立即行清宫术

62. 下列不需给予预防性化疗的是
A. 30 岁已婚未孕女性，再次葡萄胎，hCG 120000U/L
B. 持续性葡萄胎
C. 26 岁已婚未育女性，部分性葡萄胎，清宫后 hCG 下降正常，随访 2 年均正常
D. 45 岁农村女性，完全性葡萄胎，随访困难
E. 26 岁完全性葡萄胎患者，清宫病理是滋养细胞增生显著并伴不典型性增生

63. 葡萄胎清宫术后可不考虑为侵蚀性葡萄胎的为
A. 葡萄胎吸宫术后 100 天，β－hCG 仍持续阳性
B. 葡萄胎清宫术后 4 个月，阴道出现紫色转移性结节
C. 葡萄胎清宫术后 5 个月，出现肺、脑转移灶，阴道出现紫色转移性结节
D. 葡萄胎清宫术后 1 年出现咳嗽，胸片出现转移灶

E. 葡萄胎吸宫术后β-hCG曾一度下降到正常水平，后又迅速上升到异常水平

64. 女，34岁。葡萄胎清宫术，确诊为完全性葡萄胎，复查B超及胸片均未见异常。出院需如何随访
A. 每周复查1次，连续3次阴性后，每月复查1次共6个月，再每2个月复查1次共6个月，自第1次阴性后共随访1年
B. 每周复查2次，3个月后每2周复查1次，6个月后每月复查1次，1年后每半年复查1次，共随访3年
C. 每2周复查1次，6个月后每月复查1次，1年后每半年复查1次，共随访2年
D. 每月复查1次，1年后每半年复查1次，共随访2年
E. 每2周复查1次，3个月后每月复查1次，半年后每2个月复查1次，共随访1年

65. 女，21岁。停经9周，阴道不规则流血2周。检查：阴道左侧壁上1/3段有一直径为2.0cm紫蓝色结节，子宫如孕4个月大。B超检查见宫腔内充满弥漫分布的光点和小囊样无回声区图像。X线胸片检查未发现异常。目前最合适的处理方案为
A. 联合化疗
B. 放疗
C. 单药化疗
D. 全子宫切除术
E. 阴道壁结节切除术+联合化疗

66. 女，42岁。末次妊娠人工流产后8个月，现停经3月，阴道流血3天。子宫增大，但小于停经月份，血hCG>100000U/L。最可能的诊断是
A. 先兆流产　B. 葡萄胎
C. 异位妊娠　D. 侵蚀性葡萄胎
E. 绒癌

67. 女，42岁。经产妇，因葡萄胎行全子宫切除术。病理检查：子宫肌深层镜下见肿大绒毛，滋养细胞高度增生并分化不良。本例恰当处理应是
A. 化疗
B. 病灶已切除，随访观察2年
C. 免疫疗法
D. 广谱抗生素治疗
E. 放射治疗

68. 女，28岁。人工流产术后半年，阴道不规则流血，近1个月开始厌食、恶心、肝区痛。肝脏超声见多个异常回声，血hCG异常增高，诊断绒癌肝转移。下步治疗为
A. 肝叶切除　B. 免疫治疗
C. 联合化疗　D. 单药化疗
E. 放疗

69. 女，30岁。闭经3个月，不规则阴道流血2个月，经入院诊断为侵袭性葡萄胎Ⅰ期。下列何种治疗最合适
A. 单药化疗　B. 二次清宫术
C. 联合化疗　D. 全子宫切除术
E. 放疗

70. 女，42岁。晨起剧烈疼痛伴呕吐，昏倒30分后清醒。胸片检查肺部有半透明小圆形阴影。追问病史，阴道少量不规则出血2个月，咳嗽、痰中带血10天，G_4P_1，顺产1次，人工流产3次，末次妊娠2年前。最可能的诊断是
A. 侵蚀性葡萄胎脑转移
B. 绒癌脑转移
C. 肺癌脑转移
D. 脑栓塞
E. 脑卒中

71. 葡萄胎随访中，提示恶变可能性大的是
A. 月经周期紊乱
B. 子宫变大、变软
C. 咳嗽、咳痰
D. 黄素化囊肿消退缓慢
E. hCG 降至一定水平后又重新上升

72. 下面哪些不是滋养细胞肿瘤常见的联合化疗方案
A. BEP
B. 5－FU＋KSM
C. ACM
D. Act－D＋CTX＋MTX
E. EMA－CO

73. 侵蚀性葡萄胎的诊断依据是
A. β－hCG 定量测定
B. 病理分级
C. 葡萄样水泡状物的大小
D. 子宫囊肿的大小
E. 是否侵入子宫肌层

74. 关于绒癌阴道转移瘤破溃大出血的急救，最恰当的是
A. 给静脉输注止血药
B. 子宫动脉栓塞
C. 局部敷以止血药
D. 清洁阴道，纱布条填塞阴道压迫止血
E. 给静脉 5－FU 化疗

75. 滋养细胞肿瘤的随访指标中，除血尿 hCG 外，下列最有价值的是
A. 肺 X 线片
B. 妇科检查
C. 子宫双附件 B 超
D. 肝脏 B 超
E. 基础体温

76. 葡萄胎清除后常规随访的项目不包括
A. 妇科检查
B. 定期阴道细胞涂片检查
C. 定期行血 β－hCG 检查
D. 胸部 X 线检查
E. 盆腔 B 超

77. 关于妊娠滋养细胞肿瘤的叙述，恰当的是
A. 前次妊娠为异位妊娠，不发生绒毛膜癌
B. 绒毛膜癌可发生在葡萄胎之后
C. 侵蚀性葡萄胎可发生在流产后
D. 绒毛膜癌最早出现的是脑转移
E. 绝经后再不发生绒毛膜癌

78. 妊娠滋养细胞疾病不包括
A. 葡萄胎
B. 侵蚀性葡萄胎
C. 绒毛膜癌
D. 胎盘部位滋养细胞肿瘤
E. 卵巢绒癌

79. 关于胎盘部位滋养细胞肿瘤的叙述，下列不恰当的是
A. 临床上主要表现为不规则阴道出血或月经过多，有时闭经
B. 肿瘤组织主要由中间型滋养细胞组成
C. 可继发于足月产、流产或葡萄胎后，也可与妊娠合并存在
D. 肿瘤呈实质性，一般局限于子宫，可侵入子宫肌层或突向宫腔，子宫增大
E. 首选化疗

80. 女，26 岁。闭经 3 个月，宫底脐下 2 指，阴道不规则出血 1 周，咯血 3 天，今天突然出现剧烈腹痛，血压下降。查体：腹肌紧张，压痛、反跳痛均（＋），有移动性浊音，尿妊娠试验阳性。下述哪项诊断的可能性大
A. 侵蚀性葡萄胎穿孔
B. 妊娠合并肌瘤红色变性

C. 妊娠合并卵巢囊肿蒂扭转
D. 绒毛膜癌穿孔
E. 良性葡萄胎

81. 女，41 岁。人工流产后 3 个月，阴道出血 3 天。妇科检查：子宫稍大，质地软，尿妊娠试验阳性，胸片示双肺散在粟粒状阴影。诊断为
A. 侵蚀性葡萄胎　B. 先兆流产
C. 吸宫不全　D. 绒毛膜癌
E. 良性葡萄胎

82. 葡萄胎的临床表现哪项发生率最低
A. 妊娠剧吐
B. 甲亢
C. 子痫
D. 阴道不规则出血
E. 妊娠期高血压疾病征象

83. 绒癌的病理特点是
A. 仅在显微镜下找到残存肿大的绒毛
B. 多量出血坏死组织，大量滋养细胞增生，没有绒毛结构
C. 大量滋养细胞高度增生，并侵入子宫肌层，镜下仅见少量绒毛结构
D. 绒毛水肿，滋养细胞高度增生
E. 子宫外转移病灶的切片中，仅见绒毛退变痕迹

84. 关于完全性葡萄胎病理的描述，不正确的是
A. 镜下胎儿组织缺失
B. 绒毛水肿
C. 弥漫性滋养细胞增生
D. 子宫表面可见紫蓝色结节
E. 种植部位滋养细胞呈弥漫和显著的异型性

85. 滋养细胞肿瘤最常见的远处转移部位是
A. 肝　B. 盆腔
C. 脑　D. 阴道
E. 肺

86. 葡萄胎随访期间应至少避孕几年
A. 最好半年　B. 1 年
C. 2 年　D. 3 年
E. 4 年

87. 妊娠滋养细胞肿瘤常用的化疗药物不包括
A. 放线菌素 D　B. 长春新碱
C. 紫杉醇（泰素）　D. 甲氨蝶呤
E. 氟尿嘧啶

88. 胎盘部位滋养细胞肿瘤首选的治疗原则是
A. 放疗　B. 手术
C. 化疗　D. 手术 + 化疗
E. 手术 + 放疗

89. 关于葡萄胎的处理，下列不恰当的是
A. 一经诊断，应及时清宫术
B. 子宫大于妊娠 12 周的，可于 1 周后行第二次清宫
C. 每次刮宫的刮出物必须送病理检查
D. 缩宫素应先于清宫前应用，减少术中出血
E. 年龄大、无生育要求的妇女可行子宫切除术

90. 葡萄胎随访的主要目的是
A. 指导避孕
B. 盆腔检查
C. 及早发现妊娠
D. 指导下一步妊娠
E. 早期发现及治疗滋养细胞肿瘤

91. 部分性葡萄胎临床表现正确的是
A. 可有完全性葡萄胎的大多数症状，但程度较重
B. 常无妊娠期高血压疾病征象，一般伴有黄素化囊肿

C. 部分表现为不全流产或过期流产
D. 一般无腹痛，妊娠呕吐较重
E. 子宫大小与正常妊娠月份相符或大于停经月份

92. 女，29 岁。经产妇，人工流产术后半年，术后断续阴道流血，量不多，术后一直避孕。尿妊娠试验阳性，查子宫鸭卵大，软。胸片见两肺中下部有多处散在棉絮团影。本例最可能的疾病是
A. 吸宫不全　　B. 葡萄胎
C. 侵蚀性葡萄胎　　D. 绒毛膜癌
E. 流产先兆

93. 女，29 岁。阴道不规则流血 1 个月，尿液 hCG 检查阳性。胸部 X 线检查发现多个棉团状阴影。妇科超声检查显示，子宫肌层内边界不清的不均质回声区域血液丰富。2 年前曾患葡萄胎。最有可能的诊断是
A. 侵蚀性葡萄胎　　B. 葡萄胎残留
C. 绒毛膜癌　　D. 子宫内膜癌
E. 子宫肌瘤

94. 下列哪项不是葡萄胎的高危因素
A. 年龄大于 40 岁
B. 年龄小于 20 岁
C. 前次妊娠有葡萄胎史
D. 营养状况
E. 早婚，多产

95. 下列哪项是确诊葡萄胎的依据
A. 阴道排出物中查见水泡状组织
B. 停经后阴道不规则出血
C. 子宫异常增大
D. 妊娠呕吐
E. 子宫大小与停经月份不符

96. 关于侵蚀性葡萄胎的说法，错误的是
A. 多数在葡萄胎清除后 6 个月内发生
B. 病理分为Ⅰ、Ⅱ、Ⅲ三型
C. 病理第Ⅲ型预后较好
D. 最常见的是肺转移
E. 以化学治疗为主

97. 关于葡萄胎发病的病因学，下列哪项说法不恰当
A. 病因尚不清楚，可能与种族、营养状况、社会经济因素、年龄、夫妻双方的遗传因素等有关
B. 完全性葡萄胎的发生与年龄有关，部分性葡萄胎的发生与饮食因素无关
C. 不管是完全性还是部分性葡萄胎，多余的父源基因物质是造成滋养细胞增生的主要原因
D. 完全性葡萄胎染色体核型多为三倍体的 69，XXX；69，XXY；69，XYY；部分性葡萄胎染色体核型为二倍体的 46，XX 和 46，XY
E. 部分性葡萄胎的发生率远低于完全性葡萄胎

98. 鉴别侵蚀性葡萄胎和绒毛膜癌，正确的是
A. 有黄素囊肿者为侵蚀性葡萄胎
B. 子宫标本镜下未见绒毛结构，仅能见到成团的滋养细胞者为绒毛膜癌
C. 侵蚀性葡萄胎都有肺内转移，而绒毛膜癌无肺内转移
D. 两者发病都可继发于足月产或流产后
E. 葡萄胎清宫后间隔半年以上者为绒毛膜癌

99. 关于妊娠滋养细胞疾病，下列哪项是不恰当的
A. 胎盘部位滋养细胞肿瘤是起源于胎盘种植部的滋养细胞肿瘤，多为良性临床经过

B. 侵蚀性葡萄胎一般恶性程度不高，大多仅造成局部侵犯，预后较好
C. 绒毛膜癌可继发于流产、足月产后和异位妊娠
D. 绒毛膜癌可发生肺、阴道、肝和脑等部位转移，肺转移是主要死亡原因
E. 滋养细胞肿瘤肺转移造成急性肺栓塞，出现肺动脉高压和急性肺功能衰竭

100. 关于葡萄胎的叙述，错误的是
A. 胎盘绒毛滋养细胞增生、间质水肿而形成均一的水泡
B. 形如葡萄而得名
C. 完全性葡萄胎为水泡状胎块充满整个宫腔
D. 不完全性葡萄胎为水泡 + 胎儿遗迹
E. 亦称水泡样胎块

101. 关于葡萄胎，下述哪项是错误的
A. 葡萄胎患者较早出现妊高征征象
B. 葡萄胎及侵蚀性葡萄胎多合并黄素化囊肿
C. 子宫小于妊娠月份可排除葡萄胎
D. 子宫体积异常增大与妊娠月份不符
E. 阴道出血多发生在停经 2～4 月

102. 确诊侵蚀性葡萄胎和绒癌主要取决于
A. 距良性葡萄胎后发生时间的长短
B. hCG 水平的高低
C. 子宫大小程度不同
D. 有无黄素囊肿
E. 有无绒毛结构

103. 侵蚀性葡萄胎早期转移方式为
A. 直接蔓延　　B. 血行传播
C. 淋巴转移　　D. 上行感染
E. 腹腔种植

104. 关于侵蚀性葡萄胎的叙述，错误的是
A. 具有恶性行为
B. 恶性程度高
C. 多数仅局部侵犯
D. 预后好
E. 早期表现为局部直接蔓延

105. 侵蚀性葡萄胎好发于葡萄胎术后
A. 4 个月内　　B. 5 个月内
C. 6 个月内　　D. 7 个月内
E. 8 个月内

106. 葡萄胎清宫术后提示预后良好的最主要指标是
A. 阴道流血逐渐减少
B. hCG 持续下降，12 周内转为阴性
C. 黄素囊肿逐渐减小
D. 阴道涂片提示高雌激素水平
E. 妇科检查无明显异常

107. 女，停经 90 天，近日阴道有少量不规则出血，小腹隐痛。妇科检查见子宫高达脐，未扪及胎体。B 型超声子宫腔内为落雪状图像。应考虑为
A. 葡萄胎　　B. 羊水过多
C. 先兆流产　　D. 子宫肉瘤
E. 子宫肌瘤

108. 女，孕 5 个月发现残角子宫妊娠活胎，有生育要求。以下处理哪项最恰当
A. 立即手术，剖宫取胎，同时行残角子宫切除术
B. 立即手术，剖宫取胎
C. 期待足月后剖宫产
D. 立即手术，剖宫取胎，同时行残角子宫切除术 + 患侧输卵管切除术
E. 立即手术，剖宫取胎，同时行残角子宫切除术 + 患侧输卵管切除术 + 对侧输卵管绝育术

109. 侵蚀性葡萄胎和绒癌均可发生于
A. 输卵管妊娠后
B. 人工流产以后
C. 葡萄胎刮宫后
D. 足月分娩后
E. 先兆流产

110. 良性葡萄胎的病理特点不包括
A. 滋养细胞增生
B. 绒毛间质水肿
C. 绒毛间质内胎源性血管消失
D. 血栓形成，细胞间变
E. 滋养细胞的增生程度与预后有关

111. 关于绒毛膜癌，下列叙述不恰当的是
A. 分娩、流产后的绒毛膜癌预后较差
B. 绒毛膜癌多发生于葡萄胎后
C. 绒毛膜癌主要经淋巴道转移
D. 最常见的转移部位是肺
E. 尿妊娠试验阳性

112. 良性葡萄胎术后随访的目的是
A. 指导避孕
B. 及早发现恶变
C. 及早发现妊娠
D. 了解盆腔恢复情况
E. 指导进一步妊娠

113. 关于葡萄胎的说法，正确的是
A. 卵巢黄素化囊肿的出现意味着恶变
B. 葡萄胎水泡来源于蜕膜细胞
C. 部分性葡萄胎染色体核型常为46，XY，系由空卵受精
D. 完全性葡萄胎染色体核型常为46，XX，均来源于精子
E. 欧美国家发病率最高

114. 女，50岁。葡萄胎吸宫术后，吸出物为细小针头样水泡组织，术后7天行全子宫切除术。手术的理由是
A. 无生育要求
B. 估计宫腔内有残留水泡状组织物
C. 40岁以上恶性率明显增加
D. 预防再次发生葡萄胎
E. 无条件随访

115. 女，25岁。已婚，停经80天，阴道不规则流血10天。妇科检查：子宫如孕4个月大，软，双侧附件区触及手拳大囊性肿物，活动良好。为协助诊断，最有价值的检查方法是
A. B型超声盆腔检查
B. 尿hCG测定
C. 盆腔CT检查
D. 盆腔X线片
E. 超声多普勒检测胎心

116. 女，40岁。近1年来月经欠规律，7～10/40～60天，进行性头痛2个月，突然偏瘫、失语、抽搐，继之昏迷3小时，3年前患过葡萄胎。查：子宫稍大，软，附件正常。下一步需进行的检查是
A. 血hCG定量测定＋头部CT
B. 宫腔镜
C. 诊刮
D. 脑血管造影
E. 脑脊液检查

117. 葡萄胎清宫术后hCG的消退规律，下述哪项不恰当
A. 葡萄胎清宫术后hCG消退规律，对预测预后极为重要
B. 葡萄胎清宫后9周hCG降至不可测出水平
C. 降至正常水平的最长时间不超过12～14周
D. 葡萄胎完全排空后6个月hCG仍为阳性，为持续葡萄胎

E. hCG 转阴后，又短时间明显上升，侵蚀性葡萄胎的可能性大

118. 对葡萄胎患者进行清宫时应注意的事项不包括
A. 应采用负压吸引术
B. 必须在输液、备血条件下进行
C. 吸宫前充分扩张宫颈
D. 缩宫素静脉滴注应在宫口充分扩大后再应用
E. 尽可能取宫腔中央的组织行病检

119. 关于葡萄胎的病理学特点，下列哪项不恰当
A. 良性葡萄胎的绒毛可侵入间质或肌层
B. 滋养细胞增生是葡萄胎重要的病理特征，据此分级可预测葡萄胎的预后
C. 部分性葡萄胎仅部分胎盘绒毛发生水泡状变，胎儿多已死亡
D. 与部分性葡萄胎并存的胎儿易有宫内发育迟缓和多发性先天性畸形
E. 完全性葡萄胎时整个宫腔充满水泡，胎盘绒毛全部受累，无胎儿及其附属物

120. 不属于外阴良性肿瘤的是
A. 乳头状瘤
B. 汗腺瘤
C. 外阴基底细胞瘤
D. 纤维瘤
E. 平滑肌瘤

121. 绒毛膜癌转移时，鞘内注射的化疗药物应选择
A. 甲氨蝶呤（MTX）
B. 更生霉素（KSM）
C. 5－氟尿嘧啶（5－FU）
D. 顺铂
E. 溶瘤呤（AT－1438）

122. 侵蚀性葡萄胎及绒毛膜癌最常见的转移部位是
A. 肺内转移　B. 阴道转移
C. 脑转移　D. 盆腔转移
E. 肝转移

123. 关于滋养细胞疾病，正确的是
A. 侵蚀性葡萄胎和绒毛膜癌的发病率几乎相等
B. 侵蚀性葡萄胎多数是在葡萄胎清除后 6 个月内发生
C. 侵蚀性葡萄胎极少数发生肺内转移
D. 绒毛膜癌 90% 继发于葡萄胎清宫后
E. 葡萄胎时的绒毛水肿及血管变化程度与今后是否恶变有着直接关系

124. 葡萄胎排空后，子宫局部侵犯的发生率约为
A. 5%　B. 10%
C. 15%　D. 20%
E. 25%

125. 侵蚀性葡萄胎多发生在葡萄胎排空后多长时间
A. 5 个月内　B. 3 个月内
C. 6 个月内　D. 7 个月内
E. 12 个月内

126. 关于葡萄胎组织学检查的特征，正确的是
A. 滋养细胞有不同程度的增生
B. 绒毛间质细胞增生活跃
C. 绒毛间质退行性变
D. 绒毛间质中可见到毛细血管为完全性葡萄胎的主要特征
E. 水肿的绒毛侵入子宫浅肌层

127. 卵巢功能早衰性闭经时血中水平增加的是
A. FSH B. LH－RH
C. LH D. hCG
E. PRL

128. 坏死灶内见滋养细胞、血块及凝固性坏死组织，未见绒毛结构的是
A. 部分性葡萄胎
B. 完全性葡萄胎
C. 侵蚀性葡萄胎
D. 绒毛膜癌
E. 胎盘部位滋养细胞肿瘤

129. 关于侵蚀性葡萄胎的确诊，下列哪项说法不恰当
A. B超发现宫壁局灶性或弥漫性强光点或光团与暗区相间的蜂窝样病灶可辅助诊断
B. hCG持续高于异常或降至正常后又迅速升高，排除清宫不全、黄素化囊肿或再次妊娠
C. 葡萄胎清宫后半年内出现阴道不规则出血及hCG异常升高，可以确诊
D. 刮宫标本中见到绒毛或绒毛蜕变痕迹
E. 子宫切除标本中见到子宫深肌层有绒毛结构或绒毛蜕变痕迹

130. 对于葡萄胎的诊断，下列价值最大的是
A. 子宫大于妊娠月
B. 停经后阴道流血
C. B型超声
D. 妊娠试验
E. 出现妊高征征象

131. 对于绒毛膜癌与侵蚀性葡萄胎的局部治疗，下列哪项是不恰当的
A. 盆腔转移可采用髂内动脉或子宫动脉插管化疗
B. 外阴、阴道转移，局部可注射5－FU
C. 脑转移，鞘内注射MTX
D. 胸腔转移可局部注射5－FU
E. 一般情况下可以口服5－FU

132. 女性生殖系统疾病的恶性肿瘤中，应用化学药物治疗能治愈的疾病是
A. 子宫内膜癌 B. 卵巢癌
C. 宫颈癌 D. 输卵管癌
E. 绒癌

133. 绒毛水泡状改变，组织出血、坏死，侵入子宫肌层，诊断为
A. 部分性葡萄胎
B. 完全性葡萄胎
C. 侵蚀性葡萄胎
D. 绒毛膜癌
E. 胎盘部位滋养细胞肿瘤

134. 葡萄胎术后随访指标中，最主要的指标为
A. 黄素化囊肿明显缩小
B. 阴道不规则流血偶有出现
C. 阴道细胞学涂片提示高雌激素影响
D. 清宫后hCG值于术后12周转阴
E. 不再发生咯血

135. 葡萄胎时血中水平增加的是
A. FSH B. LH－RH
C. LH D. hCG
E. PRL

136. 关于葡萄胎处理的叙述，错误的是
A. 40岁以上妇女可行子宫切除术
B. 一经确诊，应尽快清宫
C. 1周后均应行第二次刮宫
D. 刮出物应常规送病理检查
E. 术后严密随访

137. 绒癌脑转移发生昏迷的急救处理，不正确的是
   A. 防止抽搐跌倒、咬伤、吸入性肺炎等
   B. 降低颅内压用甘露醇或山梨醇
   C. 镇静控制抽搐可用安定，巴比妥或杜冷丁等药物
   D. 及时纠正电解质紊乱及酸碱平衡失调
   E. 紧急行鞘内注射 MTX

138. 女，31 岁。葡萄胎 2 次，清宫后 2 个月，阴道不规则流血持续存在，妇科检查：阴道内少量血液，宫颈软、着色，子宫稍大、软，双侧未及异常包块。尿 hCG（+），B 超检查发现子宫肌层呈蜂窝样改变。应考虑为
   A. 持续性葡萄胎
   B. 侵蚀性葡萄胎
   C. 绒毛膜癌
   D. 胎盘部位滋养细胞肿瘤
   E. 胎盘植入

139. 葡萄胎清宫术后，应对患者密切随访，以下哪项不正确
   A. 清宫后每月查血 β－hCG，结果阴性后每 3 个月查 1 次
   B. 注意有无阴道出血及咯血
   C. 盆腔检查注意子宫大小及卵巢黄素囊肿是否逐渐缩小
   D. 必要时胸部 X 线片检查
   E. 必要时脑部 CT 检查

140. 关于妊娠滋养细胞疾病，下列哪项是错误的
   A. 胎盘部位滋养细胞肿瘤是一种特殊细胞形态的滋养细胞肿瘤
   B. 侵蚀性葡萄胎可继发于流产、足月产后
   C. 绒癌易发生肺转移
   D. 少数绒癌可发生于异位妊娠后
   E. 绒癌可继发流产、足月产后

二、共用题干单选题：以下提供若干个案例，每个案例下设若干道试题，每道试题有五个备选答案，请选择一个最佳答案。

（141～143 题共用题干）

女，24 岁。初孕妇，停经 4 个月，阴道流血 10 天，量时多时少。宫底在脐上一横指，听不到胎心，扪不清胎位，血压 150/90mmHg，轻度贫血貌。

141. 本例首先考虑的疾病为
   A. 先兆流产　　B. 前置胎盘
   C. 双胎妊娠　　D. 羊水过多
   E. 葡萄胎

142. 本例有价值的辅助检查方法是
   A. 尿 β－hCG 值测定
   B. 血 β－hCG 值测定
   C. 腹部 X 线片
   D. B 型超声检查
   E. 腹腔镜检查

143. 确诊后应采取的处理方案是
   A. 镇静、降压治疗，密切观察病情
   B. 输液输血
   C. 备血，立即行清宫术
   D. 静脉滴注缩宫素使其流产
   E. 子宫切除后化疗

（144～145 题共用题干）

女，45 岁。绒癌患者，阴道淋漓出血 8 个月，G_2P_1，12 年前足月分娩一健康男婴，血 β－hCG12 万 U/L，X 线胸片提示病灶单个直径＜3cm。

144. 依照 WHO 预后因素评分表，此患者应归属哪个组
   A. 低危组　　B. 中危组
   C. 高危组　　D. 中－低危组
   E. 中－高危组

145. 依照国内分期为

A. ⅡA 期　　B. ⅡB 期
C. ⅢA 期　　D. ⅢB 期
E. Ⅳ期

(146～147 题共用题干)

女，29 岁。阴道流血 1 个月、咳嗽、咯血 1 天。半年前足月顺产一女婴。妇科检查：阴道壁见 2cm×1cm×1cm 紫蓝色结节，宫颈光滑，宫体如孕 50 天大小，质软，活动，附件区未触及包块。胸片示多个低密度圆形阴影。血 hCG 10000U/L。

146. 本例最可能的诊断是

A. 葡萄胎
B. 妊娠滋养细胞肿瘤
C. 肺癌
D. 子宫内膜癌
E. 阴道癌

147. 本例不恰当的处理是

A. 化疗
B. 胸部 CT 检查
C. B 型超声检查
D. 阴道病灶活检
E. 血 hCG 监测

(148～149 题共用题干)

女，32 岁。已婚，1 年前曾人工流产并行绝育术，近 3 月阴道不规则流血。妇科检查：子宫稍大，双附件区未见异常，尿 hCG (+)。胸片见右肺有直径 1cm 的两个阴影，边缘模糊。

148. 可能的诊断是

A. 异位妊娠　　B. 不全流产
C. 月经失调　　D. 侵袭性葡萄胎
E. 绒毛膜癌

149. 首选的处理是

A. 刮宫术　　B. 后穹隆穿刺
C. 子宫全切术　　D. 化学药物治疗
E. 腹腔镜检查

(150～152 题共用题干)

女，26 岁。停经 9 周，阴道不规则流血 2 周。检查见阴道右侧壁上 1/3 段有一直径为 1.5cm 紫蓝色结节，子宫如孕 4 个月大，B 超检查见宫腔内充满弥漫分布的光点和小囊样无回声区图像。X 线胸片检查未发现异常。

150. 下列哪项诊断恰当

A. 子宫积血
B. 早孕合并子宫肌瘤
C. 葡萄胎
D. 侵蚀性葡萄胎
E. 绒毛膜癌

151. 此患者根据我国国内分期方法，应分为几期

A. Ⅰ期　　B. ⅡA 期
C. ⅡB 期　　D. ⅢA 期
E. ⅢB 期

152. 处理方案应该是

A. 切除子宫及阴道壁结节，以免大出血或远处转移
B. 行清宫术后化疗
C. 纠正一般情况，化疗
D. 纠正一般情况，放疗
E. 给抗生素及纠正贫血后再手术切除子宫，术后化疗

(153～155 题共用题干)

女，29 岁。孕 2 产 1，因停经 2^+ 月，阴道不规则流血半月入院。妇科检查：子宫约 3 个月大、质软，双侧附件扪及约 50 天妊娠大的囊性包块，尿妊娠试验 (+)。B 超检查宫腔内呈现“落雪状”图像，无妊娠囊和胎儿。

153. 该患者最可能的疾病是

A. 早孕　　B. 异位妊娠
C. 葡萄胎　　D. 侵蚀性葡萄胎
E. 绒毛膜癌

154. 首选的治疗方法
A. 清宫术　B. 子宫切除术
C. 止血　D. 化疗
E. 预防感染

155. 该患者术后随访期间，首选的避孕措施是
A. 阴茎套
B. 宫内节育器
C. 安全期避孕
D. 口服短效避孕药
E. 速效避孕药

（156～159 题共用题干）

女，24 岁。2 月前药物流产，见妊娠囊排出，流产后阴道持续少量流血。查体：腹软，阴道无异常，子宫前位、正常大小、软，于子宫左侧可及一包块约 5cm×4cm×6cm，活动不良，与子宫分不开；胸部平片正常。

156. 为进一步诊断应行
A. 盆腔 CT
B. 胃肠钡透
C. 血 β－hCG＋B 超
D. 脑部 MRI
E. 诊刮

157. 若血 β－hCG 10000mIU/ml，最可能诊断为
A. 绒毛膜癌
B. 上皮样细胞肿瘤
C. 侵蚀性葡萄胎
D. 胎盘部位滋养细胞肿瘤
E. 药流不全绒毛植入

158. 如该患者被诊断为妊娠滋养细胞肿瘤，其解剖学分期为
A. Ⅰ期　B. Ⅱ期
C. Ⅲ期　D. Ⅳ期
E. Ⅴ期

159. 该患者下一步治疗应为
A. 剖腹探查行子宫切除
B. 化疗
C. 腹腔镜探查取活检病理
D. 二次刮宫＋病理
E. 宫腔镜活检＋病理

（160～161 题共用题干）

女，24 岁。人工流产术 7 个月后一直阴道淋漓出血，胸痛 1 周，喷射性呕吐 1 天，尿妊娠试验阳性，B 超显示宫腔内未见胎囊但宫腔线不清，肌壁间局灶血流丰富。

160. 最可能的诊断是
A. 不全流产　B. 葡萄胎
C. 绒癌　D. 宫内残留
E. 侵蚀性葡萄胎

161. 下列哪项是不恰当的处理
A. 摄胸片
B. 做脑 CT
C. 立即清宫
D. 血 β－hCG 测定
E. 尽快化疗

（162～164 题共用题干）

女，35 岁。葡萄胎清宫 5 个月，尿妊娠试验阳性，右下肺多处棉球状阴影。

162. 本例最可能的诊断是
A. 宫外孕　B. 宫内妊娠
C. 绒毛膜癌　D. 再次葡萄胎
E. 侵蚀性葡萄胎

163. 本例应首选的辅助检查是
A. CT 检查
B. 血 hCG 测定
C. 腹部 X 线片
D. B 型超声检查
E. 再次查尿妊娠试验

164. 本例最恰当的治疗方法是
A. 单纯化疗　B. 单纯放疗

C. 手术+放疗　　D. 全子宫切除
E. 化疗为主，手术为辅

（165～166 题共用题干）

女，29 岁。停经 3 个月，阴道淋漓流血 2 个月，阴道前壁有核桃大紫蓝色结节，子宫软，如孕 4 个半月大小，尿妊娠试验（+）。

165. 此病例应考虑为
A. 侵蚀性葡萄胎
B. 双胎妊娠
C. 先兆流产
D. 葡萄胎
E. 妊娠合并子宫肌瘤

166. 关于侵蚀性葡萄胎的叙述，错误的是
A. 具有恶性行为
B. 早期表现为直接蔓延
C. 可发生血行播散
D. 可转移至肺
E. 镜下不会见到绒毛结构

三、共用备选答案单选题：以下提供若干组试题，每组试题共用试题前列出的五个备选答案，请为每道试题选择一个最佳答案。每个备选答案可能被选择一次、多次或不被选择。

（167～168 题共用备选答案）

A. 病变侵犯膀胱
B. 病变转移至直肠
C. 病变引起肾盂积水
D. 病变转移至宫旁组织及附件
E. 病变局限于子宫

167. 关于绒毛膜癌及侵蚀性葡萄胎临床分期，Ⅰ期

168. 关于绒毛膜癌及侵蚀性葡萄胎临床分期，ⅡA 期

（169～171 题共用备选答案）

A. 病变转移到肝脏
B. 病变转移至阴道
C. 肺内转移病灶总面积大于一侧肺的 1/2
D. 病变转移至卵巢
E. 病变局限于子宫颈

169. 关于绒毛膜癌及侵蚀性葡萄胎临床分期，ⅡB 期

170. 关于绒毛膜癌及侵蚀性葡萄胎临床分期，ⅢB 期

171. 关于绒毛膜癌及侵蚀性葡萄胎临床分期，Ⅳ期

（172～175 题共用备选答案）

A. 可见子宫壁内有大小不等的、深浅不一的水泡状组织，近浆膜层时，子宫表面可见紫蓝色结节
B. 侵入肌壁呈暗红色结节状，切面大量坏死出血，组织软脆极易出血，与周围组织分界清
C. 可见突向宫腔的息肉样组织，切面为黄色或白色，质软，可有灶状出血
D. 绒毛滋养细胞增生，间质高度水肿，形成大小不等的水泡
E. 子宫肌层内可见子宫内膜腺体呈分泌样，局灶增生显著

172. 侵蚀性葡萄胎

173. 绒癌

174. 胎盘部位滋养细胞肿瘤

175. 葡萄胎

（176～177 题共用备选答案）

A. 完全性葡萄胎
B. 部分性葡萄胎
C. PSTT
D. 子宫内膜癌
E. 宫颈癌

176. 15% 发生子宫局部侵犯的是

177. 为三倍体核型的是

四、案例分析题：为不定项选择题，试题

由一个病历和多个问题组成。每个问题有六个及以上备选答案，选对1个给1个得分点，选错1个扣1个得分点，直扣至得分为0。

（178～187题共用题干）

178. 女，24岁。停经3个月，少量阴道出血，时出时停，偶有下腹痛，妇科检查：宫颈着色，可见出血来自宫腔，子宫增大，宫底位于脐平以下，软，未闻及胎心。下一步首先应做的检查是

A. 心电图　　B. 血常规
C. B超　　D. 尿hCG
E. 胸透
F. CRP

179. B超检查图像应为

A. 液性暗区　　B. 实性肿物
C. 点状　　D. 落雪状
E. 分隔状　　F. 卵巢异常增大

180. 应与下列哪些疾病鉴别

A. 流产
B. 双胎妊娠
C. 羊水过多
D. 盆腔炎
E. 子宫肌瘤
F. 雄激素不敏感综合征

181. 一经确诊，应做的处理是

A. 保胎治疗
B. 抗炎治疗，观察
C. 缩宫素静脉滴注
D. 吸刮宫术
E. 切除子宫
F. 中药治疗

182. 1周后患者出院，出院医嘱中重要的一项是

A. 随访　　B. 禁性生活
C. 禁盆浴　　D. 抗炎治疗
E. 卧床休息　　F. 中药治疗

183. 随访内容应包括

A. hCG定量测定
B. 月经是否规律，有无异常阴道流血，有无咳嗽，咯血及其转移灶症状
C. 妇科检查
D. 间隔一定时间做B超
E. 必要时X线胸片
F. 基础体温测定

184. 葡萄胎随访期间应严格避孕几年

A. 1年　　B. 半年
C. 1年半　　D. 2年
E. 3年　　F. 5年

185. 本患者清宫二次后随访，9周后β-hCG仍高于正常，应诊断为

A. 绒癌
B. 人工流产不全
C. 胚胎残留
D. 侵蚀性葡萄胎
E. 异位妊娠
F. 多囊卵巢综合征

186. 应选择的治疗为

A. 全子宫切除术
B. 全子宫+双附件切除术
C. 三次清宫
D. 化疗
E. 抗炎治疗
F. 中药治疗

187. 患者同时出现咳嗽、咳痰症状，拍胸片提示肺区有类圆形阴影，应诊断为

A. 侵蚀性葡萄胎（Ⅰ期）
B. 绒癌（Ⅰ期）
C. 侵蚀性葡萄胎（Ⅱ期）
D. 绒癌（Ⅱ期）
E. 侵蚀性葡萄胎（Ⅲ期）

F. 绒癌（Ⅳ期）

参考答案与解析

1. C　2. E　3. E　4. C　5. B　6. C
7. D　8. A　9. C　10. A　11. E　12. C
13. A　14. C　15. D　16. D　17. D　18. E
19. A　20. D　21. E　22. B　23. A　24. C
25. E　26. B　27. E　28. A　29. A　30. D
31. E　32. D　33. C　34. D　35. A　36. E
37. D　38. E　39. C　40. D　41. B　42. D
43. C　44. B　45. D　46. E　47. A　48. B
49. C　50. D　51. D　52. C　53. B　54. B
55. E　56. C　57. D　58. B　59. A　60. A
61. E　62. C　63. D　64. A　65. A　66. E
67. A　68. C　69. A　70. B　71. E　72. A
73. E　74. D　75. A　76. B　77. B　78. E
79. E　80. A　81. D　82. C　83. B　84. D
85. E　86. B　87. C　88. B　89. D　90. E
91. C　92. D　93. C　94. E　95. A　96. C
97. D　98. B　99. D　100. A　101. C　102. E
103. A　104. B　105. C　106. B　107. A　108. D
109. C　110. D　111. C　112. B　113. D　114. C
115. A　116. A　117. D　118. E　119. A　120. C
121. A　122. A　123. B　124. C　125. C　126. A
127. A　128. D　129. D　130. C　131. E　132. E
133. C　134. D　135. D　136. C　137. E　138. B
139. A　140. B　141. E　142. D　143. C　144. C
145. C　146. B　147. D　148. E　149. D　150. D
151. C　152. B　153. C　154. A　155. A　156. C
157. A　158. B　159. B　160. C　161. C　162. E
163. B　164. E　165. A　166. E　167. E　168. D
169. B　170. C　171. A　172. A　173. B　174. C
175. D　176. A　177. B　178. C　179. D
180. ABC　181. D　182. A　183. ABCDE
184. A　185. D186. D　187. E

1. C。**解析：**绒毛膜癌治疗首选化疗，手术仅为辅助手段。

6. C。**解析：**根据“人工流产术后不规则阴道出血，宫底部结节内部回声杂乱”，应高度怀疑绒毛膜癌的可能。根据B超所见可排除宫外孕。患者先前曾行早孕人工流产（没有葡萄胎病史），所以不考虑侵蚀性葡萄胎。根据“2次刮宫术均未见妊娠残留组织”也可排除人工流产不全。

9. C。**解析：**胸痛和咯血提示存在肺转移病灶，常为侵蚀性葡萄胎和绒癌的临床表现。

10. A。**解析：**妊娠滋养细胞疾病是一组来源于胎盘绒毛滋养细胞的疾病，包括葡萄胎、侵蚀性葡萄胎、绒毛膜癌及胎盘部位滋养细胞肿瘤。这类疾病内在联系为：良性葡萄胎可发展为侵蚀性葡萄胎甚至绒癌，同时绒癌也可直接发生于葡萄胎、足月妊娠、流产或宫外孕后。

11. E。**解析：**胎盘部位滋养细胞肿瘤（PSTT）大体检查见肿瘤可为突向宫腔的息肉样组织，也可侵入子宫肌层或子宫外扩散，切面呈黄褐色或黄色。镜下见肿瘤几乎完全由中间型滋养细胞组成，无绒毛结构，呈单一或片状侵入子宫肌纤维之间，仅有灶性坏死和出血。免疫组化染色见部分肿瘤细胞hCG和人胎盘生乳素（hPL）阳性。

12. C。**解析：**由于葡萄胎子宫大而软、水泡组织多，常伴有宫内出血凝块，宜选用大号吸管吸引，减少吸管被阻塞的机会。先用大号，再用小号。

13. A。**解析：**由于滋养细胞肿瘤的生长特点之一是破坏血管，所以各转移部位症状的特点是局部出血。

14. C。**解析：**最常见转移部位是肺（80%），其次为阴道（30%），以及盆腔（20%）、肝（10%）和脑（10%）。葡萄胎清宫后术后每周1次直至hCG正常连续3次，以后每月1次持续至少6个月，此后每半年1次，共随访2年。

15. D。**解析**：对有较大盆腔动静脉瘘的患者行栓塞，有可能造成栓塞物质游走致肺栓塞，应该引起重视。

18. E。**解析**：绒癌镜下滋养细胞高度增生但不形成绒毛结构，并广泛侵入子宫肌层和破坏血管，造成出血坏死。肿瘤不含间质和自身血管，靠侵蚀母体血管而获得营养物质。

20. D。**解析**：完全性葡萄胎的核型多为46，XX。完全性葡萄胎不能发现胎儿及其附属物。完全性葡萄胎水泡状物占满整个宫腔，部分性葡萄胎，仅有部分绒毛变为水泡，经常合并胚胎或胎儿多已死亡，合并足月儿极少，且常伴发育迟缓或多发性畸形。完全性葡萄胎的患者大体检查水泡状物质大小不一，无固定形态是绒癌的特点。

21. E。**解析**：葡萄胎病因尚不清楚。可能与地域、种族、营养状况、社会经济因素、年龄、葡萄胎病史、内分泌失调、夫妻双方的遗传因素等有关。完全性葡萄胎染色体核型为二倍体，均来自父系。完全性葡萄胎偶尔可合并活胎妊娠。

22. B。**解析**：传统认为部分性葡萄胎的发生率低于完全性葡萄胎，但近年资料表明，部分性和完全性葡萄胎的比例基本接近甚至更高；迄今对部分性葡萄胎高危因素的了解较少，可能相关的因素有不规则月经和口服避孕药等，但与饮食因素及母亲年龄无关；部分性葡萄胎的染色体核型90%以上为三倍体，合并存在的胎儿也为三倍体；另外尚有极少数部分性葡萄胎的核型为四倍体，但其形成机制还不清楚。

23. A。**解析**：遗传因素是完全性葡萄胎的主要原因。完全性葡萄胎的染色体核型90%为46，XX，另有10%核型为46，XY。

24. C。**解析**：hCG血清浓度测定是重要辅助检查，常用测定方法酶联免疫吸附试验及放射免疫测定法。葡萄胎时测定的hCG血清浓度明显高于正常妊娠相应月份。但注意少数葡萄胎，尤其部分葡萄胎因绒毛退行性变，hCG升高不明显。

28. A。**解析**：侵蚀性葡萄胎大体检查可见子宫壁内有大小不等、深浅不一的水泡状组织，宫腔内可有原发病灶，也可无原发病灶。当侵蚀病灶接近子宫浆膜层时，子宫表面可见紫蓝色结节；进一步可穿透浆膜层或侵入阔韧带。镜下病理特点：进入肌层的水泡状组织中可见绒毛结构存在，滋养细胞高度增生和异型性，组织有出血坏死。但绒毛结构也可退化，仅见绒毛阴影。绝大多数绒癌原发灶位于子宫，侵入肌壁，也可突向宫腔和浆膜。呈暗红色结节状，切面大量坏死出血，癌组织软脆极易出血，与周围组织分界清。镜下观察为细胞滋养细胞和合体滋养细胞高度增生，不形成绒毛结构，明显异型，排列紊乱，破坏周围组织引起坏死出血。

29. A。**解析**：葡萄胎的确切病因尚不清楚。可能与种族、营养状况、社会经济因素、年龄（大于40岁或小于20岁发生率升高）、葡萄胎病史、内分泌失调、夫妻双方的遗传因素等有关。

30. D。**解析**：葡萄胎患者清宫后必须定期随访，以便尽早发现滋养细胞肿瘤并及时处理。随访应包括以下内容：①定期测定，葡萄胎清宫后每周一次，直至连续3次阴性，以后每个月一次共6个月，然后再每2个月一次共6个月，自第一次阴性后共计1年。②询问病史，包括月经状况，有无阴道流血、咳嗽、咯血等症状。③妇科检查，必要时可选择B型超声、X线胸片或CT检查等。

31. E。**解析**：B超检查是诊断葡萄胎的重要辅助检查方法。完全性葡萄胎的典型超声图像为子宫大于相应孕周，无妊娠囊或胎心搏动，宫腔内充满不均质密集状或短条状回声，呈“落雪状”，水泡较大时则呈“蜂窝状”。常可测到双侧或一侧卵巢囊肿。

32. D。**解析**：B超检查是诊断葡萄胎的重要辅助检查方法。完全性葡萄胎表现为子宫增大，宫腔充满弥漫分布的光点和小囊样回声区，无孕囊，或无胎体及胎心。

34. D。**解析**：侵蚀性葡萄胎是指葡萄胎侵入子宫肌层引起组织破坏，或转移至子宫以外部位，具有恶性肿瘤行为。多发生于葡萄胎术后6个月内，早期表现为局部直接蔓延，部分病例亦可经血行播散转移至肺及其他器官。

35. A。**解析**：绒癌对化疗敏感，治疗采用化疗为主，手术为辅。子宫颈癌、子宫内膜癌、卵巢转移癌、原发性卵巢癌采用手术为主，放疗、化疗相结合的方法。

36. E。**解析**：葡萄胎随访内容：①hCG定量测定，葡萄胎清宫后每周一次，直至连续3次阴性。以后每个月一次共6个月，然后再每2个月一次，共6个月，自第一次阴性后共计1年。②询问病史，包括月经情况，有无阴道流血、咳嗽、咯血等症状。③妇科检查，必要时可选择B型超声、X线胸片或CT检查。妊娠滋养细胞肿瘤60%继发于葡萄胎。体温双相说明有排卵，不能说明恶变的意义。葡萄胎排空后，血清hCG稳定下降，首次降至正常的平均时间大约为9周，最长不超过14周。葡萄胎排空后持续阳性，恶变率较高。

38. E。**解析**：葡萄胎的临床表现主要包括：①停经后阴道流血。②子宫异常增大、变软。③妊娠呕吐。④子痫前期征象。⑤卵巢黄素化囊肿。⑥腹痛。⑦甲状腺功能亢进征象。

71. E。**解析**：葡萄胎随访中hCG降至一定水平后又重新上升，提示恶变的可能性大。

73. E。**解析**：侵蚀性葡萄胎的诊断依据是是否侵入子宫肌层。

82. C。**解析**：出现时间较正常妊娠早，可在20周出现高血压、蛋白尿和水肿，且症状严重，易发展子痫前期，但子痫罕见。

89. D。**解析**：葡萄胎清宫术中出血不多，不需要应用缩宫素，如需使用缩宫素应在充分扩张宫颈和开始吸宫后开始使用，防止缩宫素可能把滋养细胞压入子宫壁血窦，导致肺栓塞和转移。

90. E。**解析**：葡萄胎患者清宫后必须定期随访，以便尽早发现滋养细胞肿瘤并及时处理。

92. D。**解析**：根据“胸片见两肺中下部有多处散在棉絮团影”可基本排除吸宫不全、葡萄胎和流产先兆。再根据患者既往无葡萄胎病史，可进一步判断本例最可能的疾病是绒毛膜癌。继发于葡萄胎的绒癌绝大多数在1年以上发病，而继发于流产和足月产的绒癌约50%在1年内发病，阴道流血是其最主要症状，并有hCG升高，早期转移常见于肺部，表现为胸痛、咳嗽、咯血及呼吸困难，靠X线或CT可作出诊断。

93. C。**解析**：葡萄胎流产后1年以上发病者，临床可诊断为绒癌，半年至1年发病者，则侵蚀性葡萄胎和绒癌都有可能。本题中的患者有葡萄胎流产后1年以上的病史和阴道不规则流血的症状，尿液hCG检查阳性，X线胸片显示出肺转移，妇科超声检查显示子宫肌层内边界不清的不均质回声区域，血液丰富，表明有滋养细胞肿瘤子宫内病灶，故可判断为绒癌。

95. A。**解析**：阴道排出水泡样胎块是葡萄胎重要的确诊依据。

96. C。**解析**：葡萄胎组织侵入子宫肌层或转移至子宫以外其他器官者，即为侵蚀性葡萄胎，多在葡萄胎清除后6个月内发生，化疗一般都能治愈，病变在子宫、化疗无效者可切除子宫。侵蚀性葡萄胎预后较好，但可死于脑转移、肺栓塞或发展为绒毛膜癌。病理据其大体观及镜下观的特点可分为三型：Ⅰ型肉眼见大小不等的水泡，外观良性葡萄胎，但已侵犯子宫肌层及血管；Ⅱ型肉眼见少量或中等量水泡，组织出血坏死，滋养细胞中度增生伴部分分化不良；Ⅲ型肉眼观组织呈血块及坏死组织，仔细检查可见其中有少许水泡，镜下见滋养细胞高度增生伴分化不良，此型常发展为绒癌，预后较差。

97. D。**解析**：葡萄胎病因尚不清楚。可能与地域、种族、营养状况、社会经济因素、年龄（大于40岁或小于20岁发生率升高）、葡萄胎病史、内分泌失调、夫妻双方的遗传因素等有关。完全性葡萄胎染色体核型为二倍体，均来自父系，常见核型90%为46，XX，10%核型为46，XY。部分性葡萄胎核型90%为69，XXX；69，XXY；69，XYY的三倍体，其中一套多余的来自父系。

98. B。**解析**：绒癌与侵蚀性葡萄胎的主要区别：后者只能继发于葡萄胎，组织学检查有绒毛结构；绒癌除发生于葡萄胎排出后，也继发于流产、足月产、异位妊娠之后，组织学检查无绒毛结构。

99. D。**解析**：绒毛膜癌脑转移预后凶险，为主要死亡原因。

100. A。**解析**：妊娠后胎盘绒毛滋养细胞增生、间质水肿而形成大小不一的水泡，水泡间借蒂相连成串，形如葡萄而得名，亦称水泡样胎块。分类：完全性葡萄胎为水泡状胎块充满整个宫腔、不完全性葡萄胎为水泡+胎儿遗迹。

101. C。**解析**：葡萄胎时，子宫一般是大于停经月份的，但也有患者的子宫大小与停经月份相符或小于停经月份，其原因可能与水泡退行性变、停止发展有关。

102. E。**解析**：侵袭性葡萄胎有绒毛结构，绒癌无绒毛结构。

104. B。**解析**：侵蚀性葡萄胎为葡萄胎组织侵入子宫肌层引起组织破坏，或并发子宫外转移者。具有恶性行为，但恶性程度一般不高，多数仅局部侵犯，预后好。

106. B。**解析**：葡萄胎随访重要指标是hCG定量测定，葡萄胎排空后12周hCG恢复正常，预后较好。

134. D。**解析**：hCG定量测定对葡萄胎进行随访有重要意义：①葡萄胎清宫后每周1次行β－hCG定量测定，直至降到正常水平。随后3个月内仍每周测定1次，以后每2周1次持续3个月，再每个月1次持续至少半年。如第2年未妊娠，可每半年1次，共随访2年。②每次随访应注意有无异常阴道流血，咳嗽、咯血及其他转移灶症状，并做妇科检查、B型超声检查，胸部X线片等。③葡萄胎排空后必须严格避孕1年，首选避孕套，也可选择口服避孕药。

136. C。**解析**：葡萄胎确诊后应及时清宫，多采用吸刮术，由有经验医生完成。术前应注意全身检查，作好各种准备应急工作，术中注意出血及子宫穿孔，子宫小于12周可以一次刮净，子宫大于12周或术中一次刮净有困难时，可在1周后作第二次刮宫，刮出物必须送组织学检查，注意选择近宫壁部位新鲜无坏死组织送检。为减少出血和预防子宫穿孔，可使用缩宫素，但注意应用时机。

137. E。**解析**：在颅内压较高尚未得到缓解时，鞘内注射MTX加剧颅内压升高，有发生脑疝的风险。

138. B。**解析：**B超检查发现子宫肌层呈蜂窝样改变，为子宫肌壁内受到葡萄胎侵蚀、出血的转移灶声像。

139. A。**解析：**葡萄胎清宫后术后每周一次直至β－hCG正常连续3次，以后每月一次持续至少6个月，此后每半年一次，共随访2年。

140. B。**解析：**侵蚀性葡萄胎是指葡萄胎侵入子宫肌层引起组织破坏，或转移至子宫以外部位，具有恶性肿瘤行为。多发生于葡萄胎术后6个月内，早期表现为局部直接蔓延，部分病例亦可经血行播散转移至肺及其他器官。

144. C。**解析：**患者>40岁，先行妊娠为足月产、病程7～12个月，血hCG12万U/L（$>10^5$U/L），WHO预后评分>8分，故考虑为高危组。

145. C。**解析：**国内多使用北京协和医院分期，肺转移单个病灶<3cm为ⅢA期。

147. D。**解析：**滋养细胞肿瘤阴道转移灶极易出血，应避免单纯为明确诊断而行活检。大多数阴道病灶可通过全身化疗消失，无需特殊处理。

148. E。**解析：**根据题干信息，患者可能的诊断是绒毛膜癌。根据胸片所见可基本排除异位妊娠、不全流产和月经失调。结合患者此前没有葡萄胎的病史，也不可能是侵袭性葡萄胎。

149. D。**解析：**对于绒毛膜癌，治疗原则为以化疗为主，手术和放疗为辅。

151. C。**解析：**转移到阴道的恶性滋养细胞肿瘤为ⅡB期。

153. C。**解析：**患者有停经史、阴道不规则流血、尿妊娠试验阳性，B超检查宫腔内呈现“落雪状”图像，无妊娠囊和胎儿，双附件囊性包块为卵巢黄素化囊肿，目前尚未发现转移，故为葡萄胎。

154. A。**解析：**葡萄胎的诊断一经确定后，应立即给予清除。

155. A。**解析：**葡萄胎术后首选避孕方法为阴茎套，避孕药可影响患者体内激素水平，宫内节育器可导致阴道出血，安全期避孕的效果不佳。

156. C。**解析：**患者有药物流产史，阴道不规则流血，妇科检查见异常包块，应行B超检查和血β－hCG检查。

157. A。**解析：**葡萄胎清宫后9周以上，或流产、足月产、异位妊娠后4周以上，血β－hCG持续高水平，或一度下降后又升高，排除妊娠残留或再次妊娠，结合临床表现可诊断为妊娠滋养细胞肿瘤。但胎盘部位滋养细胞肿瘤和上皮样细胞肿瘤患者的血β－hCG多阴性或轻度升高。该患者有药物流产史，且见到妊娠囊排出，可排除侵蚀性葡萄胎。最可能诊断为绒毛膜癌。

158. B。**解析：**“子宫左侧可触及一包块约5cm×4cm×6cm，活动不良，与子宫分不开，”可认为是病变扩散到了阔韧带内，属于Ⅱ期。

160. C。**解析：**绒癌继发于葡萄胎、流产、正常妊娠之后，主要经血行传播转移，最常见的是肺，其他依次为脑、肝、肾。

161. C。**解析：**绒癌的治疗以化疗为主，手术为辅；禁止清宫。

176～177. A、B。**解析：**完全性葡萄胎发生子宫局部侵犯和（或）远处转移的概率约为15%和4%。部分性葡萄胎的核型90%以上是三倍体。

第十九章　月经失调

一、单选题：以下每道试题有五个备选答案，请选择一个最佳答案。

1. 育龄女性最常见的内分泌紊乱性疾病是
   A. 围绝经期综合征
   B. 多囊卵巢综合征
   C. 闭经
   D. 无排卵性功血
   E. 排卵性功血

2. 关于功血大出血患者给予性激素药物止血的原则：6 小时内见效，24～48 小时内出血基本停止，若几小时仍不止血，应考虑器质性病变存在
   A. 60 小时　　B. 48 小时
   C. 72 小时　　D. 96 小时
   E. 120 小时

3. 以下哪项不是更年期功血的特点
   A. 围绝经前期妇女的卵巢功能逐渐衰退
   B. 围绝经前期妇女的卵泡近于耗尽
   C. 卵泡对垂体促性腺激素的反应性低下
   D. 雌激素分泌量锐减
   E. 下丘脑性周期调节中枢不成熟

4. 对于性激素水平测定，说法不恰当的是
   A. FSH、LH、E_2 均低水平，为下丘脑垂体性闭经
   B. FSH、LH 正常水平，E_2 异常升高，可能为卵巢功能性肿瘤
   C. FSH、LH 升高，E_2 低，为卵巢性闭经
   D. 21 岁，不规则出血 10 余天，无孕酮低水平，为无排卵性功血
   E. 经期第 3 天测 FSH > 10IU/L，提示卵巢储备功能降低

5. 更年期功血治疗首选
   A. 大剂量雌激素
   B. 分段诊刮术
   C. 足量止血药
   D. 人工合成孕激素
   E. 中药

6. 功血时用性激素止血，下列哪项恰当
   A. 雌激素可用于黄体萎缩不全
   B. 更年期止血需用雌激素
   C. 内膜增生过长可采用孕激素
   D. 无排卵性功血萎缩型内膜不可用雌激素
   E. 无排卵性功血可用氯米芬（克罗米芬）止血

7. 对于功能失调性子宫出血恰当的是
   A. 功能失调性子宫出血是由于下丘脑－垂体－卵巢轴的器质性病变引起的子宫出血
   B. 功能失调性子宫出血是由于贫血、营养不良及代谢紊乱而引起的子宫出血
   C. 功能失调性子宫出血原因是促性腺激素或卵巢激素在释放或调节方面的暂时性变化
   D. 功能失调性子宫出血是由子宫内膜病变引起的子宫出血，全身其他器官没有器质性病变
   E. 功能失调性子宫出血是由于下丘脑－垂体－卵巢轴的病变引起的子宫出血

8. 女，15 岁。月经频发，经期 8～10 天，此次月经淋漓 10 余天，量多，血常规 Hb 60g/L，B 超未见优势卵泡，采取何种措施止血

A. 黄体酮 20mg，im、qd×7 天
B. 氯米酚促排卵
C. 雌激素递减止血法，复查血常规，后期加孕激素撤退
D. 氨甲环酸等止血药物
E. 诊刮止血

9. 下面哪项不是无排卵性功血的特点
A. 好发于更年期和青春期
B. 内膜病理示分泌不良
C. 基础体温单相
D. 阴道涂片示中、高度雌激素影响
E. 内分泌测定示 FSH 持续低水平，LH 无高峰形成，雌激素水平不稳定，无孕激素

10. 对于孕激素试验哪种说法是不恰当的
A. 孕激素试验阴性说明体内雌激素水平较低
B. 孕激素试验阳性可排除子宫性闭经
C. 方法为肌注黄体酮 20mg，每天 1 次，连续 5 天，停药观察阴道流血情况
D. 孕激素试验阳性说明体内有一定雌激素水平
E. 孕激素试验阴性为子宫性闭经

11. 对于功能性出血的手术治疗不恰当的是
A. 子宫切除术可以用于治疗功血
B. 病理诊断为子宫内膜不典型增生时，可行子宫内膜去除术
C. 青春期功血禁止刮宫
D. 分段诊刮的目的是止血，排除宫腔内器质性病变
E. 更年期功血激素治疗前应常规刮宫

12. 对于围绝经期恰当的是
A. 绝经以后妇女就进入老年期
B. 绝经之前为绝经前期
C. 任一卵巢切除可导致人工绝经
D. 绝经是月经停止
E. 绝经期一系列性激素减少所致的症状称为围绝经期综合征

13. 女，25 岁。闭经、泌乳，X 线检查蝶鞍稍增大。内分泌激素测定，以下哪项值异常增高对诊断有意义
A. PRL　　B. LH
C. FSH　　D. 雄激素
E. hCG

14. 45 岁以上女性诊断功能失调性子宫出血的首选方法是
A. 超声检查
B. 分段诊断性刮宫
C. 基础体温测定
D. 性激素测定
E. 宫腔镜检查

15. hCG 应用于排卵性月经失调的治疗，是由于
A. hCG 有类似黄体生成素的作用，可以促进及支持黄体
B. hCG 能使卵泡成熟并分泌雌激素
C. 与雌激素竞争受体，解除雌激素的负反馈作用
D. 加强卵泡发育，诱导排卵
E. 抑制泌乳素的水平，调节垂体促性腺激素的分泌

16. 多囊卵巢综合征患者下列哪种肿瘤发生率可能会增加
A. 卵巢癌　　B. 子宫内膜癌
C. 宫颈癌　　D. 绒毛膜癌
E. 外阴癌

17. 女，16 岁。14 岁初潮，月经来潮第 1 天即感下腹疼痛，持续 2～3 天缓解，伴恶心、呕吐。肛诊检查：子宫正常大小，双侧附件无异常。应诊断为
A. 青春期功能失调性子宫出血

B. 慢性盆腔炎
C. 子宫腺肌症
D. 原发性痛经
E. 继发性痛经

18. 排卵性月经失调中，子宫内膜不规则脱落的原因是
A. 黄体萎缩不全
B. 黄体发育不全
C. 卵泡发育不全
D. 子宫内膜持续受雌激素影响
E. 子宫内膜持续受雄激素影响

19. 不需要与有排卵性功能失调性子宫出血鉴别的疾病是
A. 甲状腺亢进　B. 流产
C. 宫外孕　D. 子宫肌炎
E. 肾炎

20. 下列哪项疾病不会出现高雄激素血症
A. 肾上腺皮质增生症
B. Krukenberg 瘤
C. 卵巢门细胞瘤
D. 卵巢支持－间质细胞瘤
E. 多囊卵巢综合征

21. 关于排卵性月经失调发病机制的描述，错误的是
A. 黄体过早衰退
B. 可并发催乳激素水平增高
C. 黄体发育良好，但萎缩过程延长
D. LH 不足使黄体发育不全，孕激素分泌减少
E. FSH 缺乏使卵泡发育缓慢，雌激素减少，黄体无法形成

22. 下列哪种药物可用来治疗原发性痛经
A. 氟西汀　B. 氯丙咪嗪
C. 氟哌酸　D. 帕罗西汀
E. 氟芬那酸

23. 黄体功能不足的发病机制不包括
A. 卵巢功能衰退
B. 卵泡期 FSH 缺乏
C. 卵泡期雌激素分泌减少
D. LH 分泌不足
E. 卵泡期颗粒细胞 LH 受体缺陷

24. 肥胖生殖无能综合征的闭经属于
A. 继发性闭经　B. 子宫性闭经
C. 卵巢性闭经　D. 垂体性闭经
E. 下丘脑性闭经

25. 围绝经期功能失调性子宫出血首诊，止血时治疗首选
A. 分段诊刮术
B. 大剂量雌激素
C. 口服避孕药
D. 假孕疗法
E. 电凝或激光子宫内膜去除术

26. 闭经诊断步骤中垂体兴奋试验注射 LHRH 后 1 小时 LH 较前提高 4 倍，表示
A. 垂体功能正常，病变在下丘脑
B. 病变在垂体
C. 病变在卵巢
D. 进一步做孕激素试验
E. 进一步做雌孕激素续贯试验

27. 经前期综合征多见于
A. 生育年龄　B. 绝经期
C. 更年期　D. 初次来潮前
E. 绝经期后

28. 关于多囊卵巢综合征病理错误的表述是
A. 双侧卵巢增大
B. 卵巢表面光滑
C. 包膜下有多个直径 < 5cm 的囊性卵泡
D. 为无排卵性内膜
E. 可见白膜增厚硬化

29. 下列描述不属于功能失调性子宫出血的是
A. 子宫内膜单纯型增生
B. 子宫内膜不规则脱落
C. 腺体分泌不良性子宫内膜
D. 不典型增生
E. 萎缩型子宫内膜

30. 不属于无排卵功能失调性子宫出血病理变化的是
A. 子宫内膜单纯型增生
B. 萎缩型子宫内膜
C. 子宫内膜不规则脱落
D. 子宫内膜复杂型增生
E. 增生期子宫内膜

31. 青春期无排卵性功能失调性子宫出血的病因为
A. 对雌激素正反馈调节尚未成熟
B. 对雌激素负反馈调节尚未成熟
C. 卵泡分泌雌激素不足
D. 排卵前 FSH 峰无法形成
E. 卵泡对垂体激素反应不足

32. 关于痛经错误的表述是
A. 诊断原发性痛经前必须除外可引起痛经的妇科器质性病变
B. 原发性痛经有盆腔炎病史
C. 原发性指无器质性病变的痛经
D. 腹腔镜检查是最有价值的辅助诊断方法
E. 子宫内膜异位症及腺肌症常有继发性渐进性痛经

33. 对于痛经恰当的说法是
A. 痛经主要由于外界因素影响
B. 无排卵性月经常常发生痛经
C. 初潮即开始的痛经为原发性痛经
D. 原发性痛经的发生主要与月经时子宫内膜合成和释放前列腺素增加有关
E. 月经期及其前后出现的下腹不适为痛经

34. 下列关于高催乳素血症的描述，不正确的是
A. 与血催乳激素降低有关
B. 促甲状腺激素释放减少，刺激垂体催乳素分泌
C. 特发性高催乳激素血症血催乳激素常在 2.73～4.55nmol/L
D. 与下丘脑疾病有关
E. 与垂体病变有关

35. 特发性高催乳激素血症血催乳激素常在
A. 2.73～4.55nmol/L
B. 3.73～4.55nmol/L
C. 4.73～5.55nmol/L
D. 5.73～6.55nmol/L
E. 6.73～7.55nmol/L

36. 长期精神压抑所致的闭经属于
A. 子宫性闭经
B. 卵巢性闭经
C. 下丘脑性闭经
D. 垂体性闭经
E. 原发性闭经

37. 对 20 岁原发闭经高促性腺激素血症的患者，首先应检查的项目为
A. 阴道脱落细胞学检查
B. 输卵管通畅试验
C. 子宫内膜活检
D. 染色体检查
E. 基础体温测定

38. 生长激素腺瘤导致的闭经属于
A. 子宫性闭经
B. 卵巢性闭经
C. 肾上腺性闭经
D. 垂体性闭经
E. 下丘脑性闭经

39. 黄体萎缩不全所致的功能失调性子宫出血，哪项是错误的
A. 基础体温双相，但不典型，体温下降延迟
B. 于月经第 5 天刮宫，见有分泌反应
C. 生育年龄妇女居多
D. 月经周期正常而经期延长
E. 阴道脱落细胞检查可以确诊

40. 围绝经期综合征的临床表现不包括
A. 月经紊乱
B. 乳房胀痛
C. 潮热
D. 激动易怒
E. 阴道黏膜变薄

41. 围绝经期无排卵性功能失调性子宫出血的病因为
A. 卵泡分泌雌激素不足
B. 卵泡对垂体激素反应不足
C. 排卵前 FSH 峰无法形成
D. 对 LH 正反馈缺陷
E. 对 FSH 负反馈不敏感

42. 关于经前期综合征的主要临床表现不正确的是
A. 易怒 B. 抑郁
C. 腹部胀满 D. 四肢水肿
E. 食欲减退

43. 多囊卵巢综合征患者的子宫内膜不会出现类型
A. 增生期子宫内膜
B. 分泌期子宫内膜
C. 子宫内膜单纯性增生
D. 子宫内膜复杂性增生
E. 子宫内膜不典型增生及子宫内膜癌

44. 下列哪项不是多囊卵巢综合征的诊断标准
A. 卵巢呈多囊样改变
B. 多毛、痤疮等高雄激素血症的临床表现
C. 持续无排卵或偶发排卵
D. 高雄激素血症
E. 高胰岛素血症

45. 下列哪一项不是多囊卵巢综合征的临床表现
A. 双侧卵巢囊肿 B. 肥胖
C. 闭经 D. 多毛
E. 不孕

46. 无排卵性功能失调性子宫出血的临床表现不包括
A. 月经周期紊乱
B. 出血期下腹部疼痛
C. 出血量时多时少
D. 停经后较多量阴道流血
E. 经期长短不一

47. 怀疑为无排卵性功能失调性子宫出血，理想的取内膜活组织检查的时间应为
A. 月经来潮 6 小时内
B. 月经干净后 3 天
C. 月经周期中间
D. 月经第 5 天
E. 月经第 1 天

48. 关于原发性痛经，以下哪项不正确
A. 子宫内膜 PG 浓度越高，痛经越严重
B. 口服避孕药对原发性痛经疗效达 90% 以上
C. 无排卵性子宫内膜所含 PG 浓度较低，一般不发生痛经
D. 精神神经因素可加重痛经
E. B 超是最有价值的辅助诊断方法

49. 高催乳激素血症最常见的原因是
A. 颅咽管瘤
B. 神经胶质瘤

C. 下丘脑炎症
D. 垂体催乳素瘤
E. 特发性高催乳激素血症

50. Sheehan 综合征最常见的原因是
A. 胎盘早期剥离
B. 输卵管妊娠
C. 前置胎盘
D. 产后失血性休克
E. 不全流产大出血

51. 最常见闭经类型为
A. 子宫性闭经 B. 卵巢性闭经
C. 垂体性闭经 D. 下丘脑性闭经
E. 原发性闭经

52. 宫腔放射治疗后导致的闭经属于
A. 卵巢性闭经 B. 子宫性闭经
C. 肾上腺性闭经 D. 垂体性闭经
E. 下丘脑性闭经

53. 足以诊断子宫性闭经的检查指标是
A. 雌激素试验阳性
B. 孕激素试验阳性
C. 垂体兴奋试验阴性
D. 雌孕激素序贯试验阴性
E. 孕激素试验阴性

54. 女，50 岁。月经周期尚正常，经量增多及经期延长，此次月经量多且持续 12 天，妇科检查子宫稍大稍软。本例有效的止血措施选择
A. 静脉注射立止血（或氨基己酸）
B. 肌注三合激素
C. 口服大剂量雌激素
D. 口服大量安宫黄体酮
E. 行刮宫术

55. 女，43 岁。近期头痛、失眠、月经不调，其治疗方法不包括
A. 刮宫
B. 谷维素
C. 大量雌激素止血
D. 大量孕激素止血
E. 补充维生素 D

56. 女，40 岁。月经周期 26 ~ 32 天，经期 3 ~ 7 天，经量不多，周期正常，自月经 14 天出现头痛、乳房胀痛、腹部胀满、体重增加，伴易怒、焦虑抑郁、思想不集中，甚至有自杀意图。此患者最可能的诊断是
A. 围绝经期综合征
B. 痛经
C. 经前期综合征
D. 子宫肌瘤
E. 精神分裂症

57. 女，25 岁。未婚，初潮 14 岁。近 3 年月经周期延长，内分泌激素检查结果：LH/FSH > 3。初步诊断应为
A. 卵巢早衰
B. 垂体功能低下
C. 闭经
D. 多囊卵巢综合征
E. 功能失调性子宫出血

58. 女，25 岁。原发不孕，月经周期不规则，妇科检查正常，基础体温呈单相。诊断为
A. 黄体功能不足
B. 无排卵性功能失调性子宫出血
C. 子宫内膜不规则脱落
D. 有排卵性功能失调性子宫出血
E. 排卵性功能失调性子宫出血，月经过多

59. 女，45 岁。停经 42 天开始阴道流血持续 2 周，基础体温单相。首选的措施是
A. 大量孕激素止血
B. 大量雌激素止血
C. 诊刮 + 病理

D. 止血敏
E. 促排卵

60. 女，14 岁。12 岁月经初潮。月经周期紊乱，经期长短不一已有 1 年。肛门检查：子宫发育正常，双侧附件（－）。最可能的诊断是
A. 黄体萎缩不全
B. 无排卵性功能失调性子宫出血
C. 子宫黏膜下肌瘤
D. 黄体功能不全
E. 子宫内膜息肉

61. 女，20 岁。14 岁初潮，经量少，周期 3～6 个月一次，末次月经于 8 个月前。明显消瘦，不食肉，每天进主食 2 两及少量蔬菜。检查：消瘦，乳房发育不良，阴毛稀少，外阴未婚型，子宫稍小，双附件正常。本例首选的处理措施为
A. 激素周期治疗
B. 供给足够营养
C. 纠正全身健康状况
D. 补充多种维生素
E. hCG 诱发排卵

62. 多囊卵巢综合征患者进行诊断性刮宫辅助诊断，应选择何时进行
A. 月经干净 5～6 天
B. 月经干净 3～7 天
C. 月经周期中间
D. 月经前数天至月经来潮 6 小时内
E. 月经周期任何时间

63. 女，35 岁。继发闭经 1 年，雌激素试验（＋），FSH、LH 值均 < 5U/L，多次重复垂体兴奋试验无反应。闭经的原因在
A. 丘脑下部　B. 卵巢
C. 垂体前叶　D. 子宫
E. 垂体后叶

64. 女，36 岁。已婚，闭经 8 个月。查子宫稍小。肌内注射黄体酮 20mg 连用 3 天，未见撤药性流血，再给予己烯雌酚 1mg 连服 20 天，后 3 天加用甲羟黄体酮 10mg，出现撤药性流血。本例应诊断为
A. 子宫性闭经　B. Ⅰ度闭经
C. Ⅱ度闭经　D. 垂体性闭经
E. 下丘脑性闭经

65. 女，28 岁。G_1P_1，月经周期正常，因经期延长、出血量多就诊，测基础体温双相，但下降缓慢，妇科检查未见异常，子宫及双附件 B 超未见异常。于其月经第 6 天行诊断性刮宫。此时子宫内膜改变最可能是
A. 增殖期
B. 分泌期
C. 分泌期分泌功能不足
D. 混合型子宫内膜
E. 呈蜕膜样改变

66. 无排卵性功能失调性子宫出血常见于
A. 不孕患者
B. 流产后
C. 育龄期
D. 青春期及更年期
E. 产后

67. 闭经分类不包括
A. 阴道性闭经　B. 子宫性闭经
C. 卵巢性闭经　D. 垂体性闭经
E. 下丘脑性闭经

68. 功能失调性子宫出血最常见于
A. 服短效避孕药后
B. 人工流产术后
C. 急性子宫内膜炎
D. 颗粒细胞瘤
E. 卵巢性激素对下丘脑、垂体失去正常反馈作用

69. 无排卵功能失调性子宫出血体内不会出现的激素是
A. 卵泡刺激素
B. 孕激素
C. 雌激素
D. 雄激素
E. 促甲状腺激素释放激素

70. 关于痛经不正确的叙述是
A. 伴腰酸或其他不适
B. 经前后或月经期出现
C. 妇科检查有异常发现
D. 有下腹疼痛、坠胀
E. 程度较重以致影响生活和工作

71. 排卵性功能失调性子宫出血可分为
A. 青春期功能失调性子宫出血和更年期功能失调性子宫出血
B. 黄体功能不足和子宫内膜不规则脱落
C. 功能性功能失调性子宫出血和无功能性功能失调性子宫出血
D. 单纯性功能失调性子宫出血和复合性功能失调性子宫出血
E. 黄体萎缩不全和子宫内膜不规则脱落

72. 下列哪项属于有排卵功能失调性子宫出血
A. 子宫内膜不规则脱落
B. 生理性有排卵功能失调性子宫出血
C. 垂体性有排卵功能失调性子宫出血
D. 卵巢性有排卵功能失调性子宫出血
E. 继发性有排卵功能失调性子宫出血

73. 关于围绝经期综合征不正确的叙述是
A. 绝经过渡期至绝经后 1 年的一段时间
B. 围绝经期的出现与内分泌变化有关
C. 由于性激素减少导致
D. 躯体和精神心理症状
E. 不需要治疗

74. 围绝经期综合征是指
A. 妇女绝经前后出现性激素波动或减少导致的一系列躯体及精神心理症状
B. 妇女绝经前后出现性激素波动导致的一系列心理症状
C. 妇女绝经前后出现性激素减少导致的一系列躯体及精神心理症状
D. 妇女绝经前后出现的由于卵巢功能逐渐衰竭所致的躯体症状
E. 妇女绝经前后出现的月经紊乱、血管舒缩功能不稳定等躯体症状

75. 围绝经期指出现与绝经有关的内分泌、生物学和临床特征起至最后一次月经后
A. 1 年
B. 2 年
C. 3 年
D. 4 年
E. 5 年

76. 女，19 岁。14 岁初潮，主诉经期腹痛剧烈，需服布洛芬止痛，月经周期规律 5/28 ~ 30 天，基础体温呈双相型曲线。肛查除子宫稍小外余未见异常。最可能的诊断是
A. 原发性痛经
B. 子宫腺肌病
C. 子宫肌瘤
D. 子宫内膜炎
E. 子宫内膜异位症

77. Asherman 综合征是指
A. 染色体异常
B. 垂体功能低下
C. 闭经溢乳综合征
D. 宫腔粘连所导致的闭经
E. 先天性子宫缺如

78. 关于原发性痛经正确的是
A. 原发性痛经是指由盆腔器质性病变引起的
B. 发病时间一般在生育年龄
C. 一般治疗并辅以药物治疗

D. 诊断主要是根据血中 PGF 的含量来决定
E. 妇科检查可触到包块

79. 关于低促性腺激素性闭经，以下哪项不正确
A. 一般卵巢分泌雌激素不受影响
B. 雌、孕激素的周期疗法一般以 6 个周期为一疗程
C. 雌、孕激素周期疗法可纠正合并的高雄激素血症
D. 先行人工周期，再用氯米芬促排卵效果好
E. 氯米芬可以调整 FSH 与 LH 的比例

80. 关于 PCOS，以下哪项正确
A. 以常染色体隐性和 X 连锁隐性等遗传
B. 与宫内因素无关，主要与青春期营养因素有关
C. 胰岛素抵抗是青春期雄激素增多的表现
D. 体内雄激素过高主要来源于肾上腺
E. 雄激素在外周脂肪组织芳香化为雌酮增高

81. 青春期无排卵性功能失调性子宫出血患者，重度贫血，适宜的止血方法是
A. 肌注黄体酮
B. 口服小剂量己烯雌酚
C. 肌注苯甲酸雌二醇
D. 肌注丙酸睾酮
E. 静脉滴注缩宫素

82. 闭经诊断步骤中孕激素试验阳性表示
A. 应进一步进行雌激素试验
B. 子宫内膜受一定程度的雌激素影响
C. 甲羟孕酮 250mg 每天，5 天后有撤退性出血
D. 闭经原因在子宫内膜
E. 卵巢无性激素分泌

83. 下列哪种药物可引起药物性卵巢切除而导致暂时性闭经
A. 达那唑
B. 孕三烯酮
C. GnRH－a
D. 溴隐亭
E. 甲羟孕酮

84. 女，40 岁。闭经 2 年余，考虑为子宫性闭经，必需的辅助检查方法是
A. 静注 LHRH 100μg
B. 测血中 FSH 及 LH 值
C. 行阴道脱落细胞检查
D. 肌注黄体酮 20mg 连用 3～5 天
E. 口服妊马雌酮 1.25mg20 天，后 10 天加服甲羟孕酮 6mg

85. 女，30 岁。既往月经规律，月经量正常，无痛经，宫腔镜下子宫纵隔电切术后出现闭经 2 年，内分泌检查 FSH 5.5IU/L，LH 4.8IU/L，E_2 42ng/L。闭经的原因可能是
A. PCOS
B. 卵巢早衰
C. 宫颈管粘连
D. 高催乳素血症
E. Asherman 综合征

86. 女，36 岁。既往月经规律 5/28～30 天。近 1 年月经稀发 5 天/2～4 个月，挤压乳房有白色液体流出。最可能的诊断是
A. 原发性闭经
B. 高催乳激素血症
C. 多囊卵巢综合征
D. 乳腺癌
E. 早孕

87. 初中生，14 岁。月经初潮 1 年，现停经 2 个月，阴道流血 22 天，无腹痛，血常规正常，B 超检查：子宫附件无异常。最可能的诊断是
A. 血液系统疾病

B. 子宫肌瘤
C. 凝血功能障碍
D. 青春期功能失调性子宫出血
E. 卵巢早衰

88. 女，15 岁。至今未来月经。近半年来出现周期性下腹疼痛，今晨在下腹正中扪及一鸡蛋大小肿块来就诊。查体：发育中等，第二性征发育良好。下一步为该患者采取的诊疗措施中不需要的是
A. 腹部 B 超检查
B. 血 hCG 测定
C. 妇科检查
D. 手术切开闭锁部位，引流经血
E. 向患者解释闭经的原因

89. 女，25 岁。结婚 4 年未孕，继发性闭经 8 个月就诊。检查子宫稍小。每天肌内注射黄体酮注射液，持续 5 天，停药后不见阴道流血。行雌孕激素序贯试验出现阴道流血。放射免疫法测定 FSH 值正常。本例应诊断为
A. 下丘脑性闭经 B. 垂体性闭经
C. 肾上腺性闭经 D. 卵巢性闭经
E. 子宫性闭经

90. 关于绝经下列说法哪项是正确的
A. 手术绝经者更年期症状更重
B. 人工绝经指手术切除子宫
C. 45 岁以前绝经为卵巢早衰
D. 更年期症状一定出现在月经停止后
E. 围绝经期卵巢抑制素升高

91. 关于功能失调性子宫出血的病理生理，以下哪项不正确
A. 青春期无排卵功能失调性子宫出血，FSH 呈持续高水平，无 LH 高峰形成
B. 围绝经期（更年期）无排卵功能失调性子宫出血，FSH 和 LH 同样升高
C. 雌激素突破性出血是因为雌激素水平过高而无孕激素对抗
D. 雌激素撤退性出血与外源性雌激素撤药后引起的出血类似
E. 青春期功能失调性子宫出血与更年期功能失调性子宫出血的发病机制类似

92. 女，50 岁。近 1 年月经周期延长，经量减少，时感潮热、出汗，激动易怒。最可能的诊断是
A. 围绝经期综合征
B. 神经衰弱
C. 甲亢
D. 经前期综合征
E. 抑郁症

93. 关于围绝经期和绝经早期的症状，以下哪项不正确
A. 常出现有排卵性功能失调性子宫出血
B. 血管舒缩症状可持续 2~3 年
C. 出现“假性心绞痛”和高血压
D. 不会发生骨质疏松症
E. 可出现焦虑、抑郁、多疑、恐怖感等症状

94. 围绝经期由于低雌激素水平引起血管舒缩变化的典型症状是
A. 月经紊乱 B. 潮热、出汗
C. 外阴干涩 D. 激动易怒
E. 骨质疏松

95. 围绝经期综合征特征性症状是
A. 潮热 B. 月经紊乱
C. 骨质疏松 D. 心悸
E. 头痛

96. 更年期的最早变化是
A. 卵巢功能衰退

B. 下丘脑和垂体功能退化
C. 闭经
D. 潮热
E. 神经官能症

97. 继发性闭经按自身原来月经周期计算，停经
A. 3 个周期以上　B. 4 个周期以上
C. 5 个周期以上　D. 2 个周期以上
E. 6 个月以上

98. 闭经是妇科疾病中常见的症状，可分为
A. 生理性和病理性
B. 原发性和继发性
C. 子宫性
D. 卵巢性
E. 垂体性

99. 关于功血患者给予药物性刮宫，适合以下情况但不包括
A. 血红蛋白在 70g/L 以下者
B. 血红蛋白在 90g/L 以上者
C. 体内有一定雌激素水平者
D. 青春期功血
E. 围绝经期功血

100. 关于围绝经期功血患者的手术治疗哪项方法是不恰当的
A. 对于刮宫应持慎重态度
B. 对于顽固性功血，但有子宫切除禁忌证者可行子宫内膜切除术
C. 刮宫应以宫腔镜下诊刮为好
D. 对于子宫内膜复杂型增生过长者可考虑子宫切除
E. 用性激素药物止血前常规刮宫

101. 关于子宫功能性出血的治疗，下列哪项是不恰当的
A. 初潮后 5 年发生功血可以在雌激素止血后考虑促排卵、调整周期
B. 对于顽固性功血，但有子宫切除禁忌证者可行子宫内膜切除术
C. 更年期功血诊刮为内膜腺瘤样增生，给用雌、孕激素联合治疗
D. 初潮后 3 年内多数为无排卵性月经，一般情况下重视营养、体育锻炼，尽量不用外源性激素
E. 生殖年龄妇女多数为排卵型功血，止血后给口服避孕药

102. 宫腔镜下可以诊断及治疗的疾病没有
A. 子宫内膜炎
B. 子宫内膜息肉
C. 子宫黏膜下肌瘤
D. 子宫内膜异位囊肿
E. 宫腔胚物残留

103. 关于下丘脑性闭经，下列哪项是不恰当的
A. GnRH 脉冲或分泌模式异常
B. 全身性疾病可引起下丘脑性闭经
C. 下丘脑性闭经是最常见的一类闭经
D. 下丘脑性闭经的原因全部为功能性因素
E. 常伴有不育

104. 多囊卵巢综合征 LH/FSH 大于
A. 1 ~ 2　B. 2 ~ 3
C. 3 ~ 4　D. 4 ~ 5
E. 5 ~ 6

105. 对于排卵型功血，下述哪项是不恰当的
A. 排卵型功血基础体温双相
B. 在青春期生殖内分泌轴发育尚不健全，更年期卵巢功能开始衰退时很少发生排卵型功血
C. 卵泡期 E_2、FSH 减少，LH 峰值不高，排卵后黄体发育不佳，而发生排卵型功血

D. 子宫内膜表现为腺体分泌不足或不规则脱落
E. 性成熟期不会发生排卵型功血

106. 多囊卵巢综合征囊性卵泡通常小于
A. 1cm　B. 2cm
C. 3cm　D. 4cm
E. 5cm

107. 哪项不是围绝经期患者的临床表现
A. 肥胖、多毛
B. 激动易怒，焦虑不安
C. 情绪低落，抑郁寡欢
D. 皮肤干燥，色素沉着
E. 月经紊乱

108. 青春期无排卵功血的病因是
A. 对 LH 的负反馈机制尚未成熟
B. 对 LH 的正反馈尚未建立
C. 排卵前 FSH 峰无法形成
D. 卵泡对垂体的反应尚不足
E. 卵泡分泌雌激素尚不足

109. 无排卵性功血子宫内膜病理变化不正确的是
A. 内膜萎缩菲薄，腺体少和小
B. 外观如瑞士干酪，又称瑞士干酪样增生
C. 腺上皮细胞增生，层次增多，排列紊乱，核大深染有异型性
D. 内膜腺体高度增生，腺体数量明显增多
E. 腺腔囊性扩大，大小不一，无分泌表现

110. 女，49 岁。近 1 年月经周期缩短，经期延长，此次经量多且持续 10 天。检查子宫稍大、稍软。止血措施应选择
A. 给予大剂量黄体酮
B. 给予大剂量己烯雌酚
C. 给予氨甲苯酸
D. 立即行刮宫术
E. 给予大剂量丙酸睾酮

二、共用题干单选题：以下提供若干个案例，每个案例下设若干道试题，每道试题有五个备选答案，请选择一个最佳答案。

（111 ~ 112 题共用题干）

女，48 岁。月经过多半年，周期不定，经期较前延长，末次月经 2 周前。检查示：子宫正常大小，双附件未见异常。

111. 可能的诊断是
A. 子宫颈管狭窄
B. 绝经过渡期出血
C. 子宫内膜结核
D. 卵巢睾丸母细胞瘤
E. 子宫发育不良

112. 如于月经来潮前 4 小时行诊断性刮宫，内膜厚 2 ~ 3mm，镜下见腺上皮细胞呈高柱状，核分裂相增多，腺体较长，小动脉呈弯曲状。此时内膜为
A. 增生晚期内膜
B. 分泌期内膜
C. 月经期内膜
D. 蜕膜
E. 子宫内膜不典型增生过长

（113 ~ 114 题共用题干）

女，47 岁。经量多 1 年，月经周期缩短，经期延长，阴道分泌物多，本次阴道出血量多 10 余天，药物止血治疗无效，Hb 60g/L，妇科检查：子宫如孕 10 周大小，质软，活动，无压痛。

113. 不可能的诊断是
A. 子宫内膜癌
B. 子宫肌瘤
C. 更年期功能失调性子宫出血
D. 子宫腺肌症

E. 子宫肉瘤

114. 首选的处理是

A. 宫腔镜检查

B. 大剂量孕激素止血

C. MRI

D. CA125

E. 分段诊刮病理检查

（115～116 题共用题干）

女，51 岁。近 2～3 年来月经周期不规则，经量增多且淋漓不净。现停经 70 余天，阴道流血 10 余天，量多，给予诊刮止血，刮出物组织学检查为子宫内膜单纯型增生。

115. 考虑诊断应为

A. 无排卵性功能失调性子宫出血

B. 黄体功能不足

C. 子宫内膜不规则脱落

D. 子宫内膜炎

E. 排卵性功能失调性子宫出血

116. 最佳治疗方案是

A. 观察随访

B. 应用抗纤溶药物止血

C. 补充孕激素

D. 子宫全切术

E. 子宫内膜电切术

（117～118 题共用题干）

女，35 岁。曾生育 2 女孩，近半年来月经不调，9～12/26 天，基础体温双相。月经第 6 天刮出子宫内膜，病理：仍可见分泌期内膜。

117. 应考虑什么诊断

A. 更年期月经紊乱

B. 不全流产

C. 黄体发育不全

D. 黄体萎缩不全

E. 无排卵性功血

118. 上述病例，该患者的下步治疗应为

A. 月经前半期给雌激素

B. 月经后第 5 天给克罗米酚

C. 在排卵后或预期下次月经前 10～14 天开始肌内注射黄体酮

D. 雌孕激素序贯

E. 雌孕激素联合

（119～120 题共用题干）

女，50 岁。14 岁月经初潮，既往月经规律，周期 28～30 天，持续 5 天，近 1 年月经不规则，20～35 天行经一次，持续 7～12 天干净，经量多。

119. 目前该妇女处于

A. 性成熟期　B. 绝经前期

C. 绝经过渡期　D. 绝经期

E. 绝经后期

120. 目前该妇女的卵巢状况是

A. 卵巢功能属于成熟阶段

B. 常为有排卵性月经

C. 卵巢内卵泡已耗竭

D. 卵巢内剩余完全丧失对垂体促性腺激素的反应

E. 卵巢内卵泡数明显减少且易发生卵泡发育不良

（121～123 题共用题干）

女，49 岁。月经不规律 6 个月，伴阴道干涩，入睡困难、夜间潮热和出汗。妇科检查：阴道皱襞减少，弹性下降，宫颈光滑，子宫正常大小，双附件正常。

121. 考虑诊断应为

A. 甲亢

B. 功血

C. 围绝经期综合征

D. 经前期综合征

E. 抑郁症

122. 可出现以下内分泌改变，哪项除外

A. FSH 明显升高

B. 孕酮量减少
C. 雄烯二酮明显升高
D. FSH/LH < 1
E. LH 明显升高

123. 绝经综合征的远期症状不包括
A. 泌尿生殖道症状
B. 骨质疏松
C. 阿尔茨海默病
D. 动脉硬化
E. 月经紊乱

(124～126 题共用题干)

女，45 岁。既往月经正常，近 1 年来经期延长 10～15 天，量多，此次停经 50 天，后有阴道出血 20 天，血红蛋白 80g/L，盆腔检查（－），基础体温单相。

124. 为排除宫体癌应该进行下列何项辅助诊断
A. 腹腔镜检查并作活检
B. 分段诊刮并送病理
C. 子宫输卵管造影
D. CA125 测定
E. 超声检查

125. 如通过检查排除宫体癌后，应考虑为
A. 子宫内膜炎
B. 子宫内膜息肉
C. 排卵型功血
D. 子宫黏膜下肌瘤
E. 无排卵性功血

126. 首选的治疗是
A. 雌－孕激素联合周期治疗
B. 促排卵药以调整周期
C. 月经周期后半期应用孕激素
D. 雌激素周期疗法，以调整周期
E. 雌－孕激素序贯疗法

(127～128 题共用题干)

女，50 岁。G_3P_1，1 年来月经稀发量少，最近自觉全身不适，情绪低落来就医。

127. 以下哪项主诉不属于更年期综合征
A. 出汗、潮热、心悸
B. 尿道阴道灼烧感、性生活困难
C. 激动易怒、抑郁多疑、不能自控
D. 阴道排液增多，外阴瘙痒
E. 月经紊乱

128. 关于治疗下列哪项不正确
A. 适当应用镇静剂
B. 注意饮食，增加钙剂
C. 心理治疗
D. 适当补充雌激素对泌尿生殖道萎缩效果较好
E. 激素治疗对于精神症状无效

(129～130 题共用题干)

女，40 岁。经产妇，近 2 年痛经并逐渐加重，伴经量增多及经期延长，届时需服强止痛药。妇科检查：子宫均匀增大如孕 8 周，质硬，有压痛，经期压痛明显。

129. 痛经逐渐加重的原因最可能是
A. 功能性痛经
B. 子宫腺肌病
C. 子宫内膜结核
D. 子宫内膜癌
E. 子宫黏膜下肌瘤

130. 本例确诊后的处置应选择
A. 镇痛药物治疗
B. 性激素治疗
C. 化学药物治疗
D. 手术治疗
E. 放射治疗

(131～133 题共用题干)

某妇女，流产后出现月经不调，疑诊黄体萎缩不全。

131. 下列哪项支持诊断
A. 月经不规则
B. 周期正常，经期延长

C. 经期伴腹痛
D. 闭经3个月
E. 周期短，经期正常

132. 为确诊需做诊刮，其时间约在
A. 经后10天
B. 经前3天
C. 随意诊刮
D. 月经周期的第5天
E. 月经的第1天

133. 子宫内膜活检结果，哪项支持诊断
A. 内膜呈囊性增生
B. 增殖期内膜
C. 大量分泌期内膜
D. 少量分泌期内膜
E. 炎性子宫内膜

（134～135题共用题干）

女，52岁。已绝经1年。近半年出现阵发性发热、多汗、腰酸背痛、疲劳乏力，有时有血性白带或少量阴道流血。

134. 根据病史，下列哪项不正确
A. 围绝经期综合征
B. 宫颈癌
C. 卵巢肿瘤
D. 老年性阴道炎
E. 排卵性功血

135. 根据该患者的情况，下述哪项不正确
A. 上述患者临床表现与血FSH、LH、E_2水平下降有关
B. 上述患者的临床表现也与雌激素以外的因素有关
C. 在无妇科恶性肿瘤的情况下也可发生不正常阴道流血
D. 绝经后鳞柱交界区向宫颈管内移行
E. 上述患者的治疗药物中应用钙制剂

（136～138题共用题干）

女，50岁。2－0－3－2。近2年来月经不规律，10～30天/2～3个月，经量多，外观贫血貌，曾服药治疗效果不佳，诊刮子宫内膜单纯性增生。

136. 应诊断为
A. 排卵期出血
B. 老年期出血
C. 无排卵性功血
D. 炎症出血
E. 有排卵性功血

137. 恰当的处理为
A. 雌激素治疗
B. 孕激素治疗
C. 雄激素治疗
D. 三合激素治疗
E. 切除子宫

138. 若患者诊刮子宫内膜为腺瘤型增生，伴部分不典型增生。处理建议为
A. 雌激素止血
B. 孕激素止血
C. 雄激素止血
D. 激素止血
E. 切除子宫

（139～140题共用题干）

女，21岁。因原发闭经就诊，检查乳房不发育，内外生殖器幼稚型，无阴毛，肛查子宫发育不良，双附件（－）。

139. 最可能的诊断应该是
A. 子宫性闭经
B. 垂体性闭经
C. 下丘脑性闭经
D. Swyer综合征
E. Testicular feminization综合征

140. 该病的特点是
A. FSH水平过高，E_2低
B. FSH水平过低，E_2正常
C. LH/FSH升高，T高
D. PRL水平过高，E_2低

E. 与21羟化酶缺陷有关

(141～143题共用题干)

女，37岁。痛经6年，体检发现盆腔包块。月经周期缩短，经期延长，经量多。G_3P_2，放置节育器。妇科检查外阴阴道正常，宫颈光滑，子宫后位，孕9周大。活动不好。右附件区可及囊实性包块，与子宫后方粘连。B超见子宫稍大，肌壁有多个低回声结节，右附件非纯囊肿。

141. 诊断可以排除

A. 子宫内膜炎　B. 原发性痛经
C. 子宫腺肌症　D. 卵巢癌
E. 巧克力囊肿

142. 治疗方案为

A. 对症治疗　B. 口服避孕药
C. 孕三烯酮治疗　D. 手术
E. 取环诊刮术

143. 如果采用手术，方案为

A. 右附件切除
B. 右卵巢肿物剥除
C. 全子宫及右附件切除
D. 右卵巢囊肿剥除，肌瘤切除
E. 全子宫双附件切除

(144～145题共用题干)

女，53岁。停经3个月，阴道出血10余天，量多。近2～3年来月经不规律，表现为周期延长，经量增多且淋漓不净。此次给予诊刮止血，刮出物组织学检查为子宫内膜简单型增生过长。

144. 其诊断考虑为

A. 排卵性功能失调性子宫出血
B. 黄体功能不足
C. 子宫内膜不规则脱落
D. 子宫内膜炎
E. 无排卵性功能失调性子宫出血

145. 恰当的治疗方案是

A. 诊刮后抗感染治疗
B. 诊刮后观察随访
C. 诊刮后应用强效孕激素
D. 药物诱导闭经
E. 子宫内膜电切术

(146～147题共用题干)

女，22岁。15岁月经初潮，周期4～7天/2～3～4个月，量中等，现闭经2年，常每5～6个月用黄体酮，撤退性出血阳性。检查面部痤疮，体重74kg，身高1.62m，血性激素LH 17U/L，FSH 8U/L，E_2 25pg/ml，PRL 5ng/ml，T 1.9ng/ml；B超示子宫附件未见明显异常。

146. 最恰当的诊断应该是

A. PCOS　B. Ⅰ度闭经
C. 下丘脑性闭经　D. 高雄激素血症
E. 卵巢性闭经

147. 最恰当的治疗是

A. 雌、孕激素序贯周期治疗
B. 复合口服避孕药周期治疗
C. 泼尼松（强的松）治疗
D. 螺内酯（安体舒通）治疗
E. 氯米芬促排卵治疗

(148～150题共用题干)

女，50岁。放置IUD15年，月经紊乱1年，停经3个月，潮热、出汗2个月，阴道流血10余天。检查：外阴、阴道正常，宫颈光滑，子宫水平位，正常大小，双附件未触及肿物。

148. 最有可能的诊断是

A. 子宫内膜炎
B. 宫内节育器移位
C. 围绝经期功能失调性子宫出血
D. 子宫内膜癌
E. 先兆流产

149. 为进一步确诊，首先选用的辅助检查方法是

A. 尿妊娠试验　B. 分段诊刮
C. BBT　D. 性激素测定
E. 阴道B超

150. 如尿妊娠试验（-），该患者不可能出现的子宫内膜病理表现是
A. 子宫内膜不典型增生过长
B. 子宫内膜炎
C. 萎缩型子宫内膜
D. 子宫内膜复杂型增生过长
E. 分泌期子宫内膜伴A-S反应

（151～153题共用题干）

女，50岁。月经不规律1年，伴潮热、出汗，现阴道流血淋漓不净1月余。放环25年，G_3P_2。检查：外阴正常，阴道内有少量血迹，宫颈光滑，子宫水平位，正常大小，双附件未触及明显肿物。

151. 为进一步确诊，首先选用的辅助检查方法是
A. 性激素测定　B. 诊刮术
C. 宫腔镜检查　D. 腹腔镜检查
E. B超检查

152. 最有可能的诊断是
A. 子宫内膜炎
B. 宫内节育器异位
C. 子宫内膜癌
D. 围绝经期功能失调性子宫出血
E. 老年性阴道炎

153. 如结果示子宫内膜不典型增生，最佳的治疗方法是
A. 子宫全切术
B. 激素替代疗法
C. 大剂量雌激素
D. 子宫内膜切除术
E. 大剂量孕激素

（154～156题共用题干）

女，32岁。经产妇，近3年痛经并逐渐加重，伴经量多，需服止痛药。子宫后倾，大如妊娠8周，质硬。

154. 痛经逐渐加重的原因可能是
A. 子宫内膜癌
B. 子宫内膜结核
C. 子宫黏膜下肌瘤
D. 功能性痛经
E. 子宫腺肌病

155. 为明确诊断，不需要的辅助检查是
A. 宫腔镜检查
B. 子宫输卵管碘油造影
C. B超检查
D. 腹腔镜检查
E. 输卵管通液术

156. 一旦明确诊断，处理应选择
A. 放射治疗
B. 手术治疗
C. 镇痛药物治疗
D. 性激素治疗
E. 化学药物治疗

（157～159题共用题干）

女，16岁。14岁初潮，月经期第1天下腹痛最剧，持续2～3天缓解，伴恶心、呕吐1月经持续5天，经血通畅。

157. 最可能的诊断为
A. 原发性痛经
B. 继发性痛经
C. 功能失调性子宫出血
D. 生殖道畸形
E. 经血潴留

158. 应与以下疾病鉴别，哪项除外
A. 残角子宫
B. 宫腔粘连
C. 子宫内膜异位症
D. 处女膜不全闭锁
E. 子宫腺肌病

159. 肛门检查：子宫正常大小，双侧附件（－），考虑诊断为原发性痛经，最常用治疗方案是
    A. 哌替啶（杜冷丁）注射止痛
    B. 取半卧位休息
    C. 口服避孕药
    D. 下腹部热敷
    E. 前列腺素合成酶抑制剂

（160～162 题共用题干）

女，36 岁。近 2 年来月经周期延长，闭经 6 个月。既往月经规律。查体：子宫及双附件未见明显异常，乳房挤压有乳汁分泌。盆腔 B 超未见异常。

160. 该患者最可能的诊断是
    A. 特纳综合征
    B. 雄激素分泌不敏感综合征
    C. 希恩综合征
    D. 高催乳素血症
    E. 多囊卵巢综合征

161. 对诊断有价值的血清学检查是
    A. 雄激素
    B. 雌激素
    C. 泌乳素
    D. 绒毛膜促性腺激素
    E. 孕激素

162. 主要的治疗药物是
    A. 多巴胺　　B. 克罗米芬
    C. 黄体酮　　D. 溴隐亭
    E. GnRH－a

三、共用备选答案单选题：以下提供若干组试题，每组试题共用试题前列出的五个备选答案，请为每道试题选择一个最佳答案。每个备选答案可能被选择一次、多次或不被选择。

（163～164 题共用备选答案）
    A. 子宫颈粘连综合征
    B. 希恩综合征
    C. 多囊卵巢综合征
    D. 闭经溢乳综合征
    E. Turner 综合征

163. 产后大出血导致闭经，应考虑为
164. 人工流产术后闭经，应考虑为

（165～168 题共用备选答案）
    A. 孕激素　　B. 雌激素
    C. 雄激素　　D. 氯米芬＋hCG
    E. 雌孕激素序贯疗法

165. 体内已有一定水平雌激素的围绝经期无排卵性功能失调性子宫出血者止血需
166. 内源性雌激素水平不足的青春期功能失调性子宫出血者止血需
167. 内源性雌激素水平较低的无排卵性功能失调性子宫出血患者调整月经周期
168. 内源性雌激素水平较高的育龄期功能失调性子宫出血患者调整月经周期

（169～172 题共用备选答案）
    A. 子宫性闭经
    B. 卵巢性闭经
    C. 垂体性闭经
    D. 下丘脑性闭经
    E. 肾上腺性闭经

169. Sheehan 综合征时的闭经，属于
170. 卵巢功能良好且性激素分泌正常的闭经，属于
171. 患多囊卵巢综合征所致的闭经，属于
172. 患颅咽管瘤所致的闭经，属于

（173～175 题共用备选答案）
    A. Turner 综合征
    B. 希恩综合征
    C. 内膜损伤
    D. 青春期闭经
    E. 哺乳期闭经

173. 卵巢性闭经
174. 垂体性闭经

175. 子宫性闭经

四、案例分析题：为不定项选择题，试题由一个病历和多个问题组成。每个问题有六个及以上备选答案，选对1个给1个得分点，选错1个扣1个得分点，直扣至得分为0。

（176～179题共用题干）

女，16岁。0－0－0－0。因“月经周期不规则2年，阴道不规则流血19天”就诊。

176. 该患者阴道流血需考虑的因素包括
   A. 无排卵性子宫出血
   B. 先兆流产
   C. 盆腔炎
   D. 宫颈炎
   E. 子宫内膜异位症
   F. 血小板减少症

177. 青春期异常阴道流血最多见的因素为
   A. 功血
   B. 先兆流产
   C. 盆腔炎
   D. 宫颈炎
   E. 子宫内膜异位症
   F. 血小板减少症

178. 该患者否认性生活史，进一步的检查可选择
   A. 全血细胞计数
   B. 宫颈细胞学检查
   C. 超声
   D. 宫腔镜检查
   E. FSH、LH、E_2及P测定
   F. 诊断性刮宫

179. 辅助检查结果：血常规示Hb 54g/L，凝血功能检查未见异常。经腹B超提示子宫前位，6.0cm×5.0cm×3.0cm大小，子宫肌层回声均匀，子宫内膜厚0.4cm，回声均匀。双卵巢大小正常。对于该患者的治疗原则为
   A. 去除病因　　B. 有效止血
   C. 延长周期　　D. 调整周期
   E. 抑制排卵　　F. 诱导排卵

（180～182题共用题干）

女，46岁。1－0－1－1，因“月经增多2年，尿频2月”就诊。

180. 育龄妇女月经增多的主要原因有
   A. 功能失调性子宫出血
   B. 子宫肌瘤
   C. 子宫腺肌病
   D. 子宫内膜癌
   E. 子宫内膜炎
   F. 宫内节育器

181. 病史询问结果：14岁初潮，月经周期规则（32d），经期3～4d，经量适中，无痛经史。2年前开始月经增多，经期由原来的3～4d延长到7～9d，经量增加约2倍（以用卫生巾比较），经期有较多的凝血块，经期常伴头晕、乏力，但无晕厥史；经期有下腹部坠胀，无痛经，无发热，平时白带较多，色白，无异味，无皮肤紫癜、牙龈出血；曾经当地医院检查，子宫如孕50d大，超声提示子宫多发性肌瘤，最大肌瘤直径4.5cm；多次予消炎、止血、缩宫治疗，症状略改善。1年前因月经多，常规应用止血、缩宫治疗止血效果差而取环和全面诊刮一次，术后病理报告为增生期子宫内膜，并用米非司酮和GnRH－a治疗各3个月，症状有改善。近半年来月经增多和下腹坠胀明显，且自己下腹部扪及拳头大肿块。近2个月来出现尿频，无尿痛、腰痛。体检结果：全身除贫血貌外无异常发现。妇科检查示外阴已婚已产式，阴道通畅，宫颈

轻度糜烂，质中，无举痛，子宫如孕 3^{+} 月大，活动度受限，表面不平，前壁明显突出，贴近耻骨后方，质硬，双侧附件处未及肿块及压痛。该患者进一步的辅助检查应选择

A. B超
B. 子宫内膜分段诊刮
C. 宫颈活检
D. 宫颈细胞学
E. 宫腔镜检查
F. 腹腔镜检查

182. 关于子宫肌瘤的手术适应证，正确的有

A. 肌瘤引起月经过多或不规则出血导致贫血
B. 子宫与肌瘤体积超过3个月妊娠子宫大小
C. 肿瘤充满盆腔，压迫邻近器官如膀胱、直肠，引起排尿、排便困难，尿路感染
D. 绝经后肌瘤不但不缩小，反而增大
E. 药物治疗无效者
F. 浆膜下肌瘤

（183～186题共用题干）

女，35岁。下腹痛伴阴道流血10天。妇科检查：外阴略肿，阴道分泌物豆腐渣样，宫颈Ⅲ度糜烂，肥大，触血，有摆痛，颈管内流出咖啡色液体，子宫前位略大，轻度压痛，右附件区可触及3cm包块，压痛，左附件区（－）。

183. 首先应进行的问诊和检查不包括

A. 末次月经情况
B. 白带常规检查
C. 宫颈涂片检查
D. 宫颈活检
E. 子宫输卵管碘油造影
F. 避孕措施和妊娠计划
G. 尿妊娠试验
H. 妇科B超检查
I. 分段诊刮术
J. 血常规
K. 血压
L. 血β－hCG测定

184. 经问诊该患者未避孕，尿妊娠试验阳性，月经推迟2周。白带常规示假丝酵母菌感染，B超右附件区囊性包块，直径4cm。子宫内膜厚1.0cm。宫颈涂片示重度炎症，hCG测定4000U/L。该患者的诊断包括

A. 异位妊娠
B. 外阴阴道假丝酵母菌病
C. 细菌性阴道炎
D. 外阴瘙痒症
E. 功能失调性子宫出血
F. 慢性宫颈炎
G. CIN
H. 急性盆腔炎
I. 先兆流产

185. 进一步还需完善的检查不包括

A. 妇科性激素六项
B. 尿常规
C. 凝血功能检查
D. 病毒系列检查
E. 肝肾功能测定
F. 宫颈LEEP活检
G. 阴道镜检查
H. 宫腔镜检查
I. 阴道后穹隆穿刺术

186. 患者下腹痛逐渐明显，血压进行性下降，治疗措施包括

A. 选用广谱抗生素
B. 期待治疗，仅补液
C. 性伴侣需常规治疗

D. 静滴伊曲康唑抗真菌
E. 行腹腔镜或开腹探查术
F. 肌注 MTX75mg，口服米非司酮
G. 补充血容量，监测生命体征
H. 快速输注平衡盐水，准备输血

（187～190 题共用题干）

女，35 岁。已婚，孕 4 产 1，因“月经紊乱伴经量减少 1 年”于 2010－05－22 就诊。既往月经规律，15 岁初潮，3～7/28～32 天，现月经 3～5 天/2～6 个月，LMP：2010－02－27。

187. 该例可能的诊断是
A. 多囊卵巢综合征
B. 早孕
C. 卵巢早衰
D. 继发性闭经
E. 子宫内膜炎
F. 子宫内膜异位症
G. 功能失调性子宫出血
H. 高催乳素血症

188. 为进一步确诊，首先应进行的检查有
A. 宫腔镜检查
B. 盆腔 B 超
C. 尿妊娠试验
D. 血 CA125 测定
E. 内分泌激素测定
F. 雌孕激素试验
G. 乳房有无溢乳
H. 诊断性刮宫

189. 查体：子宫正常大小，双附件无异常，挤压乳头有少量白色液体溢出，内分泌测定：PRL 134ng/ml（参考值 < 25ng/ml），其余结果无异常。尿妊娠试验阴性。B 超显示：子宫和双附件无异常。考虑诊断可能是
A. 多囊卵巢综合征
B. 功能失调性子宫出血
C. 高催乳素血症
D. 垂体肿瘤
E. 子宫内膜异位症
F. 卵巢早衰
G. 空蝶鞍综合征

190. 进一步明确诊断，还应该进行的检查有
A. 眼底、视野检查
B. GnRH 试验
C. 基础体温测定
D. 可选颅脑 CT
E. 可选颅脑 MRI
F. 诊断性刮宫
G. PET－CT

（191～193 题共用题干）

女，16 岁。主诉从无月经来潮，健康状况良好，其姐 12 岁时月经初潮。患者否认过度锻炼或厌食症，无抑郁症家族史，有一次晕厥史。体格检查：身高 140cm，体重 50kg，璞颈不明显，乳房未发育（tanner Ⅰ），未见阴毛、腋毛，腹部检查无肿块。肘外翻。妇科检查示正常青春期前外阴（tanner Ⅰ），阴蒂无肥大，处女膜完整，见阴道外口，棉签探阴道深 6cm，肛诊触及偏小子宫，附件区未及包块。

191. 初步的诊断应该包括
A. 继发性闭经
B. 原发性闭经
C. 21－羟化酶缺乏
D. 先天性处女膜闭锁
E. 青春期延迟
F. Turner 综合征
G. 雄激素不敏感综合征
H. 先天性肾上腺皮质增生

192. 患者还应做哪些进一步的检查
A. 染色体核型分析
B. 泌尿系统检查

C. 血常规检查
D. 肝肾功能检查
E. 肌电图检查
F. 肿瘤标记物检
G. 心血管系统检查
H. 胸片检查

193. 患者进一步检查结果示染色体核型为45，XO，右肾缺如，该患者最终的诊断应为
A. 雄激素不敏感综合征
B. 先天性无子宫无阴道
C. Turner 综合征
D. 处女膜闭锁
E. 混合性生殖腺发育不全
F. 单纯性生殖腺发育不全
G. 青春期延迟

（194～198 题共用题干）

女，32 岁。月经稀发 3 年，经期 3～5 天，周期 2～6 个月，现停经 5 个月。既往月经规律，15 岁初潮，3～7/28～32 天，已婚 5 年，未避孕，$G_1P_0A_1L_0$，4 年前人工流产 1 次，无痛经。

194. 该例可能的诊断是
A. 宫腔粘连
B. 子宫腺肌症
C. 多囊卵巢综合征
D. 早孕
E. 继发不孕
F. 高催乳素血症

195. 为进一步确诊，首先应进行的检查有
A. 宫腔镜检查
B. 盆腔 B 超
C. 尿妊娠试验
D. 血 CA125 测定
E. 内分泌激素测定
F. 输卵管造影

196. 若检查结果：尿妊娠试验阴性，FSH 3.6U/L，LH 12.1U/L，E_2 23pmol/L，P 0.23ng/ml，T 0.96nmol/L，PRL 21μg/L。B 超显示子宫正常大小，内膜厚 0.7cm，双侧卵巢被膜下均见多个直径 <1cm 的卵泡。应诊断为
A. 宫腔粘连
B. 子宫腺肌症
C. 多囊卵巢综合征
D. 早孕
E. 子宫内膜异位症
F. 卵巢囊肿

197. 患者出现哪些体征可辅助诊断该病
A. 潮热、出汗　　B. 多毛、痤疮
C. 毛发脱落　　D. 黑棘皮症
E. 肥胖　　F. 外阴皮肤变薄

198. 可采用的治疗药物有
A. 溴隐亭
B. 氯米芬
C. 螺内酯
D. 炔雌醇环丙孕酮
E. 甲基睾丸素
F. 糖皮质激素

（199～204 题共用题干）

女，38 岁。未婚。因经量增多 20 余天，今天出血顺腿流，伴昏厥 1 次来院。既往月经欠规律，16 岁初潮，周期 30～60 天，经期 6～15 天，经量多。经常用中药治疗，无明显疗效。

199. 应立刻进行的体检是
A. 皮肤、睑结膜颜色检查
B. 测定血压
C. 呼吸、脉搏检查
D. 全身皮肤有无黄染
E. 消毒妇科内诊检查
F. 检查下肢有无水肿

200. 应紧急进行的辅助检查包括
A. 血常规

B. 尿常规
C. 粪常规
D. 凝血功能检查
E. 腹部B超检查
F. 胸片
G. hCG检查

201. 提示：患者一般情况较差，头晕、乏力，血Hb 40g/L。应尽快做的处理是
A. 输液、输血
B. 应用止血药
C. 吸氧
D. 抗生素应用
E. 诊断性刮宫
F. 预防子宫动脉栓塞

202. 根据病史，可能的诊断是
A. 不全流产
B. 异位妊娠
C. 子宫肌瘤
D. 功能失调性子宫出血
E. 子宫内膜癌
F. 生殖道损伤
G. 宫颈癌

203. 提示：急诊B超提示子宫48mm×52mm×42mm，宫腔内稍强回声36mm×25mm×24mm向颈管内延续。应考虑的疾病有
A. 子宫黏膜下肌瘤
B. 子宫内膜息肉
C. 子宫内膜癌
D. 宫内妊娠不全流产
E. 滋养细胞疾病
F. 功能失调性出血

204. 目前的处理方案应该是
A. 立即诊刮
B. 纠正贫血后诊刮
C. 抗炎治疗后诊刮
D. 纠正贫血后宫腔镜下诊刮
E. 大量孕激素止血
F. 大量雄激素止血
G. 大量雌激素止血
H. 纠正一般情况后子宫全切

（205～212题共用题干）

女，26岁。G_0P_0，因月经稀发10^+年，原发不孕2年就诊。患者自13岁月经初潮即月经不规律，周期1～6个月，经期5～6天，无痛经。以往健康。母亲糖尿病。查体：T 36.5℃，P 72次/分，R 19次/分，BP 110/80mmHg，身高160cm，体重70kg，面部痤疮，乳腺发育正常，心肺查体正常。盆腔检查：外阴阴毛浓密，女性分布，子宫大小形态正常，活动好。丈夫精液检查正常。

205. 该例最可能的诊断是
A. 高雄激素血症
B. 高催乳素血症
C. Cushing综合征
D. 先天性肾上腺皮质增生症
E. PCOS
F. 甲状腺功能低下
G. 卵巢支持－间质细胞肿瘤

206. 哪项常用检查有助于诊断
A. B超检查
B. 腹腔镜检查
C. 宫腔镜检查
D. 地塞米松抑制试验
E. FSH、LH、E_2、T、PRL
F. 染色体检查
G. 甲状腺功能检查
H. 皮质醇激素测定
I. 颅脑MRI

207. 该病的病理生理表现不包括
A. 促性腺激素分泌异常
B. LH/FSH＞2～3
C. 胰岛素抵抗与高胰岛素血症

D. ACTH 兴奋试验反应亢进
E. 皮质醇分泌亢进
F. 脂质代谢异常
G. 高雄激素血症
H. TSH 水平下降

208. 该病患者还可能有哪些表现
A. 口周胡须
B. 基础代谢率低
C. 基础代谢率增高
D. 高泌乳素血症
E. 胰岛素释放试验异常
F. 向心性肥胖
G. 外生殖器发育异常
H. 黑棘皮症
I. 卵巢增大

209. 该例促排卵治疗首选
A. HMG
B. hCG
C. FSH
D. GnRH - a
E. 腹腔镜下卵巢打孔术
F. 腹腔镜下卵巢楔形切除术
G. 氯米芬
H. 去氧孕烯炔雌醇

210. 该例患者应用 HMG 促排卵治疗结束后 20 天，出现腹胀、恶心、呕吐等不适，查腹部饱满，移动性浊音（+），尿 hCG（+）。最可能是
A. 早孕反应
B. 妊娠剧吐
C. 胃肠道疾病
D. 卵巢过度刺激综合征
E. 妊娠子宫
F. 妊娠期肝病

211. 若为卵巢过度刺激综合征，以下哪项对确诊最有利
A. 血 FSH、LH、E_2测定
B. 盆腔 B 超检查
C. 血 hCG 测定
D. 血 PRL 测定
E. 血 P 测定
F. 血 TO 测定

212. 该例多次促排卵治疗仍未妊娠，最宜采取
A. 卵巢打孔术
B. GIFT
C. IVF - ET
D. ICSI
E. 卵巢楔形切除术
F. AID

（213 ~ 215 题共用题干）

女，22 岁。因阴道流血 12 天伴头晕 2 天入院。既往月经不规律，5 ~ 15/30 ~ 60 天，量中，无痛经。有性生活史。末次月经 50 天前。查体：T38℃，血压 95/60mmHg，脉率 115 次/分，贫血貌，妇科检查宫颈有举痛，子宫有触压痛。

213. 首先应做的辅助检查
A. 血 hCG　　B. 尿常规
C. 盆腔超声　　D. X 线腹部平片
E. 尿 hCG　　F. 血常规

214. 盆腔超声未见明显异常，内膜厚度 5mm，尿 hCG（-），血常规示：Hb 70g/L，WBC 4×10^9/L。应初步诊断为
A. 黄体功能不足
B. 无排卵性功血
C. 不全流产
D. 血液疾病
E. 盆腔炎
F. 排卵性功血

215. 诊断明确后应做的治疗有
A. 大剂量雌激素止血
B. 小剂量雌激素止血
C. 血止 3 周后调经

D. 贫血严重应输血
E. 小剂量孕激素止血
F. 抗感染治疗

（216～220 题共用题干）

女，22 岁。因肥胖闭经拟诊为多囊卵巢综合征。

216. 关于多囊卵巢综合征，妇科检查时最明显的阳性体征是
A. 子宫明显增大
B. 单侧卵巢增大
C. 双侧卵巢增大
D. 子宫与双侧卵巢均增大
E. 阴毛稀疏
F. 消瘦

217. 最常见的临床表现是
A. 相间出现月经过多与闭经
B. 原发性闭经
C. 继发性月经稀发或闭经
D. 进行性痛经
E. 月经周期紊乱，经期长而淋漓不清
F. 不孕
G. 肥胖

218. 如果确诊为多囊卵巢综合征，其治疗方案中下列哪项是不恰当的
A. 抗雄激素疗法
B. 抗雌激素疗法
C. 促排卵治疗
D. 卵巢楔形切除术
E. HMG－hCG 疗法
F. 孕激素治疗
G. 卵巢打孔

219. 腹腔镜下检查卵巢主要表现有
A. 卵巢增大
B. 多个成熟卵泡
C. 卵巢表面血管异型
D. 卵巢皮质厚
E. 呈灰白色
F. 多个不成熟卵泡
G. 有排卵迹象

220. 内分泌测定表现应为
A. FSH 升高　　B. E 升高
C. LH 升高　　D. E 降低
E. LH/FSH 降低　　F. LH/FSH 升高
G. LH 降低　　H. 雄激素升高
I. PRL 升高

（221～225 题共用题干）

女，66 岁。55 岁绝经，近 2 周出现阴道出血。患者从未生育，绝经前月经不规律，否认应用过雌激素替代治疗。并患严重糖尿病，现口服降糖药物治疗。查体：患者呈肥胖体态，体重 86kg，身高 159cm，BMI 34kg/m^2，BP 150/90mmHg，T 37.2℃，心、肺检查正常。腹部肥大，未触及肿块。妇科检查：外生殖器正常，子宫正常大小，附件未触及肿块。

221. 有关闭经，下述哪些是正确的
A. 闭经分为子宫性、卵巢性、垂体性和丘脑下部性 4 种
B. 凡已过 18 岁月经尚未来潮者，称为原发性闭经
C. 闭经患者肌注黄体酮 20mg/d × 5 天后，停药 3～7 天阴道出血，为Ⅰ度闭经
D. 闭经患者连续 20 天口服己烯雌酚 1mg，后 5 天每天加用肌注黄体酮 20mg，停药后 3～7 天阴道出血，为Ⅱ度闭经
E. 凡已过 16 岁月经尚未来潮者，称为原发性闭经
F. 希恩综合征不会引起闭经

222. 该患者最可能的诊断是
A. 老年性阴道炎

B. 子宫肌瘤
C. 子宫颈癌
D. 子宫内膜癌
E. 萎缩性子宫内膜炎
F. 卵巢早衰

223. 下列哪项检查无助于本病例的诊断
A. 阴道镜检查
B. 胸片
C. 分段诊刮＋病理
D. 宫颈细胞学检查
E. 腹腔镜检查
F. 基础体温测定

224. 询问病史时下列哪几项不支持本病的诊断
A. 是否使用过大剂量孕激素
B. 生育期月经情况
C. 体重的变化情况
D. 高脂血症
E. 糖尿病
F. 不孕

225. 需与本例进行鉴别诊断的疾病不包括
A. 子宫内膜不典型增生
B. 子宫内膜息肉
C. 卵巢早衰
D. 子宫恶性苗勒管混合瘤
E. 卵巢癌
F. 萎缩性阴道炎

参考答案与解析

1. B　2. D　3. E　4. D　5. B　6. C
7. E　8. C　9. B　10. E　11. C　12. E
13. A　14. B　15. A　16. B　17. D　18. A
19. E　20. B　21. E　22. E　23. A　24. E
25. A　26. A　27. A　28. C　29. D　30. C
31. A　32. B　33. D　34. A　35. A　36. C
37. D　38. D　39. E　40. B　41. B　42. E
43. B　44. E　45. A　46. B　47. A　48. E
49. D　50. D　51. D　52. B　53. D　54. E
55. C　56. C　57. D　58. B　59. C　60. B
61. C　62. D　63. C　64. C　65. D　66. D
67. A　68. E　69. B　70. C　71. B　72. A
73. E　74. A　75. A　76. A　77. D　78. C
79. C　80. E　81. C　82. B　83. C　84. E
85. E　86. B　87. D　88. B　89. D　90. A
91. A　92. A　93. A　94. B　95. A　96. A
97. A　98. A　99. A　100. D　101. C　102. D
103. D　104. B　105. E　106. A　107. A　108. B
109. C　110. D　111. B　112. A　113. C　114. E
115. A　116. C　117. D　118. C　119. C　120. E
121. C　122. C　123. E　124. B　125. E　126. C
127. D　128. E　129. B　130. D　131. B　132. D
133. D　134. E　135. A　136. C　137. B　138. E
139. D　140. A　141. B　142. D　143. D　144. E
145. D　146. A　147. B　148. C　149. B　150. E
151. E　152. D　153. A　154. E　155. E　156. B
157. A　158. B　159. E　160. D　161. C　162. D
163. B　164. A　165. A　166. B　167. E　168. A
169. C　170. A　171. B　172. D　173. A　174. B
175. C　176. ABCDEF　177. A　178. ACE
179. BDF　180. ABCDEF　181. ABD
182. ABCDE　183. DE　184. ABF
185. AFGH　186. EGH　187. ABCH
188. BCEG　189. CDG　190. ADE
191. BEF　192. ABG　193. C　194. CDEF
195. BCE　196. C　197. BDE　198. BCD
199. ABCE　200. ADEG　201. ABC　202. ACD
203. ABD　204. D　205. E　206. AE
207. DEH　208. ADEH　209. G　210. D
211. B　212. C　213. ACEF　214. BE
215. ACF　216. C　217. CFG　218. B
219. ACDEF　220. BCFH　221. ABCD
222. D　223. ABEF　224. A　225. CE

1. B。**解析：**多囊卵巢综合征是育龄女性最常见的内分泌紊乱性疾病，是引起不排卵性不孕的主要原因。

3. E。**解析：**下丘脑性周期调节中枢不成熟是青春期功血的特点。

8. C。**解析：**青春期功能失调性子宫出血，重度贫血，首选雌激素内膜生长法，待血色素升至 >80g/L 后加用孕激素撤退性出血。以后可以周期性应用孕激素治疗。无生育要求者无需促排卵。氨甲环酸抗纤溶作用，仅为辅助性用药。

14. B。**解析：**45 岁以上女性，阴道不规则流血，除外妊娠后首选分段性诊刮除外子宫内膜病变。

16. B。**解析：**多囊卵巢综合征患者无排卵，子宫内膜持续受到较高水平雌激素的刺激，无孕激素抵抗，致子宫内膜癌发病率增加。

17. D。**解析：**原发性痛经在青少年常见，疼痛多自月经来潮后开始，最早出现在经前 12 小时，月经来潮第 1 天疼痛最剧，常为下腹痉挛性疼痛，历时 2 ~3 天。有时伴有恶心、呕吐、腹泻、头晕、乏力等症状，严重时面色发白、出冷汗，甚至晕厥。妇科检查无异常发现。

18. A。**解析：**黄体萎缩不全，内膜持续受孕激素影响，以致不能如期脱落。

19. E。**解析：**排卵性功能失调性子宫出血鉴别诊断：①全身性疾病，如血液病、肝损害、甲状腺亢进或低下等；②妊娠异常或妊娠并发症，如流产、宫外孕、葡萄胎、子宫复旧不良、胎盘残留、胎盘息肉、滋养膜细胞疾患；③生殖道感染，如急性或慢性子宫内膜炎、子宫肌炎等；④生殖道肿瘤，如子宫内膜癌、宫颈癌、子宫肌瘤、卵巢囊肿等；⑤生殖道损伤，如阴道裂伤出血；⑥性激素类药物或避孕药使用不当。

20. B。**解析：**Krukenberg 瘤是一种特殊的卵巢转移性腺癌，与分泌雄激素无关。A、C、D 均可产生雄激素，诊断多囊卵巢综合征时应注意鉴别。

21. E。**解析：**黄体的发育健全有赖于足够水平的 FSH 和 LH，卵巢对 LH 也必须具有良好的反应并分泌足量甾体激素。目前认为黄体功能不足因多种因素所致：神经内分泌调节功能紊乱，可导致卵泡期 FSH 缺乏，使卵泡发育缓慢，雌激素分泌减少；LH 脉冲频率虽增加，但峰值不高，LH 不足使排卵后黄体发育不全，孕激素分泌减少；FSH/LH 比率异常，选项 E 的描述不恰当。

22. E。**解析：**原发性痛经的发生主要与月经时子宫内膜合成和释放前列腺素增加，使子宫收缩加强和（或）缺血有关，氟芬那酸为前列腺素合成酶抑制剂，同时具有前列腺素拮抗剂的特性，可治疗痛经。

23. A。**解析：**黄体功能不足的发病机制与卵巢卵泡发育不良，黄体形成缺陷，与血中 FSH 不足或缺乏和血中雌、孕激素比例过高，血中没有出现足够高度的 LH 峰值有关。同时黄体期子宫内膜分泌延迟改变或分泌期不完全，于宫内膜的孕激素受体不足导致子宫内膜对孕激素的效应差。

24. E。**解析：**颅咽管瘤可导致肥胖生殖无能综合征，均属于下丘脑性闭经。

25. A。**解析：**围绝经期，由于卵巢无排卵，雌激素水平波动，易发生子宫内膜癌，因此，对于异常出血者，应行诊断性刮宫，既可达到止血目的，又可明确子宫内膜有无癌变。

26. A。**解析：**垂体兴奋试验后 LH 较前升高 2 ~4 倍说明垂体对下丘脑的 LHRH 有反应，垂体功能正常，病变在下丘脑。

27. A。**解析：**经前期综合征多见于 25 ~45 岁女性，症状出现于月经前 1 ~2 周，月经来潮后迅速减轻直至消失。

28. C。**解析：**卵巢变化大体检查：双侧卵巢均匀性增大，为正常妇女的 2 ~5

倍，呈灰白色，包膜增厚、坚韧。切面见卵巢白膜均匀性增厚，较正常厚 2～4 倍，白膜下可见大小不等、≥12 个囊性卵泡，直径在 2～9mm。镜下见白膜增厚、硬化，皮质表层纤维化，细胞少，血管显著存在白膜下见多个不成熟阶段呈囊性扩张的卵泡及闭锁卵泡，无成熟卵泡生成及排卵迹象。

29. D。**解析**：子宫内膜不典型增生约 1/3 可发展为子宫内膜癌，不典型增生不属于功能失调性子宫出血范畴。

30. C。**解析**：无排卵性功血患者的子宫内膜受雌激素的持续作用而无孕激素拮抗，可发生不同程度的增生性改变，少数可呈萎缩性改变。

31. A。**解析**：青春期，大脑中枢对雌激素的正反馈作用存在缺陷，FSH 持续低水平，无促排卵性 LH 陡直高峰形成而不能排卵。这是青春期无排卵性功能失调性子宫出血的原因。

32. B。**解析**：痛经分为原发性和继发性两类，前者是指生殖器官无器质性病变所致的痛经，后者系指由于盆腔器质性疾病如子宫内膜异位症、盆腔炎或宫颈狭窄等所引起的痛经。

33. D。**解析**：原发性痛经的发生主要与月经时子宫内膜合成和释放前列腺素增加，使子宫收缩加强或（和）缺血有关。也受精神、神经因素影响。

34. A。**解析**：原发性甲状腺功能减退症的患者促甲状腺激素释放激素增多，刺激垂体催乳素分泌。

35. A。**解析**：特发性高催乳素血症血清催乳素增高，多为 2. 73～4. 55nmol/L，但未发现垂体或中枢神经系统疾病。部分患数年后发现垂体微腺瘤。

36. C。**解析**：突然或长期精神压抑、紧张、环境改变、情感变化、寒冷等，均可能引起神经内分泌障碍而导致闭经，其机制可能与应激状态下下丘脑分泌的促肾上腺皮质激素释放激素和皮质素分泌增加，进而刺激内源性阿片肽和多巴胺分泌，抑制下丘脑分泌促性腺激素释放激素和垂体分泌促性腺激素有关。所以属于下丘脑性闭经。

37. D。**解析**：原发性闭经的常见原因有性腺发育障碍、米勒管发育不全及下丘脑功能异常等，诊断时重视染色体核型分析。

38. D。**解析**：垂体性闭经：主要病变在垂体。腺垂体器质性病变或功能失调可影响促性腺激素的分泌，继而影响卵巢功能而引起闭经。如位于蝶鞍内的腺垂体各种腺细胞可发生催乳激素腺瘤、生长激素腺瘤、促甲状腺激素腺瘤、促肾上腺皮质激素腺瘤以及无功能的垂体腺瘤，可出现闭经及相应症状。

39. E。**解析**：子宫内膜不规则脱落多见于生育年龄女性，月经周期正常，经期延长，常达 9～10 天，失血量多。因为有排卵，所以基础体温呈双相型，但不典型。体温下降延迟，于月经第 5～6 天刮宫，见到子宫内膜具有分泌反应的腺体。阴道脱落细胞学检查的适应症包括：宫颈癌普查、雌激素水平测定、观察有无排卵。作为辅助手段可以判断有无子宫内膜不规则脱落所致的功能失调性子宫出血。无法确诊黄体萎缩不全所致功血。

40. B。**解析**：更年期综合征的持续时间长度不定，一般约 2～5 年，严重者可达 10 余年。绝经前约 70% 妇女出现月经紊乱，多为月经周期不规则，持续时间及月经量不一，生育力低下。潮热、出汗为典型症状。面部和颈胸部皮肤阵阵发红，伴有“烘热”感，继之出汗。持续时间短者数秒，长则数分钟，症状轻者每天发作数次，重者十余次或更多；精神过敏、情绪不稳定表现为易激动、抑郁多疑，不能自我控制。外阴皮肤干皱，皮下脂肪变薄；阴道干燥和皱襞变平，弹性减退，致性交疼痛；盆底松弛；乳房萎缩、下垂。尿道缩短，黏膜变薄，括约肌松弛，常有尿失禁；膀胱黏膜变薄，易出现反复发作的膀胱炎。

41. B。**解析：**围绝经前期妇女的卵巢功能逐渐衰退，卵泡近于耗尽，剩余卵泡往往对垂体促性腺激素的反应性低下，故雌激素分泌量锐减，对垂体的负反馈变弱，以致促性腺激素水平升高、往往 FSH 比 LH 更高，不形成排卵期前 LH 高峰，故不排卵，发生无排卵性功能失调性子宫出血。

42. E。**解析：**月经期反复出现的易怒、抑郁和疲劳伴有腹部胀满、四肢水肿、乳房触痛和头痛是经前期综合征的主要表现。经前期综合征的患者食欲是增加的。

43. B。**解析：**因多囊卵巢综合征患者无排卵，无孕激素作用，所以不会出现分泌期改变，子宫内膜长期受雌激素刺激，主要表现为不同程度的增殖性变化，甚至发展为子宫内膜癌。

44. E。**解析：**PCOS 的诊断为排除性诊断：目前较多采用的是鹿特丹标准：①稀发排卵或无排卵；②高雄激素的临床表现和（或）高雄激素血症；③卵巢多囊改变：超声提示一侧或双侧卵巢直径 2～9mm 的卵泡≥12 个，和（或）卵巢体积≥10ml；④3 项中符合 2 项并排除其他高雄激素病因，如先天性肾上腺皮质增生、库欣综合征、分泌雄激素的肿瘤。

45. A。**解析：**多囊卵巢综合征的临床表现为闭经、肥胖、多毛、不孕和双侧卵巢呈多囊性增大，而不是卵巢囊肿。卵巢囊肿属广义上的卵巢肿瘤的一种。

46. B。**解析：**青春期功能失调性子宫出血表现为少女月经紊乱；经期长短不一，经量或多或少，有时甚至会大量出血。更年期功能失调性子宫出血表现为绝经前女性，常有数周或数月短闭经后，继发大量或长时间的子宫出血，因有短期闭经史，有时会被误为“流产”。

47. A。**解析：**为确定卵巢排卵和黄体功能，应在经前月经来潮 6h 内刮宫。

48. E。**解析：**原发性痛经无盆腔器质性病变，其诊断主要依靠临床表现，排除器质性病变即可诊断。

49. D。**解析：**垂体疾病是引起高催乳素血症最常见的原因，以垂体催乳素瘤最常见。

50. D。**解析：**当产后发生大出血，休克时间过长，就可造成脑垂体前叶功能减退的后遗症，表现为消瘦，乏力，脱发，畏寒，闭经，乳房萎缩等，严重者可致死。临床上称 Sheehan 综合征。

51. D。**解析：**下丘脑性闭经是最常见的一类闭经。

52. B。**解析：**子宫性闭经是由于子宫内膜受损或对卵巢激素不能产生正常反应所引起的闭经。如 Asherman 综合征、子宫内膜炎致内膜破坏、子宫切除后或子宫腔内放射治疗后、米勒管发育不全综合征（即 MRKH 综合征）、完全型雄激素不敏感综合征等。

53. D。**解析：**雌孕激素序贯试验适用于孕激素试验阴性的闭经患者。每晚睡前服结合雌激素 1. 25mg，连服 20 天，最后 10 天加用醋酸甲羟孕酮，停药后发生撤药性出血者为阳性，提示子宫内膜功能正常，可排除子宫性闭经，引起闭经的原因是患者体内雌激素水平低落，应进一步寻找原因。无撤药性出血者为阴性，应重复一次试验，若仍无出血，提示子宫内膜有缺陷或被破坏，可诊断为子宫性闭经。

54. E。**解析：**该患者月经周期尚正常，经量增多及经期延长，首先考虑子宫内膜不规则脱落，中年女性，首选刮宫术，可迅速止血，并具有诊断价值，可了解内膜病理，除外恶性病变。

55. C。**解析：**单用雌激素治疗仅适用于子宫已切除者，单用孕激素适用于绝经过渡期功能失调性子宫出血。

56. C。**解析：**经前期综合征是指妇女反复在黄体期周期性出现影响日常生活和工作的躯体、精神以及行为方面改变的综合征，月经来潮后，症状可自然消失。根据此患者的症状不难诊断此病。

57. D。**解析：**该病例符合多囊卵巢综合征的特征：月经稀发，LH 水平升高，而 FSH 则相当于早卵泡期水平，因此 LH/FSH >2 ~3。

58. B。**解析：**月经不规则是诊断功能失调性子宫出血的重要依据之一。基础体温呈单相，这个现象提示了患者无排卵。而黄体功能不足的基础体温是呈双相的，故不选。

59. C。**解析：**本例停经 42 天开始阴道流血持续 2 周，基础体温单相就应该诊断为绝经过渡期功能失调性子宫出血，此期功能失调性子宫出血首选诊断性刮宫，既能诊断又能止血。

60. B。**解析：**月经周期紊乱，经期长短不一已有 1 年，双侧附件（-），考虑患者为青春期无排卵性功能失调性子宫出血。

61. C。**解析：**考虑患者为继发性闭经。全身体质性治疗和心理学治疗在闭经治疗中有重要作用。应积极治疗全身性疾病，提高机体体质，供给足够的营养，保持标准体重。

62. D。**解析：**多囊卵巢综合征诊断性刮宫应选在月经前数天或月经来潮 6 小时内进行，刮出的子宫内膜呈不同程度增殖改变，无分泌期变化。

63. C。**解析：**如促性腺激素低于正常或在正常低限范围内，应辨别病变是在垂体还是在下丘脑。可用促性腺激素释放激素作垂体兴奋试验来加以区分。血清 LH 不上升者为无反应（阴性），提示患病部位在垂体前叶。若注射后 LH 值上升，表明垂体促性腺功能良好，而卵泡不发育、不成熟的病因在下丘脑或下丘脑以上的中枢性因素。垂体前叶又称腺垂体，分泌 FSH、LH 及催乳激素等。垂体后叶又称神经垂体，是抗利尿激素和催产素储存的地方。

64. C。**解析：**根据孕激素（黄体酮）试验阴性（未见撤药性流血），可排除 Ⅰ 度闭经；而进一步的雌、孕激素序贯试验阳性（出现撤药性流血），说明该患者的闭经为Ⅱ度闭经，闭经原因不在子宫。

65. D。**解析：**正常月经第 3 ~4 天时，分泌期子宫内膜已经全部脱落。黄体萎缩不全时，月经期第 5 ~6 天仍能见呈分泌反应的子宫内膜。常表现为混合型子宫内膜，即残留的分泌期内膜与出血坏死组织及新增生的内膜混合共存。

66. D。**解析：**无排卵性功能失调性子宫出血常见于青春期及更年期。

67. A。**解析：**闭经分类包括：下丘脑性闭经、垂体性闭经、卵巢性闭经、子宫性闭经和其他内分泌功能异常，不包括阴道性闭经。

68. E。**解析：**功能失调性子宫出血是指异常的子宫出血，经诊查后未发现有全身及生殖器官器质性病变，而是由于神经内分泌系统功能失调所致。表现为月经周期不规律、经量过多、经期延长或不规则出血。正常月经周期有赖于中枢神经系统控制，下丘脑 - 垂体 - 卵巢性腺轴系统的相互调节及制约。任何内外因素干扰了性腺轴的正常调节，均可导致功能失调性子宫出血。

69. B。**解析**：无排卵功能失调性子宫出血患者无排卵、无黄体、无孕激素。

70. C。**解析**：痛经指经前后或月经期出现下腹疼痛、坠胀，伴腰酸或其他不适，程度较重以致影响生活和工作质量者称为痛经。原发性痛经指的是生殖器官无器质性病变的痛经。

71. B。**解析**：排卵性功能失调性子宫出血可分为黄体功能不足和子宫内膜不规则脱落（黄体萎缩不全）。

72. A。**解析**：有排卵功能失调性子宫出血根据黄体功能异常情况分为黄体功能不足与子宫内膜不规则脱落。

73. E。**解析**：围绝经期的出现与绝经有关的内分泌、生物学和临床特征起至最后一次月经后 1 年，即绝经过渡期至绝经后 1 年。围绝经期综合征是指妇女绝经前后由于性激素减少导致的躯体和精神心理症状。

74. A。**解析**：围绝经期综合征是指妇女绝经前后出现性激素波动或减少导致的一系列躯体及精神心理症状。

75. A。**解析**：围绝经期出现与绝经有关的内分泌、生物学和临床特征起至最后一次月经后 1 年，即绝经过渡期至绝经后 1 年。

77. D。**解析**：Asherman 综合征是子宫性闭经最常见的原因。因人工流产刮宫过度或产后、流产后出血刮宫损伤引起，尤其当伴有子宫内膜炎时，更易导致宫腔粘连或闭锁而闭经。颈管粘连者有月经产生，但不能流出；宫腔完全粘连者则无月经。

79. C。**解析**：低促性腺激素性闭经属垂体或下丘脑性闭经，主要表现为促性腺激素分泌不足，无卵泡发育，雌激素低落，长期闭经，乳房与生殖器萎缩等，雌、孕激素周期治疗形成的人工周期能促使子宫内膜周期性变化，不能纠正高雄激素血症。

80. E。**解析**：PCOS 以常染色体显性遗传方式遗传。宫内激素环境可直接影响成年个体内分泌状态。PCOS 时过量分泌的 LH 刺激卵泡膜细胞和间质细胞产生过量的雄激素，雄激素在外周脂肪细胞内经芳香化酶的作用转化为雌酮。

83. C。**解析**：促性腺激素释放激素激动剂（GnRH－a）是人工合成的 10 肽类化合物，作用与天然的 GnRH－a 相似，但对 GnRH－a 受体亲和力强，对肽酶分解的稳定性好，半衰期长，效价约是 GnRH 的 100 倍。作用机制主要是通过抑制垂体促性腺激素的分泌，导致卵巢分泌的性激素减少，造成体内低雌激素状态，出现暂时性绝经，起到药物暂时去势的作用而达到治疗目的。故此疗法又称“药物性垂体切除”或“药物性卵巢切除”。

85. E。**解析**：闭经发生于宫腔操作后，内分泌正常，可能是 Asherman 综合征。

88. B。**解析**：患者有原发性闭经，但其第二性征发育良好，推测不存在生殖内分泌异常。根据其症状，初步判断其闭经的原因在生殖道，可能存在生殖道畸形。可通过妇科检查、腹部 B 超进一步明确畸形部位，找到后切开闭锁部位，引流经血。

89. D。**解析**：孕激素试验不见阴道流血，改雌孕激素序贯试验出现阴道流血，放射免疫测定血 FSH 值正常，表明为卵巢性闭经，为Ⅱ度闭经。

90. A。**解析**：手术切除卵巢后的患者，围绝经期综合征提早出现并且症状比较明显。

91. A。**解析**：青春期无排卵功能失调性子宫出血，因下丘脑－垂体－卵巢轴激素间的反馈调节尚未成熟，大脑中枢对雌激素的正反馈作用存在缺陷，FSH 是持续低水平，无促排卵 LH 高峰形成。

93. A。**解析**：女性绝经前及围绝经期经历无排卵月经，由于雌激素水平波动而无排卵，临床常出现严重的功能失调性子宫出血。

95. A。**解析**：雌激素下降导致血管舒缩症状。潮热为特征性症状。

96. A。**解析**：更年期的最早变化是卵巢功能衰退，然后才表现为下丘脑和垂体功能退化。

97. A。**解析**：按自身周期计算，停经3个周期以上者为继发性闭经。

98. A。**解析**：闭经可分为生理性和病理性闭经两大类，而病理性闭经分为原发性闭经和继发性闭经两大类。

104. B。**解析**：PCOS多囊卵巢综合征LH/FSH >2～3（非肥胖型PCOS明显）。

106. A。**解析**：PCOS双侧卵巢增大，表面光滑，白膜增厚硬化，包膜下有多个直径 <1cm的囊性卵泡。

109. C。**解析**：无排卵性功血的子宫内膜可表现出不同程度的增生性变化，少数可呈萎缩性改变，C选项病理变化为子宫内膜不典型增生。不典型增生有1/3可发展为内膜癌，不属于功血范畴。

130. D。**解析**：凡30岁以上的经产妇，出现经量增多、经期延长及逐年加剧的进行性痛经，查体子宫均匀增大应首先考虑子宫腺肌病，痛经较重行全子宫切除术。

139. D。**解析**：Swyer综合征指染色体核型46，XY单纯性腺发育不全，具有女性生殖系统，但无青春期发育，表现为性幼稚型原发性闭经，激素水平表现高促性腺激素性腺功能低落。

141. B。**解析**：原发痛经与继发痛经的区别在于原发痛经没有盆腔器质性病变，本例中子宫增大，右附件区囊肿以及粘连，说明盆腔有器质性病变，故可以排除原发痛经诊断。

142. D。**解析**：患者有继发痛经，子宫肌瘤和卵巢囊肿，有手术指征，应采用手术治疗。

143. D。**解析**：患者年轻，应保留生育功能，根据病情采取子宫肌瘤剔除术加右卵巢囊肿剥除术。

146. A。**解析**：根据患者继发闭经，肥胖、高雄激素表现，考虑PCOS可能性大。

147. B。**解析**：PCOS治疗首先降低LH水平，使用短效雌孕激素复合制剂的避孕药，如Diane－35，含炔雌醇及醋酸环丙孕酮。

151. E。**解析**：50岁未绝经期女性，出现少量阴道流血，节育器放置25年。应考虑的疾病有：内膜病变（功能失调性子宫出血、内膜癌、内膜息肉、黏膜下肌瘤等）、节育器所致内膜炎或位置下移、体检未触及的卵巢肿瘤等。首先行B超检查子宫附件，对下一步的检查提供必要的靶信息。

163～164. B、A。**解析**：产后大出血导致垂体缺血缺氧，细胞死亡，垂体功能丧失，产生一系列与垂体内分泌功能有关的症状体征，包括闭经，称为希恩综合征。子宫颈粘连综合征为子宫性闭经最常见原因，多因人工流产刮宫过度或产后、流产后出血刮宫损伤子宫内膜，导致宫腔粘连而闭经。

180. ABCDEF。**解析**：育龄妇女月经增多的主要原因有：①排卵/无排卵性功能失调性子宫出血；②子宫肌瘤；③子宫腺肌病；④子宫内膜癌；⑤子宫内膜炎；⑥宫内节育器；⑦子宫肥大症；⑧全身性疾病：主要是血液系统疾病如血小板减少性紫癜、再生障碍性贫血、白血病等。

187. ABCH。**解析**：患者35岁出现月经稀发伴经量减少，多见于多囊卵巢综合征、高催乳素血症，也可能发生卵巢早衰。现停经近3个月，也不排除早孕的可能。

188. BCEG。**解析**：进行盆腔B超检查生殖器官有无器质性改变，尿妊娠试验排除妊娠，内分泌激素测定以判断月经紊乱的病变环节，疑有高催乳素血症应检查乳房有无溢液。

189. CDG。**解析：**患者血清催乳激素明显升高，有溢乳表现，考虑高催乳激素血症。PRL > 100ng/ml，还应考虑可能为垂体疾患，如垂体肿瘤和空蝶鞍综合征。

190. ADE。**解析：**颅脑 CT 或 MRI 检查明确是否存在垂体疾患，眼底和视野检查明确有无垂体肿瘤压迫症状，有助于确定垂体肿瘤的大小及部位。PRL > 100ng/ml 应高度提示垂体微腺瘤的存在。

191. BEF。**解析：**患者 16 岁，第二性征不发育，无月经来潮，考虑诊断为青春期延迟（14 岁）和原发性闭经及 Tumer 综合征。

192. ABG。**解析：**患者首先考虑性腺发育不全，应进一步行染色体核型分析；约半数 Turner 综合征的患者合并肾脏异常，20% 的患者合并主动脉狭窄，因此应行泌尿系统检查及心血管系统检查。

193. C。**解析：**Turner 综合征的基本特征：①表型为女性，有女性生殖器官。②身体矮小，一般不超过 150cm，但智能发育基本正常。③青春期女性第二性征不发育。阴毛少，无腋毛，乳房不发育，内生殖器维持幼稚型，无月经来潮，不育。④躯体异常：除矮小外，还可有蹼颈，后发际低、盾状胸、乳头间距增大，肘外翻等，约半数患者合并肾脏异常，20% 有主动脉狭窄。⑤临床表现与嵌合体中细胞系所占比例有关，正常性染色体多，则上述异常体征较少，反之则异常体征较多。Turner 综合征患者生育罕见。治疗目的在于促进身高，并刺激乳房和生殖器发育，防治骨质疏松。一般可在 12 岁时给予具有雌、孕、雄三种激素作用的 7 - 甲基异炔诺酮至 14 岁左右再给予小剂量结合雌激素，促进乳房发育。后期加孕激素序贯周期治疗，一般应长期应用，以促使第二性征发育和月经来潮。

第二十章　子宫内膜异位症和子宫腺肌病

一、单选题：以下每道试题有五个备选答案，请选择一个最佳答案。

1. 关于子宫腺肌病，不正确的叙述是
   A. 与多次妊娠有关
   B. 与慢性子宫内膜炎损伤子宫内膜有关
   C. 半数合并子宫肌瘤
   D. 非生长功能的子宫内膜腺体侵入子宫肌层
   E. 子宫腺肌病约15%同时合并内异症

2. 子宫内膜异位症Ⅲ期（中型）评分应为
   A. 1~5分　B. 6~15分
   C. 16~40分　D. 40~50分
   E. 50~60分

3. 子宫内膜异位症Ⅰ期（微型）评分应为
   A. 1~5分　B. 6~15分
   C. 16~40分　D. 40~50分
   E. 50~60分

4. 下列哪项不能鉴别卵巢内异症和卵巢上皮性恶性肿瘤
   A. 患者一般情况
   B. 病情进展度
   C. 持续性腹痛腹胀
   D. 腹水
   E. CA125值升高

5. 子宫腺肌病多累积子宫肌层
   A. 前壁　B. 后壁
   C. 侧壁　D. 全壁均受累
   E. 顶壁

6. 经产妇，40岁。G_3P_1，继发性痛经1年余并逐渐加重。查：子宫后倾，球样增大如孕8周大小、硬，附件未及异常。确诊的依据是
   A. B超
   B. 手术后病理学检查
   C. 生殖激素六项检测
   D. 子宫动脉造影
   E. 盆腔CT

7. 子宫腺肌病和下列哪些因素密切相关，但除外
   A. 多次妊娠　B. 多次分娩
   C. 人工流产　D. 遗传因素
   E. 慢性子宫内膜炎

8. 下列关于输卵管内异症说法正确的是
   A. 很常见
   B. 常造成盆腔粘连
   C. 一般为直接累及
   D. 输卵管内异症不影响其蠕动
   E. 多由于卵巢异位病变蔓延而来

9. 子宫内膜异位症大多数位于盆腔内，最常侵犯的部位是
   A. 子宫骶骨韧带　B. 输卵管
   C. 子宫直肠陷凹　D. 子宫膀胱陷凹
   E. 卵巢

10. 女，29岁。欲妊娠，3年未孕。近2年来，月经量多，无明显痛经，$G_1P_0A_1$。妇科检查：子宫正常大小，左侧附件区触及一囊实性包块，大小约5cm×6cm×6cm，后穹隆可触及痛性结节。首选考虑的诊断是
    A. 输卵管卵巢囊肿
    B. 子宫内膜异位症
    C. 原发性痛经
    D. 子宫腺肌病
    E. 子宫肌瘤

11. 子宫内膜异位症镜下检查哪项是错

误的
A. 可见到子宫内膜上皮
B. 可见内膜腺体或腺样结构
C. 可见内膜间质细胞
D. 可见内膜间质
E. 无出血

12. 经期腰骶部疼痛 2 年，查体见子宫正常大，直肠子宫陷凹扪及触痛结节，应询问的重要病史为
A. 有无消瘦
B. 有无发热
C. 月经是否规则
D. 有无性交痛
E. 阴道分泌物是否增多

13. 为预防子宫内膜异位症的发生，下列哪项是不正确的
A. 经期尽量不做妇科检查
B. 输卵管通畅试验应于经后 3 ~ 7 天进行
C. 剖宫产缝合腹壁时，最好冲洗干净刀口
D. 人工流产负压吸宫术时，吸管应慢进快出
E. 缝合子宫壁时，应避免缝针穿透子宫内膜层

14. 关于子宫腺肌病的症状，下列哪项是最典型的
A. 月经过多　　B. 不孕
C. 进行性痛经　　D. 经期延长
E. 白带增多

15. 关于子宫内膜异位症的描述中，错误的是
A. 异位内膜对激素不敏感
B. 最常见的转移部位为卵巢
C. 盆腔内异症确诊的金标准为腹腔镜
D. 极少发生恶变
E. 痛经不是内异症诊断的必需症状

16. 下列关于子宫腺肌病描述正确的是
A. 约 20% 以上合并子宫内膜异位症
B. 子宫腺肌病与子宫内膜异位症在组织发生学上是一致的
C. 常有周围肌层细胞的代偿性肥大和增生
D. 病灶与周围组织常有明显界限
E. 子宫大小常超过 3 个月妊娠大小

17. 子宫腺肌病不正确的表述是
A. 具有生长功能的子宫内膜腺体及间质侵入子宫肌层
B. 多为 30 岁以上经产妇
C. 与子宫内膜异位症组织学发生和临床表现相似
D. B 超检查可在肌层中见到不规则回声增强
E. 药物治疗无效，主要为手术治疗

18. 关于子宫内膜异位症的描述，正确的是
A. 多发生于初潮前
B. 生育少、生育晚的女性发病少于多次生育者
C. 发病与社会经济状况无关
D. 约 25% 患者无明显不适
E. 该病对孕激素不敏感

19. 女，32 岁。婚后 7 年未孕，痛经逐年加重。查：宫底韧带处可触及黄豆大结节 2 个，触痛明显，右侧附件可及一 5cm × 6cm 大小包块，活动差，半囊半实。最有效的确诊方法是
A. B 超
B. 诊断性刮宫
C. 宫腔镜检查
D. 腹腔镜 + 组织病理检查
E. CA125

20. 近绝经期的、症状不明显的子宫腺肌病患者治疗首选

A. 子宫或病灶切除术
B. 子宫 + 一侧卵巢切除术
C. 子宫 + 双侧卵巢切除术
D. 药物治疗诱导绝经
E. 股动脉插管高选择性子宫动脉栓塞治疗

21. 女，29 岁。继发不孕伴痛经 2 年。妇科检查：宫颈光滑，子宫后位，正常大小，粘连固定，经阴道后穹扪及触痛结节。应诊断为
A. 卵巢癌
B. 子宫内膜异位症
C. 慢性盆腔炎
D. 子宫腺肌病
E. 盆腔淤血症

22. GnRH－a 治疗子宫内膜异位症 3 个月以上的主要副作用是
A. 肝功能损伤
B. 阴道不规则出血
C. 围绝经期综合征
D. 体重增加
E. 痤疮

23. 子宫内膜异位症的临床表现，哪项是正确的
A. 卵巢子宫内膜异位囊肿越大，疼痛越重
B. 盆腔腹膜上小的子宫内膜异位结节病灶，不导致痛经
C. 凡患子宫内膜异位症，都有痛经
D. 疼痛不放射到阴道、会阴、肛门或大腿
E. 疼痛的程度与病灶大小并不一定成正比

24. 关于子宫内膜异位症的临床表现，错误的是
A. 因子宫内膜异位症的部位不同，症状差别大
B. 异位的子宫内膜面积大，则症状明显
C. 痛经的特点为继发性和进行性加重
D. 不育是因盆腔粘连，子宫后倾，卵巢功能失调及性交疼痛造成的
E. 体征随病变部位不同而改变

25. 子宫内膜异位症引起不孕的原因，错误的描述是
A. 内膜异位患者不孕率可高达 40%
B. 子宫后位
C. 盆腔的广泛粘连，致使输卵管蠕动减弱
D. 卵巢功能失调
E. 盆腔解剖无明显异常的轻症患者亦可继发不孕

26. 关于子宫腺肌症的发生，下列正确的说法是
A. 子宫内膜侵入和扩散至子宫肌层
B. 多发生于 20～30 岁初产妇
C. 子宫腺肌症可从子宫肌层中剔除
D. 绝大多数患者有外在性子宫内膜异位症
E. 多数子宫内的异位病灶多为局限性

27. 关于盆腔子宫内膜异位症，正确的描述是
A. 子宫内膜异位症的发病为异位内膜随卵巢激素变化而发生的周期性出血
B. 子宫内膜异位症具有远处转移和种植能力，故为癌前病变
C. 卵巢子宫内膜异位症较少见
D. 卵巢巧克力囊肿最大不超过 8cm
E. 卵巢子宫内膜异位囊肿，最恰当的治疗方法是手术切除

28. 关于子宫内膜异位症的说法，错误的是
A. 80% 患者累及双侧卵巢

B. 可形成卵巢巧克力囊肿
C. 卵巢多固定在子宫的侧后方不活动
D. 手术分离过程中容易发生囊壁破裂
E. 卵巢内的异位内膜可形成单个或多个囊肿

29. 关于输卵管内异症的说法，正确的是
A. 发生率较高
B. 不容易形成局部组织粘连
C. 可因扭曲而影响其蠕动
D. 不会引起输卵管的不同
E. 常直接累及输卵管黏膜层

30. 有关盆腔子宫内膜异位症，下述错误的是
A. 痛经呈渐进性加剧
B. 痛经程度与病灶大小呈正比
C. 周期性疼痛不一定与月经同步
D. 病变累及直肠陷凹及骶骨韧带时，可有性交痛
E. 40%患者不孕

31. 对于子宫内膜异位症，下列描述不恰当的是
A. 病变具有远处转移能力
B. 病变具有种植侵蚀能力
C. 异位子宫内膜的 EGF、FGF 及其受体表达明显高于正常
D. 绝经后异位内膜组织可逐渐萎缩吸收
E. 发病机制与子宫腺肌病基本相同

32. 卵巢以外的子宫内膜异位症病灶最早可见
A. 子宫后壁与直肠粘连
B. 腹膜无色素灶
C. 阴道直肠膈结节
D. 直肠子宫陷凹消失
E. 子宫后壁下段散在结节

33. 在考虑子宫内膜异位症的辅助检查中，下列哪项不宜
A. CA125 测定
B. 超声检查
C. 剖腹探查
D. 腹腔镜检查
E. 宫腔镜检查

34. 关于预防子宫内膜异位症的发生，下列哪项是错误的
A. 宫颈粘连应及时处理
B. 缝合子宫壁时应穿透子宫内膜层
C. 人工流产吸宫时吸管应缓慢拔出
D. 宫颈及阴道手术均应在月经干净 3～7 天内进行
E. 月经来潮前禁做输卵管通畅试验

35. 女，30 岁。婚后 3 年未育，有进行性痛经，妇科检查触及痛性结节，曾服达那唑痛经缓解，停药后复发，拟行腹腔镜检查。此患者镜下最佳治疗方案是
A. 作全子宫、双附件切除术
B. 作子宫及双侧输卵管切除术
C. 清除内膜异位灶，分解粘连，尽可能保留子宫及双侧卵巢的正常组织
D. 清除病灶、分解粘连，尽可能保留子宫及双侧附件
E. 作子宫切除，保留双侧附件

36. 女，31 岁。婚后 5 年未孕，近 2 年进行性痛经。BBT 示双相型，月经 3～4 天/28～30 天，量中。妇科检查：子宫正常大小、后位，后壁有粘连性结节，触痛；两侧附件未扪及包块，无压痛。为解决生育问题，首先做下列哪项处理最恰当
A. 试管婴儿
B. 子宫输卵管碘油造影
C. 促排卵
D. 诊刮
E. 剖腹探查

37. 女，38 岁。0－0－1－0，经来第 2 天

急腹痛来院。有子宫肌瘤和卵巢囊肿史，以往有痛经史，日益加重。此次剧痛，伴发热39℃，肛门刺痛感。妇科检查：宫颈举痛，子宫略大，右侧附件区可及4cm囊性肿块、触痛，全腹均有压痛和肌紧张，血压110/76mmHg。下列何项疾病最可能

A. 宫外孕
B. 卵巢囊肿扭转
C. 盆腔炎
D. 子宫内膜异位囊肿破裂
E. 子宫肌瘤红色变性

38. 女，45岁，G_4P_1，月经量多2年，伴痛经，需服止痛药物。查：子宫前位、均匀增大如孕8周、硬、活动；左附件还可及直径6cm囊肿，活动差，子宫直肠陷凹有大小不等硬结。下列叙述哪项是不正确的

A. 本例应手术治疗
B. 子宫腺肌病合并子宫肌瘤多见
C. 多次刮宫可引起子宫腺肌病
D. 人工流产有增加内膜异位病发病的可能
E. 子宫腺肌病合并内膜异位症罕见

39. 关于子宫内膜异位症，正确的是

A. 大多数子宫内膜异位症病灶局限
B. 子宫内膜异位症的患者都有痛经
C. 妊娠时，子宫内膜异位症加重
D. 痛经与病变的大小不成比例，而与病变的部位有关
E. 子宫内膜异位症患者易受孕但易流产

40. 关于子宫内膜异位症与子宫腺肌病，错误的是

A. 子宫内膜异位症是子宫内膜生长在宫腔以外的部位而引起病变及症状
B. 子宫腺肌病是子宫内膜向肌层内良性侵入，伴子宫肌层弥漫性增生
C. 子宫内膜异位症的异位内膜受卵巢激素影响有相应变化
D. 子宫腺肌病侵入肌壁的子宫内膜不受性激素影响
E. 子宫腺肌病也是一种子宫内膜异位症

41. 子宫内膜异位症时的痛经特点是

A. 原发性，进行性加重
B. 继发性，进行性加重
C. 伴肛门坠胀感
D. 伴性交痛
E. 痛时腹泻

42. 预防子宫内膜异位症的发生，下列哪项是不妥的

A. 经期避免不必要的盆腔检查
B. 人工流产术时应避免负压突然下降
C. 输卵管通液应在月经前3～5天
D. 宫颈及阴道手术应在月经干净后3～7天进行
E. 及时矫正子宫后屈

43. 关于子宫内膜异位症，下述哪项是错误的

A. 子宫腺肌病是子宫内膜异位症的一种
B. 常发生于生育年龄
C. 最常发生的部位是卵巢
D. 妊娠后症状可以缓解，甚至消失
E. 很少发生恶变

44. 子宫腺肌病的叙述错误的是

A. 常出现继发性痛经
B. 多发生于30～50岁经产妇
C. 对孕激素敏感
D. 腺肌瘤与瘤周的肌层无包膜
E. 约有半数同时合并子宫肌瘤

45. 女，34岁。剖宫产后3年。痛经伴肛

门坠胀感日益加重，不能忍受，曾服达那唑治疗好转，停药后又有发作。疼痛持续时间比以往加长。查：子宫中位、正常大小、子宫后方可及一鸡蛋大痛性结节，左侧可及5cm之囊性块物。患者坚决要求手术切除子宫，下列何项治疗方案最好

A. 粘连分解，切除异位病灶，卵巢腺囊肿剥除术
B. 全子宫切除 + 左侧附件切除术
C. 全子宫切除 + 卵巢腺囊肿穿刺抽液后注无水酒精
D. 全子宫切除 + 清除异位病灶 + 患侧卵巢切除术
E. 全子宫切除 + 双附件切除术

46. 女，34岁。1-0-3-1，体健，近两年来腹痛并有日渐加重趋势。妇科检查：左侧附件可及6cm×7cm之囊性肿块，张力高、推之不动、有粘连感。追问病史，1年前肿块仅直径4cm。考虑此肿块可能为下列何种疾病

A. 卵巢恶性肿瘤
B. 卵巢子宫内膜异位囊肿
C. 卵巢良性肿瘤
D. 结核性盆腔炎
E. 慢性盆腔炎

47. 女，41岁。宫内节育器安置8年，普查作B超发现盆腔有多个结节。妇科检查：宫颈光滑、子宫后位、正常大小、活动受限，在后穹隆处触及多个痛性结节，附件区有增厚感。追问病史有继发性痛经，但不严重。考虑下列何项可能性大

A. 盆腔结核
B. 子宫内膜异位症
C. 卵巢癌
D. 直肠癌
E. 盆腔炎

48. 关于子宫内膜异位症的治疗，目前的观点是

A. 以期待为主，慎重采取手术
B. 首选手术治疗，复发仅用药物治疗
C. 首选药物治疗，失败后手术
D. 手术和药物治疗结合
E. 药物治疗期间要避孕

49. 子宫内膜异位症患者行根治性手术的切除范围为

A. 子宫、双侧附件及盆腔内所有病灶
B. 子宫及双侧附件
C. 双侧附件及盆腔内所有内膜异位病灶
D. 子宫、双侧附件及盆腔淋巴结清扫
E. 子宫、双侧附件及盆腔内所有内膜异位病灶

50. 为了预防子宫内膜异位症的发生，下列哪项处理不当

A. 宫颈管粘连，宫腔积血时避免重力挤压子宫
B. 妊娠10周以内，以54~66kPa（400~500mmHg）负压，用吸管伸入宫腔将胚胎吸出终止妊娠
C. 月经前期禁做各种输卵管通畅试验
D. 剖宫产缝合子宫壁时，缝针应穿过子宫内膜层
E. 婚后痛经的妇女应及早孕育

51. 女，46岁。G_3P_1，痛经严重，双侧巧克力囊肿均大于6cm。最适宜的处理是

A. 假孕疗法
B. 假绝经疗法
C. 保留卵巢功能手术
D. 根治性手术
E. 经阴道后穹隆穿刺抽液治疗

52. 女，28 岁。已婚。4 小时来因经期下腹剧痛急诊来院。怀疑子宫内膜异位症。以下临床表现哪项与该诊断不符合
A. 继发性进行性痛经
B. 不孕
C. 子宫增大，表面凹凸不平
D. 附件处可触及不活动的压痛包块
E. 后陷凹有触痛的硬结

53. 女，26 岁。已婚，继发性痛经 3 年，月经周期 30 天，经期 5 天，3 年前曾人工流产 1 次，术后开始经期下腹痛，并逐渐加剧。妇科检查：子宫较正常略大，后位，活动度差，子宫骶骨韧带处扪及数个小结节，有触痛，两侧附件增厚，轻度压痛。此患者最可能的诊断是
A. 子宫肌瘤
B. 子宫内膜异位症
C. 卵巢癌
D. 生殖器结核
E. 慢性附件炎

54. 女，45 岁。已婚，月经量增多，伴经期腹痛 5 年，近 1 年来症状加剧。妇科检查：宫颈糜烂，子宫中后位，如 6 周妊娠大小，质硬。B 超检查提示：子宫 65cm × 65cm × 54cm，回声不均。其诊断为
A. 子宫肌瘤
B. 子宫腺肌病
C. 子宫肥大症
D. 更年期功能失调性子宫出血
E. 盆腔炎

55. 女，37 岁。因左附件肿物 10cm × 10cm × 9cm 拟入院手术，入院后 2 小时突感下腹剧痛。再次妇科检查：左侧肿物隐约可及，大小边界不清，后穹隆穿刺抽出 10ml 深咖啡黏稠液体。最可能的诊断是
A. 卵巢肿物蒂扭转
B. 卵巢肿物破裂
C. 卵巢巧克力囊肿破裂
D. 残角子宫妊娠破裂
E. 子宫浆膜下肌瘤蒂扭转

56. 女，29 岁。婚后不孕，月经无规则，出现痛经 2 年，每次须服止痛药。盆腔检查：子宫后位、稍活动；双侧卵巢增大，约为 6cm × 4cm × 4cm 大小，右侧骶韧带处有触痛硬结。最重要的应详细询问
A. 丈夫精液检查情况
B. 月经初潮
C. 服用何种止痛药
D. 避孕方法
E. 痛经情况

57. 女，28 岁。不孕，进行性痛经 5 年，经前 1 ~ 2 天开始下腹痛，经后渐消失。查：子宫大小正常、后倾、粘连；双侧卵巢均有约直径 6cm 的囊肿，欠活动；阴道后穹隆处有紫蓝色结节，双骶韧带有串珠状痛性结节。根据上述症状、体征，应考虑诊断为
A. 慢性盆腔炎
B. 结核性盆腔炎
C. 子宫内膜异位症
D. 双侧输卵管卵巢囊肿
E. 卵巢癌

58. 继发性痛经伴月经失调患者常发生于
A. 卵巢囊肿
B. 子宫肌瘤
C. 子宫内膜异位症
D. 多囊卵巢综合征
E. 功血

59. 关于子宫内膜异位症，下列描述错误

的是

A. 常发生于育龄妇女
B. 以手术治疗为主
C. 腹腔镜检查为最佳辅助检查方法
D. 最常发生的部位为卵巢
E. 可合并子宫肌瘤

60. 下列哪项疾病进行诊刮不能帮助诊断

A. 子宫内膜癌
B. 闭经
C. 子宫内膜异位症
D. 无排卵性功血
E. 子宫内膜结核

61. 子宫内膜异位症患者 CA125 值一般不超过

A. 100U/ml　B. 150U/ml
C. 200U/ml　D. 250U/ml
E. 300U/ml

62. 子宫内膜异位症痛经的特点是

A. 多为原发性痛经
B. 无渐进性加重
C. 程度与病灶大小成正比
D. 常发生于月经前 1～2 天，经期加重，经后缓解
E. 与月经周期无关

63. 子宫内膜异位症最主要的临床特点是

A. 月经失调
B. 不孕症发生率高达 40%
C. 痛经和持续性下腹痛
D. 咯血
E. 腹痛，腹褥或便秘

64. 女，27 岁。G_2P_0。3 年前出现痛经，近 1 年进行性加重。妇科检查：子宫后倾位，妊娠 8 周大小，质硬，活动差，子宫后壁及直肠子宫陷凹处可扪及 3 个结节，质硬，触痛明显。最可能的诊断是

A. 子宫肌瘤
B. 子宫腺肌病
C. 子宫内膜异位症
D. 子宫腺肌病 + 子宫内膜异位症
E. 子宫内膜癌盆腔转移

65. 女，29 岁。未婚未孕，近 3 年痛经逐渐加重。妇科检查：子宫后屈，活动受限，在直肠子宫陷凹处触及多个蚕豆大小触痛硬结，附件区未触及包块。本例恰当的处理是

A. 镇痛对症治疗
B. 给予广谱抗生素
C. 行达那唑治疗
D. 病灶切除术
E. 子宫及双附件切除

66. 内异症痛经的特点不包括

A. 部位多为下腹深部和腰骶部
B. 向会阴、肛门和大腿内侧放射
C. 疼痛程度与病灶大小不一定成正比
D. 原发性痛经进行性加重
E. 伴有直肠刺激症状

67. 女，40 岁。人工流产术后 10 年不孕，近 2 年来月经量增多，经期腰酸腹坠痛加重。妇科检查：子宫球形增大如孕 50 天大小，质硬，双附件正常。诊断可能性最大的是

A. 子宫肌瘤
B. 子宫腺肌病
C. 盆腔炎性肿物与子宫粘连
D. Asherman 综合征
E. 子宫内膜癌

68. 女，29 岁。原发不孕 5 年，进行性痛经 5 年，丈夫检查无异常。妇科检查：子宫大小正常，活动差，左侧附件区可扪及直径约 3cm 大小的囊性包块，不活动，右侧附件增厚。其处理应首选

A. 孕三烯酮治疗
B. 达那唑治疗
C. GnRH - a 治疗
D. 病灶切除术后行 IVF - ET
E. 子宫内膜异位症病灶切除术

69. 子宫内膜异位症导致不孕的因素中，错误的是
A. 因盆腔器官粘连导致的机械性因素
B. 黄素化未破裂卵泡综合征（LUFS）
C. 抗子宫内膜抗体的干扰
D. 因性交痛影响生活
E. 黄体功能不足

70. 女，38 岁。子宫下段剖宫产术后 10 年，近 4 年痛经，且逐年加剧。查：子宫活动欠佳，后穹隆可触及多个小结节。其诊断首先考虑为
A. 慢性盆腔炎
B. 卵巢癌
C. 子宫内膜异位症
D. 子宫腺肌病
E. 多发性浆膜下肌瘤

71. 下列哪项不是子宫内膜异位症痛经的特点
A. 多为原发性痛经
B. 表现为继发性痛经进行性加剧
C. 痛经与卵巢周期有明显的相关性
D. 痛经伴有肛门坠痛和性交痛
E. 痛经常伴有大便次数增多等消化道症状

二、共用题干单选题：以下提供若干个案例，每个案例下设若干道试题，每道试题有五个备选答案，请选择一个最佳答案。

（72 ~ 73 题共用题干）

女，32 岁。继发痛经逐渐加重，月经周期正常，量中等。结婚 2 年，未避孕、未怀孕。妇科检查：外阴阴道正常，宫颈光滑，子宫后位，稍大，活动不好。双附件增厚。B 超见子宫稍大，肌壁有短线回声，双附件非纯囊肿，与周围组织粘连。

72. 诊断是
A. 子宫腺肌病
B. 子宫肌瘤，双卵巢子宫内膜异位囊肿
C. 卵巢肿物
D. 子宫腺肌病、双卵巢子宫内膜异位囊肿
E. 子宫腺肌病、卵巢生理性囊肿

73. 治疗应选择
A. 根治术
B. 半根治术，术后内分泌治疗
C. 保守手术，术后内分泌治疗
D. 期待妊娠
E. 内分泌治疗

（74 ~ 75 题共用题干）

女，26 岁。痛经 3 年，进行性加重，经量无明显增加，经期延长 2 ~ 3 天。已婚 3 年未孕，丈夫检查无异常。妇科检查：子宫正常大小，活动差，右侧附件区可扪及 5cm 直径大小囊实性包块，活动差，与子宫后壁相粘连，左侧附件区略增厚，无压痛；三合诊：骶主韧带处多个触痛结节。

74. 该患者的主要诊断是
A. 继发性痛经
B. 原发性不孕
C. 子宫内膜异位症
D. 黄体发育不良
E. 右卵巢肿块

75. 该患者的治疗方案应考虑
A. 药物治疗 3 个月后试孕
B. 手术尽量切除病灶，根据术中情况决定下一步治疗
C. 手术切除右卵巢肿块，术后尽早试孕

D. 手术切除右卵巢肿块 + 电灼骶主韧带处结节
E. 手术切除右附件 + 电灼骶主韧带处结节

（76 ~ 77 题共用题干）

女，33 岁。近 2 年未避孕未怀孕而就诊。月经规律，4 ~ 5/28 天，继发痛经并进行性加重 5 年，多次测基础体温呈双相型。妇科检查：子宫后位，不活动，正常大小，后峡部有 0.5cm 触痛结节，右侧卵巢可及 3cm × 3cm × 4cm 大小，囊实性，固定在子宫后方。

76. 最可能的诊断为
A. 盆腔结核
B. 卵巢癌
C. 双附件炎性包块
D. 盆腔子宫内膜异位症
E. 多囊卵巢综合征

77. 为明确诊断，以下哪项辅助检查最有意义
A. 宫腔镜检查
B. 腹腔镜检查
C. 子宫输卵管造影
D. B 超检查
E. 血 CEA 测定

三、共用备选答案单选题：以下提供若干组试题，每组试题共用试题前列出的五个备选答案，请为每道试题选择一个最佳答案。每个备选答案可能被选择一次、多次或不被选择。

（78 ~ 80 题共用备选答案）
A. KSM + 5 - FU
B. MTX + 5 - FU
C. 更生霉素（KSM）
D. 5 - 氟尿嘧啶（5 - FU）
E. 甲氨蝶呤（MTX）

78. 绒癌肺转移选用
79. 侵袭性葡萄胎转移结节局部选用
80. 绒癌脑转移，鞘内注射选用

（81 ~ 83 题共用备选答案）
A. 卵巢
B. 宫骶韧带
C. 子宫下部后壁浆膜
D. 直肠子宫陷凹
E. 会阴切口

81. 妇科检查发现子宫一侧囊性包块，活动受限，该患者病变累及部位是
82. 患者主诉深部性交痛，病变可能累及部位是
83. 患者病因最适用于用种植学说解释的病变累及部位是

（84 ~ 87 题共用备选答案）
A. 达那唑　　B. 雄激素
C. 甲羟孕酮　　D. 孕三烯酮
E. 戈舍瑞林

84. 无转氨酶升高不良反应的药物为
85. 对肝功能影响较小，很少因转氨酶过度升高而需中途停药的药物为
86. 常见不良反应为点滴状出血的药物为
87. 属于 17α - 炔孕酮衍生物的药物为

（88 ~ 90 题共用备选答案）
A. 腹腔镜下剥除异位囊肿后随访
B. 保留卵巢功能的手术辅以药物治疗
C. 保留生育功能的手术辅以药物治疗
D. 根治性手术
E. 药物保守治疗

88. 女，30 岁。婚后 1 年未育，有轻度痛经史，腹腔镜检查发现左侧卵巢子宫内膜异位囊肿，直径 2cm。恰当的处理是
89. 女，46 岁。进行性痛经伴经量多，妇科检查：贫血貌，宫颈中度糜烂，子宫后位略大固定，子宫后方扪及多个散在结节，触痛明显，腹腔镜诊断为

子宫内膜异位症Ⅳ期，药物治疗无效。恰当的处理是

90. 女，48 岁。进行性痛经 5 年，服用止痛药能缓解，月经正常。妇科检查：宫颈轻度糜烂，宫体后位正常大小，活动受限，于子宫后方可及散在结节，触痛（+），附件未及异常。腹腔镜诊断为子宫内膜异位症Ⅲ期。恰当的处理是

（91～93 题共用备选答案）

A. Ⅰ期　　B. Ⅱ期
C. Ⅲ期　　D. Ⅳ期
E. 0 期

91. 腹腔镜检查诊为子宫内膜异位症，按修正的 AFS 法评分为 4 分。属于子宫内膜异位症
92. 腹腔镜检查诊为子宫内膜异位症，按修正的 AFS 法评分为 10 分。属于子宫内膜异位症
93. 腹腔镜检查诊为子宫内膜异位症，按修正的 AFS 法评分为 30 分。属于子宫内膜异位症

（94～95 题共用备选答案）

A. 28 岁，双侧囊实性包块，直径 8cm，活动
B. 50 岁，阴道分泌物增多及外阴瘙痒、灼热感
C. 40 岁，单侧囊性包块，直径 4cm
D. 35 岁，继发性痛经，进行性加重，经量增多
E. 30 岁，月经量增多，经期延长，子宫大、质硬

94. 可能诊断为黄体囊肿的是
95. 可能诊断为成熟性畸胎瘤的是

（96～98 题共用备选答案）

A. 25 岁，双侧囊实性包块，直径 7cm，活动
B. 51 岁，子宫直肠陷凹有不平实性结节，有腹水
C. 38 岁，单侧囊性包块，直径 5cm
D. 34 岁，痛经，子宫直肠陷凹有结节
E. 29 岁，原发不孕，低热，腹水，盗汗，消瘦

96. 可能诊断为卵巢恶性肿瘤的是
97. 可能诊断为盆腔结核的是
98. 可能诊断为盆腔子宫内膜异位症的是

四、案例分析题：为不定项选择题，试题由一个病历和多个问题组成。每个问题有六个及以上备选答案，选对 1 个给 1 个得分点，选错 1 个扣 1 个得分点，直扣至得分为 0。

（99～102 题共用题干）

女，39 岁。1-0-2-1。因“痛经 10 年，加剧伴性交痛 2 年”就诊。

99. 对于该患者应考虑的疾病有
A. 子宫内膜异位症
B. 盆腔炎
C. 子宫腺肌病
D. 盆腔淤血综合征
E. 宫颈炎
F. 子宫内膜癌

100. 问诊结果：该患者在结婚前有人工流产史，结婚后 2 年不避孕一直未孕，然后行辅助生育技术受孕。10 年前剖宫产后出现痛经并进行性加剧，最近 2 年痛经较重难忍，需要卧床休息，一般止痛药无效而需要强止痛药如杜冷丁等，同时伴有明显的性交痛、肛门坠胀、坠痛和排便疼痛，但不愿腹腔镜检查。体格检查结果：全身常规检查无异常发现。妇科三合诊检查为外阴阴性，阴道内无紫蓝色结节，但后穹隆部饱满；宫颈轻糜无举痛；子

宫正常大小、无压痛、质地中等、两侧子宫骶韧带增粗并触及多个痛性结节，子宫直肠陷窝可触及一个大约直径为3.0cm的边界不清楚、活动差、质硬而未累及直肠黏膜的痛性肿块；两侧附件区未触及肿块、无压痛。根据问诊和体检结果，该患者最可能的诊断为

A. 子宫内膜异位症
B. 盆腔炎
C. 子宫腺肌病
D. 盆腔淤血综合征
E. 宫颈炎
F. 子宫内膜癌

101. 进一步的辅助检查宜选择

A. 腹腔镜检查
B. 血清 TSH
C. 腹部 X 线片
D. 病理组织学检查
E. 腹部 CT
F. 血清 CRH

102. 若患者基本确定为深部浸润型子宫内膜异位症Ⅲ型，拟行手术治疗，术前的检查应包括

A. 胸部 X 线片
B. 血、尿常规
C. 心电图
D. IVP
E. 膀胱镜
F. 直肠乙状结肠镜

（103～107 题共用题干）

女，42岁。痛经3年余，进行性加重，经期延长，经量增多，避孕药（炔雌醇-去氧孕烯）周期治疗，可缓解痛经，$G_3P_1A_2L_1$，曾放置 IUD 10 年，已取出 2 年。妇科检查：宫颈肥大、Ⅱ度颗粒型糜烂，子宫如孕3个月大小，均匀性增大，质硬，表面光滑，后壁略突出，活动好，双侧附件区未见明显异常。三合诊：子宫直肠凹部位未触及痛性结节。

103. 最可能的诊断为

A. 子宫肌瘤
B. 子宫腺肌病
C. 慢性宫颈炎
D. 子宫内膜异位症
E. 避孕药所致子宫肥大
F. 宫颈癌

104. 为进一步诊断，首先应进行的检查是

A. 宫腔镜检查
B. B 型超声
C. 血 CA125 测定
D. MRI 检查
E. 腹腔镜检查
F. 宫颈涂片检查

105. 宫颈 TCT 示中度炎症，B 超示子宫 14cm×10cm×9cm 大小，后壁肌层最厚处 5cm 且回声不均质，双附件未见异常。该病例主要诊断为

A. 子宫肌瘤
B. 子宫腺肌病
C. 子宫间质肉瘤
D. 子宫血管平滑肌瘤病
E. 巨型子宫肥大
F. 慢性宫颈炎

106. 子宫腺肌病大体病理可见

A. 肌层增厚
B. 剖面旋涡状结构
C. 肌壁下囊腔
D. 肌层中局限生长结节
E. 结节包膜完整
F. 肌层变薄

107. 可采用的治疗方式有

A. 药物治疗
B. 全子宫切除术

C. 子宫＋一侧附件切除术

D. 子宫＋双侧附件切除术

E. 宫颈物理治疗

F. 宫颈切除术

参考答案与解析

1. D 2. C 3. A 4. E 5. B 6. B
7. D 8. B 9. E 10. B 11. E 12. D
13. D 14. C 15. A 16. C 17. C 18. D
19. D 20. D 21. B 22. C 23. E 24. B
25. B 26. A 27. A 28. A 29. C 30. B
31. E 32. B 33. E 34. B 35. D 36. B
37. D 38. E 39. D 40. D 41. B 42. C
43. A 44. C 45. A 46. B 47. B 48. D
49. E 50. D 51. D 52. C 53. B 54. B
55. C 56. E 57. C 58. C 59. B 60. C
61. C 62. D 63. C 64. D 65. C 66. D
67. B 68. E 69. D 70. C 71. A 72. D
73. C 74. C 75. C 76. D 77. B 78. A
79. D 80. E 81. A 82. D 83. E 84. E
85. D 86. C 87. A 88. A 89. D 90. E
91. A 92. B 93. C 94. C 95. A 96. B
97. E 98. D 99. ABCD 100. A 101. AD
102. ABCDEF 103. BC 104. BCF
105. BF 106. ACD 107. ABE

1. D。**解析：**具有生长功能的子宫内膜腺体及间质侵入子宫肌层称为子宫腺肌病。病因与多次妊娠、慢性子宫内膜炎损伤子宫内膜有关。子宫腺肌病多发生于30～50岁经产妇，约15%合并子宫内膜异位症，约半数合并子宫肌瘤。

2. C。**解析：**Ⅰ期（微型）1～5分；Ⅱ期（轻型）6～15分；Ⅲ期（中型）16～40分；Ⅳ期（重型）>40分。

3. A。**解析：**Ⅰ期（微型）1～5分。

4. E。**解析：**CA125不能单独作为子宫内膜异位症诊断和鉴别诊断的指标。内异症和卵巢上皮性恶性肿瘤的患者，血CA125水平均可升高。

5. B。**解析：**异位内膜在子宫肌层多呈弥漫性生长，累及后壁居多。

6. B。**解析：**痛经进行性加重，子宫均匀增大，首先考虑子宫腺肌病。确诊取决于术后的病理学检查。

7. D。**解析：**子宫腺肌病患者部分子宫肌层中的内膜病灶与宫腔内膜直接相连，故认为本病由基底层子宫内膜侵入肌层生长所致，多次妊娠及分娩、人工流产、慢性子宫内膜炎等造成子宫内膜基底层损伤，与本病的发病密切相关。

8. B。**解析：**输卵管常与周围病变组织粘连。输卵管内异症多系直肠子宫腺凹蔓延而来。

9. E。**解析：**异位内膜可侵犯全身任何部位，如脐、膀胱、肾、输尿管、肺、胸膜、乳腺，甚至手臂、大腿等处，但绝大多数位于盆腔脏器和壁腹膜。卵巢最易被异位内膜侵犯，约80%病变累及一侧，累及双侧占50%。

11. E。**解析：**子宫内膜异位症镜下检查，典型者在病灶中可见到子宫内膜上皮、内膜腺体或腺样结构、内膜间质及出血。因子宫内膜异位症反复出血，上述典型的组织结构可能被破坏而难以发现，出现临床和镜下病理所见不一致的现象，有时临床表现很典型，但内膜异位的组织病理特征极少。由于子宫内膜异位症的出血是来自间质的血管，而不是来自腺上皮或腺体，故镜检时能找到少量内膜间质细胞亦可确诊此病。

12. D。**解析：**子宫内膜异位症约30%患者可出现性交痛，多见于直肠子宫陷凹有异位病灶或因病变导致子宫后倾固定的患者，性交时由于碰撞及子宫收缩和向上提升而引起疼痛，一般表现为深部性交痛，月经来潮前性交疼痛更明显。

14. C。**解析**：子宫腺肌病的典型表现是继发性痛经、进行性加重。

15. A。**解析**：子宫内膜异位性疾病包括子宫内膜异位症和子宫腺肌病，两者均由具有生长功能的异位子宫内膜所致，临床上常可并存。但两者的发病机制及组织发生学不尽相同，临床表现及其对卵巢激素的敏感性亦有差异，前者对孕激素敏感，后者不敏感。

16. C。**解析**：子宫腺肌病是指子宫内膜腺体和间质存在于子宫肌层中，伴随周围肌层细胞的代偿性肥大和增生，约15%患者合并盆腔子宫内膜异位症。子宫内膜异位症与子宫腺肌病虽然都是内膜异位，但其组织发生学与临床表现有差别。子宫腺肌病患者子宫多是均匀性增大，但很少超过12周妊娠子宫大小，子宫内病灶一般为弥漫性生长。

17. C。**解析**：子宫内膜异位症与子宫腺肌病虽然都是内膜异位，但其组织发生与临床表现有差异。

18. D。**解析**：子宫内膜异位症一般见于生育年龄女性，以25～45岁妇女多见。生育少、生育晚的女性发病明显多于多生育者，近年来发病率明显上升趋势，与社会经济状况呈正相关，与剖宫产率增高、人工流产与宫腹腔镜操作增多有关。内异症的临床表现因人和病变部位的不同而多种多样，症状特征与月经周期密切相关。有25%患者无任何症状。

19. D。**解析**：根据该患者的临床表现和体检所见，应首先考虑子宫内膜异位症的可能。腹腔镜检查是目前诊断子宫内膜异位症的最佳方法，特别是对盆腔检查和B超检查均无阳性发现的不育或腹痛患者更是唯一手段，而且在腹腔镜下对可疑病变进行活检即可确诊为子宫内膜异位症。此外，子宫内膜异位症临床分期也只有在腹腔镜或剖腹探查的直视下方可确定。

21. B。**解析**：根据患者年龄、不孕、痛经及妇科检查结果应考虑到子宫内膜异位症的可能。慢性盆腔炎一般有急性盆腔炎史。卵巢肿瘤症状常表现为腹胀，腹部肿块及腹水等。子宫腺肌病子宫呈均匀性增大或有局限性结节隆起，质硬而有压痛。

22. C。**解析**：GnRH－a能够很快耗竭GnRH受体，抑制垂体和卵巢的功能，出现围绝经期症状。

39. D。**解析**：内异症的痛经程度与病灶大小不一定成正比。

43. A。**解析**：子宫内膜异位症和子宫腺肌病同为异位子宫内膜引起的疾病，当异位内膜出现在子宫体以外部位时称为子宫内膜异位症，当子宫内膜腺体及间质侵入子宫肌层时，称为子宫腺肌病。

51. D。**解析**：根治性手术适用于45岁以上重症子宫内膜异位症患者。

55. C。**解析**：深咖啡黏稠液体是卵巢巧克力囊肿的特点。

58. C。**解析**：子宫内膜异位症患者的典型症状是继发性痛经，在此基础上可伴发月经失调。

63. C。**解析**：继发性痛经、进行性加重是子宫内膜异位症最主要的特点。

64. D。**解析**："子宫后倾位，妊娠8周大小，质硬"，是子宫腺肌病的表现。"子宫后壁及直肠子宫陷凹处可扪及2个结节，质硬，触痛明显"是子宫内膜异位症的表现。

65. C。**解析**：根据题干信息，该患者最可能的诊断是子宫内膜异位症。对有生育要求的子宫内膜异位症轻度患者可先行药物（达那唑等）治疗，病变较重者行保守手术。故恰当的处理是行达那唑治疗。镇痛对症治疗适用于病变轻微、无症状或症状轻微患者，该患者症状严重，此法不适。患者在直肠子宫陷凹处触及多个蚕豆大小触痛硬结，附件区未触及包块，不适合进行手术治疗，且该患者尚未结婚生育，不适合进行子宫及双附件切除。

67. B。**解析**：子宫腺肌病多发于有流产史的已育女性，临床表现有经量增多，经期腰酸腹坠痛加重，妇科检查发现子宫球形增大、质硬。

70. C。**解析**：继发性痛经，进行性加重是子宫内膜异位症的典型表现，加上后穹隆可触及多个小结节，可初步诊断为子宫内膜异位症。子宫内膜异位症的症状常见痛经、慢性盆腔痛、性交痛、月经异常和不孕。体征为腹部囊性包块。盆腔检查可发现子宫多后倾固定，直肠子宫陷凹、宫骶韧带或子宫后壁下段有触痛结节，一侧或双侧附件有不活动囊性包块。累及直肠阴道隔时，可在阴道后穹隆触及隆起的小结节或包块，甚至有时可直接看到局部隆起的蓝色斑点或结节。

72. D。**解析**：结合病史，患者继发性痛经，继发不孕，查体及辅助检查支持卵巢子宫内膜异位囊肿和子宫腺肌病诊断。

73. C。**解析**：患者未孕，治疗采用保守手术治疗加内分泌治疗为宜。

76. D。**解析**：本例有不孕、继发痛经进行性加重病史；子宫固定不活动，峡部有触痛结节，一侧卵巢囊实性、触痛小包块。考虑子宫内膜异位症可能性大。

77. B。**解析**：对于子宫内膜异位症，最可靠的诊断方法是腹腔镜检查，在腹腔镜下见到典型病灶即可确诊内异症，并可进行临床分期。

99. ABCD。**解析**：该患者出现“痛经伴性交痛”的主诉，除首先考虑子宫内膜异位症导致的因素外，还需要考虑：①盆腔炎；②子宫腺肌病；③盆腔淤血综合征。

第二十一章　女性生殖器畸形

一、单选题：以下每道试题有五个备选答案，请选择一个最佳答案。

1. 以下关于阴道发育异常，描述不正确的是
   A. 先天性无阴道几乎均合并无子宫或仅有痕迹子宫，但有正常卵巢和输卵管
   B. 阴道闭锁段多位于阴道下段
   C. 阴道横隔以阴道上、中段交界处为多见
   D. 若系分娩时发现阴道横隔阻碍胎先露部下降均应行剖宫产
   E. 绝大多数阴道纵隔患者无症状

2. 以下女性生殖器官发育异常中，不影响性生活和怀孕，但影响正常分娩的是
   A. 阴道纵隔
   B. 子宫纵隔
   C. 阴道横隔
   D. 先天性宫颈闭锁
   E. 始基子宫

3. 关于双角子宫，描述不正确的是
   A. 不易与子宫纵隔鉴别
   B. 一般无症状
   C. 可导致胎位异常
   D. 多不影响妊娠
   E. 宫底部融合不全所致

4. 产妇，27 岁。G_1P_0，第一产程进展顺利，因第二产程延长行阴道检查发现阴道横隔。此时恰当的处理是
   A. 切开横隔
   B. 立即剖宫产
   C. 切开会阴
   D. 观察先露部，能否进一步下降
   E. 切开会阴及阴道

5. 女，27 岁。结婚 2 年，自然流产 3 次，宫腔镜检查可见双侧输卵管开口，宫底部向内突出。最可能的诊断是
   A. 双角子宫　　B. 纵隔子宫
   C. 单角子宫　　D. 残角子宫
   E. 黏膜下子宫肌瘤

二、共用题干单选题：以下提供若干个案例，每个案例下设若干道试题，每道试题有五个备选答案，请选择一个最佳答案。

（6～7 题共用题干）

女，14 岁。周期性下腹痛半年，月经未初潮，查体：第二性征及外阴发育正常。

6. 辅助检查首选
   A. 盆腔 X 线片检查
   B. 妇科超声
   C. 腹腔检查
   D. 激素水平检查
   E. 血常规检查

7. 诊断为处女膜闭锁，以下处理不正确的是
   A. 立即行处女膜切开术
   B. 切开处女膜，充分引流
   C. 术后常规应用抗生素
   D. 细针穿刺处女膜正中膨隆部
   E. 处女膜切开术后可局麻下进行，必要时行硬膜外麻醉

（8～10 题共用备选答案）

A. 先天性无子宫
B. 处女膜闭锁
C. 女性假两性畸形
D. 混合性生殖腺发育不全
E. 单纯型生殖腺发育不全青春期无月经来潮并伴以下表现

8. 青春期后出现逐渐加重的下腹周期性疼痛，最可能的诊断是
9. 患者第二性征发育好，查卵巢功能正常。最可能的诊断是
10. 无月经来潮，腋毛发育多，乳房未发育，身高较矮小。查：血雄激素含量增高，尿17－酮呈高值，血雌激素及FSH偏低，血清ACTH升高。最可能的诊断是

三、共用备选答案单选题：以下提供若干组试题，每组试题共用试题前列出的五个备选答案，请为每道试题选择一个最佳答案。每个备选答案可能被选择一次、多次或不被选择。

（11～12题共用备选答案）

A. 双角子宫
B. 处女膜闭锁
C. 残角子宫
D. 始基子宫
E. 输卵管发育不全

11. 月经来潮，但经期腹痛明显，多伴子宫内膜异位症
12. 月经正常，无其他不适，多在人工流产时或B超检查时发现

（13～14题共用备选答案）

A. 先天性无子宫
B. 先天性无阴道
C. 处女膜闭锁
D. 双角子宫
E. 一侧输卵管缺失

13. 两侧副中肾管下段及尾段未发育和会合所致
14. 两侧副中肾管发育不全，未能与尿生殖窦会合形成管道

（15～17题共用备选答案）

A. 处女膜闭锁　　B. 双角子宫
C. 残角子宫　　D. 始基子宫
E. 一侧输卵管缺失

15. 一侧副中肾管发育正常，另一侧发育不全
16. 两侧副中肾管汇合后不久即停止发育
17. 一侧副中肾管未发育

（18～20题共用备选答案）

A. 单角子宫　　B. 始基子宫
C. 幼稚子宫　　D. 双角子宫
E. 双子宫

18. 女，22岁。无月经来潮。最可能的诊断是
19. 女，18岁初潮，经量极少，规律。24岁结婚至今未孕，最可能的诊断是
20. 女，32岁。反复于妊娠5个月左右自然流产，宫腔镜检查可见双侧输卵管开口，宫底部向内突出，最可能的诊断是

四、案例分析题：为不定项选择题，试题由一个病历和多个问题组成。每个问题有六个及以上备选答案，选对1个给1个得分点，选错1个扣1个得分点，直扣至得分为0。

（21～23题共用题干）

女，27岁。婚后半年因性生活困难来诊。自幼按女孩抚养，户籍性别为女性，青春期后无月经来潮，无周期性下腹痛。曾中医治疗6个月、雌－孕激素治疗3个月，无月经来潮，也未出现下腹部痛。

21. 在门诊可选择的临床检查和辅助检查包括

A. 泌尿系统B超
B. 乳房检查
C. 体态检查，女性或男性体态
D. 有无胡须，有无喉结、体毛
E. 血FSH、LH、PRL、E、T、PRL、TSH
F. 诊断性腹腔镜
G. 妇科检查

H. 染色体
I. 盆腔B超检查

22. 如体格检查呈男性体态，身高176cm，喉结清晰较大，乳房Tanner Ⅰ期；外阴：阴毛浓密，男性分布，阴蒂长约3cm、直径约1.5cm，会阴后部融合，阴道短浅指压约4cm深；右侧大阴唇内可触及“睾丸”，左侧腹股沟管下部触及较小的“睾丸”；FSH和LH达绝经后水平；染色体核型为46，XY；B超盆腔内未发现子宫和卵巢。可能的临床诊断是
A. 先天性肾上腺皮质增生
B. 性腺发育不全
C. 男性假女性畸形
D. 雄激素不敏感综合征（不完全型）
E. 男性假两性畸形
F. 女性假男性畸形
G. 真两性畸形
H. 雄激素不敏感综合征（完全型）
I. 女性假两性畸形

23. 需要的妇科治疗包括
A. 雌－孕激素治疗
B. 阴蒂体和阴蒂头全部切除
C. 切除喉结
D. 去除浓密阴毛
E. 成形阴道
F. 切除双侧睾丸
G. 切除较大的右侧睾丸
H. 阴蒂体和阴蒂头大部分切除

（24～28题共用题干）

女，22岁。青春期后无月经来潮，因谈婚论嫁，来妇科诊治。自幼身体发育正常，阴毛13岁时出现，乳房也开始发育，但至今无月经来潮，也无周期性下腹部疼痛和白带，有周期性乳胀感。

24. 需要临床检查的项目包括
A. 乳房检查Tanner分期
B. 泌尿系统B超
C. 外阴检查Tanner分期
D. 盆腔B超检查
E. 单指诊妇科检查
F. 体态检查，女性或男性体态
G. 肛－腹诊检查
H. 双合诊妇科检查
I. 有无胡须，有无喉结

25. 哪些辅助检查有助于鉴别诊断
A. PRL
B. 染色体
C. E
D. 脑CT
E. LH
F. 肾上腺MRI
G. ACTH
H. FSH

26. 检查呈女性体态，偏瘦，身高约168cm；无喉结；乳房发育和外阴发育均为TannerⅣ期；会阴前庭发育良好，未见阴道外口，指压前庭黏膜深达3～4cm，肛－腹诊检查未触及子宫，可触及增厚的盆底镰状腹膜皱襞；B超检查提示盆腔中央无子宫，双侧卵巢形态大小正常，可见大小不等的卵泡，卵巢下方存在4cm×3cm×2cm的实性肿块，左肾脏缺如；血FSH、LH、E、TSH、PRL均正常，染色体为46，XX。可能的临床诊断是
A. 子宫发育不良
B. 左肾缺如
C. 原发性闭经
D. 先天性无阴道
E. 继发性闭经
F. 先天性无子宫
G. 始基子宫
H. 女性假两性畸形

27. 该女性计划恋爱、结婚，需要哪些医学方面的准备
A. 阴道成形

B. 雌－孕激素周期序贯治疗
C. 腹腔内妊娠
D. 切除始基子宫
E. 人工助孕
F. 成形子宫
G. 代孕计划
H. 移植子宫

28. 目前临床上常用、术后护理简单、最接近生理状态的阴道成形方法是
A. 模具顶压法
B. 腹膜成形代阴道
C. 会阴－大腿部位带血管蒂的皮瓣成形代阴道
D. 羊膜成形法
E. 带血管蒂的回肠代阴道
F. 人造皮成形法
G. 薄层皮瓣移植成形代阴道
H. 带血管蒂的乙状结肠代阴道

（29～33 题共用题干）

女，23 岁。青春期后无月经来潮。无明显体重减轻或过多体育锻炼史，无周期性下腹疼痛史。其姐妹月经初潮年龄均为 13 岁。查体：女性体态，身高 165cm，体重 63kg，血压 110/60mmHg，颈软无包块。乳房发育好，未见皮肤异常变化。妇科检查：阴毛女性分布，大小阴唇发育好，未见阴道口，肛诊：未及子宫，卵巢可扪及正常大小。

29. 最可能的诊断应该是
A. 继发性闭经
B. 原发性闭经
C. 阴道闭锁
D. 先天性处女膜闭锁
E. 先天性肾上腺皮质增生
F. 雄激素不敏感综合征
G. Turner 综合征
H. 先天性无阴道

30. 患者首先应行哪项检查
A. 妇科超声检查
B. 泌尿系统检查
C. 血常规检查
D. 肝肾功能检查
E. 心电图检查
F. 肿瘤标记物检查
G. 妇科内分泌检查
H. 甲状腺功能检查

31. 盆腔 B 超示未见子宫，双侧附件大致正常。为明确诊断，患者还可以做何种检查
A. 染色体核型分析
B. 泌尿系统检查
C. 血常规检查
D. 肝肾功能检查
E. 心电图检查
F. 肿瘤标记物检查
G. 胸片检查
H. 腹腔镜探查
I. 血睾酮测定

32. 患者进一步检查结果示染色体核型为 46，XX，左肾缺如。该患者最终的诊断应为
A. 雄激素不敏感综合征
B. 先天性无阴道或 MRKH 综合征
C. Turner 综合征
D. 处女膜闭锁
E. 混合性生殖腺发育不全
F. 单纯性生殖腺发育不全
G. 青春期延迟

33. 患者被诊断为 MRKH 综合征，有婚前手术矫形要求，指压阴道口部位可进入 3cm，可进行的治疗方法不包括
A. 乙状结肠阴道成形术
B. 腹膜代阴道术
C. 阴道切开术

D. 子宫切除术
E. 机械压迫法
F. 皮瓣代阴道术
G. 回肠代阴道术
H. 人工周期治疗

（34～42题共用题干）

女，16岁，高中生。下腹部坠胀痛5小时来诊。无月经初潮，近3月出现周期性下腹部坠胀痛，进行性加重，每月持续3～5天，可自行缓解，伴有低热、尿频。

34. 下列哪些基本检查有助于诊断
A. 全身CT　B. 性体征
C. 尿hCG　D. 盆腔B超
E. 双合诊　F. 全身MRI
G. 肛－腹诊　H. 三合诊
I. 血常规

35. 妇科检查发现外阴发育正常，未见阴道外口，应考虑的诊断是
A. 先天性无阴道－无子宫
B. 先天性无子宫
C. 单纯性宫颈闭锁
D. 处女膜闭锁
E. 阴道纵隔
F. 完全性阴道横隔
G. 残角子宫
H. 阴道下段闭锁

36. 妇科检查，发现前庭部黏膜膨隆，并略显紫色，不应考虑的诊断是
A. 先天性无子宫
B. 处女膜闭锁
C. 先天性无阴道
D. 阴道纵隔
E. 完全性阴道横隔
F. 单纯性宫颈闭锁
G. 阴道下段闭锁
H. 残角子宫

37. 肛腹诊检查，发现直肠前方囊性肿块8cm×5cm×5cm，张力中等，不活动，无压痛，该肿块可能是
A. 卵巢囊性肿瘤
B. 尿道巨大囊肿
C. 充盈的膀胱
D. 残角子宫
E. 阴道积血
F. 阴道壁囊肿
G. 中肾管囊肿
H. 子宫积血

38. 盆腔B超检查，提示阴道－子宫腔膨胀、积聚大量液体，考虑经血潴留。下列哪些处理是恰当的
A. 下腹部剧痛时手术
B. 经腹穿刺子宫
C. MRI核实B超结果
D. 前庭膨隆部穿刺
E. 待下次月经来潮处理
F. 应尽快手术治疗
G. 腹腔镜检查
H. 膀胱镜检查

39. 如该病例诊断为处女膜闭锁，处理恰当的是
A. 期待观察
B. 处女膜切除
C. 阴道成形术
D. 经前庭穿刺减压治疗
E. 处女膜切开成形
F. 处女膜扩张
G. 处女膜切开放置引流管
H. 阴道外口扩张

40. 如该病例诊断为阴道下段闭锁，恰当的处理是
A. 切除子宫，待婚前阴道成形术
B. 阴道下段切开后，放置有引流孔的模具
C. 腹膜成形下段阴道，术后放置阴道

模具

D. 肛诊指引下切开闭锁段并扩张，放出潴留经血

E. B超引导下穿刺，长期放置引流管

F. 顶压法待阴道贯通

G. 每次月经来潮B超引导下穿刺放经血

H. 手术切开并游离前庭黏膜、阴道积血膨隆部，上下对接缝合，术后定期放置模具

41. 如该病例诊断为阴道全段闭锁，处理恰当的是

A. 顶压法待阴道贯通

B. 薄层皮瓣植成形后植入贯通的直肠－尿道间隙，与子宫颈对接，术后定期放置阴道模具

C. 手术贯通直肠－尿道间隙后，放置有引流孔的模具

D. B超引导下穿刺，长期放置引流管

E. 每次月经来潮B超引导下穿刺放经血

F. 带血管蒂的乙状结肠或回肠成形阴道，与子宫颈对接缝合，术后短期放置阴道模具

G. 会阴－大腿部位带血管蒂的皮瓣成形后植入贯通的直肠－尿道间隙，与子宫颈对接，术后定期放置阴道模具

H. 腹膜成形阴道，与子宫颈对接，术后放置阴道模具

42. 如该病例诊断为宫颈－阴道全段闭锁，处理恰当的是

A. 每次月经来潮B超引导下穿刺放经血

B. 会阴－大腿部位带血管蒂的皮瓣成形后植入贯通的直肠－尿道间隙，与子宫颈对接，术后定期放置阴道模具

C. 腹膜成形阴道，与贯通的子宫颈对接，术后放置阴道模具

D. 切除子宫，成形阴道，术后定期放置模具

E. B超引导下穿刺，长期放置引流管

F. 带血管蒂的乙状结肠或回肠成形阴道，切除宫颈后，对接缝合，术后短期放置阴道模具

G. 薄层皮瓣植成形后植入贯通的直肠－尿道间隙，与子宫颈对接，术后定期放置阴道模具

H. 手术贯通直肠－尿道间隙后，放置有引流孔的模具

（43～46题共用题干）

女，19岁。主诉青春期无月经来潮。女性性征无明显发育。无月经来潮史，平素无周期性腹痛。体检：一般情况可，无胡须，无喉结，双乳发育不良，无乳汁分泌。专科检查：外阴幼稚型，少量阴毛生长。肛查：子宫小，双附件未触及包块。

43. 本病例应考虑下列哪些疾病

A. Turner综合征

B. 单纯性腺发育不良

C. 卵巢抵抗综合征

D. 垂体单一性促性腺激素缺乏症

E. 低促性腺素性腺功能减退

F. 幼稚子宫

44. 本病例首先需进行哪些检查

A. 妇科B超

B. 染色体检查

C. 女性性激素检查

D. 腹腔镜检查

E. 头颅MRI检查

45. 如超声提示子宫4cm×3cm×2cm，内膜0.3cm，双侧卵巢2cm×1cm×1cm，每侧可见2～3个0.4cm的卵泡。染色体为46，

XX；性激素检查为：FSH 1.14U/ml，LH 1.6U/ml，E_2 19.38pmol/L（5.28pg/ml），P 0.38nmol/L（0.12ng/ml），T 1.24nmol/L（35.6ng/ml），PRL 0.55nmol/L（12ng/ml）。引起闭经的部位可能是

A. 子宫　　B. 卵巢
C. 下丘脑　　D. 垂体
E. 子宫、垂体

46. 如进一步行垂体兴奋试验：在 GnRH 静脉滴注后，30～45 分钟及 2～4 小时均无 LH 水平增高。该闭经的原因为

A. Turner 综合征
B. 单纯性腺发育不良
C. 卵巢抵抗综合征
D. 垂体单一性促性腺激素缺乏症
E. 低促性腺素性腺功能减退
F. 幼稚子宫

参考答案与解析

1. D　2. A　3. D　4. A　5. A　6. B
7. D　8. B　9. A　10. C　11. C　12. A
13. A　14. B　15. C　16. D　17. E　18. B
19. C　20. D　21. ABCDEGH　22. DE
23. AEFH　24. ABCDFG　25. ABCEH
26. BCDG　27. A　28. H　29. BH　30. A
31. ABH　32. B　33. CDH　34. DG
35. DH　36. ACDEFGH　37. EH　38. DF
39. E　40. H　41. BFGH　42. CDF
43. ABCD　44. ABC　45. D　46. D

1. D。**解析：**若横隔较薄，可切开横隔使胎儿经阴道娩出。

5. A。**解析：**子宫畸形是流产的原因之一，宫腔镜检查可见双侧输卵管开口，宫底部向内突出，可初步诊断为双角子宫。

11～12. C、A。**解析：**一侧副中肾管发育正常，另一侧发育不全形成残角子宫，若残角子宫内膜有功能，但其宫腔与对侧正常宫腔不相通时，往往因月经血逆流或宫腔积血而痛经，甚至发生子宫内膜异位症。因子宫底部融合不全形成双角子宫，一般无症状。超声检查、磁共振显像和子宫输卵管碘油造影有助于诊断。

29. BH。**解析：**患者超过 16 周岁。第二性征已发育但月经未来潮，为原发性闭经。先天性无阴道几乎均合并无子宫或仅有痕迹子宫，也可合并泌尿和骨骼系统的发育异常，但有正常卵巢和输卵管。患者多系青春期后一直无月经来潮，或因婚后性交困难而就诊。

30. A。**解析：**该患者首先考虑生殖道发育方面的疾病，可先做妇科超声，了解生殖道、子宫卵巢的发育情况。

31. ABH。**解析：**患者先天性无阴道无子宫，为正常女性表型，体格和第二性征发育正常，应首先考虑苗勒管发育异常，即先天性无阴道综合征（MRKH 综合征），并应与雄激素不敏感综合征鉴别，因此应行染色体核型分析。先天性无阴道约 15%～45%合并泌尿道畸形，因此应行泌尿系统检查。为明确诊断，并可行腹腔镜或剖腹探查，同时行阴道重建术如腹膜代阴道、乙状结肠代阴道、回肠代阴道。

32. B。**解析：**患者的症状、体征及各项检查结果是典型的先天性无子宫无阴道的表现，诊断明确。

第二十二章　女性盆底功能障碍性疾病及生殖器官损伤

一、单选题：以下每道试题有五个备选答案，请选择一个最佳答案。

1. 女，37岁。子宫Ⅱ度脱垂伴阴道前、后壁轻度膨出，张力性尿失禁。妇科检查：宫颈长约6cm，子宫后位，正常大小，附件未扪及肿物，要求手术治疗。首选的治疗是
   A. 阴道前、后壁修补术
   B. 子宫切除+阴道前、后壁修补术
   C. 曼氏手术
   D. 阴道纵隔成形术
   E. 非手术治疗

2. 以下符合子宫脱垂症状的是
   A. 阴道前壁有半球形块物膨出
   B. 阴道内宫颈长，但宫体在盆腔内，屏气不下移
   C. 宫颈口见红色、质硬的肿块
   D. 阴道口有肿物脱出，卧床休息后可回缩
   E. 阴道内见被覆暗红色绒样子宫内膜

3. 关于子宫脱垂正确的诊断及病因是下列哪项
   A. 盆底组织及子宫的韧带过度松弛是发病的重要原因
   B. 初产妇居多
   C. 子宫颈已达处女膜缘为Ⅰ度轻
   D. 子宫颈已脱出阴道口外为Ⅱ度重
   E. 子宫颈及部分宫体脱出阴道口外为Ⅲ度

4. 关于阴道后壁脱垂的病因及病理，不恰当的说法是
   A. 产伤
   B. 年迈体弱
   C. 习惯性便秘
   D. 阴道后壁脱垂较阴道前壁脱垂多见
   E. 阴道后壁脱垂伴直肠膨出

5. 与生殖道瘘发生无关的描述为
   A. 分娩时胎头长时间停滞在阴道内，局部长时间受压缺血、坏死
   B. 妇科手术组织粘连分离造成损伤
   C. 生殖道晚期癌瘤坏死脱落
   D. 膀胱结核
   E. 边缘性前置胎盘

6. 关于阴道前壁膨出，下列说法不恰当的是
   A. 咳嗽或用力屏气时有块状物排出甚至有尿液溢出
   B. 与产褥期过早参加体力活动有关
   C. 与产伤有关
   D. 不需手术治疗
   E. 可置子宫托缓解症状

7. 我国大、中型城市医院中发生尿瘘的最常见原因是
   A. 盆腔放疗　　B. 晚期癌
   C. 产伤　　D. 妇科手术
   E. 膀胱结核

8. 下面哪项不符合子宫脱垂
   A. 重度子宫脱垂必须与子宫内翻鉴别
   B. 子宫颈在阴道口以内为Ⅰ度脱垂
   C. 阴道外口可见子宫颈，即可诊断为子宫脱垂
   D. 子宫脱垂常发生于产后过早参加重体力劳动的妇女
   E. 子宫脱垂常伴发阴道后壁膨出

9. 关于压力性尿失禁病因不正确的是
   A. 由逼尿肌收缩压或膀胱壁对尿液的张力引起
   B. 解剖型压力性尿失禁占90%以上
   C. 妊娠与阴道分娩损伤
   D. 绝经后雌激素减低
   E. 先天发育不良所致的支持薄弱

10. 对防止子宫脱垂的发生，最重要的韧带是
   A. 子宫圆韧带
   B. 子宫阔韧带
   C. 骨盆漏斗韧带
   D. 主韧带
   E. 卵巢固有韧带

11. 下列哪项不是子宫脱垂合并阴道前壁膨出的高危因素
   A. 慢性咳嗽
   B. 长期便秘
   C. 大量腹水
   D. 盆腔内巨大肿瘤
   E. 长期人工流产

12. 阴道后壁膨出的病因不正确的是
   A. 分娩损伤耻尾肌
   B. 长期便秘
   C. 分娩损伤泌尿生殖膈
   D. 分娩损伤阴道筋膜
   E. 分娩损伤膀胱宫颈筋膜

13. 关于压力性尿失禁叙述不正确的是
   A. 常伴有阴道前壁膨出
   B. 90%以上为解剖型压力性尿失禁
   C. 部分患者尿道功能不协调
   D. 压力性尿失禁分为两型
   E. 可形成直肠子宫陷凹

14. 压力性尿失禁，主要是由于当腹压增加时
   A. 尿道功能不协调
   B. 尿道膀胱后角消失
   C. 内括约肌功能丧失
   D. 尿失禁
   E. 排尿反射完整性遭到破坏

15. 与子宫脱垂的相关因素，以下哪项是错误的
   A. 分娩损伤
   B. 产褥期过早劳动
   C. 慢性咳嗽
   D. 长期便秘
   E. 不可能发生于初产妇

16. 与子宫脱垂发生无关的是
   A. 肛提肌
   B. 卵巢固有韧带
   C. 主韧带
   D. 宫骶韧带
   E. 圆韧带

17. 女，65岁。Ⅰ度子宫脱垂病史10余年，自行安放子宫托治疗，因放取麻烦，而长期放置不取。近2个月患者出现阴道漏液现象，取出子宫托后漏液加重。最可能的诊断是
   A. 子宫脱垂合并压力性尿失禁
   B. 子宫脱垂合并膀胱阴道瘘
   C. 子宫脱垂合并阴道前壁膨出
   D. 子宫脱垂合并阴道后壁膨出
   E. 子宫脱垂合并阴道前后壁膨出

18. 绝经过渡期女性，查体发现宫颈外口距处女膜缘2cm，最恰当的处理措施应为
   A. 休息
   B. 缩肛动作训练
   C. 禁重体力劳动
   D. 手术治疗
   E. 服补中益气丸

19. 引起子宫脱垂最常见的原因应为

A. 手术损伤
B. 药物腐蚀
C. 放射线损伤
D. 长期腹压增加
E. 产伤

20. 下列关于尿瘘的说法，错误的是
A. 根治性子宫切除的患者常在术后10～21天发生漏尿
B. 放射性损伤所致的漏尿发生时间晚常合并粪漏
C. 坏死型尿瘘多在产后3～7天开始漏尿
D. 手术直接损伤者术后3天开始漏尿
E. 腹腔镜下子宫切除中使用能量器械所致的尿瘘常在术后1～2周发生

21. 女，27岁。无职业，孕2产2，产后阴道脱出一物2年，日渐加重而来就诊，查：一般状态良好。妇查：加腹压时见宫颈及部分宫体脱出阴道口外，宫颈长4cm，阴道前后壁膨出。其处理应是
A. 使用子宫托
B. 行曼氏手术
C. 阴式子宫全切＋阴道前后壁修补术
D. 行宫颈部分切除术
E. 经腹行子宫全切术

22. 女，59岁。孕5产4，阴道脱出一物已4年，妇查：宫颈及宫体全部脱出至阴道口外，阴道前后壁有小溃疡，其最有效的治疗方法是
A. 子宫托
B. 曼氏手术
C. 阴式子宫全切术
D. 阴道前后壁修补术
E. 经阴道全子宫切除＋阴道前后壁修补术

23. 关于阴道前壁的支持组织，下述不恰当的是
A. 耻骨膀胱宫颈韧带起自耻骨联合后方及耻骨弓，沿膀胱底部向后外方伸展，附着于子宫颈前方
B. 阴道前壁的支持组织主要为耻骨膀胱宫颈韧带
C. 阴道周围的筋膜向上与围绕宫颈的筋膜连接且与圆韧带相汇合
D. 宫颈两侧的主韧带对维持膀胱正常位置起重要作用
E. 圆韧带与阴道前壁支持组织关系不大

24. 最容易出现压力性尿失禁的是
A. 子宫脱垂Ⅰ度轻
B. 子宫脱垂Ⅰ度重
C. 子宫脱垂Ⅱ度轻
D. 子宫脱垂Ⅱ度重
E. 子宫脱垂Ⅲ度

25. 对于阴道后壁膨出，下列描述不恰当的是
A. 阴道后壁脱垂多伴有会阴撕裂
B. 可疑阴道后壁脱垂后行肛诊检查
C. 不会伴有阴道前壁膨出
D. 患者自觉下坠、腰痛及排尿困难
E. 严重者应行阴道前后壁及会阴修补术

26. 对于阴道前后壁膨出、子宫脱垂的预防，下列描述不恰当的是
A. 产后避免过早参加体力劳动
B. 第二产程不应侧切，避免损伤
C. 恰当处理产程，头盆不称者尽早剖宫产
D. 积极治疗咳嗽、便秘
E. 产褥期可进行Kegel训练

27. 女，78岁。一般状态差。妇查：宫颈光滑，子宫颈和宫体全部脱出阴道口外，细胞涂片未发现变异细胞。其治

疗方法是

A. 子宫托

B. Manchester 手术

C. 阴道纵隔成形术

D. 阴式子宫全切术

E. 腹式子宫全切术

28. 关于膀胱膨出与直肠膨出的临床表现，下列说法错误的是

A. 常伴有充盈性尿失禁和排便困难

B. 轻度膨出者多无症状

C. 当尿道膀胱后角变锐时，有尿潴留

D. 长久站立后感觉有肿块自阴道脱出

E. 直肠膨出时，大便排空有可能需要手指压迫阴道后壁

29. 妇科手术中剥离过度引起缺血坏死型尿瘘的产生漏尿的时间是

A. 术后 3 ~7 天　　B. 术后 2 个月

C. 术后 1 个月　　D. 术后 3 个月

E. 手术当中

30. 年龄较大不需再生育的子宫Ⅲ度脱垂并发阴道前后壁脱垂的患者，最有效的方法是

A. 子宫托

B. 经阴道全子宫切除术

C. 宫旁注射药物

D. 经阴道全子宫切除术 + 阴道前后壁修补术

E. 阴道前后壁修补术

31. 下面哪项与子宫脱垂的发生无关

A. 产伤

B. 多产

C. 产后过早参加体力活动

D. 习惯性便秘

E. 手取胎盘

32. 宫颈裂伤造成的阴道出血的重要特征，哪项恰当

A. 产妇较快出现休克症状

B. 不会引起休克症状

C. 子宫轮廓不清，按压宫底出血较多

D. 阴道出血为间歇性，色暗红

E. 胎儿娩出后阴道大出血，色鲜红

33. 女，31 岁。G_2P_1，3 年前足月产钳娩一女婴，主诉阴道掉出一肿物半年，伴下坠，腰酸痛。查体：已婚经产型外阴，宫颈轻糜，脱出阴道口约 3cm，伴阴道壁明显脱垂，子宫正常大小，双附件（-）。手术方式应为

A. 经腹行子宫切除 + 阴道前壁修补术

B. Manchester 手术

C. 宫颈锥切 + 阴道前壁修补术

D. 经阴道行子宫切除术 + 前壁修补术

E. 阴道中隔成形术

34. 关于压力性尿失禁症状，正确的是

A. 咳嗽打喷嚏时不自主溢尿

B. 上厕所时不自主溢尿

C. 一直有溢尿

D. 咳嗽和尿急时不自主溢尿

E. 手术后有溢尿

35. 与子宫脱垂发生无关的结构是

A. 子宫颈周围　　B. 肛提肌

C. 主韧带　　D. 阔韧带

E. 宫骶韧带

36. 关于膀胱膨出与直肠膨出的诊断及处理，以下哪项不正确

A. 直肠膨出主要因为直肠阴道间的筋膜以及耻骨尾骨肌纤维松弛

B. 膀胱膨出主要因为耻骨膀胱宫颈韧带过度伸展

C. 膀胱膨出和直肠膨出与大小便无关

D. 产后保健操对盆底肌及筋膜张力的恢复有关

E. 严重者可行阴道前后壁修补术

37. 关于宫颈裂伤造成的阴道出血的重要特征，叙述恰当的是
    A. 阴道出血为间歇性，色暗红
    B. 产妇较快出现休克症状
    C. 胎儿娩出后阴道大出血，色鲜红
    D. 子宫轮廓不清，按压宫底出血较多
    E. 不会引起休克症状

38. 张力性尿失禁易并发于
    A. 膀胱膨出
    B. 阴道壁囊肿
    C. 子宫内翻
    D. 子宫后壁膨出
    E. 子宫黏膜下肌瘤

39. 压力性尿失禁常用手术不包括
    A. 阴道前壁修补术
    B. 经阴道尿道膀胱颈筋膜缝合术
    C. 耻骨后尿道固定悬吊术
    D. 经直肠尿道悬吊术
    E. 经阴道尿道悬吊术

40. 女，44 岁。查体发现子宫颈外口距处女膜缘 2cm，最为合适的处理为
    A. 子宫托　　B. Kegel 训练
    C. 休息　　D. 手术治疗
    E. 口服中药

41. 以下不属于子宫脱垂症状的是
    A. 腰骶部酸痛
    B. 排便排尿困难
    C. 压力性尿失禁
    D. 月经不规则
    E. 易并发尿路感染

42. 对于阴道前壁脱垂的临床表现，下列哪项不恰当
    A. 可同时合并泌尿系感染
    B. 表现为排尿困难是因为尿道膨出明显，而膀胱膨出不明显
    C. 下坠感，腰酸
    D. 有的患者表现为排尿困难，有的患者表现为尿失禁
    E. 自觉外阴肿物脱出

43. 不能预防尿瘘发生的临床处置是
    A. 认真进行定期产前检查
    B. 临产后即应用抗生素
    C. 正确处理异常分娩
    D. 防止滞产和第二产程延长
    E. 留置导尿管 10 天保持膀胱空虚

44. 直肠阴道瘘的治疗以下不正确的是
    A. 术前有充分的肠道准备，手术中损伤直肠应立即修补
    B. 先天性粪瘘应积极术前准备后尽早手术治疗
    C. 先天性粪瘘应待患者 15 岁左右月经来潮后再行手术
    D. 压迫坏死性粪瘘，应待 3 ~ 6 个月后再行修补
    E. 术前严格肠道准备

45. 女，28 岁。G_2P_1，因第二产程延长行产钳术结束分娩。产后 10 天出现阴道排液，考虑诊断为
    A. 产后尿失禁　　B. 产褥感染
    C. 产后恶露增多　　D. 产后尿瘘
    E. 产后粪瘘

46. 对尿瘘的诊断没有帮助的辅助检查是
    A. 亚甲蓝试验
    B. 靛胭脂试验
    C. 膀胱镜检查
    D. 静脉肾盂造影
    E. 泌尿系统超声检查

47. 关于尿瘘，哪项不正确
    A. 产伤是引起尿瘘的主要原因
    B. 尿瘘患者常合并有尿路感染
    C. 行膀胱镜检查，可直接了解瘘孔位置

D. 亚甲蓝试验，阴道内流出清亮液体，为输尿管阴道瘘

E. 产后1周时如发现尿瘘，即行修补

48. 对于尿瘘的预防，下列描述不恰当的是

A. 经阴道助产后要常规检查泌尿道有无损伤

B. 经阴道助产前应先导尿

C. 防止第二产程延长及滞产

D. 可疑损伤者，产后留置尿管长期开放5～7天

E. 妇科手术中明确解剖位置，防止输尿管损伤

49. 预防子宫脱垂不正确的是

A. 产后避免过早参加体力工作

B. 尽量行剖宫产术

C. 推行计划生育

D. 产后早期盆底肌肉锻炼

E. 积极治疗咳嗽、便秘

50. 预防子宫脱垂最主要的措施是

A. 加强营养，增强体质

B. 积极开展计划生育

C. 推行科学接生和做好产褥期保健

D. 对老年人适当补充雌激素

E. 防治慢性气管炎和便秘

51. 以下检查不能应用于压力性尿失禁的是

A. 压力试验　　B. 亚甲蓝试验

C. 指压试验　　D. 棉签试验

E. 尿动力学试验

52. 关于压力性尿失禁不正确的表述是

A. 是腹压的突然增，加导致尿液不自主流出

B. 与年龄有关

C. 由逼尿肌收缩压引起

D. 也称为张力性尿失禁

E. 尿动力学检查是主要的辅助检查之一

53. 关于压力性尿失禁，不正确的表述是

A. 尿液分析正常，尿培养阴性

B. 神经检查正常

C. 盆底肌肉锻炼适用于轻中度患者

D. 自主性尿液流出

E. 解剖学支持薄弱

54. 女，22岁。G_1P_1，由于滞产压迫导致膀胱－阴道瘘，漏尿出现于

A. 产后10天

B. 产后立即出现

C. 产后3～7天

D. 产后2周

E. 产后1个月

55. 关于压力性尿失禁不正确的表述是

A. 咳嗽尿液会不自主地从尿道口漏出

B. 主要由于先天发育异常所致

C. 在压力情况下有溢尿

D. 正常状态下无遗尿

E. 腹压突然增高时尿液自动流出

56. Ⅱ度重型子宫脱垂最主要的临床表现是

A. 下坠感

B. 张力性尿失禁

C. 排尿困难

D. 排便困难

E. 外阴部有肿物脱出

57. 关于子宫脱垂，叙述恰当的是

A. 发生原因为盆底组织松弛

B. 初产妇比经产妇多见

C. 宫颈外口达处女膜缘为Ⅰ度轻

D. 宫颈已脱出至阴道口外为Ⅱ度重

E. 宫颈及部分宫体脱出至阴道口外为Ⅲ度

58. 下列哪项与生殖道瘘的发生无关

A. 产伤
B. 手术损伤
C. 分娩时胎头长时间停滞在阴道内，以致局部长时间缺血坏死
D. 胎盘滞留
E. 会阴裂伤

59. 子宫脱垂最少见的病因为
A. 分娩损伤
B. 长期便秘
C. 长期超负重劳动
D. 雌激素水平降低
E. 盆底组织先天发育不良

60. 我国发生尿瘘最常见的原因为
A. 产伤
B. 妇科手术损伤
C. 放射性损伤
D. 阴道内放腐蚀性药物
E. 膀胱病变

61. 曼彻斯特手术方式
A. 全子宫切除 + 阴道前后壁修补术
B. 阴道前后壁修补术 + 库柏韧带悬吊
C. 诊刮 + 子宫切除 + 双附件切除 + 阴道前后壁修补
D. 阴道纵隔成形术
E. 宫颈部分切除 + 主韧带缩短 + 阴道前后壁修补

62. 女，46 岁。主诉排便时阴道脱出一块物，检查见用力时阴道前壁膨出，宫颈延长，宫颈外口露于阴道口外，宫体仍在阴道内，后倾屈，附件未扪及。本例应诊断为
A. 阴道前壁膨出
B. 子宫脱垂Ⅰ度
C. 阴道后壁膨出
D. 子宫脱垂Ⅱ度重
E. 子宫脱垂Ⅱ度轻

63. 放置子宫托治疗子宫脱垂，错误的是
A. 子宫托大小因人而异
B. 晨起时放入，晚间取出，清洁备用
C. 使用安全，可以长期放置不取
D. 放置后应定期复查
E. 子宫托放置不恰当，可致尿瘘或粪瘘

64. 应与子宫脱垂鉴别的疾病不包括
A. 子宫内翻　　B. 胎盘前置
C. 膀胱膨出　　D. 宫颈肌瘤
E. 宫颈延长

二、共用题干单选题：以下提供若干个案例，每个案例下设若干道试题，每道试题有五个备选答案，请选择一个最佳答案。

（65～67 题共用题干）

经产妇，56 岁。G_6P_5，绝经 8 年，近 2 个月午后，自觉阴道口有肿物脱出，可用手推回，经卧床休息后可消失，并有腰骶部酸痛及下坠感。查体：让患者排便样用力，见宫颈及部分宫体脱出于阴道口外。

65. 最可能的诊断是
A. 子宫脱垂Ⅰ度轻
B. 子宫脱垂Ⅰ度重
C. 子宫脱垂Ⅱ度轻
D. 子宫脱垂Ⅱ度重
E. 子宫脱垂Ⅲ度

66. 导致患者发病最可能的原因是
A. 经阴道分娩损伤
B. 雌激素降低
C. 盆底先天发育异常
D. 长期便秘
E. 产后过早体力劳动

67. 患者经进一步检查，最终诊断为“子宫脱垂Ⅱ度重伴阴道前后壁膨出”，最合适的治疗方法为
A. 阴道纵隔成形术

B. 盆底肌肉锻炼
C. 曼氏手术 + 阴道前后壁修补术
D. 经阴道子宫全切除 + 阴道前后壁修补术
E. 前盆网片修补悬吊术

（68 ~70 题共用题干）

女，40 岁。$G_2P_2L_2$。咳嗽，提重物时小便失控 3 年，进行性加重，近 3 个月站立时即有尿液溢出。

68. 该患者最可能的诊断是
A. 尿瘘
B. 慢性泌尿系感染
C. 压力性尿失禁
D. 阴道前壁脱垂
E. 子宫脱垂

69. 为明确诊断，最重要的辅助检查方法是
A. B 型超声
B. 尿常规
C. 尿动力学检查
D. 膀胱尿道造影
E. 尿道压力测定

70. 适宜的治疗方法是
A. TVT – O
B. 药物治疗
C. 盆底肌肉锻炼
D. 电刺激疗法
E. 筋膜悬吊术

（71 ~73 题共用题干）

女，65 岁。G_5P_2，绝经 15 年，近 3 年会阴坠胀感，近 2 个月症状加重，自觉阴道口有块物脱出。检查阴道前壁隆起脱出阴道口外，宫颈外口脱出处距处女膜缘约 2cm，子宫体萎缩，双附件正常。

71. 该病例的诊断是
A. 膀胱膨出
B. 子宫脱垂 + 膀胱膨出
C. 子宫脱垂
D. 子宫脱垂Ⅰ度轻 + 膀胱膨出
E. 子宫脱垂Ⅱ度重 + 膀胱膨出

72. 最适合的治疗是
A. 阴道前后壁修补术
B. 阴式子宫切除
C. 阴式子宫切除 + 阴道前壁修补术
D. Manchester 手术
E. 阴道纵隔成形术

73. 子宫脱垂的病因，以下哪项不正确
A. 受孕后子宫重量增加且盆底肌肉松弛
B. 分娩过程中，盆底肌、筋膜过度延伸，甚至撕裂
C. 产妇过早参加重体力劳动
D. 长期慢性咳嗽或便秘，长期腹压增加
E. 老年妇女盆底组织萎缩退化

（74 ~76 题共用题干）

女，68 岁。多产妇，绝经 18 年，有性生活，近 2 年下腹坠胀并有块状物脱出至阴道口外。查体：屏气下阴道前壁膨出未出处女膜，宫颈外口位于处女膜缘外 3cm，后壁仍在处女膜内。

74. 本病例子宫脱垂应诊断为
A. POP – Q 分度Ⅰ度
B. POP – Q 分度Ⅱ度
C. POP – Q 分度Ⅲ度
D. POP – Q 分度Ⅳ度
E. 无脱垂

75. 本病例恰当的手术术式是
A. 阴道前壁修补术
B. 腹式子宫全切术
C. 经阴道子宫全切及骶棘韧带缝合固定术
D. 经阴道子宫全切及阴道前壁修补术
E. 阴道封闭术

76. 与本病形成最相关的韧带是

A. 圆韧带　　B. 阔韧带
C. 卵巢固有韧带　　D. 主骶韧带
E. 卵巢悬韧带

三、共用备选答案单选题：以下提供若干组试题，每组试题共用试题前列出的五个备选答案，请为每道试题选择一个最佳答案。每个备选答案可能被选择一次、多次或不被选择。

（77～78 题共用备选答案）

A. 盆底三组肌肉和筋膜
B. 子宫阔韧带
C. 子宫骶韧带
D. 阴道前壁支持组织
E. 子宫主韧带

77. 子宫脱垂手术需要缩短松弛的
78. 骨盆底的主要支持力量是

（79～81 题共用备选答案）

A. 阴式子宫切除
B. 阴式子宫切除 + 阴道前后壁修补术
C. Manchester 手术
D. 放置子宫托治疗
E. 阴道纵隔成形术

79. 女，78 岁。子宫脱垂Ⅲ度，宫颈光滑，丈夫已故，体质差。应选择何种治疗方式
80. 女，60 岁。子宫脱垂Ⅲ度，伴阴道前后壁膨出，半年前曾患心肌梗死。应选择何种治疗方式
81. 女，32 岁。G_2P_0，子宫脱垂Ⅱ度重。应选择何种治疗方式

（82～85 题共用备选答案）

A. 膀胱阴道瘘
B. 膀胱宫颈瘘
C. 尿道阴道瘘
D. 输尿管阴道瘘
E. 直肠阴道瘘

82. 不能控制排尿，尿液从阴道流出，亚甲蓝试验可见蓝色液体自阴道壁小口溢出
83. 不能控制排尿，尿液从阴道流出，亚甲蓝试验可见蓝色液体自宫颈内流出
84. 漏尿的同时仍有自主排尿，亚甲蓝试验可见阴道流出清亮尿液
85. 阴道内有稀大便溢出

（86～89 题共用备选答案）

A. 子宫脱垂Ⅰ度轻型
B. 子宫脱垂Ⅰ度重型
C. 子宫脱垂Ⅱ度轻型
D. 子宫脱垂Ⅱ度重型
E. 子宫脱垂Ⅲ度

86. 子宫颈达处女膜缘，未超出阴道口
87. 宫颈外口距离处女膜缘小于 4cm，未达处女膜缘
88. 宫颈及部分宫体超出阴道口外
89. 宫颈及全部宫体都超出阴道口

四、案例分析题：为不定项选择题，试题由一个病历和多个问题组成。每个问题有六个及以上备选答案，选对 1 个给 1 个得分点，选错 1 个扣 1 个得分点，直扣至得分为 0。

（90～92 题共用题干）

女，48 岁。围绝经期，G_3P_3，近 2 年来，每天出现 4～5 次溢尿现象而就诊。患者溢尿多发生于咳嗽、打喷嚏和负重物时，并伴有排尿困难和尿急。患者行中段尿检查无明显异常，尿细菌培养结果阴性。体格检查：患者轻度肥胖，血压 130/80mmHg，心率 80 次/分，体温 37.2℃。乳房、心肺、腹部和盆腔检查均未见明显异常。

90. 患者最可能的诊断是

A. 子宫脱垂
B. 膀胱膨出
C. 直肠膨出
D. 压力性尿失禁
E. 急迫性尿失禁

F. 充盈性尿失禁
G. 盆腔器官脱垂

91. 为明确诊断，患者还应做哪些实验室检查
A. 妇科超声　B. 棉签试验
C. 指压试验　D. 心电图
E. 尿动力学检查　F. 肝肾功能
G. 血功能　H. 压力试验
I. 腹腔镜检查

92. 患者诊断明确后，应行何种治疗
A. 抗胆碱药物治疗
B. 盆底肌肉训练
C. 子宫切除术
D. 尿道悬吊术
E. 子宫切除术及阴道前后壁修补术
F. 阴道封闭术

（93～98 题共用题干）

女，64 岁。咳嗽、大笑时不自主漏尿 5 年，进行性加重 2 年。快速行走、跳绳、上楼梯时也出现漏尿。妇科检查：外阴已婚已产型，阴道口松弛，嘱患者用力后阴道前后壁膨出未达处女膜缘，陈旧性会阴Ⅱ度裂伤，阴道畅，宫颈光滑，子宫前位，萎缩，质地中等，活动可，无压痛，双侧附件未见异常。

93. 需补充的重要病史有
A. 有无尿频、尿急、尿痛
B. 既往有无高血压，糖尿病
C. 有无长期咳嗽
D. 既往有无痛经
E. 大便有无异常
F. 有无尿血
G. 有无接触性出血

94. 查体还需补充的检查有
A. 身高、体重
B. 压力试验
C. 指压试验
D. 棉签试验
E. 心肺功能检查
F. 运动试验

95. 需进行的辅助检查有
A. 血常规检查
B. 尿动力学检查
C. 残余尿测量
D. 肾功能检查
E. 腹部超声检查
F. 盆腔超声检查

96. 此患者的诊断有
A. 压力性尿失禁（轻度）
B. 压力性尿失禁（中度）
C. 压力性尿失禁（重度）
D. 阴道前壁轻度膨出
E. 阴道后壁轻度膨出
F. 会阴陈旧性Ⅱ度裂伤
G. 子宫脱垂轻度
H. 绝经后

97. 提示：此患者尿流率为 20ml/s，残余尿为 20ml。此患者最为适合的治疗是
A. Kegel 训练
B. 生物反馈治疗
C. Burch 术
D. TVT 或 TVT－O 吊带手术
E. MMMK 手术
F. 雌激素治疗

98. 该患者的发病因素有
A. 与先天发育无明显关系
B. 与分娩损伤有密切关系
C. 与长期腹压增加有密切关系
D. 与女性激素无明显关系
E. 与圆韧带松弛有密切关系
F. 与骨盆漏斗韧带松弛有密切关系

（99～102 题共用题干）

女，51 岁。咳嗽时不自主漏尿半年。

发现阴道脱出物 2 个月。有时排尿困难，尿频、尿痛，无腹痛，大便尚正常。查体：身高 158cm，体重 75kg，双肺呼吸音粗，偶可闻及哮鸣音，心率 90 次/分，心脏无杂音。妇科检查：外阴已产式，咳嗽时可见尿道口溢尿，屏气时部分阴道前壁突出于阴道口外，阴道后壁达处女膜缘内侧，宫颈脱出阴道口，部分宫体仍在阴道内，宫颈Ⅱ度糜烂，颈口少量暗红色血迹，宫颈长度正常，子宫正常大小，双附件区未触及异常。患者月经稀发，2～3 个月一次，现阴道流血 10 余天未净，有咳嗽变异性哮喘病史，$G_3P_3L_3$，均系经阴分娩。否认其他特殊病史。

99. 该患者目前的诊断包括
    A. 子宫脱垂Ⅰ度
    B. 子宫脱垂Ⅱ度
    C. 阴道前壁脱垂Ⅰ度
    D. 阴道前壁脱垂Ⅱ度
    E. 阴道后壁脱垂Ⅰ度
    F. 尿失禁
    G. 围绝经期功血
    H. 宫颈癌
    I. 咳嗽变异性哮喘

100. 患者欲行手术治疗，下一步应选择的检查不包括
    A. 三大常规，肝肾功
    B. 心肺功能检盎
    C. 宫颈涂片检查
    D. 子宫双附件 B 超
    E. 靛胭脂试验
    F. 诊刮 + 病理
    G. 肠镜检查
    H. Bonney 试验
    I. 尿流动力学检查

101. 欲行 POP－Q 分期，下述说法不正确的是
    A. 应测量阴裂的长度
    B. 应测量阴道总长度
    C. 应测量会阴体的总长度
    D. 指示点 Aa 相当于尿道膀胱沟处
    E. 指示点 D 指宫颈或子宫切除后阴道顶端所处的最远端
    F. 量化值＜－1cm，POP－Q 分期为 0 期
    G. 量化值＞＋1cm，但＜（TVL－2cm），POP－Q 分期为Ⅲ期
    H. 测量向下屏气用力时脱垂最大限度时出现的最近端部位距处女膜的正负值计算

102. 该患者查 Hb 85g/L，肝肾功能正常，宫颈涂片示中度炎症，B 超示子宫内膜厚 1.3cm，双附件正常，心肺功能经评估可耐受手术。下一步的诊断和治疗措施有
    A. 口服黄体酮胶丸止血
    B. 口服米非司酮止血、诱导闭经
    C. 诊刮排除内膜瘤变后行经阴子宫切除＋阴道前后壁修补术
    D. 可行曼氏手术
    E. 阴道全封闭术
    F. 经济条件许可可行全盆底网片重建术
    G. 宫颈 LEEP 术
    H. Burch 手术即可解决问题

参考答案与解析

1. C	2. D	3. A	4. D	5. E	6. D
7. D	8. B	9. A	10. D	11. E	12. E
13. E	14. B	15. E	16. B	17. B	18. B
19. E	20. D	21. B	22. E	23. C	24. E
25. C	26. B	27. C	28. A	29. A	30. D
31. E	32. E	33. B	34. A	35. A	36. C
37. C	38. A	39. D	40. B	41. D	42. B
43. B	44. B	45. D	46. E	47. E	48. D

49. B 50. C 51. B 52. C 53. D 54. C
55. B 56. E 57. A 58. D 59. E 60. A
61. E 62. E 63. C 64. B 65. D 66. A
67. D 68. C 69. C 70. A 71. D 72. C
73. A 74. C 75. C 76. D 77. E 78. A
79. E 80. D 81. C 82. A 83. B 84. D
85. E 86. B 87. A 88. D 89. E 90. D
91. BCEH 92. BD 93. ACE 94. BCD
95. BCF 96. BDEF 97. EF 98. BC
99. BDEFI 100. EG 101. EFH 102. CF

1. C。**解析：**阴道前、后壁修补术适合Ⅰ、Ⅱ度阴道前、后壁脱垂患者。子宫切除+阴道前、后壁修补术适用于Ⅱ、Ⅲ度子宫脱垂伴阴道前、后壁脱垂，年龄较大，不需保留子宫的患者。阴道纵隔成形术适用于老年体弱，不需保留性交功能者。非手术治疗适用于子宫Ⅰ度脱垂患者。曼氏手术适用于年龄较轻，宫颈延长，希望保留子宫的Ⅱ、Ⅲ度子宫脱垂伴阴道前、后壁脱垂患者。

2. D。**解析：**子宫脱垂病人有不同程度腰酸，站立过久或劳累后症状明显，还可出现阴道内脱出块状物，平卧休息后可自行还纳。

5. E。**解析：**由于各种原因导致生殖器官与其毗邻器官之间形成异常通道称为生殖道瘘。

6. D。**解析：**阴道前壁膨出需手术治疗。

7. D。**解析：**妇科手术是我国大、中型城市医院中发生尿瘘的最常见原因。

11. E。**解析：**子宫脱垂常合并阴道前壁和（或）后壁膨出。长期增加腹压，如便秘、长期慢性咳嗽、大量腹水、盆腔内巨大肿瘤可为其高危因素。

15. E。**解析：**子宫脱垂偶见于未产妇或处女性，主要是由于先天性盆底组织发育不良。

16. B。**解析：**卵巢固有韧带是卵巢与子宫底外侧角间的索条，又名卵巢子宫索。

18. B。**解析：**患者考虑为子宫脱垂Ⅰ度，轻型为宫颈外口距离处女膜缘小于4cm，但未达处女膜缘；重型为宫颈已达处女膜缘，但未超出该缘，检查时在阴道口见到宫颈。可采用盆底肌肉训练，又称为Kegel训练，是指有意识的针对盆底的肌肉进行有规律的收缩和舒张训练，以加强盆底肌肉支持作用。

19. E。**解析：**分娩损伤和产褥早期重体力劳动为子宫脱垂最主要的发病原因。

20. D。**解析：**手术直接损伤者术后即开始漏尿。

21. B。**解析：**首选应该是曼氏手术。曼氏手术是治疗子宫脱垂安全、有效、简单、经济的手术方法之一，其最大特点是术式较简单，不需进入腹腔，对患者影响较少。曼氏手术（Manchester手术）包括阴道前后壁修补、主韧带缩短及宫颈部分切除术。适用于年龄较轻、宫颈延长的子宫脱垂患者。

22. E。**解析：**经阴道子宫全切除及阴道前后壁修补术适用于无需考虑生育功能的患者，但重度子宫脱垂患者的术后复发几率较高。

24. E。**解析：**Ⅲ度脱垂者，即使休息后，块状物亦不再自行回缩，常需用手推才能还纳至阴道内。若脱出的子宫及阴道黏膜高度水肿，即使用手协助亦难以回纳。由于外阴部有块状物脱出，患者行动极为不便，且可长期摩擦导致宫颈和阴道壁溃疡，甚至出现流血。当崩溃继发感染时，则有脓血分泌物渗出。重度子宫脱垂患者多伴有重度膀胱膨出，故易有尿潴留；若同时有尿道膨出，还可发生压力性尿失禁。

28. A。**解析：**膀胱膨出与直肠膨出表现为压力性尿失禁，充盈性尿失禁是指由于尿道梗阻（尿道狭窄、前列腺增生）和膀胱收缩无力等原因所导致的慢性尿潴留后，膀胱在极度充盈的情况下，膀胱内压力超过正常尿道括约肌的阻力，尿液从尿道溢出。

34. A。**解析：**压力性尿失禁患者咳嗽打喷嚏时不自主溢尿。

35. A。**解析：**与子宫脱垂发生无关的结构是子宫颈周围。

36. C。**解析：**直肠膨出时排便困难，有时需用手指压住膨出的阴道后壁，才能排空大便。

41. D。**解析：**子宫脱垂很少影响月经，子宫脱垂轻症也不影响受孕、妊娠和分娩。

44. B。**解析：**先天性粪瘘应在患者15岁左右月经来潮后再行手术，过早手术易造成阴道狭窄。

47. E。**解析：**器械损伤所致新鲜清洁瘘孔一经发现立即手术修补，产后一周创面组织炎性水肿不宜手术。坏死型尿瘘或瘘孔伴感染者应等待3～6个月，待炎症消除、瘢痕软化、局部血供恢复正常后再行手术。

50. C。**解析：**分娩损伤是子宫脱垂的最主要病因，所以推行科学接生和做好产褥期保健是预防子宫脱垂的主要措施。

52. C。**解析：**压力性尿失禁是腹压的突然增加导致尿液不自主流出，不是由逼尿肌收缩压或膀胱壁对尿液的张力压引起的。其特点是正常状态下无遗尿，而腹压突然增高时尿液自动流出。如咳嗽，大笑、打喷嚏、跳跃，搬重物时，尿液不自主地从尿道口漏出的现象。

53. D。**解析：**女性压力性尿失禁是中老年妇女的常见疾患，国际控尿学会（ICS）将其定义为：构成社会和卫生问题，且客观上能被证实的不自主的尿液流出。

55. B。**解析：**压力性尿失禁分为两型。90%以上为解剖型压力性尿失禁，不足10%的患者为尿道内括约肌障碍型，为先天发育异常所致。

56. E。**解析：**Ⅱ度重型子宫脱垂最主要的临床表现是外阴部有肿物脱出。

57. A。**解析：**子宫脱垂的发生原因为盆底组织松弛。

58. D。**解析：**生殖道瘘的形成与胎盘滞留无关，其余选项均是生殖道瘘的好发因素。

59. E。**解析：**盆底组织先天发育不良性子宫脱垂或退行性变子宫脱垂偶见于未产妇，甚至处女，其主要原因为先天性盆底组织发育不良。老年妇女盆底组织萎缩退化，亦可继发子宫脱垂。

60. A。**解析：**绝大多数尿瘘为损伤所致。在我国，主要是难产损伤，其次为手术损伤，较少为其他损伤或感染所致。

61. E。**解析：**曼彻斯特手术方式是宫颈部分切除＋主韧带缩短＋阴道前后壁修补。适用于年龄较轻、宫颈延长的子宫脱垂患者。

62. E。**解析：**子宫脱垂分度：①Ⅰ度轻型：子宫颈距离处女膜缘少于4cm，但未达处女膜缘。②Ⅰ度重型：子宫颈已达处女膜缘，于阴道口即可见到。③Ⅱ度轻型：子宫颈已脱出阴道口外，但宫体尚在阴道内。④Ⅱ度重型：子宫颈及部分子宫体已脱出于阴道口外。⑤Ⅲ度：子宫颈及子宫体全部脱出于阴道口外。

63. C。**解析：**子宫托不宜高温消毒，因高温可使塑料托变形。在每次使用前先将托洗干净，然后用1∶5000高锰酸钾溶液浸泡15分钟，再用温开水洗干净，即可使用。应坚持每天起床时上托，夜间睡前取托（冬季则可每隔两天取出洗干净，次日晨再上托），上托前要解去大、小便。月经期或妊娠3个月后应停止使用。使用子宫托疗法期间，每1个月、3个月、6个月应到医院检查一次，如子宫脱垂度数变轻时，须及时更换小号的子宫托。此产品自开始使用起2年必须更换，以防变质。

64. B。**解析：**应与子宫脱垂相鉴别的疾病包括膀胱膨出、阴道壁囊肿、子宫内翻、子宫黏膜下肌瘤、宫颈肌瘤、宫颈延长。

65. D。**解析：**绝经后女性，有多产史，宫颈及部分宫体脱出于阴道口外，符合子宫脱垂Ⅱ度重的诊断。

66. A。**解析：**患者多产史，经阴分娩损伤是造成盆底组织损伤的最主要原因。

67. D。**解析：**手术治疗适用于Ⅱ度及以上或保守治疗无效的患者。该患者年龄较大，无需考虑生育功能，宜选用经阴道子宫全切除及阴道前后壁修补术，也可以选择全盆聚丙烯网片悬吊保留子宫，矫正阴道前后膨出。曼氏手术适合年龄较轻、宫颈延长的子宫脱垂患者，阴道封闭或阴道纵隔成形术适用于年老体弱不能耐受手术的患者。

71. D。**解析：**子宫从正常位置沿阴道下降，宫颈外口达坐骨棘水平以下，甚至子宫全部脱出于阴道口以外，称为子宫脱垂。子宫脱垂常合并有阴道前壁和（或）后壁膨出。Ⅰ度轻型为宫颈外口距离处女膜缘小于4cm，但未达处女膜缘；阴道前壁或后壁有呈半球状物膨出为膀胱膨出。本例的查体结果为阴道前壁隆起脱出阴道口外，宫颈外口脱出处女膜缘约2cm，符合子宫脱垂Ⅰ度轻型+膀胱膨出诊断。

72. C。**解析：**老年女性，膀胱膨出伴子宫脱垂者手术方式采取阴式子宫切除加阴道前壁修补术。

73. A。**解析：**子宫脱垂大多由于产伤等造成盆底支持组织损伤而引起。

79~81. E、D、C。**解析：**阴道纵隔成形术适用于配偶已故，宫颈无恶变，年老不能耐受大手术的患者。子宫托适用于不同程度的子宫脱垂，患者心肌梗死后不能耐受手术，可以使用子宫托。曼彻斯特手术包括宫颈部分切除+主韧带缩短+阴道前后壁修补，适用于宫颈较长、年龄轻的Ⅱ度子宫脱垂患者。

90. D。**解析：**患者围绝经期经产妇，腹压增加时频繁出现尿失禁、排尿困难和尿急症状，而无泌尿道感染、子宫脱垂和膀胱尿道膨出征象，应诊断为压力性尿失禁。

91. BCEH。**解析：**压力性尿失禁需要与急迫性尿失禁、充盈性尿失禁以及感染相鉴别，可行压力试验、棉签试验、指压试验以及尿动力学检查。

92. BD。**解析：**轻中度压力性尿失禁治疗以及手术治疗前后的辅助治疗可采用盆底肌肉锻炼、盆底电刺激、膀胱训练等非手术治疗方式，尿道悬吊术可有效治疗压力性尿失禁。

93. ACE。**解析：**患者咳嗽、大笑时不自主漏尿5年，嘱患者用力后阴道前后壁膨出未达处女膜缘；子宫前位，萎缩，质地中等，活动可，无压痛，双侧附件未见异常。提示可有张力性尿失禁、阴道前后壁膨出，故应了解有无有无尿频、尿急、尿痛；有无长期咳嗽；大便有无异常等。有无高血压，糖尿病和痛经与本病无关。

98. BC。**解析：**子宫脱垂的病因有妊娠、阴道分娩、绝经（激素撤退）、长期增加腹压（肥胖、慢性咳嗽）。

第二十三章　性及女性性功能障碍

一、单选题：以下每道试题有五个备选答案，请选择一个最佳答案。

1. 关于性健康教育的目的，说法不正确的是

A. 建立对性的正确态度

B. 确立科学的性观念

C. 重视性道德价值

D. 选择健康的性行为

E. 消除性传播疾病

2. 女性性生活的基础和前提是

A. 健康的性心理

B. 良好的生活习惯

C. 性器官卫生

D. 性生活卫生

E. 生理需要

参考答案与解析

1. E　　2. A

1. E。**解析：** 性健康教育的目的是向各年龄段人群普及性生理和性心理知识，建立对性的正确态度，确立科学的性观念，重视性道德价值，选择健康的性行为，预防性传播疾病和消除性犯罪。

2. A。**解析：** 健康的性心理是健康性生活的基础和前提。

第二十四章　不孕症

一、单选题：以下每道试题有五个备选答案，请选择一个最佳答案。

1. 女性不孕最常见的因素是
   A. 不排卵　B. 输卵管因素
   C. 子宫因素　D. 宫颈因素
   E. 阴道因素

2. 精液中抗精子抗体为
   A. IgA，IgG　B. IgE，IgG
   C. IgM，IgG　D. IgA，IgM
   E. IgE，IgM

3. 女，29岁。有正常性生活，婚后3年未孕。体健，月经规律，4～5天/28天，血量中等。妇科盆腔检查正常。男方检查未发现异常。为确定不孕的原因，首先应采取的特殊检查是
   A. 经前期取子宫内膜组织学检查
   B. 子宫输卵管碘油造影
   C. 输卵管通液术
   D. 宫腔镜检查
   E. 基础体温测定

4. 进行性交后精子穿透力试验的最佳时间是
   A. 两次月经中间
   B. 月经来潮1周或月经来潮6小时内
   C. 月经干净后3～7天内
   D. 排卵日
   E. 非经期的任何日期

5. 生精干细胞是指
   A. 精原细胞
   B. 初级精母细胞
   C. 次级精母细胞
   D. 精子
   E. 精子细胞

6. 输卵管慢性炎症的治疗，不正确的是
   A. 输卵管不通畅者，可子宫腔注射抗生素、激素
   B. 输卵管不通畅者可进行IVF－ET
   C. 常规给予人工授精
   D. 合并积水可行整形术
   E. 可给予中药治疗

7. 关于输精管的叙述，不正确的是
   A. 为一个肌性管道
   B. 是构成精索的主要结构
   C. 起自附睾尾
   D. 管腔较细，管壁较薄
   E. 末段膨大形成输精管壶腹

8. 腹腔镜检查不能
   A. 判断生殖道有无畸形
   B. 了解子宫腔情况
   C. 观察排卵情况
   D. 判断输卵管通畅程度
   E. 了解输卵管阻塞与否

9. 女，31岁。$G_3P_0A_3L_0$，人工流产3次，月经规律，现继发不孕2年，男方精液检查正常。其不孕可能的原因最可能是
   A. 排卵障碍
   B. 输卵管因素
   C. 宫腔粘连
   D. 子宫内膜异位症
   E. 免疫性因素

10. 下列哪项不适合选择体外受精－胚胎移植
   A. 双侧输卵管阻塞
   B. 双侧输卵管切除术后
   C. 子宫内膜异位症
   D. 免疫因素所致不孕

E. 子宫内膜结核

11. 为避免在控制性超排卵中出现卵巢过度刺激综合征，关于黄体支持，以下恰当的是
A. 不使用黄体酮进行黄体支持
B. 不使用黄体支持
C. 不使用 hCG 进行黄体支持
D. 黄体酮和 hCG 均可以使用
E. 黄体酮和雌激素同时使用

12. 常规对女性不孕症进行卵巢功能检查，不必要的是
A. 阴道细胞学检查
B. 宫颈黏液涂片检查
C. 基础体温测定
D. 经前刮宫病理学检查
E. 腹腔镜检查

13. 肥胖、多毛的不孕症常见的妇科疾病是
A. 多囊卵巢综合征
B. 子宫内膜异位症
C. 子宫腺肌病
D. 卵巢肿瘤
E. 子宫肌瘤

14. 为寻找女性不孕病因，最有诊断价值的辅助检查方法为
A. B 型超声检查
B. 内分泌测定
C. 宫腔镜腹腔镜联合检查
D. 子宫输卵管碘油造影
E. 腹腔镜检查

15. 输卵管碘油造影在月经干净后几天进行
A. 1 ~ 3　　B. 2 ~ 5
C. 3 ~ 7　　D. 4 ~ 10
E. 5 ~ 12

16. 女，32 岁。不孕。已知基础体温呈单相型曲线，于月经来潮前 7 天取出宫颈黏液，其特征应为
A. 量少、黏稠、混浊
B. 量少、透明、稀薄
C. 量多、透明、稀薄
D. 量多、黏稠、混浊
E. 量少、黏稠、可拉丝

17. 下列哪项不属于生殖医学技术
A. AIH　　B. IVF/ET
C. GIFT　　D. 人工周期
E. AID

18. 宫腔内人工授精的禁忌证不包括
A. 免疫因素
B. 不明原因性不孕
C. 严重的宫颈糜烂物理治疗后
D. 子宫内膜异位症
E. 单侧输卵管粘连

19. 女，28 岁。结婚 4 年来从未怀孕，近 2 年经量减少，伴下腹坠胀。既往有肺结核史。妇科检查：子宫后倾屈位，活动受限，形状不规则。双附件区可触及形状不规则、质硬、表面不平的包块。下列哪项对诊断帮助不大
A. 诊断性刮宫
B. 腹部 X 线片
C. 基础体温测定
D. 子宫输卵管碘油造影
E. 宫腔分泌物结核菌素培养

20. 男性梗阻性无精症不孕夫妇的治疗哪项不正确
A. 胚胎移植术
B. 睾丸或附睾穿刺获取精子
C. 单精子卵细胞浆内注射
D. 阴道超声引导下穿刺取卵后体外受精
E. 期待治疗

21. 女，27 岁。原发不孕 2 年，女方基础体温呈双相，月经正常，无明显痛经，输卵管通液正常，男方精子密度为 50 万/ml。下列正确的措施是
A. 建议做腹腔镜检查
B. 进行 IVF/ET
C. 进行 ICSI
D. 进行宫腔内人工授精
E. B 超监测排卵

22. 以下哪项不能行人工授精
A. 轻度弱精子症
B. 轻度少精子症
C. 男方性功能障碍
D. 双侧输卵管阻塞
E. 男方不良遗传基因携带

23. 符合原发性不孕诊断的项目为
A. 结婚 3 年，未避孕 2 年未孕
B. 结婚 5 年，未避孕自然流产 1 次，至今未孕
C. 结婚 3 年，安全期避孕，未孕
D. 结婚 5 年，避孕套避孕，近 1 年未避孕未孕
E. 结婚 5 年，3 年前人工流产，近 1 年未避孕未孕

24. 卵细胞质内单精子注射（ICSI）的适应证，以下哪项不正确
A. 重度少精子症
B. 睾丸、附睾穿刺获取的精子
C. 轻度少弱精子症
D. 重度弱精子症
E. 阻塞性无精子症

25. 女，37 岁。婚后 5 年未避孕未怀孕，月经规律，痛经重，月经来潮 12 小时子宫内膜活检为分泌期子宫内膜。B 超下通液，输卵管通而不畅。男方精液化验精子数 6200 万/ml，活力 60%。最可能的诊断是
A. 卵巢因素不孕
B. 宫颈因素不孕
C. 输卵管因素不孕
D. 子宫因素不孕
E. 男性不孕

26. 女，33 岁。婚后 5 年不孕，痛经，进行性加重，妇科检查：宫骶韧带处可触及痛性结节 2 个，右侧附件区可触及 8cm × 7cm × 6cm 大小肿块，活动差。最有效的确诊和治疗方法是
A. B 型超声 + 导引穿刺
B. B 超导引穿刺 + 助孕
C. B 超导引穿刺 + 囊内注入酒精
D. 开腹手术切除右附件
E. 诊断性腹腔镜 + 术中治疗 + 术后药物治疗

27. 盆腔结核引起不孕的常见原因不包括
A. 输卵管腔阻塞，纤毛被破坏
B. 输卵管腔通畅，但失去正常功能
C. 子宫内膜结核使宫腔粘连变形
D. 影响卵巢排卵
E. 子宫内膜瘢痕化

28. 女，35 岁。婚后 9 年原发不孕，检查卵巢功能正常，双输卵管不通，丈夫精液常规正常，进一步的治疗方法为
A. 宫腔内人工授精
B. 输卵管通液
C. 体外受精 - 胚胎移植（IVF - ET）
D. 抗感染治疗
E. 配子输卵管内移植（GIFT）

29. 确诊不明原因性不孕应首选
A. 经过子宫输卵管碘油造影检查
B. 经过腹腔镜宫腔镜联合检查
C. B 超检查
D. 输卵管通液试验
E. 输卵管通气试验

30. 性交后试验每高倍视野有多少个精子可认为正常
A. 20个以上 B. 30个以上
C. 40个以上 D. 50个以上
E. 60个以上

31. 原发性不孕的定义为
A. 夫妇同居，性生活正常，未避孕，2年未孕者
B. 夫妇同居，性生活正常，未避孕，1年未孕者
C. 夫妇同居．性生活正常，虽第一次婚姻曾生育，此后未避孕2年未孕者
D. 夫妇同居，性生活正常，虽第一次婚姻曾生育，此后未避孕1年未孕者
E. 夫妇同居后1年未孕，一方有无法纠正的解剖生理缺陷者

32. 女，28岁。原发不孕3年，月经规律，基础体温双相，HSG宫腔大小形态正常，左侧输卵管通畅，右侧输卵管梗阻。男方精液检查示：密度 15×10^6/L，A级精子占10%，B级精子15%。宜采取哪种助孕技术
A. 监测排卵 B. 人工授精
C. IVF－ET D. 1CSI－ET
E. GIFT

33. 女，30岁。患原发不孕4年。月经：13岁（3～5）d/28d，无痛经。子宫输卵管碘油造影提示：双侧输卵管不通；丈夫精液常规为精子密度 60×10^6/ml，活动数40%，精子畸形率为45%。适合于该夫妇的治疗方法为
A. IVF－ET B. AID
C. ICSI D. AIH
E. 药物促排卵

34. 女，35岁。人工流产后5年未避孕不孕，妇科查体：宫体正常大小，双侧附件区压痛明显，可触及不规则片状物。此患者不孕的原因最可能是
A. 排卵障碍 B. 子宫内膜病变
C. 盆腔结核 D. 输卵管因素
E. 卵巢囊肿

35. 目前体外受精胚胎移植患者取卵常用
A. 开腹取卵
B. 腹腔镜取卵
C. 宫腔镜取卵
D. 阴道超声引导下穿刺取卵
E. 腹部超声引导下穿刺取卵

36. 女，28岁。原发不孕2年，男方精液分析正常，女方月经正常，输卵管通液正常，下列错误的是
A. 建议做腹腔镜检查
B. 进行IVF/ET
C. 进行ICSI
D. 进行宫腔内人工授精
E. B超监测排卵

37. 女，31岁。婚后3年不孕至今，平日月经规则，基础体温双相，继发痛经3年。妇科检查：宫颈轻度上皮移位，子宫正常，双附件增厚，配偶精液正常。其不孕原因可能是
A. 排卵因素 B. 输卵管因素
C. 子宫因素 D. 宫颈因素
E. 免疫因素

38. 女，36岁。继发性不孕5年，8年前有结核性盆腔炎病史，已治愈。子宫输卵管碘油造影提示双侧输卵管阻塞，月经正常，丈夫精液常规检查正常。治疗的方法应选择
A. 夫精宫腔内人工授精
B. 体外受精和胚胎移植
C. 单精子卵胞浆内注射
D. 胚胎植入前遗传学诊断

E. 供精人工授精

二、共用题干单选题：以下提供若干个案例，每个案例下设若干道试题，每道试题有五个备选答案，请选择一个最佳答案。

（39～40 题共用题干）

女，33 岁。孕 3 产 0，最后一次妊娠至今已 5 年，未采取任何避孕措施，妇查：宫体正常大小，双侧附件区压痛明显，可触及不规则片状物。

39. 此患者最可能诊断是
    A. 绝对不孕＋附件炎
    B. 继发不孕
    C. 原发不孕＋附件炎
    D. 继发不孕＋附件炎
    E. 原发不孕

40. 此患者的最佳治疗方案是
    A. 宫颈扩张
    B. 全身抗炎治疗＋输卵管通液
    C. IVF－ET
    D. 人工周期
    E. 氯底酚胺

（41～43 题共用题干）

女，28 岁。因结婚 3 年未孕就诊。少年曾有过咳嗽、低热史，现胸片证实有左上肺结核。月经周期规律，量少，无痛经。

41. 下列检查哪项最可能出现异常
    A. 血常规
    B. 妇科检查
    C. 血沉
    D. 旧结核菌素试验
    E. 宫颈刮片检查

42. 最可靠的确诊依据是
    A. 子宫输卵管碘油造影
    B. 腹部 X 线片
    C. 子宫内膜活检
    D. 月经血培养
    E. B 型超声检查

43. 最有效的治疗措施是
    A. 青霉素＋链霉素
    B. 头孢菌素
    C. 红霉素＋甲硝唑
    D. 链霉素＋利福平
    E. 利福平＋异烟肼＋乙胺丁醇

三、共用备选答案单选题：以下提供若干组试题，每组试题共用试题前列出的五个备选答案，请为每道试题选择一个最佳答案。每个备选答案可能被选择一次、多次或不被选择。

（44～46 题共用备选答案）

A. 卵母细胞质内单精子注射
B. 体外受精与胚胎移植
C. 植入前遗传学诊断技术
D. 配子移植技术
E. 人工授精

44. 将受精卵于配子期移植进女性体内的技术是
45. 从妇女体内取出卵子，在体外培养一阶段与精子受精，再将发育到一定时期的胚泡移植到妇女宫腔内，使其着床发育成胎儿的全过程，称为
46. 将精子通过非性交的方式放入女性生殖道内，使其受孕的一种技术，称为

（47～49 题共用备选答案）

A. 卵母细胞质内单精子注射
B. 体外受精与胚胎移植
C. 胚胎植入前遗传学诊断
D. 配子输卵管内移植
E. 人工授精

47. 主要用于治疗男性不育症的是
48. 从体外受精的胚胎取部分细胞进行基因检测，排除带致病基因的胚胎后才移植的是
49. 主要解决带有严重遗传性疾病基因的

夫妇的优生问题的是

（50～52 题共用备选答案）

A. 人工授精　B. 配子移植
C. 合子移植　D. 胚胎移植
E. 囊胚移植

50. LH 峰出现后 24 小时进行
51. 受精后 2～3 天进行
52. 受精后 5 天进行

（53～56 题共用备选答案）

A. LHRH　B. 溴隐亭
C. 氯米芬　D. hCG
E. hMG

53. 下丘脑性无排卵选用
54. 体内有一定的雌激素水平选用
55. 黄体功能不足、卵泡期过长选用
56. 高催乳素血症选用

（57～59 题共用备选答案）

A. 宫腔镜
B. B 超
C. 腹腔镜
D. 妇科内分泌检查
E. 子宫输卵管通液或造影

57. 某患者反复自然流产病史，B 超可疑宫腔粘连，应选
58. 继发不孕患者，31 岁。有盆腔炎病史，首选
59. 某不孕患者 B 超提示卵巢多囊状，需进一步检查

（60～62 题共用备选答案）

A. 体外受精与胚胎移植
B. 卵母细胞单精子显微注射
C. 配子输卵管内移植
D. 供胚移植
E. 人工授精

60. 主要适用于女性不可逆性输卵管损害的是
61. 适于患卵巢功能不良或严重遗传病女性的是
62. 主要用于治疗男性不育的技术是

四、案例分析题：为不定项选择题，试题由一个病历和多个问题组成。每个问题有六个及以上备选答案，选对 1 个给 1 个得分点，选错 1 个扣 1 个得分点，直扣至得分为 0。

（63～66 题共用题干）

女，35 岁。G_2P_1，放置节育器 4 年，取环后 2 年未孕，7 年前阴道分娩 1 次。月经正常，无痛经。以往健康。查体：T 36.2℃；P 78 次/分；R 20 次/分；BP 100/80mmHg，乳腺发育正常，心肺查体正常。盆腔检查无异常体征。

63. 有必要检查哪些基本项目确定不孕的原因
A. 内分泌检查
B. 基础体温测定
C. 阴道脱落细胞学检查
D. 诊断性刮宫术
E. 子宫输卵管造影术
F. 盆腔 B 超检查
G. 丈夫精液检查
H. 腹腔镜
I. 宫腔镜

64. 若以上检查均正常，应先行
A. AIH　B. ICSI
C. IVF－ET　D. GIFT
E. ZIFT　F. AID

65. 若 HSG 示双侧输卵管峡部不通，可行
A. AIH　B. ICSI
C. IVF－ET　D. GIFT
E. GIUT　F. AID

66. 如女方各项检查正常，男方精索静脉曲张，精液常规示精子密度 12×106/ml，a 级 15%，b 级 15%，精液量 4ml。可行

A. AIH B. ICSI
C. IVF－ET D. GIFT
E. GIUT F. AID

（67～71题共用题干）

女，29岁。婚后6年未孕。月经7～20天/35～120天。发育良好。妇科检查：双侧卵巢稍增大，余未见明显异常。

67. 为明确诊断，需做以下哪些辅助检查
A. 男方精液检查
B. 女方基础体温测定
C. 内分泌检查
D. 输卵管通畅检查
E. 腹腔镜检查
F. 阴道镜检查

68. 如男方精液检查正常，输卵管通畅，最先考虑的疾病为
A. 子宫内膜异位症
B. 慢性输卵管炎
C. 多囊卵巢综合征
D. 输卵管积水
E. 结核
F. 子宫肌瘤

69. 如需进一步了解疾病情况，需进一步行哪些检查
A. 空腹血糖检查
B. 血清胰岛素水平的测定
C. 宫颈黏液检查
D. B超监测卵泡发育
E. 宫腔镜检查
F. 子宫输卵管碘油造影

70. 如上述检查中胰岛素水平明显升高，治疗该因素不孕，下列哪项是最佳方法
A. 宫腔配子移植
B. IF－ET
C. 人工授精
D. 先行二甲双胍治疗胰岛素抵抗，再进行促排卵治疗
E. 克罗米芬促排卵
F. 服用己烯雌酚治疗

71. 多囊卵巢综合征治疗手段包括
A. 醋酸环丙孕酮加乙炔雌二醇
B. 降低体重
C. 促排卵治疗
D. IVF－ET
E. 腹腔镜手术治疗
F. 宫腔镜检查

（72～78题共用题干）

女，31岁。G_1P_1，因“继发不孕2年”就诊，患者12岁月经初潮，周期28天，否认性传播疾病史，查体：子宫大小形态正常，宫骶韧带触痛结节。基础体温双相型，HSG示输卵管走行、弥散可，宫腔正常。男方34岁，精液分析正常。

72. 该例不孕最可能的原因是
A. 子宫腺肌病
B. 子宫内膜异位症
C. 原因不明性不孕
D. 多囊卵巢综合征
E. 高雄激素血症
F. 全身性疾病

73. 确诊最好的检查方法是
A. 超声检查
B. 基础内分泌检查
C. 男方内分泌检查
D. 宫腔镜检查
E. 腹腔镜检查
F. 男方超声检查
G. CA125
H. CEA
I. AFP

74. 该例患者以下哪项检查可能有异常
A. FSH B. LH
C. E_2 D. PRL

E. T
F. LH/FSH
G. CA125
H. CEA
I. AFP

75. 该患者可能有的表现不包括
A. 痛经
B. 性交痛
C. 大便疼痛
D. 子宫后位、固定
E. 卵巢囊肿
F. 肥胖

76. 该例不孕的机制可能是
A. 子宫、输卵管、卵巢粘连，影响卵子的排出、捡拾以及精子和受精卵的：运行而导致不孕
B. 黄体功能不全
C. 卵泡黄素化未破裂综合征
D. 宫颈黏液性状改变
E. 细胞或体液免疫功能异常
F. 卵巢功能下降
G. 高雄激素血症

77. 以下哪些药物治疗该病有效
A. 抗生素
B. 二甲双胍
C. 孕三烯酮
D. 达那唑
E. 戈舍瑞林
F. 去氧孕烯炔雌醇
G. 米非司酮
H. 雌激素
I. 人工周期

78. 有关该例不孕的治疗，哪些正确
A. 腹腔镜检查+治疗有效
B. 术后尽快妊娠
C. 病灶未切净，术后可辅助药物治疗后再妊娠
D. 术后应避孕半年，促进刀口愈合
E. 术后2年未孕，应积极采用辅助生育技术
F. 术后采用辅助生育技术不能提高妊娠率
G. 可采用促排卵、AIH或IVF-ET
H. 该例应行ICSI
I. 腹腔镜手术治疗意义不大

(79~82题共用题干)

女，33岁。欲妊娠1年未孕，$G_1P_0A_1L_0$，平素月经规律，经量偏少。月经第3天查血FSH 10.8IU/L、LH 7.9IU/L、T 22ng/ml，月经第18天B超示双侧卵巢无优势卵泡，子宫内膜厚约0.8cm。男方精液常规检查：精液量3.5ml，精子密度32×106/ml，a级12.5%，b级23.3%。

79. 该患者夫妇的诊断有
A. 原发不孕
B. 继发不孕
C. 排卵障碍
D. 生殖器结核
E. 少精子症
F. 弱精子症

80. 该患者应进一步进行的检查有
A. 子宫内膜活检
B. 宫腔镜检查
C. 子宫输卵管造影
D. 结核菌素试验
E. 复查精液常规
F. 子宫双附件B超

81. 子宫输卵管造影示：子宫呈倒三角形，内壁毛糙，双侧输卵管迂曲上举，盆腔内少量造影剂弥散，结核菌素试验(-)，复查精液常规示：精子密度22×10^6/ml，a级18.5%，b级23.3%。该患者下一步最合理的必要处理是
A. 输卵管通液
B. 腹腔镜探查
C. 促排卵治疗
D. 人工授精
E. IVF-ET
F. ICSI-ET

82. 患者行腹腔镜下盆腔粘连松解术，包括松解部分粘连的输卵管伞端及膜状粘连包裹的卵巢。其后可进行的后续

治疗是

A. 抗感染治疗

B. 抗结核治疗

C. 促排卵指导同房助孕

D. 夫精人工授精

E. 供精人工授精

F. 术后1年半仍未孕行IVF－ET

参考答案与解析

1. B　2. A　3. A　4. D　5. A　6. C
7. D　8. B　9. B　10. E　11. C　12. E
13. A　14. C　15. C　16. C　17. D　18. E
19. C　20. E　21. C　22. D　23. D　24. C
25. C　26. E　27. D　28. C　29. B　30. A
31. B　32. B　33. A　34. D　35. D　36. C
37. B　38. B　39. D　40. B　41. E　42. C
43. E　44. D　45. B　46. E　47. E　48. C
49. C　50. A　51. D　52. E　53. A　54. C
55. B　56. B　57. A　58. E　59. D　60. A
61. D　62. E　63. ABEFG　64. A　65. CE
66. A　67. ABCD　68. C　69. AB　70. D
71. ABCDE　72. B　73. E　74. G　75. F
76. BCEF　77. CDEFG　78. ABCEG
79. BF　80. CDE　81. B　82. CDF

1. B。**解析：** 女性不孕因素中，输卵管因素是不孕症最常见因素（占女性不孕的1/3）。输卵管有运送精子、捡拾卵子及将受精卵运进到宫腔的功能。任何影响输卵管功能的因素，如输卵管发育不全（过度细长扭曲、纤毛运动及管壁蠕动功能丧失等），输卵管炎症（淋菌、结核菌等）引起伞端闭锁或输卵管黏膜破坏时输卵管闭塞，均可导致不孕。此外，阑尾炎或产后、术后所引起的继发感染，也可导致输卵管阻塞造成不孕。

2. A。**解析：** 精液中抗精子抗体为IgA，IgG两种类型。

8. B。**解析：** 腹腔镜检查不能了解子宫内的情况。

9. B。**解析：** 月经规律提示排卵正常，丈夫精液正常，多次流产史，造成不孕的原因很可能是输卵管阻塞。

12. E。**解析：** 卵巢功能检查：①基础体温（BBT）；②在月经周期中，连续涂抹阴道上段及宫颈阴道部的阴道上皮脱落细胞也可能推测卵巢排卵功能，角化细胞随雌激素轻、中、重度影响分别占20%、20%～60%及60%以上；③宫颈黏液；④子宫内膜组织学检查；⑤女性激素检查。

14. C。**解析：** 腹腔镜检查除可发现子宫、输卵管、卵巢和盆腔的器质性病变外，从宫颈注入亚甲蓝，从腹腔内观察是否从伞端溢出，同时可直接窥见卵管外形、伞端及盆腔脏器状况，尤其能发现微小子宫内膜异位灶，弥补了B超及碘油造影的不足。宫腔镜检查了解宫腔形态和子宫内膜情况，与腹腔镜联合检查，能够全面地了解不孕症的病因。

15. C。**解析：** 输卵管碘油造影在月经干净后3～7天进行。

17. D。**解析：** 辅助生殖技术包括供精者精液人工授精（AID）、丈夫精液人工授精（AIH）、体外受精－胚胎移植（IVF/ET）、输卵管配子移植婴儿（GIFT）。在卵巢功能不足的情况下，人工地按卵巢生理活动的规律补充外源性雌激素和孕激素，从而促使卵巢功能恢复和自然行经的方法，称人工月经周期，不属于生殖医学技术。

18. E。**解析：** 人工授精的禁忌证：①女方患有生殖泌尿系统急性感染或性传播疾病。②女方患有遗传病、严重躯体疾病、精神心理障碍。③有先天缺陷婴儿出生史并证实为女方因素所致。④女方接触致畸量的射线、毒物、药品并处于作用期。⑤女方具有酗酒、吸毒等不良嗜好。

19. C。**解析：** 基础体温测定是用于判断有无排卵的一项指标，对疾病进一步评估和病因诊断没有帮助。

20. E。**解析**：已经明确患者不孕的原因为男性梗阻因素所致的无精症，应尽快解除梗阻或取精子进行辅助生殖技术，不能使用期待疗法。

21. C。**解析**：精子密度 50 万/ml 属于严重少精，ICSI 主要适用于严重男性因素不育患者。

22. D。**解析**：人工授精要求至少有一侧输卵管通畅。人工授精包括夫精人工授精（AIH）和他精人工授精（AID）。

24. C。**解析**：轻度少弱精子症可以通过人工授精获得妊娠，不必行 ICSI。

26. E。**解析**：该病例的诊断是盆腔子宫内膜异位症导致不孕，应手术治疗。目的：①明确诊断及进行临床分期；②清除异位内膜病灶及囊肿；③分离粘连及恢复正常解剖结构；④治疗不孕；⑤缓解和治疗疼痛等症状。手术指征包括附件包块、盆腔疼痛及不孕。手术方式有开腹手术和经腹腔镜手术两种，目前以腹腔镜确诊、手术＋药物为异位症治疗的金标准。

28. C。**解析**：输卵管因素不孕首选体外受精－胚胎移植。

29. B。**解析**：腹腔镜检查已经被认为是不孕症检查的金标准，宫腔镜、腹腔镜联合检查可以明确不孕的原因。

30. A。**解析**：具有 20 个以上活动精子，可认为正常。

31. B。**解析**：凡婚后未避孕，有正常性生活，同居 1 年而未受孕者，称为不孕症，其中从未妊娠者成为原发不孕。

32. B。**解析**：男方少弱精子症，一侧输卵管通畅，是人工授精的适应证。

50～52. A、D、E。**解析**：LH 峰出现后 24 小时进行人工授精。常规 IVF－ET 受精卵经过 48～72 小时培养后移植入宫腔。如行囊胚培养则在体外培养 5 天后移植。

82. CDF。**解析**：术后建议尽早受孕，可促排卵或行人工授精助孕，若术后 1 年半或人工授精 3 次仍未能妊娠建议行IVF－ET 助孕。

第二十五章　计划生育

一、单选题：以下每道试题有五个备选答案，请选择一个最佳答案。

1. 关于人工流产，哪项正确
   A. 器械进入宫腔突然出现无底感觉，不一定是子宫穿孔
   B. 疑为子宫穿孔，立即行剖腹探查
   C. 术时未见绒毛，肯定是漏吸
   D. 术中出血过多应马上更换小号吸管
   E. 子宫穿孔与哺乳期子宫软、瘢痕子宫、子宫畸形、术者操作失误等因素有关

2. 人工流产术后感染的临床表现不包括
   A. 体温升高
   B. 下腹疼痛
   C. 白带浑浊
   D. 面色苍白
   E. 不规则阴道流血

3. 女，24 岁。月经规律，现停经 52 天，B 超证实宫内妊娠。在接受人工流产术过程中出现心动过缓、血压下降、面色苍白、出汗、胸闷等症状。以下措施最恰当的是
   A. 终止手术，实施抢救
   B. 立即输液并输血
   C. 肌注肾上腺素
   D. 静脉滴注间羟胺
   E. 静脉注射阿托品

4. 以下除哪项均可以引起人工流产时漏吸
   A. 子宫过度屈曲
   B. 胎囊过小
   C. 双子宫
   D. 瘢痕子宫妊娠
   E. 异位妊娠

5. 以下哪项不是人工流产的近期并发症
   A. 子宫穿孔
   B. 宫腔粘连
   C. 子宫颈裂伤
   D. 漏吸
   E. 组织残留

6. 人工流产术中出血的处理不合理的是
   A. 术毕宫颈注射缩宫素，配合按摩子宫
   B. 尽快完成手术，流血多应输血
   C. 如仍有较多组织，更换较大号的吸管
   D. 宫颈撕裂者可缝合止血
   E. 如诊断子宫穿孔，应立即剖腹探查

7. 人工流产综合反应的临床表现不包括
   A. 心率过快
   B. 头晕
   C. 出汗
   D. 胸闷
   E. 心律紊乱

8. 女，25 岁。已婚，丈夫为军人，于月经第 14 天接到翌日回家探亲电话，男方对橡胶过敏，最好的避孕方法是
   A. 皮下埋植避孕药
   B. 短效口服避孕药
   C. 长效口服避孕药
   D. 阴茎套
   E. 探亲避孕药

9. 女，23 岁。产后 2 个月哺乳闭经，应采用何种方法避孕
   A. 皮下埋植避孕药
   B. 短效口服避孕药
   C. 长效口服避孕药

D. 阴茎套

E. 探亲避孕药

10. 女，27岁。G_3P_0，放IUD2次，均因出血腹痛取出，丈夫不愿用避孕套，本人有慢性肝炎史，适宜选用方法是

A. 皮下埋植避孕药

B. 短效口服避孕药

C. 长效口服避孕药

D. 阴茎套

E. 探亲避孕药

11. 节育器取出术的注意事项不包括

A. 术时T<37.5℃

B. 术前3天无性交、盆浴史

C. 应于月经后3~7天进行

D. 有阴道出血者不能进行

E. 绝经者应于绝经后半年至1年内取出

12. 关于依沙吖啶引产的适应证，下列哪项是不恰当的

A. 有心脏病，但能耐受手术者

B. 适用于妊娠15~24周者

C. 近期曾有过同类引产手术者

D. 子宫没有瘢痕者

E. 无急性传染病及生殖器炎症者

13. 带铜节育器可放置的时间是

A. 1~2年　　B. 2~3年

C. 4~5年　　D. 6~8年

E. 15年

14. 女，30岁。经产妇，平时月经周期稍缩短，经量多。检查宫颈糜烂Ⅲ度，宫口松。本例最合适的避孕方法是

A. 安全期避孕　　B. 阴茎套避孕

C. 外用避孕药　　D. 宫内节育器

E. 口服短效避孕药

15. 女，30岁。哺乳期闭经。检查：宫颈着色，子宫如孕3个月大小，质软，双附件正常。做钳刮术，术中夹出黄色脂肪样组织，患者感到有剧烈牵拉样疼痛，伴恶心，呕吐。该患者可能的诊断是

A. 人工流产综合征

B. 子宫穿孔

C. 葡萄胎

D. 宫外孕

E. 吸宫不全

16. 女，30岁。多次行人工流产术，末次人工流产在3个月前。人工流产后停经3个月，有周期性下腹痛伴肛门坠感。妇科检查：宫颈举痛（+），子宫稍大有压痛。诊断可能是

A. 早孕　　B. 内膜异位

C. 宫颈粘连　　D. 宫外孕

E. 月经不调

17. 女，36岁。经产妇，已有2个小孩，放置环形宫内节育器1年，此次停经56天，恶心，呕吐3天不能进食。妇科检查：子宫前位，如孕8周大小，质软，附件（-），尿妊娠试验（+），尿酮体（+++）。腹部透视IDU位置正常。处理应为

A. 立即取环

B. 立即静脉补充右旋糖酐及葡萄糖

C. 肌注镇静剂及止吐药

D. 立即行人工流产

E. 纠正酸中毒后行人工流产，同时取环

18. 某患者，人工流产术后5天，发热2天，下腹痛，伴脓性白带。检查：腹软，下腹轻压痛，无反跳痛，子宫稍大，压痛明显，两侧附件阴性。白细胞总数$20\times10^9/L$，中性粒细胞0.84。应诊断为

A. 急性盆腔腹膜炎

B. 盆腔结缔组织炎
C. 急性子宫肌炎
D. 急性子宫内膜炎
E. 急性附件炎

19. 某患者，吸宫流产手术中，感胸闷、头晕。检查：血压70/50mmHg，脉搏50次/分。应首先选用下列何种药物抢救治疗
A. 安定
B. 阿托品
C. 杜冷丁
D. 苯巴比妥钠
E. 氯丙嗪

20. 对于复方短效避孕药的避孕机制，下列哪项是不恰当的
A. 改变宫颈黏液性状，使黏液量变少，黏液变稠，不利于精子穿透
B. 抑制排卵
C. 改变子宫内膜形态与功能，不适于受精卵着床
D. 抑制卵泡生长发育
E. 增加宫腔液

21. 对于依沙吖啶（利凡诺）中期妊娠引产，以下哪项是不恰当的
A. 子宫有瘢痕者禁用
B. 引产途径有羊膜腔内注射以及羊膜腔外注射
C. 根据大量临床经验，中期妊娠引产应用药物依沙吖啶（利凡诺）安全、有效，成功率在90%～100%
D. 有慢性肝肾疾病者也可使用
E. 由于药物安全剂量范围较大，故即使进入母体血循环也不至于发生危险

22. 下列的宫内节育器除避孕外，哪种还具有减少月经量和缓解痛经作用
A. 母体乐
B. TCu－380A
C. 金属单环
D. 左炔诺孕酮宫内节育器
E. 带铜固定式宫内节育器

23. 有关宫内节育器避孕原理，以下错误的是
A. 子宫内膜白细胞、巨噬细胞增多
B. 引起子宫内膜感染性炎性反应
C. 子宫内膜局部纤溶酶原激活
D. 含孕激素IUD可引起子宫内膜腺体萎缩和间质退化
E. 带铜IUD还可影响精子获能

24. 口服RU486流产的主要机制为
A. 前列腺素使子宫收缩
B. 抗雌激素作用
C. 抗孕激素作用
D. 抑制受精卵分裂
E. 抗雄激素作用

25. 放置宫内节育器的适应证是
A. 月经周期正常，经血量不多
B. 严重的急慢性系统疾病
C. 宫颈口过松或有重度陈旧性撕裂伤
D. 生殖器官炎症
E. 子宫畸形

26. 结扎输卵管常在哪个部位进行
A. 输卵管子宫部
B. 输卵管峡部
C. 输卵管壶腹部
D. 输卵管漏斗部
E. 输卵管伞

27. 口服避孕药，少数妇女出现类似早孕反应等症状的原因是
A. 自主神经功能紊乱
B. 雌激素刺激胃黏膜引起
C. 避孕失败后怀孕的早孕反应
D. 机体对药物的排斥反应
E. 感冒所致

28. 下列哪种情况可放置宫内节育器

A. 子宫畸形
B. 宫颈过松、子宫脱垂
C. 子宫肌瘤月经过多
D. 发现卵巢囊肿直径小于5cm
E. 生殖道急性炎症

29. 口服避孕药是含有下列哪种激素的制剂
A. 绒毛膜促性腺激素和催乳素
B. 孕激素和雌激素
C. 黄体生成素和促卵泡成熟素
D. 人类胎盘泌乳素和促甲状腺素
E. 雌三醇和缩宫素

30. 女，24 岁。主诉人工流产术后 4 个月，阴道不规则流血 1 个月。妇科检查：外阴正常，阴道侧前壁 1cm × 2cm × 2cm 紫色结节，子宫稍大，左角处稍软，hCG 阳性。最可能诊断为
A. 人工流产后子宫复旧不全
B. 阴道壁囊肿伴出血
C. 子宫内膜异位症
D. 绒癌阴道转移
E. 前庭大腺囊肿感染

31. 女，32 岁。足月妊娠剖宫产术后半年，不哺乳，月经已复潮，但周期不规则，平素经量多，有贫血史。首选的避孕方法为
A. 安全套
B. 口服短效避孕药
C. 输卵管绝育术
D. 宫内节育器
E. 安全期避孕

32. 女，28 岁。人工流产术后 42 天，下腹坠痛 2 天，不伴发热。检查：子宫增大，触痛明显。可能的诊断是
A. 子宫内膜炎
B. 宫颈粘连
C. 子宫复旧不良
D. 月经不调
E. 吸宫不全

33. 女，47 岁。放置宫内节育器 8 年，因不规则阴道出血半年就诊。查：宫颈光滑，宫颈防癌涂片检查无异常。首选的治疗为
A. 人工周期治疗
B. 取出宫内节育器
C. 一般止血药治疗
D. 取出宫内节育器 + 诊刮
E. 抗生素治疗

34. 实施经腹输卵管结扎术的合适时间是
A. 非孕妇女在月经干净后 3 ~ 4 天
B. 人工流产术后阴道流血停止时
C. 正常产后 3 ~ 7 天
D. 剖宫产术后 3 ~ 4 个月经周期后
E. 人工流产前后 2 天

35. 下列哪种情形可放置宫内节育器
A. 月经过多、过频
B. 生殖道急性炎症
C. 子宫颈裂伤
D. 严重全身疾患
E. 哺乳期月经未来潮，妊娠实试阴性者

36. 以下哪项不是宫内节育器取器的适应证
A. 计划再生育者
B. 放置期限已满需更换者
C. 绝经过渡期停经 1 年内者
D. 绝经两年以上者
E. 拟改用其他避孕措施或绝育者

37. 关于短效口服避孕药的避孕原理，正确的是
A. 加速孕卵在输卵管内运行速度，使受精卵不能着床
B. 雌激素使子宫颈黏液量多，黏稠度

增加，不利于精子穿透

C. 子宫内膜受药物中孕激素作用，增殖被抑制

D. 孕激素量少，使子宫内膜腺体发育不良

E. 影响下丘脑的 GnRH，促进 FSH 及 LH 分泌

38. 对于孕早期药物流产，下列哪项是不恰当的

A. 方法简单，无创伤

B. 出血时间长和出血量多

C. 适用于手术流产高危者

D. 孕周在 7 周内者

E. 由于诸多的优点，可代替人工流产

39. 关于人工流产并发症，下列哪项是错误的

A. 吸宫不全不常见

B. 术后阴道出血连续 10 天，经用抗生素、宫缩剂治疗无效应考虑吸宫不全

C. 感染多为子宫内膜炎

D. 术中出血可给予宫缩剂

E. 哺乳期子宫术中易发生子宫穿孔

40. 为确保输卵管结扎安全有效，下列处置哪项是错误的

A. 腰腹痛，白带增多，附件增厚，压痛（+），暂缓手术

B. 神经官能症或对手术有极大顾虑者，暂缓手术

C. 非孕结扎应在月经后 16 ~ 22 天进行

D. 结扎前应确认输卵管，并追踪至伞端

E. 人工流产后可立即行结扎术

41. 关于口服避孕药开始服用时间，下列哪项是正确的

A. 月经第 1 天　　B. 月经第 3 天

C. 月经第 5 天　　D. 月经第 7 天

E. 月经干净后

42. 人工流产中出现人工流产综合反应时，首选的药物治疗是

A. 静脉注射阿托品

B. 输血补液

C. 肌内注射子宫收缩药

D. 静脉推注地塞米松

E. 肌注地西泮（安定）

43. 急性病毒性肝炎女性，避孕方法最好选择

A. 安全期避孕

B. 阴茎套

C. 放置宫内节育器

D. 口服短效避孕药

E. 使用长效避孕针

44. 口服避孕药失败的主要原因是

A. 月经周期中突然排卵

B. 由于胃肠吸收障碍

C. 频繁性交

D. 产生耐药性

E. 未按要求服药

45. 依沙吖啶引产术后的注意事项，哪项是不恰当的

A. 遇到宫缩过强，产程过长时，应行进一步检查以明确胎位，避免造成损伤

B. 产后出血不多，可不进行胎盘排出后的例行刮宫术

C. 宫缩发动后，要注意观察宫缩频率、强度及产程进展情况

D. 产后要注意软产道有无裂伤

E. 用药后体温高，大多数不需任何处理，短时间内可恢复正常

46. 女，46 岁。患慢性肾炎多年，半年前曾因早孕行人工流产术。现要求避孕指导。本例选择最恰当的避孕措施

应是
A. 行输卵管结扎术绝育
B. 阴茎套避孕
C. 皮下埋植避孕
D. 安全期避孕
E. 口服短效避孕药

47. 女，35 岁。经产妇，带宫内节育环半年，近半月余感腰酸、腰坠，并伴有少量阴道出血。下列哪项检查是不必要的
A. 尿 hCG 检查
B. 腹部 X 线片检查
C. 妇科检查
D. B 型超声波检查
E. 宫颈刮片

48. 女，26 岁。孕 1 产 1，皮下埋植缓释孕酮类避孕药已 3 个月，不规则阴道少量出血 2 个月，用一般止血药及抗生素后无好转。应用下列哪种激素治疗为宜
A. 孕激素
B. 雄激素
C. 雌激素
D. 肾上腺皮质激素
E. 雌激素 + 雄激素

49. 女，21 岁。现妊娠 9 周，要求人工流产终止妊娠。最常用的措施是
A. 雷夫诺尔羊膜腔注射
B. 钳刮
C. 天花粉肌注
D. 负压吸引
E. 缩宫素静脉滴注

50. 下列哪项不是甾体类避孕药的副作用
A. 突破性出血　B. 撤退性出血
C. 溢乳　D. 色素沉着
E. 体重增加

51. 服用甾体避孕药后可引起对下丘脑、垂体的持续性抑制，子宫内膜不应当是
A. 萎缩型子宫内膜
B. 静止型子宫内膜
C. 分泌型子宫内膜
D. 子宫内膜腺体增生
E. 有时甚至腺瘤性增生

52. 下列哪种情况不是人工流产吸宫术的禁忌证
A. 妊娠 16 周
B. 妊娠呕吐
C. 慢性疾病的急性期
D. 手术当天体温超过 37.5℃
E. 急性生殖道炎症

53. 下列哪种避孕方法不会出现阴道不规则出血症状
A. 长效口服避孕药
B. 皮下埋植
C. 宫内节育器避孕
D. 避孕套
E. 短效口服避孕药

54. 有关 Asherman 综合征，错误的是
A. 见于人工流产、中期引产或足月产后刮宫手术
B. 可引起排卵障碍
C. 可引起闭经
D. 宫腔粘连
E. 可致不孕

55. 关于短效口服避孕药的副反应，正确的是
A. 类早孕反应是由于孕激素刺激胃黏膜引起
B. 使月经延长，经量增多
C. 可能会使体重有所增加
D. 多数妇女出现面部皮肤色素沉着
E. 长期服用可使生殖器官恶性肿瘤发

生率增加

56. 放置节育环的禁忌证不包括
A. 轻度贫血　B. 急性盆腔炎
C. 月经过频　D. 生殖道肿瘤
E. 宫颈口过松

57. 口服避孕药长效与短效的区分主要取决于
A. 孕激素
B. 雄激素
C. 雌激素
D. 雌激素 + 孕激素
E. 孕激素 + 雄激素

58. 放置宫内节育器的副作用和并发症不包括
A. 肺栓塞　B. 盆腔炎
C. 节育器嵌顿　D. 疼痛
E. 子宫穿孔

59. 宫内节育器避孕禁忌证不包括
A. 月经过多
B. 子宫畸形
C. 生殖器官炎症
D. 宫颈过紧
E. 铜过敏

60. 工具避孕注意事项不正确的叙述是
A. 术后1周内不宜过重体力劳作
B. 2周内忌性交及盆浴
C. 首个3月内每次经期，注意有无节育器脱落
D. 定期进行随访
E. 经期应避免使用阴道卫生用品

61. 关于紧急避孕方法的描述，错误的是
A. 120小时内放置IUD
B. 怀疑受孕的妇女可采用紧急避孕药
C. 单孕激素制剂在无保护性生活后3天内服药有效率达96%
D. 米非司酮为孕激素受体拮抗药
E. 53号抗孕片可作为紧急避孕药

62. 属于口服短效避孕片1号的是
A. 甲羟孕酮片
B. 复方炔诺酮片
C. 去氧孕烯双相片
D. 甲地孕酮
E. 米非司酮片

63. 人工流产负压吸引术适用于
A. 妊娠10周以内者
B. 妊娠12周以内者
C. 妊娠14周以内者
D. 妊娠16周以内者
E. 妊娠18周以内者

64. 不适宜行输卵管结扎手术的时间为
A. 月经干净3~4天
B. 人工流产术后48小时内
C. 正常产后48小时内
D. 哺乳期妇女应排除早孕
E. 分娩1周以后

65. 不属于输卵管结扎术并发症的是
A. 膀胱损伤　B. 肠管损伤
C. 感染　D. 子宫穿孔
E. 血肿

66. 关于放置宫内节育器的描述中，错误的是
A. 发生子宫出血者可用氨基己酸
B. 放置IUD过大，易致腰酸、下腹坠胀
C. 子宫位置及大小检查错误，易发生子宫穿孔
D. 放置后易发生上行性感染
E. 放置时间为月经干净后3~7天

67. 使用米非司酮药物流产机制不正确的表述是
A. 促进孕酮分泌
B. 和孕酮竞争而与蜕膜的孕激素受体

结合

C. 促进子宫收缩及宫颈软化

D. 该法的优点是方法简便有效

E. 其结构类似炔诺酮

68. 紧急避孕药主要的避孕机制是

A. 抑制排卵

B. 阻碍受精

C. 阻碍着床

D. 影响输卵管功能

E. 改变宫颈黏液性状

69. 短效口服避孕药主要的避孕机制是

A. 抑制排卵

B. 阻碍受精

C. 阻碍着床

D. 影响输卵管功能

E. 改变宫颈黏液性状

70. 药物流产目前最常用的药物是

A. 复方避孕药0号

B. 米非司酮

C. 复方炔诺酮片

D. 甲地孕酮片

E. 炔雌醚

71. 葡萄胎患者清宫后最理想的避孕方法是

A. 长效口服避孕药

B. 短效口服避孕药

C. 放置宫内节育器

D. 阴茎套

E. 避孕针

72. 药物流产的禁忌证是

A. 生殖道畸形

B. 妊娠7周内

C. 哺乳期妊娠

D. 可疑异位妊娠

E. 剖宫产不足半年

73. 口服避孕药的副反应不包括

A. 卵巢肿瘤

B. 体重增加

C. 短期闭经

D. 类早孕反应

E. 色素沉着

74. 宫内节育器一般不会导致

A. 感染　　B. 出血

C. 闭经　　D. 腰酸

E. 子宫穿孔

75. 新婚夫妇拟半年后再考虑妊娠来院咨询，最适宜的避孕方法应是

A. 采用安全期避孕法

B. 选择男用避孕套避孕

C. 选择口服避孕药

D. 放置宫内节育器

E. 皮下埋置避孕药

76. 正常分娩的产妇，进行输卵管结扎的最佳时间是在

A. 产后24小时内

B. 产后48小时内

C. 产后3天

D. 产后7天

E. 产后42天

77. 复方18甲服用第一片的时间应在月经周期的

A. 第3天　　B. 第4天

C. 第5天　　D. 第6天

E. 第7天

78. 下列不属于药物流产应用禁忌证的是

A. 严重心脑血管疾病

B. 妊娠剧吐

C. 原因不明的阴道出血

D. 妊娠期皮肤瘙痒史

E. 哺乳期

79. 不属于药物避孕作用机制的是

A. 抑制排卵

B. 改变子宫内膜形态与功能
C. 改变宫颈黏液性状
D. 影响输卵管功能
E. 阻止精子与卵子的结合

80. 宫内节育器避孕的主要机制是
A. 机械因素　　B. 干扰着床
C. 毒性作用　　D. 抑制排卵
E. 杀精毒胚

81. 负压吸宫术适用于妊娠
A. 7 周内　　B. 8 周内
C. 10 周内　　D. 12 周内
E. 15 周内

82. 世界上最常用的避孕工具是
A. 阴茎套
B. 宫内节育器
C. 口服避孕药
D. 活性宫内节育器
E. 输卵管绝育术

二、共用题干单选题：以下提供若干个案例，每个案例下设若干道试题，每道试题有五个备选答案，请选择一个最佳答案。

（83～85 题共用题干）

女，24 岁。人工流产术后 1 周，突然阴道流血增多，伴腹痛，无发热，查子宫稍大软，压痛（±），附件正常。

83. 可能诊断是
A. 吸宫不全　　B. 子宫内膜炎
C. 羊水栓塞　　D. 漏吸
E. 子宫穿孔

84. 上述病例，为确诊应行的检查是
A. 宫腔镜　　B. B 超
C. 子宫造影　　D. 血 hCG
E. 腹平片

85. 该患者诊断为吸宫不全的下一步处置应为
A. 子宫切除　　B. 催产素肌注
C. 观察经过　　D. 刮宫术
E. 益母丸口服

（86～88 题共用题干）

女，25 岁。现停经 50 天，没有阴道流血及下腹痛症状，测尿 hCG 阳性，要求终止妊娠，给予负压吸宫术，吸出物较多，仔细检查没有发现妊娠绒毛。

86. 此最可能的解释是
A. 孕囊较小未吸到
B. 尿 hCG 试验为假阳性
C. 吸宫不全
D. 漏吸
E. 该患者有可能是异位妊娠

87. 若要确诊，以下最合适的手段为
A. 阴道后穹隆穿刺
B. 超声检查
C. 送检组织病理检查
D. 宫腔镜检查
E. X 线

88. 若超声检查发现该患者为不完全型子宫纵隔，妊娠囊位于左侧，以下处理最合理的是
A. 再次吸宫术
B. 先抗感染
C. B 超监测下再次吸宫术
D. 请上级医师操作
E. 子宫纵隔电切术

（89～91 题共用题干）

女，27 岁。因停经 57 天，B 超确定宫内妊娠，行人工流产术过程中，突感胸闷，头晕。查体：血压 90/60mmHg，脉搏 50 次/分。

89. 最可能的诊断是
A. 诱发心脏病发作
B. 羊水栓塞
C. 人工流产综合反应

D. 子宫穿孔
E. 术中出血多

90. 应采取何项措施
A. 立即注射缩宫素
B. 静脉注射阿托品
C. 强心、利尿、扩血管
D. 给予氧气吸入
E. 尽快钳取宫腔内容物

91. 上述患者反应发生的主要原因是
A. 人工流产过程中对子宫或宫颈局部刺激引起迷走神经反应
B. 人工流产的患者有心脏病
C. 人工流产中出血过多
D. 人工流产中子宫穿孔
E. 人工流产中吸宫不全

(92～93 题共用题干)

女，27 岁。现停经 79 天，超声确定宫内妊娠，妊娠囊 4.5cm，其剖宫产术后并哺乳 13 个月，现要求终止妊娠。

92. 建议终止妊娠的首选方法是
A. 依沙吖啶羊膜腔内注射
B. 钳刮
C. 米非司酮配伍前列腺素
D. 负压吸引术
E. 服米非司酮配伍前列腺素后钳刮

93. 本例患者在术中最应该注意的问题是
A. 避免妊娠组织残留
B. 避免宫颈裂伤
C. 预防子宫内膜感染
D. 负压吸引压力
E. 防止子宫穿孔

(94～96 题共用题干)

女，32 岁。G_2P_1，丈夫在外省工作，拟回家探亲，欲采用探亲避孕药避孕。

94. 探亲避孕片成分为
A. 炔雌醇
B. 炔诺酮
C. 雄激素
D. 雌激素和孕激素
E. 孕激素和雄激素

95. 探亲避孕药的避孕机制中，哪项是错误的
A. 改变子宫内膜形态功能
B. 改变宫颈黏液
C. 使宫内环境不利于受精卵着床
D. 抗排卵
E. 改变阴道酸碱度

96. 探亲片 1 号（甲地孕酮）的服法为
A. 月经第 10 天开始，每晚 1 片，连续 10 天
B. 月经第 16 天开始，每晚 1 片，连续 10 天
C. 探亲前 5 天开始，每晚 1 片，直至探亲结束
D. 月经第 5 天开始，每晚 1 片，连服 22 天
E. 性交前 8 小时服 1 片，当晚再服 1 片，以后每晚服 1 片，直至探亲结束

(97～99 题共用题干)

女，42 岁。不规则阴道出血，伴脓性分泌物 3 个月，以性交后阴道出血为特征，宫内节育器避孕 3 年。妇科检查：阴道少量血性分泌物，宫颈口见 IUD 尾丝，周围少量脓性分泌物，宫颈充血，子宫轻压痛，稍增大，双附件区正常。经阴道消炎栓剂治疗症状无明显好转。

97. 为确诊需行哪项检查
A. 宫腔分泌物培养＋药敏
B. 阴道分泌物培养＋药敏并作常规分泌物镜检
C. 宫颈活检
D. 阴道镜检查

E. 宫颈刮片细胞学检查

98. 最可能的诊断是
A. 子宫内膜癌
B. 宫颈癌
C. 宫内节育器所致出血
D. 宫颈炎
E. 子宫肌炎

99. 最恰当的治疗为
A. 取环术
B. 冷冻治疗宫颈炎
C. 治疗阴道炎
D. 诊断性刮宫术
E. 取环术+诊断性刮宫术

（100～101 题共用题干）

女，35 岁。G_2P_0，一次人工流产，一次宫外孕保守治疗，近 2 年未避孕未受孕，迫切怀孕，月经欠规律 4～7 天/30～40 天，偶尔出现痛经，检查子宫后位正常大小，双附件轻度增厚无压痛。

100. 对该患者的辅助检查，下述哪项不必要
A. 卵巢功能检查
B. 子宫输卵管造影
C. 宫颈黏液检查
D. 宫、腹腔镜检查
E. 性交后试验

101. 以下治疗措施中，对该患者最合适的是
A. 克罗米芬促排卵
B. 体外受精与胚泡移植
C. 人工授精
D. 配子输卵管内移植
E. 补充斯利安叶酸

三、共用备选答案单选题：以下提供若干组试题，每组试题共用试题前列出的五个备选答案，请为每道试题选择一个最佳答案。每个备选答案可能被选择一次、多次或不被选择。

（102～104 题共用备选答案）
A. 水囊引产
B. 剖腹手术
C. 人工流产负压吸引术
D. 人工流产钳刮术
E. 肌注天花粉蛋白引产

102. 妊娠>14 周，需终止妊娠者宜用
103. 妊娠<10 周，需终止妊娠者宜用
104. 妊娠 11～14 周，需终止妊娠者宜用

（105～108 题共用备选答案）
A. 加用维生素 E 继续服药
B. 继续服药加服 1 片避孕药
C. 停止服药 5 天后，服药周期重新开始
D. 改用其他避孕措施
E. 诊断性刮宫

105. 女，30 岁。丈夫刚从外地调回本市，于月经第 5 天，开始服避孕 1 号药，每天 1 片，出现恶心。应
106. 女，28 岁。孕 1 产 1，服避孕 1 号药避孕，于月经周期第 20 天时阴道出血，量多。应
107. 女，26 岁。孕 1 产 1，服避孕 1 号药避孕，于月经第 10 天漏服 1 粒，后有少量出血。应
108. 女，34 岁。孕 2 产 1，连续 3 个周期，在停服避孕 1 号药第 5 天时不转经。应

（109～111 题共用备选答案）
A. 紧急避孕药　　B. 短期避孕药
C. 长效避孕药　　D. 阴茎套
E. 安全期避孕

109. 哺乳期首选
110. 遭到性暴力首选
111. 葡萄胎清宫术后首选

（112～113 题共用备选答案）

A. 月经干净 3～7 天
B. 术后 24 小时内
C. 恢复正常月经一次后
D. 月经期
E. 1 年后放置

112. 人工流产后、中期引产术后放置子宫节育器的时间是
113. 一般的宫内节育器放置的时间是

（114～116 题共用备选答案）

A. 月经干净 3～7 天
B. 术后 24 小时内
C. 恢复正常月经两次后
D. 分娩后及时放置
E. 半年后放置

114. 剖宫产术后放置子宫节育器的时间是
115. 药物流产后放置子宫节育器的时间是
116. 阴道正常分娩放置子宫节育器的时间是

四、案例分析题：为不定项选择题，试题由一个病历和多个问题组成。每个问题有六个及以上备选答案，选对 1 个给 1 个得分点，选错 1 个扣 1 个得分点，直扣至得分为 0。

（117～123 题共用题干）

女，38 岁。G_3P_2，末次分娩于 2003 年 5 月 25 日，要求采取长效永久性避孕措施，于 2004 年 6 月 1 日就诊。平时月经 5～6/30～33 天，量中，无痛经，末次月经 2004 年 5 月 15 日。既往足月阴道自娩两胎，现存 1 男 1 女，均健康。

117. 可提供该夫妇选择的长效永久性避孕措施有
A. IUD
B. 输精管栓堵术
C. 输卵管结扎术
D. 输精管结扎
E. 皮下埋植避孕
F. 长效避孕针

118. 提示：咨询后，该夫妇选择腹腔镜输卵管绝育术。该手术方式的绝对禁忌证是
A. 心肺功能障碍
B. 慢性盆腔炎
C. 腹部手术史，伴有腹腔广泛粘连
D. 过度肥胖
E. 神经衰弱
F. 肠梗阻史

119. 提示：该妇女体格检查：血压 110/70mmHg，P 68/分，R 19/分。心肺听诊无异常。腹平软，肝脾未及。妇科检查：宫颈中度糜烂，子宫前位、正常大小、质中、活动、无压痛，附件未及异常。常规术前准备工作不包括
A. 术前咨询，夫妻双方签署知情同意书
B. 子宫输卵管通液检查
C. 腹部备皮，包括脐部处理
D. 宫颈细胞学检查
E. 血尿常规检验，乙型肝炎表面抗原检测，肝肾功能测定
F. 阴道擦洗上药

120. 提示：实验室检查结果：Hb 110g/L，WBC 9.8×10^9/L，中性粒细胞 0.75，淋巴细胞 0.20。尿蛋白，尿糖均阴性，尿镜检无异常。HBsAg 阴性。ALT 24U/L，BUN 3.2mmol/L，宫颈细胞学检查巴氏Ⅱ级。于 2004 年 6 月 3 日局麻下行腹腔镜绝育术。腹腔镜下绝育术阻断输卵管的常用方法有
A. 电凝　　B. 套置硅胶管
C. 注粘堵药物　　D. 输卵管夹
E. 置栓堵物　　F. 缝扎输卵管

121. 腹腔镜绝育常见的并发症是

A. 气体栓塞
B. 腹膜外气肿
C. 子宫穿孔
D. 肠管损伤
E. 出血
F. 腹膜后血管损伤

122. 提示：如果妇女选择腹部小切口输卵管结扎术。提取输卵管的正确方法是
A. 指扳法
B. 用手指勾取
C. 吊钩法
D. 用有齿无扣的卵圆钳夹取
E. 用无齿无扣的卵圆钳夹取
F. 用有扣无齿的卵圆钳夹取

123. 提示：如选择腹部小切口输卵管绝育术普遍采用的、效率高、且并发症少的输卵管阻断方式包括
A. 输卵管压挫法
B. 输卵管栓堵法
C. 抽芯近端包埋法
D. 银夹法
E. 输卵管折叠结扎切断法（潘氏改良法）
F. 输卵管伞端切除法

（124～125 题共用题干）

女，34 岁。停经 50 天，做 B 超提示“宫内早孕”，要求做人工流产术。做手术过程中出现头晕，胸闷，出冷汗。测脉率 50 次/分，血压下降。

124. 该患者诊断为
A. 子宫穿孔
B. 漏吸
C. 吸宫不全
D. 羊水栓塞
E. 人工流产综合征
F. 子宫畸形

125. 应立即采取的措施是
A. 立即停止手术
B. 肌内注射阿托品
C. 立即快速刮宫
D. 行剖腹探查术
E. 肌内注射哌替啶
F. 大量使用抗生素

参考答案与解析

1. E 2. D 3. E 4. E 5. B 6. E
7. A 8. E 9. D 10. A 11. D 12. C
13. E 14. E 15. B 16. C 17. E 18. D
19. B 20. E 21. D 22. D 23. B 24. C
25. A 26. B 27. B 28. D 29. B 30. D
31. B 32. B 33. D 34. A 35. E 36. D
37. C 38. E 39. A 40. C 41. C 42. A
43. B 44. E 45. B 46. B 47. A 48. C
49. D 50. B 51. C 52. B 53. D 54. B
55. C 56. A 57. C 58. A 59. D 60. E
61. B 62. B 63. A 64. E 65. D 66. D
67. A 68. C 69. A 70. B 71. D 72. D
73. A 74. C 75. B 76. A 77. C 78. E
79. E 80. B 81. C 82. A 83. A 84. B
85. D 86. D 87. B 88. C 89. C 90. B
91. A 92. E 93. E 94. B 95. E 96. E
97. B 98. C 99. A 100. E 101. B 102. A
103. C 104. D 105. A 106. C 107. B 108. D
109. D 110. A 111. D 112. B 113. A 114. E
115. C 116. D 117. BCD 118. ACD
119. BF 120. ABD 121. ACDEF
122. ACE 123. CDE 124. E 125. AB

2. D。**解析：**术后感染开始时为急性子宫内膜炎，治疗不及时可扩散至子宫肌层、附件、腹膜，甚至发展为败血症。临床主要表现为体温升高、下腹疼痛、白带浑浊、不规则阴道流血。

3. E。**解析：**人工流产综合征主要是子宫颈或者子宫受到机械刺激引起迷走神经兴奋所致。阿托品拮抗 M 样受体作用，

提高心率及血压，减少汗腺分泌等。

5. B。**解析**：宫腔粘连系人工流产破坏内膜过多造成，为远期并发症。

6. E。**解析**：人工流产术中出血主要为组织不能迅速排出，影响子宫收缩。所以应尽快完成手术，术毕促进子宫收缩。如为子宫穿孔，应据情况选择保守治疗或剖腹探查。

7. A。**解析**：人工流产综合征主要是子宫颈或者子宫受到机械刺激引起迷走神经兴奋所致，会出现心率过缓。

34. A。**解析**：经腹输卵管结扎术的手术时间选择：非孕妇女在月经干净后3~4天。人工流产或分娩后宜在48小时内施术。哺乳期或闭经妇女应排除早孕后再行绝育术。

35. E。**解析**：哺乳期月经未来潮，妊娠实试阴性者可放置宫内节育器。

43. B。**解析**：安全期避孕效果最差；放置宫内节育器不能避免子宫出血，对肝炎不利；避孕药、避孕针均含雌激素，需在肝内灭活，加重肝负担。最好的选择是阴茎套避孕。

52. B。**解析**：人工流产吸宫术的禁忌证包括生殖道炎症；各种疾病的急性期；全身情况不良，不能耐受手术；术前体温在37.5℃以上。妊娠呕吐一般于手术后自行缓解，但剧吐酸中毒者应予以纠正后再安排手术。

53. D。**解析**：除避孕套避孕对月经无影响外，其余几种方法均可引起阴道不规则出血症状。

54. B。**解析**：Asherman综合征是指人工流产、中期引产或足月产后刮宫手术引起宫腔粘连，导致闭经和不孕，对排卵功能没有影响。

55. C。**解析**：短效口服避孕药的不良反应：①类早孕反应：因雌激素刺激胃黏膜而引起。较重者遵医嘱服药，一般坚持1~3个周期后上述症状可自行消失。②月经改变：一般服药后月经变得规则、经期缩短、经血量减少、痛经症状减轻或消失。但可发生闭经、突破性出血。③体重增加。④色素沉着：少数妇女的颜面部皮肤出现淡褐色色素沉着，停药后多数能自然消退。短效口服避孕药不会引起生殖器官恶性肿瘤的发生率增加，反而会预防子宫内膜癌等疾病。

56. A。**解析**：宫内节育器的禁忌证：①急、慢性生殖道炎症；②生殖器官肿瘤；③月经紊乱：月经过多过频或不规则出血；④子宫畸形；⑤宫颈口过松、重度陈旧性宫颈裂伤或子宫脱垂；⑥严重全身性疾病。

57. C。**解析**：短效避孕药含有孕激素和少量的雌激素。长效避孕药含人工合成的孕激素和长效雌激素。

58. A。**解析**：肺栓塞是由于内源性或外源性的栓子堵塞肺动脉主干或分支，引起肺循环障碍的临床和病理生理综合征。与宫内节育器的放置无关。

59. D。**解析**：宫内节育器避孕禁忌证：①月经过多（除外LNG-IUS、曼月乐）、过频或不规则阴道出血。②生殖器官炎症、性传播疾病。③生殖器官肿瘤。④子宫畸形。⑤宫颈过松、重度陈旧性宫颈裂伤或子宫脱垂。⑥严重全身性疾患。⑦宫腔小于5.5cm或大于9cm。⑧人工流产后、产时或剖宫产时子宫收缩不良、术后出血、可疑残留或感染等。⑨铜过敏。⑩盆腔结核。

60. E。**解析**：术后注意事项：①术后休息3天，1周内忌重体力劳动，2周内忌性交及盆浴，保持外阴清洁；②术后第1年1、3、6、12个月进行随访，以后每年随访1次直至停用，特殊情况随时就诊；随访时了解IUD在宫腔内情况，发现问题，及时处理，以保证 IUD 避孕的有效性。

61. B。**解析**：紧急避孕药用于无保护性性交或常规避孕方法失败后的紧急补救措施。对于怀疑已受孕的妇女无效。

62. B。**解析**：短效避孕药是一种雌激素、孕激素的复方药物，常用的有复方炔诺酮（口服避孕片 1 号）、复方甲地孕酮（口服避孕片 2 号）及复方 18－甲基炔诺酮。

63. A。**解析**：负压吸引术：利用负压吸引原理，将妊娠物从宫腔内吸出。适用于妊娠 10 周内。

64. E。**解析**：手术时间选择：非孕妇女在月经干净后 3～4 天。人工流产或分娩后宜在 48 小时内施术。哺乳期或闭经妇女应排除早孕后再行绝育术。

65. D。**解析**：输卵管结扎术并发症：①出血或血肿：过度牵拉损伤输卵管或输卵管系膜血管，引起腹腔内积血或血肿。②感染：包括局部感染和全身感染。感染原因为体内原有感染尚未控制，消毒不严或手术操作无菌观念不强。③损伤：解剖关系辨认不清或操作粗暴可致膀胱、肠管损伤。④输卵管再通：绝育有 1%～2% 再通率。

67. A。**解析**：RU486 是一种合成类固醇，其结构类似炔诺酮，具有抗孕酮、糖皮质醇和轻度抗雄激素特性。RU486 对子宫内膜孕激素受体的亲和力比孕酮高 5 倍，故能和孕酮竞争而与蜕膜的孕激素受体结合，从而阻断孕酮活性而终止妊娠。同时由于妊娠蜕膜坏死，释放内源性前列腺素（PG），促进子宫收缩及宫颈软化。

70. B。**解析**：药物流产目前最常用的药物是米非司酮。

71. D。**解析**：葡萄胎患者清宫后的避孕方法首选宜用避孕套及阴道隔膜，也可以口服避孕药物，但不选用宫内节育器。

72. D。**解析**：药物流产的禁忌证：①有使用米非司酮禁忌证，如肾上腺及其他内分泌疾病、妊娠期皮肤瘙痒史、血液病、血管栓塞等病史；②有使用前列腺素药物禁忌证，如心血管疾病、青光眼、哮喘、癫痫、结肠炎等；③带器妊娠、异位妊娠；④过敏体质、妊娠剧吐、长期服用抗结核、抗癫痫、抗抑郁、抗前列腺素药等。

73. A。**解析**：口服避孕药的副反应包括：①类早孕反应，一般无须特殊处理，1～2 个月后减轻或消失；②少数使用者可有轻微体重增加，因合成代谢增加或水钠潴留所致，停药后可恢复；③色素沉着，某些妇女颜面出现淡褐色斑；④影响月经，服药数月后可使经量逐渐减少，或短期闭经，停药后多可恢复。口服避孕药抑制排卵作用对子宫内膜癌和卵巢肿瘤有保护作用。

74. C。**解析**：放置宫内节育器的并发症有子宫穿孔、节育器异位、感染、节育器嵌顿或断裂、节育器脱落、带器妊娠，宫内节育器的不良反应有不规则阴道出血、白带增多和腰腹坠胀感。

75. B。**解析**：安全期避孕法失败率高。口服避孕药不良反应较多。宫内节育器适用于需要长期避孕者。皮下埋置避孕药适用于已有子女的需要长期避孕的夫妇。阴茎套方法简单无创，安全有效，适用范围广泛，无不良反应，适用于需要短期避孕的年轻的新婚夫妇。

76. A。**解析**：正常分娩的产妇，进行输卵管结扎的最佳时间是在分娩后 24 小时内，剖宫产的产妇是在剖宫取胎术的同时进行输卵管结扎。

77. C。**解析**：复方 18 甲属于短效口服避孕药，应于月经周期第 5 天开始服用第一片。

78. E。**解析：**药物流产的适应证：①妊娠在≤49天，本人自愿、年龄<40岁的健康妇女；②血或尿hCG阳性，B型超声确诊为宫内妊娠；③人工流产术高危因素者，如瘢痕子宫、哺乳期、宫颈发育不良或严重骨盆畸形；④多次人工流产术史，对手术流产有恐惧和顾虑心理者。

79. E。**解析：**甾体激素类避孕药的作用机制：①抑制排卵；②改变宫颈黏液性状；③改变子宫内膜形态与功能；④改变输卵管的功能。

80. B。**解析：**宫内节育器的抗生育作用，主要是局部组织对异物的组织反应而影响受精卵着床。

81. C。**解析：**负压吸宫术适用于妊娠10周内。

82. A。**解析：**阴茎套是世界上最常用的避孕工具。

97. B。**解析：**阴道少量血性分泌物，宫颈口见IUD尾丝，周围少量脓性分泌物，宫颈充血，子宫轻压痛，稍增大，双附件区正常，考虑可能有阴道炎、宫颈炎及子宫体炎，经阴道消炎栓剂治疗无效，应阴道分泌物培养+药敏并作常规分泌物镜检。

100. E。**解析：**该妇女继发于宫外孕，可能为输卵管因素，但月经欠规律，卵巢功能检查也是必要的；性交后精子穿透力试验适用于夫妇双方经检查均未发现异常者，或适于排查男性不育和免疫性不孕。该对夫妇为继发不育，所以性交后试验暂不必要。

101. B。**解析：**克罗米芬促排卵用于卵巢功能障碍，不属助孕技术。该患者可能为输卵管因素的不孕，适于体外受精与胚泡移植。人工授精、配子输卵管内移植的前提应该是输卵管正常。

第二十六章　妇女保健

一、单选题：以下每道试题有五个备选答案，请选择一个最佳答案。

1. 对于与妇科手术有关的心理问题，下列哪项恰当
   A. 手术切除子宫，会失去女性特征
   B. 手术切除卵巢，不影响正常月经
   C. 手术切除卵巢或子宫，对接受手术妇女的健康无影响
   D. 手术切除卵巢或子宫，对有较长时间性生活的妇女性欲无明显影响
   E. 子宫半切术会增加残端癌的发生率

2. 关于青春期保健，下述哪项恰当
   A. 针对女性的生理、心理进行保健
   B. 针对女性的生理、心理及社会特点进行保健
   C. 针对青春期女性的生理、心理及社会特点进行保健
   D. 针对青春期女性的生理、心理及社会特点，及其健康和行为方面的问题进行保健
   E. 针对女性的社会特点进行保健

3. 关于妇女保健，下列哪项内容不正确
   A. 女童期保健是从幼儿期开始，直接影响到青春期和孕龄期妇女的健康
   B. 老年期保健的主要任务是延长生命时间
   C. 青春期保健的重点是月经期卫生和开展恰当的性教育
   D. 围婚期保健是为保障婚配双方和子代健康开展的保健措施
   E. 孕产期保健是为降低孕产妇和围产儿死亡率而进行的保健服务措施

4. 属于优生保健咨询对象的高龄初产妇年龄是
   A. 25 岁以上　　B. 28 岁以上
   C. 30 岁以上　　D. 35 岁以上
   E. 40 岁以上

5. 对于哺乳期避孕，下列哪项不恰当
   A. 不应使用皮下埋植药物
   B. 最好使用工具避孕
   C. 产后 8 个月可放置宫内节育器
   D. 不宜过分延长哺乳期
   E. 不宜采用药物避孕

6. 关于月经异常的心理问题阐述，不恰当的是
   A. 与工作强度大有关
   B. 与 GnRH 释放有关
   C. 神经体液因素对子宫血管无影响
   D. 情绪障碍可导致月经周期紊乱
   E. 与环境变化有关

7. 下列不是婚前保健目的的是
   A. 保证健康的婚配
   B. 避免有血缘的近亲婚配
   C. 减少人群中遗传病的蔓延
   D. 保证夫妻感情的持续
   E. 避免遗传病患者之间不适当婚配或生育

8. 国家制定的各单位对妇女应定期进行的妇女病普查、普治主要是针对
   A. 性传播疾病
   B. 妊娠相关疾病
   C. 恶性肿瘤
   D. 职业病
   E. 心理疾病

9. 关于妇女保健指标的叙述，正确的是
   A. 孕产妇死亡率＝年内孕产妇死亡数/年内孕产妇数

B. 产前检查率 = 产前检查人数/期内产妇数

C. 产后访视率 = 产后访视人数/期内产妇数 ×100%

D. 妇女病普查率 = 实查人数/应查人数

E. 计划生育率 = 符合计划生育要求的活胎数/同年活产总数

10. 绝经前后心理障碍主要表现不包括

A. 抑郁 B. 性功能障碍

C. 脂代谢异常 D. 易激惹

E. 失眠

11. 哺乳时间定为

A. 6 个月 B. 10 个月

C. 12 个月 D. 16 个月

E. 24 个月

12. 下述哪项不是妇女保护的“五期”

A. 产期 B. 孕期

C. 围绝经期 D. 月经期

E. 青春期

13. 关于妇女保健的法规不包括

A.《中华人民共和国母婴保健法》

B.《女职工劳动保护规定》

C.《女职工生育待遇若干问题的通知》

D.《婚姻法》

E.《女职工保健工作暂时规定》

14. 人工流产综合反应主要是由于

A. 迷走神经兴奋

B. 轻度羊水栓塞

C. 体位改变

D. 吸宫负压过大

E. 精神过度紧张

15. 妇女定期进行疾病普查是针对

A. 以防职业病为主

B. 以防癌为主

C. 以性传播疾病为主

D. 以保健为主

E. 以妇女常见疾病为主

16. 妇女保健工作的目的不包括

A. 促进妇女身心健康

B. 降低孕产妇死亡率

C. 降低围生儿死亡率

D. 控制 STD 的传播

E. 控制人口出生率

17. 以下哪项不增加孕产妇死亡风险

A. 营养不良

B. 胎儿宫内发育迟缓

C. 多胎

D. 难产

E. 产后出血

18. 妊娠高血压疾病发病率属于

A. 孕产妇保健工作统计指标

B. 产科工作质量统计指标

C. 妇女保健效果统计指标

D. 计划生育统计指标

E. 妇女病防治工作指标

19. 妇女进行防癌普查的时间应为

A. 每 1 年 1 次 B. 每半年 1 次

C. 每 2 年 1 次 D. 每 3 年 1 次

E. 每 1 ~2 年 1 次

二、共用备选答案单选题：以下提供若干组试题，每组试题共用试题前列出的五个备选答案，请为每道试题选择一个最佳答案。每个备选答案可能被选择一次、多次或不被选择。

（20 ~22 题共用备选答案）

A. 1.7% B. 1/2

C. 0.6% D. 1%

E. 3%

20. 35 岁高龄孕妇，胎儿染色体畸变发生 21 - 三体的概率为

21. 生育过染色体异常胎儿的孕妇，再发染色体异常胎儿的概率为

22. 性连锁隐性遗传病基因携带者，其女胎属于携带者的概率为

（23～27 题共用备选答案）

A. 孕产妇系统保健率
B. 住院分娩率
C. 新生儿死亡率
D. 人口出生率
E. 绝育率

23. 期内接受孕产妇系统保健的产妇数/同期产妇总数×100%，即为
24. 期内住院分娩的产妇数/期内分娩产妇总数×100%，即为
25. 期内生后 28 天内新生儿死亡数/同期活产总数×1000‰，即为
26. 某年出生数/该年平均人口数×1000‰，即为
27. 男和女绝育数/已婚有生育能力的育龄妇女数×100%，即为

（28～29 题共用备选答案）

A. 患病率　B. 产后访视率
C. 孕产妇死亡率　D. 人口出生率
E. 普查率

28. 计划生育指标包括
29. 孕产期保健效果指标包括

参考答案与解析

1. D	2. D	3. B	4. D	5. C	6. C
7. D	8. C	9. C	10. C	11. C	12. E
13. D	14. A	15. B	16. E	17. B	18. B
19. E	20. D	21. A	22. B	23. A	24. B
25. C	26. D	27. E	28. D	29. C	

3. B。**解析：**老年期保健的主要任务是提高生命质量。

7. D。**解析：**婚前保健的目的是保证健康的婚配。

11. C。**解析：**哺乳期是指产后产妇用自己乳汁喂养婴儿的时期，通常为 1 年。

14. A。**解析：**人工流产综合征指受术者在人工流产中或受手术结束时出现心动过缓、心律失常、血压下降、面色苍白、出汗、头晕、胸闷，甚至发生抽搐和昏厥。其主要原因是宫颈和子宫受到机械性刺激引起迷走神经反射所致，并与孕妇精神紧张、不能耐受宫颈扩张、牵拉和持续较长时间及不恰当的过高的负压宫腔操作有关。

第二十七章　医疗机构从业人员行为规范

一、单选题：以下每道试题有五个备选答案，请选择一个最佳答案。

1.《医疗机构从业人员行为规范》适用于哪些人员

A. 医疗机构的医生、护士、药剂、医技人员

B. 医疗机构的医护及后勤人员

C. 医疗机构的管理、财务、后勤等人员

D. 药学技术人员

E. 医疗机构内所有从业人员

2. 参与组织制定《医疗机构从业人员行为规范》的部门有

A. 国家发展改革委员会

B. 卫生部医政司

C. 司法部

D. 国家中医药管理局

E. 国家计划生育委员会

3. 弘扬（　），严格自律，不索取和非法收受患者财物，不利用执业之便谋取不正当利益

A. 廉洁从医　　B. 爱岗敬业

C. 高尚医德　　D. 科学发展观

E. 扶贫济事

4. 对于医疗废物的处理，下列描述不恰当的是

A. 不随意丢弃、倾倒医疗废物

B. 不随意堆放

C. 部分医疗废物可进行买卖

D. 不随意使用医疗废物

E. 不可随意贩卖交易医疗废物

5. 依法取得执业医师、执业助理医师资格，经注册在医疗机构从事医疗、预防、保健等工作的人员属于

A. 医师　　B. 管理人员

C. 护士　　D. 医技人员

E. 行政人员

6. 合理采集、使用、保护、处置标本，不违规（　）标本，谋取不正当利益

A. 买卖　　B. 处理

C. 弃置　　D. 变换

E. 收购

7. 严格执行信息安全和医疗数据保密制度，不得随意泄露、（　）医学信息

A. 交换　　B. 处置

C. 更改　　D. 买卖

E. 传递

8. 严格执行药品管理法律法规，科学指导合理用药，保障用药（　）

A. 经济、高效　　B. 经济、有效

C. 安全、有效　　D. 安全、高效

E. 经济、安全

9. 落实（　）管理措施，为患者提供安全、秩序良好的就医环境

A. 核心制度　　B. 安全生产

C. 医疗安全　　D. 绩效

E. 医患关系

参考答案与解析

1. E　2. D　3. C　4. C　5. A　6. A　7. D　8. C　9. B

6. A。**解析：**根据《医疗机构从业人员行为规范》规定，合理采集、使用、保护、处置标本，不违规买卖标本，谋取不正当利益。

7. D。**解析：**根据《医疗机构从业人

员行为规范》规定，严格执行信息安全和医疗数据保密制度，加强医院信息系统药品、高值耗材统计功能管理，不随意泄露、买卖医学信息。

8. C。**解析：**根据《医疗机构从业人员行为规范》规定，严格执行药品管理法律规定，科学指导合理用药，保障用药安全、有效。

9. B。**解析：**根据《医疗机构从业人员行为规范》规定，勤俭节约，爱护公物，落实安全生产管理措施，保持医疗机构环境卫生，为患者提供安全整洁、舒适便捷、秩序良好的就医环境。

第二十八章　医学伦理道德

一、单选题：以下每道试题有五个备选答案，请选择一个最佳答案。

1. 医学伦理学公正原则要求对患者
   A. 一视同仁　　B. 充满耐心
   C. 细致周到　　D. 充满责任心
   E. 充满真诚

2. 加强个人品德修养，不需要做到的是
   A. 提高道德认识，树立正确的道德观
   B. 升华道德情感，树立社会主义荣辱观
   C. 锻炼坚强意志，抵御外在诱惑
   D. 强化道德行为，养成良好道德行为的习惯
   E. 多学知识，掌握各方面的技能

3. 下列哪项不属于医德诚信的作用
   A. 构建和谐的医患关系
   B. 维护人类的健康
   C. 减少医患纠纷
   D. 增加医患双方的情感交流
   E. 提高医疗质量

4. 在医患关系中表现出来的同情和关心病人、尊重病人的人格与权力、维护病人利益、珍视人的生命价值和质量的伦理思想和权利观念属于
   A. 医学人道观　　B. 生命神圣观
   C. 医学公益观　　D. 人道主义观
   E. 科学技术观

5. 不属于医德基本原则的意义有
   A. 揭示了医德的本质特征
   B. 为医务人员的医德活动规定了总方向
   C. 是所有医德规范和范畴的总纲
   D. 推动了医学的发展
   E. 调整医患关系

6. 下列哪项是构成医患信托关系的根本前提
   A. 医师的敬业精神
   B. 现代医学服务是完全可以信赖
   C. 患者求医行为中包含对医师的信任
   D. 患者在医患交往中处于被动地位
   E. 医患交往中加入一些特殊因素

7. 治疗要获得患者的知情同意，其道德价值应不包括
   A. 维持社会公正
   B. 保护患者自主
   C. 解脱医生责任
   D. 协调医患关系
   E. 保证医疗质量

8. 下列哪项是医学模式转变对医师提出的根本性医德要求
   A. 学习伦理学
   B. 学习生命价值论
   C. 学习公益理论
   D. 注重改变传统的医学道德观念
   E. 更加关注处于社会关系中的、作为一个整体的患者的人文方面

9. 医德评价方式不包括
   A. 社会舆论　　B. 量化考评
   C. 内心信念　　D. 传统习俗
   E. 卫生行政仲裁

参考答案与解析

1. A　2. E　3. D　4. A　5. D　6. C
7. C　8. E　9. E

1. A。**解析：**医学伦理学公正原则体现在两个方面，即人际交往公正和资源分

配公正。人际交往公正对医方的要求是：与患方平等交往和对有千差万别的患方一视同仁，即平等待患。资源分配公正要求以公平优先、兼顾效率为基本原则，优化配置和利用医疗卫生资源。

2. E。**解析**：加强个人品德修养的途径包括：①学以明德，提高人们的道德认识；②要静以养德，升华道德情感；③秉德以恒，锻炼人们的道德意志；④勤于实践，加强道德行为训练，养成良好道德行为的习惯。

3. D。**解析**：医德诚信是医学道德范畴的主要内容之一。医学道德是调整医务人员与病人、社会之间关系的规范，医德诚信有助于构建和谐医患关系和减少医患纠纷，有助于树立医务人员良好的社会形象，有助于维护人类的健康，提高医疗质量。

4. A。**解析**：医学人道观是指在医学活动中，特别是在医患关系中表现出来的同情和关心患者、尊重患者的人格与权力、维护患者利益、珍视人的生命价值和质量的伦理思想和权利观念。

5. D。**解析**：根据《医德的基本原则和规范》，医德基本原则作为调整医患关系、医医关系和医社关系所遵循的基本准则，意义包括：①最集中地揭示了医德的本质特征；②为医务人员的医德活动规定了总方向；③是所有医德规范和范畴的总纲。

6. C。**解析**：医患关系的本质是一种信托关系。信任在先，托付在后。病人看病求医，本身就隐含着对医生的信任，相信医生会把病人的利益放在优先地位。医患信托关系的根本前提是患者求医行为中包含对医师的信任。

7. C。**解析**：医生负有尽职尽责、维护患者健康和减轻患者痛苦的义务，也有向患者解释说明病情的义务。医生的一切行为要有利于患者的利益和健康恢复，不能用各种理由推卸为患者诊治的责任。

8. E。**解析**：现代生物－心理－社会医学模式对医师的职业道德提出了更高的要求。医务人员要把健康和疾病放在一个更为广阔的背景下考量，医务人员不仅要关心患者的躯体、个人，更要关心其心理、家庭和社会等人文因素。

9. E。**解析**：医德评价的方式包括社会舆论、传统习俗、内心信念和量化考评四种。